E. Rügheimer T. Pasch (Hrsg.)

Vorbereitung des Patienten zu Anästhesie und Operation

Risikoerfassung, optimierende Therapie Prämedikation

---

3. Internationales Erlanger Anästhesie-Symposion
2. bis 5. Juli 1986

Mit 118 Abbildungen und 101 Tabellen

Springer-Verlag
Berlin Heidelberg New York Paris London Tokyo

Prof. Dr. Erich Rügheimer
Institut für Anästhesiologie der Universität Erlangen-Nürnberg
Maximiliansplatz, D-8520 Erlangen

Prof. Dr. Thomas Pasch
Institut für Anästhesiologie, Universitätsspital
Rämistraße 100, CH-8091 Zürich

ISBN-13: 978-3-642-71475-7 e-ISBN: 978-3-642-71474-0
DOI: 10.1007/978-3-642-71474-0

Softcover reprint of the hardcover 1st edition 1988

Gesamtherstellung: Appl, Wemding

2119/3140-543210

Vorwort

Durch Schmerzfreiheit und Bewußtseinsausschaltung trägt die Anästhesie ganz entscheidend dazu bei, daß Operationen und diagnostische Eingriffe im heutigen Umfang zum Nutzen kranker Menschen durchgeführt werden können. Andererseits sind Anästhesie und Operation Eingriffe in die Unversehrtheit des Organismus und können Gesundheit und Leben des Patienten gefährden. Auch wenn dieses Risiko gering ist und zahlenmäßig gegenüber dem Nutzen des operativen Eingriffs nur wenig ins Gewicht fällt, müssen Anästhesist und Operateur, ggf. unter Hinzuziehung weiterer Konsiliarärzte, in jedem Einzelfall abwägen, ob die Belastung durch Anästhesie und Operation in einem angemessenen Verhältnis zur individuellen Belastbarkeit des Patienten steht. Dieser Entscheidungsprozeß stellt beide täglich vor Schwierigkeiten. Das Operationsrisiko ist eben keine Einzelgröße, sondern ein Komplex aus der Gefährdung durch die Operation, durch die Anästhesie sowie durch zahlreiche Einzelfaktoren, die entweder vom Patienten selbst ausgehen oder von außen auf ihn einwirken. Der Anästhesist kann seiner Aufgabe nur dadurch gerecht werden, daß er versucht, die Risikofaktoren, die sich aus dem Zustand des Patienten ergeben, zu analysieren, soweit wie möglich in Maß und Zahl zu fassen und durch eine optimierende Therapie zu verbessern.

Durch diese Bemühungen hat die Anästhesiologie wesentlich dazu beitragen können, die Grenzen der Belastbarkeit des Patienten und damit der Indikation zur Operation so weit zu stecken, daß heute auch schwere Erkrankungen und extreme Altersklassen mit hoher Aussicht auf Erfolg operiert werden können.

Eine Bestandsaufnahme dieser Problematik, die zugleich die Richtung für weitere wissenschaftliche Bemühungen weisen sollte, war ein Hauptthema unseres 3. Erlanger Anästhesie-Symposions. Ein zweiter Themenschwerpunkt war der Prämedikation gewidmet.

Der Terminus Prämedikation ist von der „Prä-Medikation" abgeleitet und meint zunächst die Medikamente, die der Anästhesist zur unmittelbaren Vorbereitung des Patienten für die Narkose verordnet. Auf diesem Gebiet hat sich in den letzten Jahren ein erheblicher Wandel vollzogen. Inhaltlich findet dieser Wandel seine Erklärung vor dem Hintergrund früher verwendeter Narkosemittel, für die ein starres Schema der medikamentösen Vorbehandlung zwingend notwendig war. Das heute zur Verfügung stehende Spektrum an Anästhesietechniken erlaubt uns eine

Vorbereitung, die auf die individuellen Belange der Patienten, ihre Vorerkrankungen, ihre Ängste und Befürchtungen sehr genau abgestimmt ist. Die Prämedikationsvisite umgreift deshalb heute neben Untersuchung, Aufklärung und Verordnung von Medikamenten auch die psychische Vorbereitung des Patienten auf das, was ihn an Unbekanntem und als bedrohlich Empfundenem erwartet.

Man wirft den Ärzten vor, sie legten immer mehr Wert auf Laborbefunde und auf exakte, von Apparaten aller Art erhobene Daten. Es ist sicher etwas Wahres daran, wenn gesagt wird, daß kein noch so perfektes Meßgerät das Abhorchen der Lunge oder die Tastuntersuchung des Körpers durch den Arzt ersetzen kann. Und man muß auch zugeben, daß angesichts der Vielzahl diagnostischer und therapeutischer Apparate leicht in Vergessenheit gerät, daß diese Apparate den Patienten auch verängstigen können. Es ist daher wichtig, daß der Arzt dem Kranken erklärt, weshalb eine Untersuchung durchgeführt wird und weshalb man dafür ein bestimmtes Gerät einsetzt. Selbstverständlich kann man dem Patienten auch eine Broschüre in die Hand geben, aber das persönliche Gespräch ist damit nicht zu ersetzen. Ein gutes Wort von Arzt, Schwester oder Pfleger ist immer noch mit das wesentlichste Medikament.

Die im folgenden wiedergegebenen Referate, Diskussionen und Poster des 3. Internationalen Erlanger Anästhesie-Symposions sollen dem klinisch tätigen Anästhesisten eine Übersicht ermöglichen, welche gesicherten Erkenntnisse über die quantitative Bedeutung von Vorerkrankungen für die Komplikationshäufigkeit, über die Effektivität der aus der Diagnostik abgeleiteten Therapie und über die Auswahl der geeigneten Medikamente und die verschiedenen Applikationswege für die Prämedikation vorliegen.

Wir danken allen Autoren für ihr Bemühen um eine pünktliche Abgabe der Manuskripte und den Mitarbeitern des Springer-Verlags für die bewährte Zusammenarbeit bei der Produktion des vorliegenden Bandes und seine angemessene Ausstattung. Besondere Anerkennung verdient Herr W. Schwarz für seine Unterstützung bei allen organisatorischen und editorischen Arbeiten.

Erlangen und Zürich, Januar 1988 *E. Rügheimer, T. Pasch*

Inhaltsverzeichnis

Mitarbeiterverzeichnis

Ackern, K., van, Prof. Dr.
Institut für Anästhesiologie der Medizinischen Universität, Ratzeburger Allee 160, D-2400 Lübeck

Ahnefeld, F.W., Prof. Dr.
Klinik für Anästhesiologie, Klinikum der Universität, Steinhövelstraße 9, D-7900 Ulm

Albrecht, M., Dr.
Institut für Anästhesiologie der Medizinischen Universität, Ratzeburger Allee 160, D-2400 Lübeck

Allhoff, T., Dr.
Institut für Anästhesiologie der Universität, Bereich Innenstadtkliniken, Nußbaumstraße 20, D-8000 München 2

Ammermann, Ch., Dr.
Abteilung Anästhesie und Reanimation, Kantonsspital, CH-8596 Münsterlingen

Angster, R., Dr.
Abteilung für Anästhesiologie, Krankenhaus des Dritten Ordens, Mensinger Straße 48, D-8000 München 19

Batz, G., Dr.
Institut für Anästhesiologie, Universität Erlangen-Nürnberg, Maximiliansplatz 1, D-8520 Erlangen

Bergmann, H., Prof. Dr.
Institut für Anästhesiologie, Allg. Öffentliches Krankenhaus der Stadt Linz, Krankenhaustraße 9, A-4020 Linz

Blauhut, B., Dr.
Institut für Anästhesiologie, Allg. Öffentliches Krankenhaus der Stadt Linz, Krankenhausstraße 9, A-4020 Linz

Brandl, M., Priv.-Doz. Dr.
Institut für Anästhesiologie, Universität Erlangen-Nürnberg, Maximiliansplatz 1, D-8520 Erlangen

Braun, G.G., Dr.
Institut für Anästhesiologie, Universität Erlangen-Nürnberg, Maximiliansplatz 1, D-8520 Erlangen

Burchardi, H., Prof. Dr.
Institut für klinische Anästhesie der Universität, Goßlerstraße 10,
D-3400 Göttingen

Christian, K.-W., Dr.
Klinik für Anästhesiologie, Klinikum der Universität, Langenbeckstraße 1,
D-6500 Mainz

Czorny-Rütten, M., Dr.
Anästhesieabteilung, Paracelsus-Klinik, Lipper Weg 11, D-4370 Marl 1

Dick, W., Prof. Dr.
Klinik für Anästhesiologie, Klinikum der Universität, Langenbeckstraße
1, D-6500 Mainz

Doenicke, A., Prof. Dr.
Institut für Anästhesiologie der Universität, Bereich Poliklinik,
Pettenkoferstraße 8a, D-8000 München 2

Domschke, W., Prof. Dr.
Medizinische Klinik mit Poliklinik, Universität Erlangen-Nürnberg,
Krankenhausstraße 12, D-8520 Erlangen

Erdmann, E., Prof. Dr.
Medizinische Klinik I der Universität, Klinikum Großhadern,
Marchioninistraße 15, D-8000 München 70

Eyrich, K., Prof. Dr.
Klinik für Anästhesiologie und operative Intensivmedizin, Klinikum
Steglitz, Freie Universität Berlin, Hindenburgdamm 30, D-1000 Berlin 45

Fitzal, S., Univ.-Doz. Dr.
Klinik für Anästhesie und Allgemeine Intensivmedizin der Universität,
Spitalgasse 23, A-1090 Wien

Gervais, H., Dr.
Klinik für Anästhesiologie, Klinikum der Universität, Langenbeckstraße 1,
D-6500 Mainz

Götz, H., Dr.
Institut für Anästhesiologie, Universität Erlangen-Nürnberg,
Maximiliansplatz 1, D-8520 Erlangen

Götze, P., Prof. Dr.
Psychiatrische Klinik, Universitätskrankenhaus Eppendorf,
Martinistraße 52, D-2000 Hamburg 20

Grimm, H., Prof. Dr.
Institut für Anästhesiologie, Universität Erlangen-Nürnberg,
Maximiliansplatz 1, D-8520 Erlangen

Grosser, K. D., Prof. Dr.
Medizinische Klinik I, Städtische Krankenanstalten, Lutherplatz 40,
D-4150 Krefeld

Habich, G., Dr.
Abteilung Pneumologie, Fachklinik für Erkrankungen der Atmungsorgane, Bezirkskrankenhaus Kutzenberg, D-8621 Ebensfeld

Hempelmann, G., Prof. Dr.
Abteilung für Anästhesiologie und operative Intensivmedizin der Universität, Klinikstraße 29, D-6300 Gießen

Hintzenstern, U., von, Dr.
Institut für Anästhesiologie, Universität Erlangen-Nürnberg, Maximiliansplatz 1, D-8520 Erlangen

Höfling, B., Priv.-Doz. Dr.
Medizinische Klinik I der Universität, Klinikum Großhadern, Marchioninistraße 15, D-8000 München 70

Hohenberger, W., Priv.-Doz. Dr.
Chirurgische Klinik mit Poliklinik, Universität Erlangen-Nürnberg, Maximiliansplatz 1, D-8520 Erlangen

Husemann, B., Prof. Dr.
Chirurgische Klinik mit Poliklinik, Universität Erlangen-Nürnberg, Maximiliansplatz 1, D-8520 Erlangen

Hutschenreuther, K., Prof. Dr., Dr. h.c.
Institut für Anaesthesie, Universitätskliniken des Saarlandes, Postfach, D-6650 Homburg/Saar

Just, O.H., Prof. Dr.
Abteilung für Anaesthesiologie, Zentrum Chirurgie der Universität, Im Neuenheimer Feld 110, D-6900 Heidelberg

Kalff, G., Prof. Dr.
Anästhesie-Abteilung, Rheinisch-Westfälische Technische Hochschule, Goethestraße 27-29, D-5100 Aachen

Kamp, H.-D., Priv.-Doz. Dr.
Institut für Anästhesiologie, Universität Erlangen-Nürnberg, Maximiliansplatz 1, D-8520 Erlangen

Kaschka, W.P., Prof. Dr.
Psychiatrische Klinik mit Poliklinik, Universität Erlangen-Nürnberg, Schwabachanlage 6, D-8520 Erlangen

Kleemann, P.P., Dr.
Klinik für Anästhesiologie, Johannes-Gutenberg-Universität, Langenbeckstraße 1, D-6500 Mainz

Knick, B., Prof. Dr.
Deutsche Klinik für Diagnostik, Fachbereich Diabetologie, Aukammallee 33, D-6200 Wiesbaden

Kolb, E., Prof. Dr.
Institut für Anästhesiologie, Technische Universität München, Klinikum rechts der Isar, Ismaninger Straße 22, D-8000 München 80

Konietzko, N., Prof. Dr.
Abteilung für Innere Medizin und Funktionsdiagnostik, Ruhrlandklinik, Tüschener Weg 40, D-4300 Essen 16

Kraus, G. B., Dr.
Institut für Anästhesiologie, Universität Erlangen-Nürnberg, Maximiliansplatz 1, D-8520 Erlangen

Kretz, F. J., Dr.
Klinik für Anästhesiologie und operative Intensivmedizin, Universitätsklinikum Steglitz, Hindenburgdamm 30, D-1000 Berlin 45

Laubenthal, H., Prof. Dr.
Zentrale Anästhesieabteilung, St. Josef-Hospital-Universitätsklinik, Gudrunstraße 56, D-4630 Bochum 1

Lehmkuhl, P., Dr.
Zentrum für Anästhesiologie, Abteilung IV, Medizinische Hochschule, Podbielskistraße 380, D-3000 Hannover 51

Lips, U., Dr.
Zentrum für Anästhesiologie, Abteilung IV, Medizinische Hochschule, Podbielskistraße 380, D-3000 Hannover 51

List, W. F., Prof. Dr.
Institut für Anästhesiologie der Universität, Landeskrankenhaus, Auenbruggerplatz, A-8036 Graz

Lorenz, W., Dr.
Institut für Anästhesiologie, Poliklinik der Universität, Pettenkoferstraße 8 a, D-8000 München 2

Lundsgaard-Hansen, P., Prof. Dr.
Abteilung für experimentelle Chirurgie der Universität, Inselspital, Postfach 10, CH-3010 Bern

Lungershausen, E., Prof. Dr.
Psychiatrische Klinik mit Poliklinik, Universität Erlangen-Nürnberg, Schwabachanlage 6, D-8520 Erlangen

Mang, H., Dr.
Institut für Anästhesiologie, Universität Erlangen-Nürnberg, Maximiliansplatz 1, D-8520 Erlangen

Mayrhofer, O., Prof. Dr., Dr. h. c. mult.
Klinik für Anästhesie und Allgemeine Intensivmedizin der Universität, Spitalgasse 23, A-1090 Wien

Mitterschiffthaler, G., Dr.
Klinik für Anästhesiologie der Universität, Anichstraße 35,
A-6020 Innsbruck

Möllmann, M., Dr.
Klinik für Anästhesiologie und operative Intensivmedizin der
Universität, Albert-Schweitzer-Straße 33, D-4400 Münster

Müller, G., Dr.
Medizinische Klinik mit Poliklinik, Universität Erlangen-Nürnberg,
Krankenhausstraße 12, D-8520 Erlangen

Neundörfer, B., Prof. Dr.
Neurologische Klinik mit Poliklinik, Universität Erlangen-Nürnberg,
Schwabachanlage 6, D-8520 Erlangen

Opderbecke, H.W., Prof. Dr.
Obere Schmiedgasse 11
D-8500 Nürnberg

Pasch, T., Prof. Dr.
Institut für Anästhesiologie, Universitätsspital, Rämistraße 100,
CH-8091 Zürich

Peter, K., Prof. Dr.
Institut für Anästhesiologie der Universität, Klinikum Großhadern,
Marchioninistraße 15, D-8000 München 70

Plötz, J., Priv.-Doz. Dr.
Institut für Anästhesiologie, Klinikum Bamberg, Buger Straße 80,
D-8600 Bamberg

Pöpperl, C., Dr.
Institut für Anästhesiologie, Universität Erlangen-Nürnberg,
Maximiliansplatz 1, D-8520 Erlangen

Rügheimer, E., Prof. Dr.
Institut für Anästhesiologie, Universität Erlangen-Nürnberg,
Maximiliansplatz 1, D-8520 Erlangen

Schmitz, J.E., Priv.-Doz. Dr.
Klinik für Anästhesiologie, Klinikum der Universität, Steinhövelstraße 9,
D-7900 Ulm

Schneider, H., Dr.
Abteilung für Anästhesiologie und operative Intensivmedizin,
Städtisches Krankenhaus, Lamprechtstraße 2, D-8750 Aschaffenburg

Schranz, W., Priv.-Doz. Dr.
Abteilung für Innere Medizin, Marienkrankenhaus, Klosterberg 1,
D-5590 Cochem

Schulte am Esch, J., Prof. Dr.
Abteilung für Anästhesiologie, Universitätskrankenhaus Eppendorf, Martinistraße 52, D-2000 Hamburg 20

Seeling, W., Prof. Dr.
Klinik für Anästhesiologie, Klinikum der Universität, Steinhövelstraße 9, D-7900 Ulm

Seidlmayer-Grimm, E., Dr.
Abteilung für Anästhesiologie und operative Intensivmedizin der Universität, Klinikstraße 29, D-6300 Gießen

Steinbereithner, K., Prof. Dr.
Klinik für Anästhesie und Allgemeine Intensivmedizin der Universität, Experimentelle Abteilung, Spitalgasse 23, A-1090 Wien

Stoeckel, H., Prof. Dr.
Institut für Anästhesiologie der Universität, Sigmund-Freud-Straße 25, D-5300 Bonn 1

Striebel, H. W., Dr.
Klinik für Anästhesiologie und operative Intensivmedizin, Universitätsklinikum Steglitz, Hindenburgdamm 30, D-1000 Berlin 45

Tarnow, J., Prof. Dr.
Institut für Anästhesiologie der Universität, Moorenstraße 5, D-4000 Düsseldorf

Tolksdorf, W., Prof. Dr.
Anästhesie-Abteilung, Rheinisch-Westfälische Technische Hochschule, Goethestraße 27-29, D-5100 Aachen

Tryba, M., Priv.-Doz. Dr.
Zentrum für Anästhesiologie, Abteilung IV, Medizinische Hochschule, Podbielskistraße 380, D-3000 Hannover 51

Wawersik, J., Prof. Dr.
Zentrale Abteilung für Anästhesie der Universität, Hospitalstraße 40, D-2300 Kiel

Weißauer, W., Prof. Dr. h.c.
Leerstetter Straße 44, D-8508 Wendelstein

Wiedeck, H., Dr.
Klinik für Anästhesiologie, Klinikum der Universität, Steinhövelstraße 9, D-7900 Ulm

Zindler, M., Prof. Dr.
Himmelgeister Landstraße 171, D-4000 Düsseldorf

Zirngibl, H., Dr.
Chirurgische Klinik mit Poliklinik, Universität Erlangen-Nürnberg, Maximiliansplatz 1, D-8520 Erlangen

Teil 1

Risiko, Aufklärung, Vorbereitung

Leitlinien zur Erfassung des Anästhesierisikos

W. Dick, H. Gervais, K.-W. Christian

Einleitung

Nach Norman [32] soll die Voruntersuchung die Erkrankungen aufdecken, die die Anästhesie und die postoperative Phase beeinflussen. Mit anderen Worten sollen Voruntersuchung und ggf. Vorbehandlung den Patienten „fit for anaesthesia" machen [5].

Lunn u. Mushin [26] kommentierten 1982 in einem Editorial die in Großbritannien durchgeführte multizentrische Mortalitätsstudie u. a. folgendermaßen: „Die begeisternde Botschaft dieser Studie ist die bemerkenswerte Sicherheit der Anästhesie. Obwohl ohnehin nur 0,6% der Patienten innerhalb von sechs Tagen nach einem operativen Eingriff starben, war daran die Anästhesie nur mit einem von 10000 Fällen allein beteiligt. Ein hoher Prozentsatz von Patienten litt jedoch an interkurrenten Erkrankungen, die nichts mit dem operativen Eingriff zu tun hatten. Diese erhöhen ganz zweifellos das Risiko, nur werden die daraus resultierenden Konsequenzen von vielen Anästhesisten oft genug ignoriert."

Zwischen dem präoperativen Risiko eines Patienten und seiner perioperativen Mortalität besteht eine eindeutige Relation. Darauf haben schon früher zahlreiche Autoren aufmerksam gemacht (Abb. 1; [6, 27, 29, 34]).

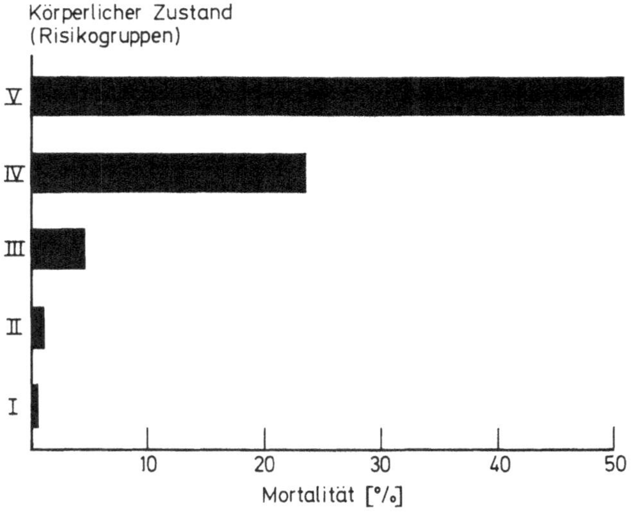

Abb. 1. Mortalität in Abhängigkeit von der Risikogruppe. (Nach [27])

Tabelle 1. Häufigkeit kardiovaskulärer Komplikationen bei normotensiven sowie hypertensiven Patienten in verschiedenen Behandlungsstadien (nach [34])

	Normotensive	Nicht behandelt	Hypertensive anbehandelt	behandelt
	[%]	[%]	[%]	[%]
Hypertension	32-15	-44	-45	-46
Hypotension	16- 5	-42	-52	-27
Bradykardie	8- 3	-24	-15	-14
Tachykardie	25-18	-21	-23	-27
Extrasystolie	6- 3	-16	-11	- 8

Vergleichbare Angaben hat Otteni (in Hatton et al. [19]) gemacht. So war die Zwischenfallsrate bei Patienten der *Risikogruppe 1* 0,5%, die Todesrate 0,02%, in *Gruppe 2* 3% bzw. 0,55%, in *Gruppe 3* 7,35% bzw. 2,8% und schließlich in den *Gruppen 4 und 5* 17% bzw. 10%.

Lutz et al. [27, 28] haben einen deutlichen Zusammenhang zwischen der Risikogruppe und der intraoperativen Komplikationshäufigkeit herstellen können. Auch Oswald et al. [34] sahen eine solche Relation (Tabelle 1).

Welche Kriterien aber können dazu dienen, den Patienten begründbar in eine der verschiedenen Risikogruppen einzureihen, und welche Untersuchungen sind dazu nötig?

Die Kriterien sind in den jeweiligen Definitionen der Risikogruppierungen der ASA, der Mannheimer oder Münchner Liste definiert.

Um sie erfüllen zu können, sind jedoch bestimmte Fakten notwendig. Eine Vielzahl dieser Fakten werden aus anamnestischen Angaben und persönlichen Daten des Patienten sowie dem Ergebnis der körperlichen Untersuchung ersichtlich. Problematisch werden jedoch Informationen, die nur über ein breitgefächertes Spektrum von Zusatzuntersuchungen gewonnen werden können.

Ein schematisches Routineprogramm liefert nicht selten Informationen, aus denen keine Schlußfolgerungen gezogen werden. Zudem sind nicht wenige Vorbehandlungsmaßnahmen in ihrer Effektivität umstritten (z. B. präoperative Überdruckinhalationstherapie etc.). Schließlich verweisen wir nicht zu Unrecht darauf, daß im Grunde jeder Patient, allerdings ggf. unter Einsatz von invasivem Monitoring, anästhesierbar ist.

Wir müssen also nach Kriterien suchen, die uns wirklich verläßliche Informationen geben, aus denen dann Konsequenzen für ein präoperative Therapie oder/ und Konsequenzen für das einzuschlagende Anästhesieverfahren oder/und Konsequenzen für das erforderliche Monitoring gezogen werden können.

Im folgenden soll der Versuch unternommen werden, Befunde und Risiko bzw. Möglichkeiten zur Risikominderung anhand objektiver Kriterien in einen Zusammenhang zu bringen, um daraus Leitlinien für die Risikoerfassung zu erarbeiten.

Tabelle 2. Stellenwert verschiedener Faktoren für die Morbiditäts- und Mortalitätsrate

Risikofaktor	Erhöhung der perioperativen Mortalität [%]	Untersucher
Großer Eingriff	+ 30- 50	(Fowkes et al.)
Dringlicher Eingriff	+100- 200	(Lutz)
Stationärer Eingriff	+ 2000	(Tomlin)
Alter über 70 Jahre	+ 100	(Otteni)
Untergewicht (−30%)	+ 100	(Otteni)
Übergewicht (+50%)	+ 100	(Otteni)
	+ 300	(Fowkes et al.)
Alkohol	+300-1000	(Otteni)

Der Stellenwert des operativen Eingriffs selbst

Fowkes et al. [12] haben ermittelt, daß bei kleineren Eingriffen die Mortalität um 33-50% niedriger ist als bei größeren Eingriffen. Lutz u. Peter [28] haben schon 1973 mitgeteilt, daß die Gesamtmortalität der dringlichen Eingriffe 2- bis 4mal so hoch ist wie die der Wahleingriffe (Tabelle 2).

Tomlin [45] hat schließlich herausgefunden, daß sich das Narkoserisiko bei gleichem Eingriff allein dadurch verzwanzigfacht, daß jemand stationär aufgenommen und stationär anästhesiert werden muß. Die stationäre Aufnahme lasse nämlich bestimmte zusätzliche Vorschädigungen erkennen, die eine ambulante Operation ausschlössen.

Allein die Information aus Art und Lokalisation des geplanten Eingriffs gibt also bereits Hinweise auf das Risiko der bevorstehenden Anästhesie.

Die Bedeutung der Anamnese

Man kann erwarten, daß die insbesondere anästhesiebezogene anamnestische Befragung des Patienten (etwa mit dem Anamnesebogen) in aller Regel die *Vorerkrankungen* aufzeigt, die der Patient bereits hinter sich gebracht hat. Wesentliche Aspekte, die er aus seiner Anamnese ausläßt, werden vermutlich auch nicht durch eine Zusatzuntersuchung erfaßt werden können, ganz gleich, wie sie geartet sein mag. Verschweigt oder vergißt der Patient wesentliche anamnestische Angaben, so resultiert daraus später eine Erhöhung des Anästhesierisikos, die zu unkalkulierbaren Folgen führen kann.

Geläufig ist die Risikoerhöhung durch einen zurückliegenden *Myokardinfarkt.* Nach Untersuchungen von Tarhan et al. [44] und Plumlee u. Boettner [37] haben Patienten, die bereits einen Infarkt durchgemacht haben, ein 50fach höheres Risiko, einen solchen in der unmittelbar perioperativen Phase erneut zu erleiden als Patienten ohne eine derartige Vorschädigung. Die Chance, einen Reinfarkt zu bekommen, beträgt 37% in den ersten 3 Monaten nach dem 1. Infarkt, 16% zwischen 3 und 6 Monaten nach dem 1. Infarkt, dann erst konstant 5%. Fowkes et al. [12] haben herausgefunden, daß die Mortalitätsrate von Patienten mit Wahleingriffen bei koronarer Herzkrankheit um das 10fache ansteigt, bei manifester Herz-

Tabelle 3. Kardiovaskuläres Risiko und Anästhesie

	Reinfarkt	Mortalität
	[%]	[%]
Myokardinfarkt	Tarhan et al. 1972 37 (-3 Monate) 16 (3-6 Monate) 5 (über 6 Monate)	
	Eerola et al. 1980 5	50

insuffizienz um das 25fache. Der Zuschlag - hohes Alter - erhöht das Mortalitätsrisiko dieser Einzelfunktionsstörungen bereits um weitere 15%.

Untersuchungen von Eerola u. Eerola [8] an nahezu 100 Patienten mit zurückliegendem Myokardinfarkt haben unabhängig von der Zeit zwischen Infarkt und operativem Eingriff eine konstante Reinfarktrate von 5% mit einer Mortalität von 50% ermittelt. Das Reinfarktrisiko war nicht von der Zeitspanne, wohl aber vom Alter des Patienten, von einer vorausgehenden Anämie, von einer Hypertension mit Blutdruckwerten über 160/110 mmHg, von intraoperativen Blutdruckabfällen von mehr als 30% vom Ausgangswert, vom Umfang des abdominellen Eingriffs etc. abhängig, also von Kriterien, die im Rahmen einer Anamnese und körperlichen Untersuchung ohne Schwierigkeiten registriert werden können (Tabelle 3).

Patientendaten

Die persönlichen Daten des Patienten vermitteln weitere Informationen.

Alter. Das Alter stellt offensichtlich einen beträchtlichen Risikofaktor dar. Hatton et al. [19] berichten aus einer französischen Studie, derzufolge die Mortalitätsrate pro 10000 Anästhesien bei Patienten unter 40 Jahren rund 1,4, bei Patienten über 75 Jahren aber 3, also nahezu doppelt so hoch war. Del Guercio u. Cohn [6] geben das Risiko Alter für die anästhesiebedingte Mortalität mit dem 3- bis 5fachen an.

Fowkes et al. [12] haben herausgefunden, daß die Mortalitätsrate von alten Patienten mit Wahleingriffen um jeweils 15% zusätzlich erhöht ist, wenn Infektionen der Atemwege eine Risikoerhöhung um das 8fache, Nierenfunktionsstörungen um das 15fache und der Diabetes mellitus um das 10fache verursachen.

Ahnefeld u. Heinrich [1] ermittelten als verantwortlich für die Risikoerhöhung durch den Faktor Alter die nahezu 10fache Häufigkeit pulmonaler Vorschädigungen, die 40fache Häufigkeit kardialer Vorschädigungen und immerhin noch die doppelte Häufigkeit metabolischer Vorschädigungen im Vergleich zu 40- bis 50jährigen Patienten.

Körpergewicht. Hier scheint ebenfalls ein Zusammenhang zur anästhesiebedingten Mortalität zu bestehen. Aus der Studie von Hatton et al. [19] stammen Zahlen, wonach die Mortalitätsrate bei Patienten mit einem Körpergewicht von 30% unter dem optimalen Körpergewicht 3:10000 beträgt, bei 50% oberhalb des optimalen Körpergewichts ebenfalls 3:10000, also nahezu soviel wie bei Patienten über 75 Jahren.

Als Ursachen dafür bezeichnen Hedenstierna u. Santesson [20] u.a. die intrapulmonale Gasverteilung, die stets latente Hypoxämie bei adipösen Patienten, die sich unter der Anästhesie noch erheblich verstärken kann und die durch Inhomogenität der Gasverteilung zustande kommt. Umgekehrt haben Vaughan et al. [47] beobachtet, daß mit einer Gewichtsreduktion bei extrem adipösen Patienten eine Verbesserung des exspiratorischen Reservevolumens einhergeht, die sich auch in einer deutlichen Verbesserung des p_aO_2 manifestiere.

Fowkes et al. [12] haben anhand einer größeren Studie belegt, daß Adipositas und Alter Risikofaktoren darstellen, die sich in ihrer Bedeutung für die Anästhesie summieren.

Diese Faktoren sind also einfach zu erheben und haben bereits einen hohen informatorischen Stellenwert, zumal sie bestimmte Begleitkomponenten pathologischer Art beinhalten (koronare Herzerkrankung, Diabetes etc.).

Die Bedeutung der pränarkotischen körperlichen Untersuchung

Im unumstrittenen Spektrum der pränarkotischen Untersuchungen rangiert hinter der Anamnese die eingehende körperliche Untersuchung des Patienten, wiederum unter Einfluß derjenigen Kriterien, die für die Anästhesie von besonderer Bedeutung sind. Der Umfang einer derartigen Untersuchung ist geläufig.

Die *unblutige Blutdruckmessung* wird eine präoperativ bestehende Hypertension aufdecken. Nach Peter et al. [36] sowie Lutz [27] sind Veränderungen wie die arterielle Hypertension mit 17–40% eine der häufigsten Begleiterkrankungen bei operierten Patienten. Derartige Patienten sind intraoperativ besonders gefährdet durch Hypo- oder Hypertension.

Hingewiesen wurde bereits auf die Befunde Eerolas u. Eerolas [8], die die perioperative Infarkthäufigkeit direkt in Zusammenhang mit der Hypertension (Blutdruckwerte über 160/110 mm Hg) bringen konnten.

Bedford u. Feinstein [4] haben bestimmte Aufnahmebefunde in Relation zu intraoperativen hämodynamischen Reaktionen gebracht und dabei festgestellt, daß Patienten, die bei der Krankenhausaufnahme Blutdruckwerte über 140/90 mm Hg aufwiesen, bei der endotrachealen Intubation regelmäßig hypertensiv reagierten. Treffen diese Befunde zu, so sind sie sicherlich auch auf primär hypertensive Patienten übertragbar.

Wie schon erwähnt, haben Lutz [27] sowie Osswald et al. [34] die Häufigkeit intraoperativer Komplikationen in Relation zu der präoperativen Risikogruppierung gesetzt und dabei für die Komplikationsarten Hypotension/Hypertension einen drastischen Anstieg mit der Risikogruppierung ermitteln können. Sie halten u.a. eine Hypertonie für einen besonders hohen Risikofaktor.

Offensichtliche Herzrhythmusstörungen, Lungenstauung, Vergrößerung der Leber, venöse Stauungen, Ödeme etc. sind darüber hinaus Befunde, die jede eingehende klinische Untersuchung aufdeckt und die selbstverständlich zu weitergehenden Abklärungen Anlaß geben müssen. Ihr Stellenwert geht ebenfalls wieder aus den Angaben von Lutz [27] sowie Osswald et al. [34] hervor, wonach Arrhythmien, supraventrikuläre Extrasystolien und Herzinsuffizienz besonders gravierende Risikofaktoren sind, da sie sich in intraoperativen hämodynamischen Komplikationen niederschlagen.

Aussagewert von Screeninguntersuchungen

Wie aber steht es über Anamnese und körperliche Untersuchung hinaus um den Aussagewert der sog. physikalischen und laborchemischen Screeninguntersuchungen, also Programmen, wie sie von verschiedenen Seiten zur präoperativen Routineuntersuchung empfohlen werden? Sie beinhalten mit geringen Schwankungen neben der anästhesiebezogenen Anamnese und der klinischen Untersuchung für jeden Patienten die Bestimmung etwa des Hämatokrit und der Hämoglobinkonzentration, der Serumelektrolyte, der Blutzuckerkonzentration, bestimmter Leberwerte, des Kreatinins, bestimmter Gerinnungskonstellationen sowie einer 12-Kanal-EKG-Ableitung und einer Thoraxröntgenaufnahme, unabhängig vom Alter des Patienten.

Man wird – legt man als Beispiel einen 20jährigen Patienten zugrunde, der nach Anamnese und klinischer Untersuchung bis auf das chirurgische Grundleiden, etwa eine Leistenhernie, gesund ist –, zweifellos die Frage nach der Verhältnismäßigkeit der eingesetzten Mittel zur Voruntersuchung stellen, nicht zuletzt auch im Hinblick auf die heute vieldiskutierte Wirtschaftlichkeit der Medizin; Lutz hat den finanziellen Aufwand eines solchen Programms mit ca. DM 10 pro Patient beziffert.

Physikalische Zusatzuntersuchungen

Elektrokardiogramm. Nach Schölmerich [41] ist das Ruhe-EKG zur Diagnostik des Herzinfarktes, der Perikarditis, der Myokarditis sowie bestimmter Elektrolytstörungen geeignet. Das Ruhe-EKG fällt jedoch z.B. bei nur 50% der koronargeschädigten Patienten pathologisch aus, das Belastungs-EKG bei 70%. Bis zu 15% der Patienten mit koronarer Einengung um 50% des Lumens haben ein normales EKG [22].

Nach Kuhn [24] bieten aber hypertrophisch obstruierende und nichtobstruierende Kardiomyopathien – wenn auch selten – ein wesentliches Anästhesierisiko, nicht zuletzt auch, weil derartige Patienten schwer reanimierbar seien. Er fordert daher bei jedem Patienten vor jedem Wahleingriff ein Elektrokardiogramm.

Wir haben 1984 in einer retrospektiven [2] und kürzlich in einer prospektiven Studie zeigen können, daß auch bei leerer Anamnese und unauffälliger körperlicher Untersuchung in etwa 3–18% der Fälle mit einem pathologischen EKG gerechnet werden muß. Schließlich haben Griffin et al. [16] darauf hingewiesen, daß in ihren Studien zur Häufigkeit perioperativer Rhythmusstörungen von 15 randomisiert ausgewählten Patienten allein 14 perioperativ eine Rhythmusstörung aufwiesen. Faßt man diese unter kontrollierten Bedingungen erhobenen Befunde zusammen, so scheint mir ein Ruhe-EKG als Routineuntersuchung durchaus vertretbar zu sein (Tabellen 4, 5, 6; Abb. 2).

Tabelle 4. Verteilung und Häufigkeit pathologischer Ergebnisse im Gesamtkollektiv untersuchter Patienten (nach [2])

Ergebnis		n	[%]
Anamnese und klinischer Befund auffällig		1115 ≙	43,9
EKG pathologisch		374 ≙	14,7
Thoraxröntgen pathologisch		215 ≙	8,5
Laborbefunde pathologisch:	γ-GT	236 ≙	9,3
	BZ	165 ≙	6,5
	SGPT	92 ≙	3,6
	Hk	88 ≙	3,5
	Kalium	52 ≙	2,0
	Gesamteiweiß	49 ≙	1,9
	Kreatinin	28 ≙	1,1
	Quick-Wert	22 ≙	0,9
	PTT	9 ≙	0,4
	Natrium	1 ≙	0,04
Gesamt		2542 ≙	100

Tabelle 5. Aussagekraft von Zusatzuntersuchungen. Ergebnis der Screeningstudie Mainz

	Keine Vorerkrankung [%]	Normaler Untersuchungsbefund [%]
Laborwerte pathologisch	10	19
EKG pathologisch	16	17
Thoraxröntgen pathologisch	23	30
Konsiliarbefund pathologisch	9	22
Intraoperative Komplikationen		10
Postoperative Komplikationen		4

Tabelle 6. Indikation zu und Effektivität von Zusatzuntersuchungen

	[%]
Indikation zum Zusatz-EKG durch	
Anamnese	25
Körperliche Untersuchung	34
Sonstige Anhaltspunkte	6
Anteil pathologischer Befunde bei den Zusatzuntersuchungen	
EKG	bis 50%
Röntgenaufnahmen	bis 70%
(davon anästhesierelevant	33%)

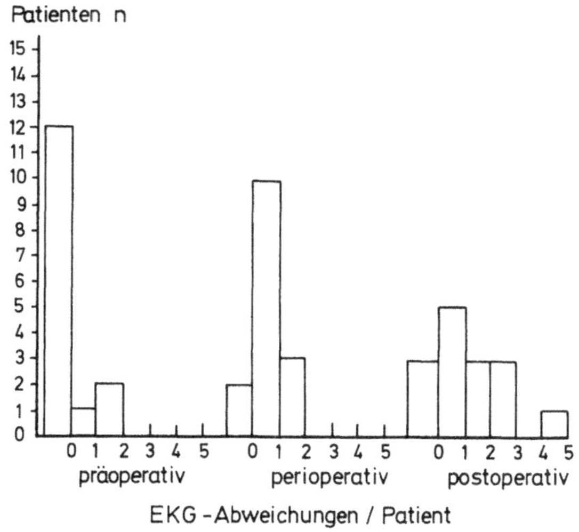

Abb. 2. Häufigkeit präoperativer Rhythmusstörungen. (Nach [16])

Lungenfunktionsuntersuchung. Bei ca. 5% eines untersuchten Kollektivs operierter Patienten mit klinischen Symptomen einer pulmonalen Vorschädigung wurde ein erhöhtes Operationsrisiko konstatiert. 30% von diesen zeigten in den spirometrischen Untersuchungen Befunde, die eine Vorbehandlung notwendig machten [18].

Tait et al. [43] berichteten 1983, daß Patienten mit einem unkomplizierten Infekt der oberen Luftwege kein erhöhtes perioperatives Risiko haben, wohl aber solche, die aktuell asymptomatisch sind, aber in den letzten 14 Tagen vor der Operation eine Infektion durchgemacht haben.

6–8% aller Patienten, die operiert werden, haben eine chronische Bronchitis, Patienten über 50 Jahre gar in 40% der Fälle (bedingt durch Mikroatelektasen).

Nach Nowak u. Tomlanovich [33] geben die Lungenfunktionsparameter bessere Auskunft über das Stadium bzw. den Verlauf eines Asthma bronchiale bei jungen Patienten als z. B. Blutgasparameter oder Thoraxröntgenaufnahmen.

Schölmerich [41] will die Lungenfunktionsuntersuchung bei allen Patienten über 60 Jahren sowie bei Verdacht auf Störungen der Lungenfunktion angewandt wissen.

Kleine transportable Geräte erlauben die Bedsidebestimmung von Vitalkapazität, FEV_1 und FEV_1/VK.

Röntgenthoraxaufnahmen. Schölmerich [41] zählt die Thoraxröntgenaufnahmen nicht unbedingt zu den diagnostischen Elementarmaßnahmen zur Bewertung der respiratorischen Funktion.

Die Thoraxröntgenaufnahme, die nach Ansicht einiger Autoren über die interessierenden obstruktiven Veränderungen nichts aussagt, haben Farnsworth et al. [10] sowie Wood u. Hoekelman [49] unabhängig voneinander – allerdings bei Kindern – untersucht. Von den untersuchten Kindern zeigten 31 zwar einen pathologischen Thoraxröntgenbefund, aber nur 6 hatten keinen zugehörigen klinischen Untersuchungsbefund, der nicht ohnehin eine Thoraxaufnahme veranlaßt hätte.

Tabelle 7. Screeningwert von Zusatzuntersuchungen bei n = 830 Patienten mit normaler Anamnese und Untersuchungsbefund. (Nach Altemeyer 1984)

	Pathologische Zusatzuntersuchungen %
EKG	2,8
Thoraxröntgen	0,6
γ-GT	12,0
HK	3,0
BZ	-
SGPT	-
Kalium	-
Gesamteiweiß	-
Natrium	-
Gerinnung	-

Von diesen 6 blieb schließlich eines übrig, bei dem dann auch eine Therapie hätte eingeschlagen werden müssen [46, 49].

In den von Wood u. Hoekelman durchgeführten Untersuchungen zeigten rund 5% der Kinder einen unerwarteten Röntgenbefund, klinische Signifikanz bestand jedoch nur bei 1,2%. Bei 0,4% dieser Kinder, also bei 3 von 750 Kindern, mußte der operative Eingriff verschoben werden.

Bei nur 20 von 491 internistischen Patienten fanden Hubbell et al. [21] Veränderungen, die neu, und nur bei 12 Patienten (4%) solche, die therapiebedürftig waren. Zu ähnlichen Ergebnissen kommen Denham et al. [7] sogar bei geriatrischen Patienten.

Wir selbst konnten zeigen, daß pathologische Thoraxröntgenbefunde nur bei 0,6% der Fälle ohne anamnestische Hinweise oder bei der körperlichen Untersuchung auftraten (Tabelle 7).

Das Fazit für Lungenfunktionsuntersuchung und Thoraxröntgenaufnahme lautet m. E., die am Krankenbett durchgeführte Spirometrie nach Hinweisen aus Anamnese und körperlicher Untersuchung eher zu verwenden als die Thoraxröntgenaufnahme. Letztere sollte aus Kosten- und Strahlenbelastungsgründen nicht mehr zur Routineuntersuchung gehören.

Laboruntersuchungen

Kaplan et al. [23] haben anläßlich des amerikanischen Anästhesiekongresses 1982 Untersuchungen über den Sinn von Laborwerten im präoperativen Screening vorgelegt. Dabei gingen sie sowohl nach dem Kriterium „anamnestischer Hinweis/gezielte Verordnung" wie auch in einer Vergleichsuntersuchung nach einem blinden Suchscreening vor. Bei 41% der 1. Gruppe waren die Untersuchungen ohne jeglichen Hinweis auf eine pathologische Vorschädigung angeordnet worden, nur

Tabelle 8. Screeningwert von Laboruntersuchungen

Art der Untersuchung	Pathologisch bei klinischem Hinweis	Pathologisch ohne klinischen Hinweis	Falsch-pathologisch
	%	%	%
Laborstatus generell	-	0,2-0,4 (Kaplan et al.)	
PTT	-	0,0 (Kaplan et al.) 0,17 (Eisenberg et al.) Unter 1,0 (2)	 2,5 (Eisenberg et al.)
Glukose	-	0,4 (Kaplan et al.) 5,0 (2)	
Gamma-GT		6,0 (2)	
Andere		Unter 1,0 (2)	

einmal traten abnormale Werte auf, die ansonsten unentdeckt geblieben wären. Unter den Gerinnungsuntersuchungen war kein pathologischer Befund, ebensowenig wie abnormale Hämoglobinkonzentrationen. Serumelektrolyte und Kreatinin ergaben in 2% der Fälle pathologische Werte, die sonst unentdeckt geblieben wären, die Blutglukosebestimmung in 4% (Tabelle 8).

Analysiert man die einzelnen Laborwerte näher, so ergeben sich folgende Konstellationen:

Hämoglobinkonzentration/Hämatokrit. Graham et al. [15] fanden im Tierexperiment, daß eine subendokardiale Ischämie erst bei einem Hämoglobin von 5 g/dl entsteht. Im von Haljamäe et al. [17] untersuchten Kollektiv geriatrischer Patienten hatten 24% einen Hämoglobinwert unter 11,5 g/dl. Ashcraft et al. [3] wiederum berichten, daß die klinische Diagnose „Anämie" (Hämatokrit unter 28%) zu 88% mit den Laborwerten übereinstimmt (Tabelle 9). Unsere Untersuchungen lassen immerhin einen pathologischen Hämatokritwert bei leerer Anamnese und unauffälliger körperlicher Untersuchung in 3% der Fälle erkennen.

Tabelle 9. Häufigkeit pathologischer Befunde bei geriatrischen Patienten, n = 204, Alter ca. 81 Jahre. (Nach [17])

Befund	Häufigkeit [%]
Kardiovaskulär	78
Mental	39
Pulmonal	14
Endokrin	12
Neurologisch	10
Anämie	24
Hypokaliämie	14
Hypoxämie	11
Medikation	87

Angesichts der Tatsache, daß schon bei einer milden Anämie und einer leichten Steigerung des Energiebedarfs eine massive Steigerung des Herzzeitvolumens zur Kompensation notwendig wird, sollte die Hämoglobin- bzw. die Hämatokritbestimmung zur präoperativen Routineuntersuchung gehören.

Natrium- und Kaliumwerte. Verständlicherweise unbekannt sind pathologische Natrium- und Kaliumwerte, wenngleich anamnestische Hinweise auf Diuretika-, Laxantien-, Kortikosteroid- oder Digitalisbehandlung automatisch die Bestimmung der Kaliumkonzentration nach sich ziehen sollten.

Die Häufigkeitsangaben einer unerkannten Hypokaliämie schwanken, sie dürfte aber angesichts der eben genannten Medikationsgepflogenheiten nicht selten sein. Wenn auch Vitez et al. [48] kürzlich Untersuchungen publizierten, denen zufolge eine chronisch entstandene Hypokaliämie nicht mit intraoperativen Rhythmusstörungen verbunden ist, meint McGovern im zugehörigen Editorial, daß bis zum Vorliegen weiterer Studien auch eine milde Hypokaliämie (unter 3,5 mmol/l) als manifester Risikofaktor gewertet werden sollte [30].

Die Kaliumkonzentration war in unseren Untersuchungen bei 2% der Patienten pathologisch, die eine leere Anamnese und unauffällige körperliche Untersuchung aufwiesen; die Bestimmung der Kaliumkonzentration sollte daher ebenfalls als Routineuntersuchungsmethode in Betracht kommen (Tabelle 7).

Der Natriumwert hingegen war in unseren Untersuchungen insgesamt, d.h. mit und ohne Hinweis auf eine mögliche Störung nur bei 0,04% der Patienten pathologisch. Die Bestimmung der Natriumkonzentration - ohnehin Bestandteil nahezu aller automatischen Laborprogramme - ist aus Gründen der Risikoermittlung eine überflüssige Routineuntersuchung.

Leberwerte. Strunin [42] bewertet den Informationsgehalt der sog. Leberlaborwerte für beginnende Leberfunktionsstörungen gering. Er unterstreicht die Bedeutung der Leber als Organ des Metabolismus, der Elimination und der Entgiftung von Medikamenten, bezweifelt aber die Rechtfertigung von Screenings, da die zur Routineuntersuchung zur Verfügung stehenden Parameter erst schwere Schäden anzeigen würden.

Immerhin war die Gamma-GT in unseren Routinescreenings in 10% der Fälle pathologisch (mehr als 3- bis 8mal höher als die errechnete mittlere Abweichung vom Mittelwert des Gesamtkollektiv; Tabelle 7). Aber was bedeutet das?

Blutzuckerkonzentration. Der pathologische Ausfall der Blutzuckerbestimmung lag in unseren Untersuchungen bei etwa 6,5%, auch wenn Anamnese und körperliche Untersuchung leer waren. Allerdings kann m.E. die Bestimmung der Blutzuckerkonzentration auf Patienten der Altersgruppen über 45 Jahre beschränkt bleiben, da nach Mehnert (zit. nach [41]) die Häufigkeit jenseits dieser Altersstufe erst bei 15/1000 Einwohnern liegt, unterhalb dieses Alters nur bei 5/1000.

Blutgerinnungswerte. Eisenberg et al. [9] haben 750 Patienten hinsichtlich der Gerinnungsparameter untersucht. Von diesen boten 80 keinen anamnestischen Hinweis auf Gerinnungsstörungen, davon zeigten 2,7% pathologische PTT-Werte. Für *einen* Patienten wäre dies u.U. wichtig geworden.

Nur 18% der Patienten, die eine Gerinnungsanamnese hatten, zeigten auch pathologische PT- oder PTT-Befunde. Die hohe Zahl falsch positiver Anzeigen schränkt nach Auffassung Eisenbergs den Wert der Gerinnungsuntersuchungen erheblich ein. Ähnliche Zahlen finden sich in den Untersuchungen Kaplans et al. [23]. Eika et al. [8a] fanden keine Korrelation zwischen präoperativen Gerinnungswerten und intraoperativem Blutverlust. Von Bedeutung für eine gezielte Anamneseerhebung scheint mir jedoch der Bericht Pacciorattis u. Blocks [35] zu sein, demzufolge die Einnahme von schon 80 mg Aspirin/Tag die Plättchenaggregation deutlich beeinträchtigt.

Die Häufigkeit pathologischer Gerinnungswerte lag in unseren Untersuchungen zwischen 0,9 und 0,4%. Damit ist der Screeningwert zweifelhaft; allerdings sollten Gerinnungsuntersuchungen in Betracht gezogen werden, wenn rückenmarknahe Regionalanästhesien anstehen.

Blutgaswerte. Die Erhebung einer Blutgasanalyse und insbesondere die Bestimmung des p_aO_2 ist eine Zusatzuntersuchung, die nur bei anamnestischen Hinweisen und pathologischer körperlicher Untersuchung indiziert erscheint. Dennoch meint Schölmerich [41], daß bei älteren Patienten ein arterieller p_aO_2 erhoben werden sollte, um frühzeitig den Komplikationen einer intraoperativen Hypoxämie begegnen zu können.

Faßt man den Informationsgehalt der gängigen physikalischen und laborchemischen Untersuchungen zusammen, so dürfte derzeit der Wert folgender Parameter durch entsprechende Untersuchungen belegt sein:

1) Ruhe-EKG,
2) Hämatokrit-/Hämoglobinkonzentration,
3) Bestimmung der Kaliumkonzentration,
4) Bestimmung der Blutzuckerkonzentration (> 45 Jahre).

Allenfalls bei rückenmarknahen Regionalanästhesien kommt die Erhebung eines Gerinnungsstatus in Betracht. Fraglich sind die Bestimmungen der sog. Leberwerte. Alle anderen Untersuchungen gehören zu den Zusatzuntersuchungen, die bei anamnestischen Hinweisen und/oder pathologischer körperlicher Untersuchung gezielt indiziert sind.

Im übrigen sollte bei aller Laborgläubigkeit auch daran gedacht werden, daß 5% der gesunden Bevölkerung mindestens einen pathologischen Test in dem hier besprochenen Laborprogramm aufweisen würden [40].

Beeinflußbarkeit des Narkoserisikos

Wenn präoperativ bestehende, mit dem Grundleiden nicht in Zusammenhang stehende Begleiterkrankungen einen solchen Stellenwert für die anästhesiebedingte Morbidität und Mortalität haben, wie dies eingangs anhand der Mortalitäts- und Komplikationsziffern belegt worden ist, so müßte deren Behandlung und Korrektur zu einer erheblichen Senkung des Narkoserisikos führen, die sich auch in Zahlen dokumentieren sollte.

Hierzu liegen nur spärliche Untersuchungen vor. Nehmen wir einen unbehandelten Hypertoniker als Beispiel, so geht aus älteren Untersuchungen von Prys-Robert et al. [38] hervor, daß er während der Anästhesie einen wesentlich höheren Grad von kardiovaskulärer Instabilität aufweist als ein behandelter. Gifford [13] weist aber darauf hin, daß man mangels kontrollierter Studien, die die Effektivität der antihypertensiven Medikation beweisen würden, lediglich *annehmen* könne, daß die Herzarbeit durch Blutdrucksenkung verringert wird und dadurch ein positiver Effekt zustande kommt. Die Patienten könnten nämlich neben der Hypo- oder Hypertension auch durch die Folgen der antihypertensiven Therapie gefährdet werden.

Low aus der Arbeitsgruppe Prys-Roberts fand kürzlich während der Intubationsnarkose in einer kontrollierten Studie bei hypertensiven Patienten einen deutlichen Noradrenalin- und einen dezenten Adrenalinanstieg bei starker Erhöhung der Blutdruckwerte. In der vorbehandelten Gruppe waren diese Veränderungen deutlich geringer [25].

Über den Wert einer antihypertensiven präoperativen Therapie haben auch Goldman u. Caldera [14] Untersuchungen vorgelegt. Goldman verglich normotensive Patienten ohne Medikation, mit Diuretikamedikation und mit Antihypertonikamedikation mit hypertonen Patienten mit und ohne antihypertensiver Therapie. Dabei zeigte sich, daß eine behandlungsbedürftige intraoperative Hypotension in allen 5 Gruppen mit ca. 20-30% gleich hoch war, daß die postoperative Hypertension aber wesentlich ausgeprägter in der hypertensiven Patientengruppe war.

Herzinsuffiziente Patienten müssen vor einer Operation rekompensiert werden. Genauso selbstverständlich ist es, den Stellenwert von Herzrhythmusstörungen präoperativ abzuklären und ggf. zu behandeln. Dabei wird jedoch häufig übersehen, daß insbesondere bei zu rascher Digitalisierung oder antiarrhythmischer Behandlung die Therapie ihrerseits Komplikationen entfaltet, die in ihrem Stellenwert das Anästhesierisiko dem unbehandelten Grundleiden vergleichbar werden lassen.

Wie effektiv ein anhand sorgfältiger Risikoerhebung dokumentierter präoperativer Status sein kann, soll abschließend anhand von 2 Beispielen deutlich gemacht werden.

Rao [39] legte 1983 eine teils retrospektive, teils prospektive Vergleichsuntersuchung über verschiedene Zeiträume vor, in denen er das perioperative Reinfarktrisiko bestimmte. Während im älteren Zeitraum ohne die Anwendung invasiven Monitorings die bekannte Reinfarktrate sichtbar blieb, konnte die Reinfarktrate durch die Anwendung invasiven Monitorings während Anästhesie und Operation auf 1,9% gesenkt werden.

Foster u. Davis [11] fanden bei 1600 Patienten, die sich allgemeinchirurgischen Eingriffen unterziehen mußten, daß 399 von ihnen ohne koronare Herzerkrankung eine perioperative Mortalität von 0,5% aufwiesen, 743 mit koronarer Herzerkrankung jedoch nach durchgeführter Bypassoperation eine Mortalität von 0,9% verglichen mit 458 Patienten mit koronarer Herzerkrankung ohne vorherige Bypassoperation mit einer Mortalität von 2,4% zeigten (Tabelle 10).

Diese wenigen Beispiele sollen deutlich machen, daß eine Abweichung vom Normalzustand als Risikofaktor gewertet und, wenn möglich, therapeutisch angegangen werden muß.

Tabelle 10. Koronares Risiko und perioperative Mortalität in Abhängigkeit von behandelter und unbehandelter koronarer Herzerkrankung bei allgemeinchirurgischen Eingriffen. (Nach [11])

Patienten	Mortalität [%]
399 ohne KHK	0,5
743 mit KHK und Bypass	0,9
458 mit KHK ohne Bypass	2,4

Organisatorische Aspekte: Von internistischer Seite sind gelegentlich 3 Argumente zu vernehmen, die Anlaß zu Kritik geben müssen:

1) Jeder Patient muß präoperativ internistisch untersucht werden.
2) Ein Patient mit einer neuentdeckten Erkrankung (Hypertension oder Diabetes) sollte – wenn der Befund nicht allzu gravierend ist – zunächst operiert und dann therapiert werden.
3) Der Patient hat folgende Erkrankung...
   Wir empfehlen eine Lokalanästhesie mit diesem oder jenem Medikament.

Zu 1): Zweifellos ist der Anästhesist lediglich für die Erhebung einer anästhesiebezogenen Anamnese und die Durchführung einer anästhesiebezogenen körperlichen Untersuchung zuständig, nicht aber für die Gesamtuntersuchung des Patienten. Dies bedeutet m. E. jedoch keinesfalls die zwingende Notwendigkeit einer routinemäßigen internistischen Voruntersuchung, zumal diese per se keine Konsequenzen eigener Art für das Narkoserisiko ergibt.

Zu 2): Risikoerhebung bedeutet präoperative Risikominderung. Die Empfehlung, mäßiggradige Störungen der körperlichen Funktionen erst postoperativ zu behandeln, widerspricht eindeutig dem Prinzip der präoperativen Risikominderung.

Zu 3): Selbstverständlich werden Untersuchungsbefunde internistischer Konsiliarien geschätzt und verwertet, ihre Bewertung obliegt jedoch ausschließlich dem Anästhesisten. Folglich kann der Internist auch nicht eine Empfehlung zu dieser oder jener Narkoseform oder gar zur Verwendung dieses oder jenes Medikaments geben, dessen Stellenwert im Ablauf von Narkose und Operation er ohnehin nicht kennt.

Art und Umfang der präoperativen Risikoerhebung sind abhängig vom Alter und vom Allgemeinzustand des Patienten sowie von der Belastung durch den operativen Eingriff. Ziel einer Abstimmung zwischen Chirurg und Anästhesist sollte es sein, das Absetzen von Operationen weitgehend zu vermeiden. Dabei ist zu bedenken, daß der Anästhesist für die Voruntersuchung und eine etwaige Vorbehandlung, für das Aufklärungsgespräch mit dem Patienten und für die Prämedikation Zeit benötigt.

Ziel einer Abstimmung zwischen Anästhesist und Internist sollte weiterhin sein, den Internisten dazu zu bewegen, das Ergebnis seiner ggf. indizierten Zusatzuntersuchung zur Verfügung zu stellen und dabei von jeglicher Empfehlung zu Anästhesie oder erforderlichem Monitoring abzusehen.

Literatur

1. Ahnefeld FW, Heinrich H (1983) Die Analyse und Beurteilung von Risikofaktoren sowie Möglichkeiten einer Vorbehandlung bei angiologischen Patienten aus der Sicht der Anästhesie. In: Nobbe F, Rudolfsky G (Hrsg) Probleme der Vor- und Nachsorge und der Narkoseführung bei invasiver angiologischer Diagnostik und Therapie. Pflaum, München, S 21
2. Altemeyer K-H, Schultz M, Mehrkens H-H, Heinz E, Dick W (1984) Präoperative Befunderhebung durch eine Anästhesie-Ambulanz - Auswertung der Ergebnisse bei 2500 Patienten. Anästh Intensivmed 25: 1
3. Ashcraft KE, Guinee WS, Golladay ES (1982) Clinical assessment of hematocrit and hemoglobin. Anesthesiol Rev 9: 37
4. Bedford RF, Feinstein B (1980) Hospital admission blood pressure: A predictor for hypertension following endotracheal intubation. Anesth Analg 59: 367
5. Burn JMB (1978) Perioperative care - Preoperative care. Br J Hosp Med 1978: 425
6. Del Guercio LRM, Cohn JD (1980) Monitoring operative risk in the elderly. JAMA 243: 1350
7. Denham M, Thakker R, de Lacey G, Berman L (1984) Value of routine chest radiography in an acute geriatric unit. Br Med J 288: 1726
8. Eerola M, Eerola R (1980) Risk faktors in surgical patients with verified preoperative myocardial infarction. Acta Anaesthesiol Scand 24: 219

8a. Eika C, Havig O, Godal HC (1978) The value of preoperative haemostatic screening. Scand J Haematol 21: 349

9. Eisenberg JM, Clarke JR, Sussman SA (1982) Prothrombin and partial thromboplastin times as preoperative screening tests. Arch Surg 117: 48
10. Farnsworth PB, Steiner E, Klein RM, San Filippo JA (1980) The value of routine preoperative chest roentgenograms in infants and children. JAMA 244: 582
11. Foster ED, Davis KB (1986) Risk of noncardiac operation in patients with defined coronary disease: The coronary artery surgery study (CASS) registry experience. Ann Thorac Surg 41: 42
12. Fowkes FGR, Lunn JN, Farrow SC, Robertson IB, Samuel P (1982) Epidemiology in anaesthesia. III. Mortality risk in patients with coexisting physical disease. Br J Anaesth 54: 819
13. Gifford RW (1982) Isolated systolic hypertension in the elderly. JAMA 247: 781
14. Goldman L, Caldera DL (1979) Risk of general anesthesia and elective operation in the hypertensive patient. Anesthesiology 50: 285
15. Graham BH, Wilkinson PL, Brown C (1979) Anemia, anesthesia and distribution of myocardial blood flow. Anesthesiology 51: S92
16. Griffin RM, Phipps JA, Evans JM (1985) Electrocardiographical changes in the peri-operative period. A pilot study. Anaesthesia 40: 193
17. Haljamäe H, Stefansson T, Wickström I (1982) Preanesthetic evaluation of the female geriatric patient with hip fracture. Acta Anaesthesiol Scand 26: 393
18. Harnoncourt K (1976) Pathophysiologie von chronischen bronchopulmonalen Erkrankungen. In: Ahnefeld FW, Bergmann H, Burri C, Dick W, Halmagyi M, Rügheimer E (Hrsg) Der Risikopatient in der Anästhesie. 2. Respiratorische Störungen. Springer, Berlin Heidelberg New York (Klinische Anästhesiologie und Intensivtherapie, Bd 12, S 14)
19. Hatton F, Tiret L, Vourc'h G, Desmonts JM, Otteni JC, Sherpereel P (1983) Morbidity and mortality associated with anaesthesia. French survey: Preliminary results. In: Vickers MD, Lunn JN (eds) Mortality in anaesthesia. Springer, Berlin Heidelberg New York Tokyo (European Academy of Anaesthesiology 3, p 25)
20. Hedenstierna G, Santesson J (1977) Studies on intra-pulmonary gas distribution in the extremely obese. Acta Anaesthesiol Scand 21: 257
21. Hubbell FA, Greenfield S, Tyler JL, Chetty K, Wyle FA (1985) The impact of routine admission chest X-ray films on patient care. New Eng J Med 312: 209
22. Just H (1976) Diskussionsbeitrag. In: Ahnefeld FW, Bergmann H, Burri C, Dick W, Halmagyi M, Rügheimer E (Hrsg) Der Risikopatient in der Anästhesie. 1. Herz-Kreislauf-System. Springer, Berlin Heidelberg New York (Klinische Anästhesiologie und Intensivtherapie, Bd 11, S 134)
23. Kaplan EB, Boeckmann AS, Roizen MF, Sheiner LB (1982) Elimination of unnecessary preoperative laboratory tests. Anesthesiology 57: A445

24. Kuhn H (1984) Die Untersuchung des Herzens im Rahmen der präanästhetischen Diagnostik. In: Menzel H (Hrsg) Anästhesiologische Sprechstunde. Zuckschwerdt, München Bern Wien, S 23ff.
25. Low JM, Harvey JT, Prys-Roberts C, Dagnino J (1986) Studies of anaesthesia in relation to hypertension. Br J Anaesth 58: 471
26. Lunn JN, Mushin WW (1982) Mortality associated with anaesthesia. Anaesthesia 37: 856
27. Lutz H (1980) Präoperative Risikoeinschätzung nach objektiven Kriterien. Anästh Intensivther Notfallmed 15: 287
28. Lutz H, Peter K (1973) Das Risiko der Anästhesie unter operativen Bedingungen. Langenbecks Arch Chir 334: 671
29. Marx GF, Mateo CV, Orkin LR (1973) Computer analysis of postanesthetic deaths. Anesthesiology 39: 54
30. McGovern B (1985) Hypokalemia and cardiac arrhythmias. Anesthesiology 63: 127
31. Gestrichen
32. Norman J (1978) The preoperative assessment of patients. Br J Anaesth 50: 539
33. Nowak RM, Tomlanovich MC (1983) Arterial blood gases and pulmonary function testing in acute bronchial asthma: Predicting patient outcomes. JAMA 249: 2043
34. Osswald PM, Hartung H-J, Feldmann U (1985) Prognostische Aussagekraft einer präoperativen Risikocheckliste. Anaesthesist 34: 508
35. Paccioretti MJ, Block LH (1980) Effects of aspirin on platelet aggregation as a function of dosage and time. Clin Pharmacol Ther 27: 803
36. Peter K, Unertl K, Henrich G, Mai N, Brunner F (1980) Das Anästhesierisiko. Anästh Intensivmed 21: 240
37. Plumlee JE, Boettner RB (1972) Myocardial infarction during and following anesthesia and operation. South Med J 65: 886
38. Prys-Roberts C, Meloche R, Föex P (1971) Studies of anaesthesia in relation to hypertension. Cardiovascular responses of treated and untreated patients. Br J Anaesth 43: 122
39. Rao TK, Jacobs KH (1983) Reinfarction following anesthesia in patients with myocardial infarction. Anesthesiology 59: 499
40. Roizen MF (1984) Preoperative preparation of a healthy patient for anesthesia: What laboratory tests are necessary? International Anesthesiology Research Society, Cleveland (Review Course Lectures, p 133)
41. Schölmerich P (1982) Präoperative interne Diagnostik. In: Hohenfellner R, Zingg EJ (Hrsg) Diagnostik, Entzündungen, Tumoren. Thieme, Stuttgart New York (Urologie in Klinik und Praxis, Bd 1, S 56)
42. Strunin L (1978) Preoperative assessment of the patient with liver dysfunction. Br J Anaesth 50: 25
43. Tait AR, Ketcham TR, Klein MJ, Knight PR (1983) Perioperative respiratory complications in patients with upper respiratory tract infections. Anesthesiology 59: A433
44. Tarhan S, Moffitt EA, Taylor WF, Guiliani ER (1972) Myocardial infarction after general anesthesia. JAMA 220: 1451
45. Tomlin PJ (1974) Death in outpatient dental anaesthetic practice. Anaesthesia 29: 551
46. Törnebrandt K, Fletcher R (1982) Pre-operative chest X-rays in elderly patients. Anaesthesia 37: 901
47. Vaughan RW, Cork RC, Hollander PD (1981) The effect of massive weight loss on arterial oxygenation and pulmonary function tests. Anesthesiology 54: 325
48. Vitez TS, Soper LE, Wong KC, Soper P (1985) Chronic hypokalemia and intraoperative dysrhythmias. Anesthesiology 63: 130
49. Wood RA, Hoekelman RA (1981) Value of the chest x-ray as a screening test for elective surgery in children. Pediatrics 67: 447

Grundsätzliches zur Aufklärung des Patienten

H.W. Opderbecke

Wie Sie alle wissen, wird in unserer Rechtsordnung der Heileingriff - auch wenn er lege artis und mit Erfolg durchgeführt wird - nur dann nicht als strafbare Körperverletzung eingestuft, wenn er durch die Einwilligung des Patienten gedeckt ist. Eine wirksame Einwilligung setzt die umfassende Aufklärung des Patienten voraus. Der Patient muß die Tragweite seiner Entscheidung erkennen können; er muß wissen, in was er einwilligt. Dieser Rechtsgrundsatz ist in sich schlüssig und kann wohl auch von ärztlicher Seite kaum angefochten werden [2]. Strittig dagegen ist der Umfang der Aufklärung. In letzter Zeit hat die höchstrichterliche Rechtsprechung hierzu Prinzipien entwickelt, die von medizinischer Seite als außerordentlich problematisch angesehen werden müssen [4, 9].

Ehe wir jedoch zu einer Urteilschelte ansetzen, sollten wir uns auf die elementaren Grundrechte unserer Verfassung, des Grundgesetzes, besinnen. Dieses räumt bekanntlich der Selbstbestimmung und Selbstverwirklichung des Individuums, d.h. der persönlichen Freiheit, einen außerordentlich hohen Rang ein. Daraus leitet sich als logische Schlußfolgerung ab, daß der Wille des Patienten stets höher als die Absicht des Arztes zu werten ist.

Aber auch vor diesem Hintergrund erscheint die jüngste Rechtsprechung unseres Karlsruher Bundesgerichts in Sachen „ärztliche Aufklärung" problematisch und überspitzt. Es ist nämlich offenkundig, daß der Vorwurf der mangelhaften Aufklärung oft genug nur hilfsweise herangezogen wird, dann nämlich, wenn der Vorwurf ärztlicher Fahrlässigkeit bei einer erfolglosen oder von Komplikationen begleiteten Behandlung mangels ausreichender Beweise nicht zum Zuge kommen kann. Wir würden unsere Bundesrichter gröblichst unterschätzen, wenn wir annähmen, sie würden das Problem der ärztlichen Aufklärung nicht ebenso sehen. Auch dort wird der Vorwurf mangelnder Aufklärung m.E. bewußt nur als sog. „Auffangtatbestand" benutzt, um dem geschädigten Patienten „Gerechtigkeit" widerfahren zu lassen, wobei mit „Gerechtigkeit" weniger eine juristische, als eine soziale Gerechtigkeit gemeint sein kann.

Solange in der Medizin keine Gefährdungshaftung eingeführt wird - d.h. ein Versicherungsschutz für alle medizinischen Schadensfälle ungeachtet der Schuldfrage - solange müssen wir damit rechnen, daß die Rechtsprechung ersatzweise die Aufklärungspflicht zu Lasten der Ärzte strapazieren wird. Das bringt für viele Fachgebiete, insbesondere für die operativen Disziplinen, ganz erhebliche Probleme mit sich, wenn sie den Forderungen nachkommen wollen, den Patienten u.U. auch auf seltene, ja selbst extrem seltene Komplikationsmöglichkeiten hinzuweisen. Für den Anästhesisten stellt sich diese Problematik vergleichsweise einfacher dar, wenn selbstverständlich auch wir der ärztlichen Aufklärungspflicht unterworfen sind, da auch ein Anästhesieverfahren einen keineswegs ungefährlichen Eingriff in die körperliche Integrität des Patienten darstellt [10, 12, 14].

Bei der grundsätzlichen Erörterung der ärztlichen Aufklärungspflicht sollten zur begrifflichen Klarstellung zunächst drei prinzipielle Aufklärungskategorien unterschieden werden:

1) die Diagnoseaufklärung,
2) die Methodenaufklärung und
3) die Risikoaufklärung.

Bei der Diskussion um die *Diagnoseaufklärung* geht es meist um die Frage, ob der Arzt in jedem Fall verpflichtet ist, den Patienten uneingeschränkt über die Natur und Prognose seines Leidens aufzuklären, auch wenn diese Aufklärung nahezu einem Todesurteil gleichkäme [5]. Der Anästhesist ist von dieser Problematik allenfalls in Einzelfällen im Rahmen der Intensivtherapie berührt.

Die *Methodenaufklärung* beinhaltet die Verpflichtung des Arztes, den Patienten zumindest in groben Zügen über das geplante Behandlungsverfahren zu informieren. Der Anästhesist kann im Regelfall davon ausgehen, daß der Patient mit der Einwilligung zum operativen Eingriff zugleich auch stillschweigend sein Einverständnis zu dem dazugehörigen Anästhesieverfahren erteilt hat. Es läßt sich darüber hinaus sogar sagen, daß ein verständiger Patient seine Einwilligung in die Operation - von Bagatelleingriffen abgesehen - überhaupt nur unter der selbstverständlichen Voraussetzung erteilt hat, daß dieser Eingriff unter angemessener Schmerzausschaltung erfolgt. Daraus ergibt sich die Konsequenz, daß immer dann, wenn ein solches Selbstverständnis nicht vorausgesetzt werden kann - etwa bei diagnostischen Eingriffen, die eine Narkose benötigen - auf diese Notwendigkeit ausdrücklich hingewiesen werden muß. Zur Methodenaufklärung des Anästhesisten gehört es darüber hinaus, den Patienten darüber aufzuklären, ob eine Allgemein- oder Regionalanästhesie vorgesehen ist. Der BGH hat in einer Grundsatzentscheidung jedenfalls den Anästhesisten zu einer derartigen Methodenaufklärung verpflichtet [13]. Grundsätzlich genügt es, das vorgesehene Verfahren in groben Zügen darzustellen und auf Detailschilderungen zu verzichten, die der Patient ohnehin wegen mangelnder medizinischer Kenntnisse nicht verstehen würde, es sei denn, der Patient wünscht ausdrücklich, nähere Einzelheiten zu erfahren.

Das schwierigste und umstrittenste Kapitel stellt die *Risikoaufklärung* dar. Dabei geht der Streit weniger um die Frage, ob über Risiken aufgeklärt werden muß, als darüber, in welchem Umfang das geschehen soll. Bei dieser Fragestellung unterscheidet die Rechtsprechung zwischen allgemeinen und spezifischen Eingriffsrisiken; letztere werden auch als „typische" Risiken bezeichnet. An die Aufklärung über allgemeine Risiken stellt die Rechtsprechung keine allzu großen Anforderungen; sie geht davon aus, daß ein verständiger Patient diese Risiken kennt, d.h. daß er weiß, daß jede Operation oder auch jede Anästhesie mit gewissen, immanenten Risiken behaftet ist. So hat der BGH klargestellt, daß die Gefahren einer tödlichen Lungenembolie oder auch einer Wundheilungsstörung nach Operationen nicht aufklärungsbedürftig sind; das gleiche gilt für allgemeine Narkoserisiken. Allerdings ist die Abgrenzung zwischen allgemeinen und typischen Anästhesierisiken strittig. Einerseits hat der BGH das Narkoserisiko als ein klassisches Beispiel für die Gruppe der allgemein bekannten Eingriffsgefahren bezeichnet, andererseits hat das Oberlandesgericht Karlsruhe in einem Urteil festgestellt, bei einem Herzstillstand handele es sich um ein typisches Anästhesierisiko, das aufklärungspflichtig sei [16].

Unstrittig ist, daß über alle typischen Risikofaktoren eines Eingriffs aufgeklärt werden muß, weil nach Ansicht der Rechtsprechung davon auszugehen sei, daß auch ein verständiger Patient sich hierüber ohne Aufklärung kein eigenes Urteil bilden könne. Schwierigkeiten macht der Umfang der Risikoaufklärung. Hat die höchstrichterliche Rechtsprechung früher eine bestimmte Häufigkeitsquote zum Maßstab der Aufklärungspflicht bestimmt, so steht sie heute auf dem Standpunkt, daß selbst über extrem seltene Risikofaktoren aufgeklärt werden muß, sofern die Kenntnisse hierüber für die Entscheidung des Patienten von Bedeutung sind [14]. In dieser recht vagen, der subjektiven Beurteilung des Patienten überlassenen Abgrenzung der Risikoaufklärung liegt der Konfliktstoff zwischen Rechtsprechung und ärztlicher Auffassung über die Aufklärungspflicht. Verschärft wird dieser Konflikt durch die Tatsache, daß der Patient in der Regel den Arzt erst wegen eines Aufklärungsmangels verklagt, wenn eine Komplikation eingetreten ist. Der Patient erklärt somit erst ex post, er hätte bei einer angemessenen Aufklärung gerade über diese, sich nun bei ihm verwirklichte Komplikation die Einwilligung in den Eingriff verweigert. Angesichts dieser Rechtsunsicherheit sind in der Rechtsprechung Tendenzen erkennbar, einer Überziehung dieses Prinzips zu begegnen [1, 3]. So hat der BGH in einer Entscheidung festgestellt, der Patient müsse überzeugend darstellen, daß er tatsächlich in Kenntnis der bei ihm eingetretenen Komplikationsmöglichkeit die Einwilligung verweigert hätte; die bloße Behauptung genüge nicht [7, 8].

Eine weitere schwierige Frage stellt das Problem der Beweisführung dar. Für die Aufklärung und den Umfang der Aufklärung trägt der Arzt die Beweislast. Dabei genügt es nicht, daß der Patient ein Revers unterschreibt, in dem lediglich festgestellt ist, er sei über den Eingriff und die damit verbundenen Risiken umfassend aufgeklärt worden. Der Arzt muß vielmehr im Detail Beweis führen, daß er gerade über diejenige Komplikationsmöglichkeit aufgeklärt hat, die im jeweiligen Einzelfall den Regreßanspruch des Patienten veranlaßt hat. Eine Lösung des Problems stellt die von Weißauer [15] inaugurierte „Stufenaufklärung“ dar: In einem Merkblatt werden für Standardeingriffe Aufklärungsprinzipien entwickelt, die aufzeigen, welche Informationen nach der allgemeinen Erfahrung des Fachgebiets ein verständiger Patient für seine Entscheidung benötigt. Damit wird dem Patienten eine schriftliche Basisinformation vermittelt, die ihn befähigt, im Aufklärungsgespräch gezielte Fragen zu stellen, die über den Informationsgehalt des Merkblatts hinausgehen, oder auch auf weitere Fragen bewußt zu verzichten. Die allgemeinen und typischen Risiken, die für die Entscheidung des Patienten nach ärztlicher Erfahrung von Bedeutung sind, werden im Merkblatt aufgeführt und mit dem Hinweis verbunden, daß es weitere seltene und seltenste Risiken gibt, nach denen der Patient fragen solle, wenn sie ihn interessieren. In der mit dem Merkblatt verbundenen Dokumentation - Aufklärungsbestätigung und Einwilligungserklärung - bestätigt der Patient, daß er im Aufklärungsgespräch alle ihn interessierenden Fragen stellen konnte, oder er vermerkt, welche Fragen er noch beantwortet haben will.

Auf diesem Prinzip beruht auch der von Weißauer entworfene und vom Berufsverband Deutscher Anästhesisten empfohlene „Aufklärungs- und Anamnesebogen“ für Anästhesieverfahren, der sich außerordentlich gut bewährt hat. Bisher ist jedenfalls noch kein Anästhesist, der diese Bögen verwendet, wegen mangelnder ärztlicher Aufklärung rechtlich belangt worden. Die Bögen sichern nicht nur die Beweisführung über Art und Umfang der Aufklärung, sie erleichtern auch das schwierige Gespräch über die Risikoaufklärung, da die Risikofaktoren als Fragen formuliert sind, aus denen der Patient selber seine Schlüsse ziehen kann. Durch das Prinzip der Stufenaufklärung vermeidet man, daß der Patient in unnötiger Weise durch das Aufzählen einer unendlichen Reihe von seltenen oder sogar extrem seltenen Komplikationsmöglichkeiten unnötig beunruhigt wird. Derjenige Patient aber, der sich hierüber restlos Klarheit verschaffen will, erhält die Möglichkeit, durch Fragestellungen erschöpfend aufgeklärt zu werden.

Hieraus ergibt sich, daß derartige Merkblätter niemals das ärztliche Aufklärungsgespräch ersetzen können, daß sie vielmehr als Grundlage dieses Gesprächs die Patientenaufklärung erleichtern, zumal sich der Patient durch das vorherige Studium des Merkblatts auf das ärztliche Aufklärungsgespräch vorbereiten kann [11, 17]. Damit wird einer weiteren Forderung der Rechtsprechung nachgekommen, daß dem Patienten eine genügend lange Zeitspanne eingeräumt werden müsse, damit er sich seinen Entschluß in aller Ruhe überlegen könne.

Daraus geht hervor, daß die gelegentliche Usance, dem Patienten noch auf dem Operationstisch ein Aufklärungsformular zur Unterschrift in die Hand zu drükken, eine groteske Fehldeutung der ärztlichen Aufklärungspflicht darstellt. Das gleiche gilt für die Aufklärung eines Patienten, der sich bereits unter der Einwirkung einer Prämedikation befindet. Ferner ist zu erwähnen, daß die Aufklärung durch einen kompetenten Arzt erfolgen muß, d.h. durch einen Arzt, der aufgrund seiner fachspezifischen Kenntnisse und Erfahrungen tatsächlich die vom Patienten gestellten Fragen sachkundig und erschöpfend beantworten kann. Bei diesem Arzt muß es sich nicht unbedingt um denjenigen handeln, der den Eingriff bzw. das Anästhesieverfahren zu einem späteren Zeitpunkt durchführt. Fragt ein Patient nicht ausdrücklich, wer ihn behandelt, so braucht er über die Person des behandelnden Arztes nicht aufgeklärt zu werden [6, 19]. Bei Wahlleistungspatienten sollte allerdings darauf hingewiesen werden, wenn nicht der liquidationsberechtigte leitende Arzt die Behandlung durchführt, sondern ein von ihm bestimmter Vertreter. Anderenfalls kann der Vertreter Gefahr laufen, ohne wirksame Einwilligung gehandelt zu haben [18].

Trotz der Rechtsunsicherheit über den Umfang der Risikoaufklärung ist die ärztliche Aufklärungspflicht, so wie sie heute durch die höchstrichterliche Rechtsprechung postuliert wird, im Grundsatz zu bejahen. Die Zeiten, in denen in der Tradition verwurzelte frühere Ärztegenerationen ihr Handeln mehr nach dem Prinzip „Salus aegroti suprema lex“ als nach dem Prinzip „Voluntas aegroti suprema lex“ ausgerichtet haben, sind vorbei. Solange das Arzt-Patienten-Verhältnis auf einer mehr patriarchalischen Basis beruhte und der Patient sein Schicksal, ohne viel zu fragen, vertrauensvoll in die Hand des Arztes seiner Wahl legte, und solange er einen ärztlichen Mißerfolg als einen eher schicksalsmäßigen Verlauf oder sogar als göttliche Fügung zu akzeptieren bereit war, erschien dies als Grundlage ärztlichen Handelns vertretbar. Heute jedoch stehen wir einem mündigen

Staatsbürger gegenüber, bei dem wir eine andere, weit kritischere Einstellung vorfinden. Dieser mündige Staatsbürger hat ein Recht darauf, selbst zu bestimmen, in welchem Umfang er über Art und Risiken eines bevorstehenden Behandlungsverfahrens aufgeklärt zu werden wünscht. Es gehört zu den Pflichten des Arztes und somit auch des Anästhesisten, dem Patienten diese gewünschte Aufklärung zu geben, ohne das Vertrauensverhältnis zwischen Patient und Arzt zu belasten. Der auf dem Prinzip der Stufenaufklärung beruhende anästhesiologische „Aufklärungs- und Anamnesebogen“ bietet für dieses unverzichtbare ärztliche Aufklärungsgespräch eine geeignete und bewährte Grundlage.

Literatur

1. Andreas M (1986) Keine Übertreibung der ärztlichen Aufklärungspflicht. Arztrecht 21: 39-41
2. Bundesärztekammer und Deutsche Krankenhausgesellschaft (1985) Empfehlungen für Richtlinien zur Aufklärung der Krankenhauspatienten über vorgesehene Maßnahmen. Arztrecht 20: 177-185
3. Bundschuh D (1985) Warnung vor übertriebenen Anforderungen an die Aufklärungspflicht. Arztrecht 20: 153-155
4. Demling L (1985) Aufklärungspflicht und Chaos. Fortschr Med 103: 60-61
5. Eberbach WH (1984) Die Aufklärung des Patienten vor dem Hintergrund der Einstellung zum Tod. MedR 2: 201-207
6. Franzki H (1984) Rechtsfragen der Anfängeroperation. MedR 2: 186-189
7. Hirsch G, Weißauer W (1983) Kausalitätsprobleme beim Aufklärungsmangel. MedR 1: 41-45
8. Jansen C (1985) Darlegungslast des Patienten bei der Berufung auf fehlende Aufklärung durch den Arzt. Arzt u. Krankenhaus 58: 205-206
9. Kuhlendahl H (1978) Die ärztliche Aufklärungspflicht oder der kalte Krieg zwischen Juristen und Ärzten. Dtsch Ärztebl 75: 1984-2007
10. Opderbecke HW, Weißauer W (1982) Die Aufklärungspflicht des Anästhesisten. Dtsch Ärztebl 79: 53-58
11. Rügheimer E (1978) Aufklärungsbroschüren und Einwilligungsformulare. Anästh Inf 19: 277-282
12. Weißauer W (1966) Die Aufklärungspflicht des Anästhesisten. Anaesthesist 15: 100-108
13. Weißauer W (1974) Aufklärungspflicht bei Periduralanästhesie. Anästh Inf 15: 230-233
14. Weißauer W (1978) Rechtliche Grundlagen der Aufklärung. Anästh Inf 19: 231-235
15. Weißauer W (1978) Das Konzept des Aufklärungs- und Anamnesebogens aus rechtlicher Sicht. Anästh Inf 19: 245-253
16. Weißauer W (1984) Muß der Anästhesist über das Risiko des Herzstillstandes aufklären? Anästh Intensivmed 25: 358-360
17. Weißauer W (1985) Anforderungen an den Beweis der Eingriffsaufklärung. Anästh Intensivmed 26: 287-289
18. Weißauer W, Hirsch G (1982) Liquidationsrecht des leitenden Anästhesisten im Vertretungsfall. Anästh Intensivmed 25: 295-298
19. Weißauer W, Hirsch G (1983) Aufklärung über die Person und die Qualifikation des behandelnden Arztes. Anästh Intensivmed 24: 333-336

Was ist bei der Einwilligung des Patienten in die Anästhesie zu beachten?

W. Weißauer

Einleitung

Lassen Sie mich die mit meinem Thema gestellte Frage zunächst kurz und bündig beantworten! Zu beachten ist das Selbstbestimmungsrecht des Patienten. Aus ihm leiten sich alle wesentlichen Aussagen zu unserem Thema ab.

Die Eingriffsaufklärung, über die Herr Opderbecke eben referierte, wird zutreffend auch als Selbstbestimmungsaufklärung bezeichnet, denn der Arzt soll den Patienten über alle die Umstände informieren, die für seine Entscheidung über die Einwilligung oder die Versagung der Einwilligung in den Eingriff von Bedeutung sind.

Ist die ärztliche Aufklärungspflicht eine Emanation des Selbstbestimmungsrechts des Patienten, so ist der Patient letztlich auch Herr des Aufklärungsgeschehens. Er kann auf jegliche Aufklärung verzichten, aber seine Einwilligung auch von einer „Totalaufklärung" abhängig machen, oder - was die Situation noch deutlicher charakterisiert -, er kann bei der Aufklärung und seiner Einwilligung auf Umstände abstellen, die von seinen höchst individuellen Erwartungen und Ängsten, von seinen persönlichen Vorstellungen und selbst von offensichtlichen Vorurteilen geprägt sind.

Der verfassungsrechtlich gewährleistete Schutz des Selbstbestimmungsrechts und die Achtung vor der Würde der Persönlichkeit gebieten es, die Verweigerung der Einwilligung - nach eingehender Aufklärung über die Folgen des Unterbleibens der Behandlung - selbst dann zu akzeptieren, wenn die Entscheidung des Patienten bei rationaler Betrachtung als unvernünftig erscheint, und wenn der Eingriff vital indiziert und dringend ist.

Wahl des Betäubungsverfahrens

Einen einwilligungsbedürftigen Eingriff in die Körperintegrität bedeutet jedes Betäubungsverfahren, auch die Gasnarkose. Die Einwilligung kann formlos und auch stillschweigend erteilt werden, z. B. wenn der Patient bei der Einwilligung in die Operation ihre Durchführung in Anästhesie voraussetzt. Die Schriftform der Einwilligung dient ausschließlich Beweiszwecken. Vorsicht mit allzu formlosen Einwilligungen ist aber jedenfalls dort geboten, wo zweifelhaft sein kann, ob der Patient sich zutreffende Vorstellungen über die vorgesehene Anästhesiemethode macht.

Verweigert der Patient die Einwilligung in eine bestimmte anästhesiologische Methode, obwohl sie im konkreten Fall den Vorzug verdient, so darf sie nicht angewendet werden. Ergibt sich aus der Wahl einer anderen Methode ein erhöhtes Risiko, so muß der Anästhesist den Patienten darüber aufklären. Ist die Erhöhung des Risikos beträchtlich, so kann es auch erforderlich werden, daß der Anästhesist mit dem Operateur die Frage erörtert, ob denn die Operation unter dieser Prämisse noch indiziert ist.

Verweigerung der Bluttransfusion

Es gilt also für die Wahl des Betäubungsverfahrens, aber ebenso für alle vorbereitenden und begleitenden Eingriffe in die Körperintegrität das Prinzip: Voluntas aegroti suprema lex. Das sinnfälligste Beispiel und zugleich die härteste Konfrontation des salus aegroti mit diesem Prinzip finden wir in der religiös motivierten Verweigerung der Bluttransfusion durch die Zeugen Jehovas, die respektiert werden muß. Die rechtliche Situation ist klar bei Bluttransfusionen, die nicht intraoperativ erforderlich werden, sondern isoliert von einer Operation durchzuführen sind.

Sehr viel schwieriger ist die rechtliche Situation bei Operationen. Es wird die Auffassung vertreten, der Operateur solle bei Zeugen Jehovas Eingriffe ablehnen, bei denen die Notwendigkeit einer Bluttransfusion nicht von vornherein mit Sicherheit ausgeschlossen werden kann. Die ethische wie rechtliche Verpflichtung des Arztes, das Beste für seinen Patienten unter Anerkennung seiner Glaubens- und Gewissensfreiheit zu tun, spricht jedoch dafür, daß der Arzt seine Indikationsentscheidung davon abhängig machen sollte, ob er den Eingriff auch dann durchführen würde, wenn ihm kein transfundierbares Blut zur Verfügung stünde. Damit bleibt er im Rahmen der medizinischen Abwägung der indizierenden gegen die kontraindizierenden Faktoren, wobei Notwendigkeit und Dringlichkeit des Eingriffs auf die eine Seite der Waagschale zu legen sind und die fehlende Möglichkeit der Bluttransfusion zu den kontraindizierenden Faktoren auf die andere Seite.

Willigt der Patient nach eingehender Aufklärung über die Erhöhung des Risikos in den Eingriff ein, so handelt derjenige Arzt rechtmäßig, der den Willen des Patienten respektiert und auf eine vital indizierte Bluttransfusion verzichtet.

Andererseits kann m. E. aber auch dem Arzt, der sich angesichts der äußersten Lebensbedrohung seines Patienten über seinen Willen hinwegsetzt, kein strafrechtlicher Vorwurf gemacht werden. Gewissensentscheidung steht in dieser notstandsähnlichen Situation gegen Gewissensentscheidung. Es muß dem Arzt erlaubt sein, seinem Gewissen zu folgen und es nicht mit dem Tod des Patienten, der unmittelbare Folge des operativen Eingriffs wäre, zu belasten.

Folgt man diesen Thesen, so ist es unerläßlich, daß Operateur und Anästhesist sich vor dem Eingriff oder auch generell darüber einigen, unter welchen Voraussetzungen bei Zeugen Jehovas eine Operation durchgeführt und wie in äußersten Grenzsituationen verfahren werden soll. Der Anästhesist darf nicht vor vollendete Tatsachen gestellt und gezwungen werden, gegen sein Gewissen zu handeln.

Wir sind auf der Suche nach Lösungen, die dieses Dilemma beheben. Religionen leben aber bekanntlich von dem, was sie verbieten, und nicht von dem, was sie erlauben. Offenbar verweigern die Zeugen Jehovas auch die Retransfusion von Eigenblut, das den Blutkreislauf verlassen hat.

Willensfähigkeit

Rechtlich wirksam kann von seinem Selbstbestimmungsrecht nur Gebrauch machen, wer fähig ist, Inhalt und Tragweite seiner Entscheidung zu erfassen und diese Einsicht zur Grundlage einer Willensentscheidung zu machen. Ob der Patient willensfähig ist, muß der Arzt prüfen. Bei einem erwachsenen Menschen, bei dem sich keine gegenteiligen Anhaltspunkte - etwa im Aufklärungsgespräch - ergeben, kann der Arzt die Willensfähigkeit in der Regel bejahen.

Allein die Tatsache, daß ein Patient sich, wie die Zeugen Jehovas, gegen einen vital indizierten Eingriff entscheidet, stellt seine Einwilligungsfähigkeit nicht in Frage. So wissen z. B. die Zeugen Jehovas sehr wohl, was sie tun und warum sie es tun. Sie sind auch keine Selbstmörder. Sie legen nicht Hand an sich selbst, sondern wollen gerettet werden. Sie wollen dies nur nicht um den Preis der Verletzung eines imperativen religiösen Gebotes. Wäre es anders, so würden sie sich gar nicht erst in ärztliche Behandlung begeben.

Fehlt dem Patienten die Willensfähigkeit, so hat an seiner Stelle sein gesetzlicher Vertreter zu entscheiden. Dies ist bei entmündigten Erwachsenen der Vormund oder der für die Entscheidung über den Eingriff bestellte Pfleger. In Eilfällen kann das Vormundschaftsgericht selbst über die Einwilligung entscheiden, notfalls auch fernmündlich.

Reicht die Zeit nicht aus, um eine Entscheidung des gesetzlichen Vertreters oder des Vormundschaftsgerichts einzuholen, etwa bei einem bewußtlosen Schwerverletzten, so entscheidet der Arzt nach dem mutmaßlichen Willen des Patienten. Nahe Angehörige, die nicht zum Vormund oder Pfleger bestellt sind, wird der Arzt als Auskunftspersonen hören; sie können nicht über die Einwilligung entscheiden.

Das sog. Patiententestament, das v. a. für die Verweigerung der Intensivbehandlung von Bedeutung sein kann, ist für die Feststellung des mutmaßlichen Willens des Patienten heranzuziehen. Es bedarf aber der Prüfung, ob sich der Patient bei der Abfassung des Patiententestaments zutreffende Vorstellungen von den Chancen gemacht hat, die ihm eine ärztliche Behandlung eröffnet.

Minderjährige Patienten

Die Willensfähigkeit ist nicht identisch mit der Geschäftsfähigkeit, die mit der Vollendung des 18. Lebensjahres beginnt. Die Fähigkeit, die Tragweite medizinischer Eingriffe zu beurteilen, wird Minderjährigen unter 14 Jahren in aller Regel fehlen. Bei 14- bis 18jährigen kommt es auf die individuelle geistige und psychosoziale Reife an, aber auch auf die Notwendigkeit und Dringlichkeit des Eingriffs sowie auf die Häufigkeit und Schwere der Risiken.

Es sind mehrere Strafverfahren gegen Anästhesisten eingeleitet worden, die bei *gegebenen* Eingriffen die Fähigkeit eines 15- oder 16jährigen Patienten bejaht hatten, in die Narkose einzuwilligen. Es empfiehlt sich deshalb, vorsorglich auch die Einwilligung der Eltern einzuholen. Gesetzliche Vertreter eines ehelichen Kindes sind die Eltern gemeinsam. Ein Elternteil kann den anderen zur Vertretung ermächtigen. Kommt ein Elternteil mit dem Kind allein, so kann der Arzt, soweit keine gegenteiligen Anhaltspunkte erkennbar werden, davon ausgehen, daß er im Auftrag des anderen Elternteils handelt.

Bei geschiedenen Eltern ist der Elternteil allein vertretungsberechtigt, dem das Vormundschaftsgericht die elterliche Sorge zugesprochen hat. Ein uneheliches Kind wird in der Regel von der Mutter vertreten.

Der Rat, die Einwilligung der Eltern einzuholen, ist freilich leichter zu geben, als zu befolgen. Der Anästhesist hat es oft schwer, einen persönlichen Kontakt mit den Eltern herzustellen. Der vom Fachgebiet empfohlene Aufklärungs- und Anamnesebogen für Kinder erweist sich in dieser Situation als hilfreich. Wird er den Eltern auf der Station rechtzeitig ausgehändigt, und beantworten diese die auf dem Bogen gestellten Fragen, so verfügen sie damit über eine Basisinformation. Der Bogen enthält die Bitte, die Stationsschwester oder den Stationsarzt zu unterrichten, wenn die Eltern ein Aufklärungsgespräch führen wollen, und den Bogen erst dann zu unterschreiben, wenn sie keine Fragen mehr an den Anästhesisten haben.

Wenn die Eltern den Bogen ausgefüllt und unterschrieben zurückgeben, ohne das angebotene Gespräch mit dem Anästhesisten zu suchen, darf angenommen werden, daß sie damit auf das Gespräch verzichten, weil sie keine weiteren Fragen haben. Für den Fall, daß ein Elternteil allein unterschreibt, wird in dem Bogen vermerkt, er erkläre damit zugleich, daß ihm das Sorgerecht allein zustehe oder daß er im Einvernehmen mit dem anderen Elternteil handle.

Sieht der Anästhesist die Notwendigkeit, ein Gespräch mit den Eltern zu führen, so muß der Eingriff, wenn er Aufschub duldet, zurückgestellt werden, sicher keine Ideallösung, aber eine bessere ist nicht in Sicht. Die Verkürzung der Liegezeiten erschwert die präoperative Kontaktaufnahme des Anästhesisten mit den Eltern. Die ambulante Voruntersuchung, die sowohl im Interesse der Patientensicherheit als auch zur Einsparung stationärer Kosten wünschenswert wäre, scheitert, zumindest in Bayern, an den Abrechnungsbestimmungen der Kassenärztlichen Vereinigung; der Anästhesist kann dem Krankenhausträger nicht die Kosten für ambulante Leistungen erstatten, für die er keine Honorare erhält.

Darüber hinaus vertritt die Kassenärztliche Vereinigung Bayerns die Auffassung, Anästhesisten und Operateure seien für die Untersuchung der Patienten auf Anästhesie- und Operationsfähigkeit nicht fachlich zuständig. Sachliche Argumente spielen im Verteilungskampf keine Rolle; wir können hier nur auf das Verständnis der Gerichte hoffen.

Behandlungspflicht beim Suizid

Eine wichtige Ausnahme von der Einwilligungsbedürftigkeit gibt es bei Suizidpatienten. Hat ein Selbstmörder die sog. Tatherrschaft verloren, ist er also etwa nach Einnahme einer Überdosis Schlaftabletten bewußtlos geworden, so muß der Arzt eine lebensrettende Behandlung auch dann durchführen, wenn feststeht, daß der

Patient nicht gerettet werden will. Im „Krefelder Fall" hat allerdings der BGH dem Arzt zugebilligt, daß er die Behandlung unterlassen durfte, weil die alte und kranke Patientin, wenn überhaupt, nur mit zusätzlichen schweren Schäden hätte am Leben erhalten werden können.

Dokumentation

Zu empfehlen ist zur Beweissicherung eine schriftliche Dokumentation der Einwilligung. Allgemein üblich sind schriftliche Einwilligungserklärungen, die der Patient unterzeichnet. Im Dokumentationsteil der vom Fachgebiet empfohlenen Aufklärungs- und Anamnesebögen ist vorgesehen, daß die Art des Betäubungsverfahrens näher bezeichnet wird. Die Einwilligungserklärung wird auf die vorbereitende und begleitende anästhesiologische Behandlung einschließlich der dazu erforderlichen Nebeneingriffe erstreckt; evtl. erforderliche Änderungen und Erweiterungen der Anästhesie sowie eine evtl. erforderliche Bluttransfusion werden ausdrücklich in die Einwilligungserklärung einbezogen.

Im Schadensersatzprozeß hat der Weg über den Aufklärungs- und Einwilligungsmangel, wie Herr Opderbecke erwähnte, kompensatorischen Charakter. Das Konzept ist einfach: Den schuldhaften Behandlungsfehler und seine Ursächlichkeit für den Schaden muß der Patient beweisen, die wirksame Einwilligung in den Eingriff dagegen der Arzt.

Als ich das System der Stufenaufklärung entwickelte, um die Aufklärung des Patienten zu verbessern und zugleich den Arzt gegen den unbegründeten Vorwurf eigenmächtigen Handelns zu schützen, hielt man mir entgegen, ein ähnlicher kompensatorischer Effekt könne durch eine auf Dokumentationsmängel gestützte Verschiebung der Beweislast erzielt werden.

Dies ist prinzipiell richtig, und es ist nicht zu verkennen, daß die Anforderungen der Rechtsprechung an die Dokumentation zunehmend strenger werden. Dem muß Rechnung getragen werden. Unser Ziel muß es sein, auch auf diesem Gebiet dem Anästhesisten Arbeitshilfen anzubieten. Wir müssen versuchen, die forensischen Risiken gerade im „paramedizinischen" Bereich auf das unvermeidbare Minimum zu reduzieren.

Für Schäden, die auf schuldhaften Behandlungsfehlern beruhen, soll der Patient voll entschädigt werden, nicht aber für Schäden infolge schicksalhafter Risiken. Es kann nicht Aufgabe des Haftungsrechts sein, die jeder ärztlichen Methode immanenten Risiken, die auch mit größter Sorgfalt nicht beherrschbar sind, auf die Ärzte abzuwälzen. Es liegt an Ihnen, solchen Tendenzen durch noch mehr Professionalität in den forensischen Risikobereichen von Aufklärung, Einwilligung und Dokumentation entgegenzutreten.

Vorbereitende Maßnahmen zur Anästhesie

H. Götz

Einleitung

Vermeidbare Narkosezwischenfälle resultieren aus mangelnder Vertrautheit mit dem Instrumentarium, ungenügender Narkoseerfahrung, Verwechslung von Spritzen bzw. Medikamenten sowie aus Hast oder Nachlässigkeit. 15% dieser Komplikationen sind durch fehlerhafte Ausrüstung bedingt [5, 6, 9] und hätten durch vorherige Überprüfung des Instrumentariums vermieden werden können. Eine sorgfältige Vorbereitung und Kontrolle des gesamten Anästhesiezubehörs, der Medikamente, der Respiratoren und Überwachungsgeräte vor jeder Narkose dient der Minimierung dieses Risikos.

Überprüfung technischer Geräte

Täglich vor dem ersten Einsatz erfolgt die routinemäßige Funktionskontrolle des Narkoserespirators. Sie umfaßt die Vollständigkeit des Geräts, die Überprüfung der Stromanschlüsse sowie der Gasanschlüsse mit Zuleitungen und des Druckes in der (Reserve)gasflasche. Vor jeder Narkose findet eine Funktions- und Dichtigkeitsprüfung des Narkosegeräts gemäß der Gerätecheckliste statt.

Sie umfaßt:
- die Dichtigkeit des Kreissystems mit Flow nach Öffnung der Dosierventile,
- die freie Beweglichkeit der Rotameter,
- die Funktionsprüfung des Beatmungsgeräts,
- den Sauerstoffbypass,
- den Füllungszustand des Vapors,
- die Füllung und Farbe des Absorberkalks,
- die Kalibrierung und den Batteriezustand der Monitoren,
- die Sekretabsaugung.

Diese Überprüfungen sind rasch und ohne zusätzliche Hilfsmittel durchführbar. Sie sind Teil des umfassenden Prüfungs- und Wartungssystems, das jedes im Operationstrakt eingesetzte Gerät erfassen muß [13].

Selbstverständlich müssen alle während der Narkose eingesetzten Geräte und Monitoren, wie z. B. EKG, RR-Monitor, Thermometer, Druckwandler, Infusionspumpen/Perfusoren bis zum EEG oder Stimulator für evozierte Potentiale überprüft und kalibriert werden.

Patient und Befund

Der Patient sollte in einer ruhigen und streßfreien Atmosphäre vorbereitet werden. Das Ansprechen des Patienten mit seinem Namen dient der Identifizierung [1]. Mit der Überprüfung der Einwilligung zu Operation und Narkose, der Vollständigkeit der Krankenunterlagen (Kurve, Röntgenbilder) sowie der aktuellen Laborbefunde werden Verwechslungen und Informationslücken ausgeschlossen. Eventuell bestehende Allergien, persönliche Daten und Besonderheiten, wie z.B. spezielle Ängste, können dem Narkoseprotokoll entnommen werden. Zahnprothesen, Kontaktlinsen und Schmuck werden spätestens zu diesem Zeitpunkt abgelegt und gegen Unterschrift dem Stationspersonal zur Verwahrung ausgehändigt.

Je nach Effekt der medikamentösen Prämedikation stellen sich Arzt und Schwester auf den momentanen psychischen Zustand des Patienten ein: Mit beruhigender Zuwendung bei ängstlicher Anspannung oder mit Abschirmung bei optimaler Sedierung.

Nüchternheit und Narkoseeinleitung

Die letzte Nahrungsaufnahme vor Narkosebeginn und damit die Einhaltung der Nahrungs- und Flüssigkeitskarenz hat außer rechtlichen Konsequenzen auch entscheidenden Einfluß auf das Narkoseeinleitungsregime. Die Definition der Eingriffsdringlichkeit in Wahleingriff (Nahrungskarenz von mindestens 6 h ist obligat, besser ab Vorabend), Eingriff mit aufgeschobener Dringlichkeit (bei drohendem Organschaden oder erheblichem Funktionsverlust) und Notfalleingriff (vitale Indikation) stellen klare, allgemein verbindliche Richtlinien für die tägliche anästhesiologische Praxis dar [1].

Während bei Eingriffen mit aufgeschobener Dringlichkeit und erst recht bei vitaler Indikation dem erhöhten Aspirationsrisiko mit speziellen Einleitungstechniken und -lagerungen begegnet wird, sollte v.a. dem Anfänger bewußt sein, daß auch bei korrekt eingehaltener Nahrungskarenz des Wahleingriffs die Magenentleerung durch psychische Alteration, Streß, Grunderkrankung des Patienten sowie eingetretene Prämedikationseffekte verlängert sein kann.

Intravenöser Zugang

Grundsätzlich sind bei Erwachsenen zur Narkoseeinleitung ein sicherer und bei Neugeborenen und Säuglingen spätestens bei Operationsbeginn ein oder mehrere großlumige intravenöse Zugänge mit Plastikverweilkanülen anzulegen. Sie dienen zur Nachinjektion von Medikamenten, zur Flüssigkeitssubstitution, zum Ausgleich von Blutverlusten und bei allergischen Reaktionen. Wir bevorzugen die Punktion der Venen des Handrückens und des Unterarmes, da sie in der Regel großlumig sind, gerade verlaufen und während der Operation gut beobachtbar sind. Bei Fußrücken- und Knöchelvenen besteht gesteigerte Thrombosegefahr. Wir meiden nach Möglichkeit auch die Venen der Ellenbeuge, da das Risiko der versehentlichen arteriellen Punktion und Injektion in dieser Region deutlich erhöht ist.

Die enge anatomische Beziehung von Arterie und Nerv, die Überstreckung in Schulter- oder Ellenbogengelenk, die starke und langanhaltende Stauung, in Kombination mit Schockzuständen oder gestörtem pulmonalen Gasaustausch, führen nicht selten zu direkter oder indirekter Läsion dieser Strukturen [14]. Die Abkapselung der Ellenbeuge durch die als Lacertus fibrosus bezeichnete Sehnenplatte des Bizeps kann zu Druckschäden infolge eines Hämatoms oder Paravasats führen und so arterielle Spasmen und Nervenreizungen mit entsprechender Folgereaktion herbeiführen [14]. Außerdem bestehen bei 25% aller Menschen in diesem Gebiet anatomische Varianten im Verlauf von Arterie und Nerv. Neben den herkömmlichen Maßnahmen können die Punktionsverhältnisse mit Hilfe des Dermojet weiter verbessert werden. Durch Applikation eines Lokalanästhetikums in die Epidermis wird der Einstichschmerz reduziert.

Standardnarkosezubehör

Für jede Narkose ist ein Standardzubehör erforderlich, das vor Beginn bereitstehen muß. Nur das vollständig vorhandene Instrumentarium für Beatmung und Intubation, nur die exakt gekennzeichneten Spritzen der gewählten Narkoseart in steriler, doch leicht zugänglicher Hülle gewährleisten eine zügige Narkoseeinleitung und ein störungsfreies Hand-in-Hand-Arbeiten von Anästhesist und assistierender Schwester. Wir benutzen für alle Intubationsnarkosen Einmaltuben mit vorgedehntem „high-volume-low-pressure cuff". Sie passen sich der natürlichen Form des Trachealquerschnitts an, ohne sie wie herkömmliche dickwandige Gummiblockermanschetten zu verändern [10]. Sowohl durch intraoperative Kontrollmessungen des Cuffdruckes wie auch durch Verwendung von Tuben mit Druckausgleich (Brandt, Mallinckrodt), v.a. bei langen Narkosen, versuchen wir, die Schleimhautläsionen der Trachea so gering wie möglich zu halten. Routinemäßig werden Tubus und Beatmungsschläuche mit dem Tubolock-System (nach Prof. Rügheimer, Fa. Pfrimmer) gesichert, da mit dem gegenwärtig vorhandenen Monitoring eine Gefährdung durch diskrete Diskonnektionen nicht ausgeschlossen werden kann.

Schwierige Intubation

Besondere anatomische Verhältnisse, wie z.B.:

- ein kurzer dicker Hals bei komplettem Gebiß,
- vorstehende lange Schneidezähne,
- Makroglossie und Mikrognathie,
- hoher Gaumen und enge Mundhöhle.

Pathologische Veränderungen im Intubationsbereich	
Entzündung:	Abszeß, Epiglottitis, Krupp;
Ödem:	allergisch, mechanisch;
eingeschränkte Beweglichkeit von Hals und Unterkiefer:	Narben, primär chronische Polyarthritis (PCP), M. Bechterew, Spondylitis;
endokrin:	Hypo-/Hyperthyreose (Struma), Akromegalie, Speicherkrankheiten;
angeborene Mißbildung:	Syndrome, Entwicklungsanomalien;
Trauma/Verbrennung: offen/geschlossen	Gesicht, Unterkiefer; Larynx, Trachea;
Neoplasma.	

können in Kombination mit pathologischen Veränderungen im Intubationsbereich sehr schnell zu einer sog. schwierigen Intubation mit den von uns allen gefürchteten Komplikationen wie Aspiration und Hypoxie führen. In einer prospektiven Studie aus Cardiff [10] kam es bei 1-5% aller Intubationen zu Schwierigkeiten. Trotz sorgfältiger Analyse und Erfassung möglicher Hinweise durch eine gezielte Anamnese, trotz Inspektion der anatomischen Verhältnisse, Erkennung von Lagerungsunmöglichkeiten sowie indirekter Laryngoskopie und bestehender radiologischer Verdachtsmomente waren davon nur 51% vorab erkennbar. In 49% der Fälle wurde der Anästhesist von erschwerten Intubationsbedingungen überrascht.

Bei erwarteter schwieriger Intubation muß mit alternativen Anästhesieverfahren und einer modifizierten Narkoseeinleitungstechnik die optimal erscheinende Intubationsmethode festgelegt und mit dem Anästhesieteam abgesprochen werden [3]. Für diese kritischen Fälle ist es wertvoll, ein Set mit dem notwendigen Spezialinstrumentarium an einem zentralen Ort zugänglich bereitzuhalten. Unser Intubationsset umfaßt:
- Laryngoskop,
- Spatel verschiedener Größe und Form,
- Tuben verschiedener Größe,
- Mandrin, spitzenbeweglich,
- Guide,
- Zungenfaßzange,
- Gebißschutz.

Gelingt die Intubation trotz einfacher Maßnahmen wie Wechsel des Spatelblattes, Wechsel zum nächstkleineren bzw. anderen Tubus und Verlagerung von Kopf,

Hals und Kehlkopf des Patienten nicht, so wird der Intubationsversuch mit Hilfe der starren Hopkins-Optik bzw. durch Einsatz des flexiblen Bronchoskops weitergeführt. Lebensrettend für den Patienten, aber auch forensisch wichtig für den Anästhesisten, ist das Bereithalten eines Notkoniotomiebestecks oder einer Einrichtung für transkrikothyreoidale Jetbeatmung. Sie werden eingesetzt, wenn eine ausreichende Be- oder Spontanatmung, z. B. bei Struma- oder Karotisnachblutungen, mit konventionellen Techniken nicht mehr möglich ist [7]. Das Schicksal des Patienten hängt in diesen Fällen nicht nur von der Erfahrung und Kaltblütigkeit des Intubierenden ab, sondern auch vom überlegten, zielgerichteten Handeln des gesamten Anästhesieteams auf der Basis vorher getroffener Vorsorgemaßnahmen.

Hämodynamisches Monitoring

Kavakatheter

Die Indikation für einen Kavakatheter sehen wir bei Schockzuständen, massiven Flüssigkeitsverschiebungen, Blutverlusten, Hämodilution und intraoperativer Luftemboliegefahr [4]. Die Wahl des Zugangsweges hängt ab von:
- der Erfahrung des Anästhesisten,
- den Risikofaktoren des Patienten,
- der hämodynamischen Situation,
- der Blutgerinnung,
- der Lagerungsmöglichkeit,
- der voraussichtlichen Verweildauer.

So wird man bei erheblicher Struma, massiver Hypovolämie und schlechter Lagerung den Subklaviazugang wählen. Bei schlechten Gerinnungswerten oder kurzer Verweildauer ist der Zugang über periphere Venen oder die V. jugularis externa akzeptabel. Wir bevorzugen bei geplantem Vorgehen aus folgenden Gründen den Zugang über die V. jugularis interna rechts: Die Punktion ist bei exakter Lagerung auf einem Operationstisch relativ einfach, es läßt sich eine hohe Erfolgsrate erzielen. Die bei exakter Technik geringere Pneumothoraxgefahr gestattet die Punktionen an beiden Seiten des Halses. Lokale Komplikationen, v. a. ein arterielles oder venöses Hämatom, sind in ihrem Ausmaß sichtbar, im Verlauf beobachtbar und durch Druck therapierbar.

Multilumenkatheter

Die kontinuierliche ZVD-Messung, die konstante Zufuhr hochwirksamer Medikamente, wie z. B. Dopamin (Dobutrex) oder Nitroprussidnatrium, ein postoperativ zu erwartendes differenziertes Infusionsregime auf der Intensivstation sind Indikationen für einen Multilumenkatheter.

Bei speziellen Risiken benutzen wir das Ultraschall-Doppler-Verfahren als orientierende Punktionshilfe, einsetzbar v. a. beim Jugularis-interna-Zugang [16]. Aufgrund der charakteristischen Geräusche bzw. Kurven können Verlauf und Position von Karotis und Jugularis interna leicht identifiziert werden. Nach mehreren erfolglosen Punktionsversuchen, bei Patienten mit ungünstiger Anatomie oder erhöhtem Karotispunktionsrisiko, z. B. Zustand nach Karotis-patch-Operation, bei Gerinnungsstörung oder indizierter Oberkörperhochlagerung trägt diese Technik entscheidend zur Reduktion von Komplikationen bei. Da die Schallköpfe des Ultraschall-Dopplers sterilisierbar sind, können sie unmittelbar im sterilen Punktionsbereich eingesetzt werden.

Pulmonaliskatheter

Der Pulmonaliskatheter ist bei ausgedehnten operativen Eingriffen, bei hohem kardialen Risiko sowie bei Verdacht auf Lungenembolie und bei speziellen kardiochirurgischen Operationen indiziert [12]. Er ist für die Fälle bestimmt, bei denen im Rahmen eines extensiven Monitorings die Dauerüberwachung aller wichtigen Körperfunktionen erforderlich ist.

Direkte arterielle Druckmessung

Operationen mit zu erwartendem großem Blutverlust, polytraumatisierte Patienten, instabile Herz-Kreislauf-Verhältnisse und kontrollierte Hypotension sind die wichtigsten Indikationen für die direkte arterielle Druckmessung [11]. Am häufigsten wird dafür die A. radialis punktiert, da sie relativ oberflächlich liegt und ihr Versorgungsgebiet von der A. ulnaris kollateral mitversorgt wird. Der sog. Allen-Test, vor der Punktion durchgeführt, soll diese kollaterale Versorgung beweisen [11]. Da der Beurteilung dieses Testes ein subjektiver Eindruck des Untersuchers zugrunde liegt, können auch hier, v. a. in kritischen Fällen, mit dem Ultraschall-Doppler [15] reproduzierbare Ergebnisse erzielt werden. Die Dokumentation des arteriellen Blutstroms im Daumen bei komprimierter A. radialis gestattet deren Punktion ohne nachfolgende Durchblutungsstörungen im Endstromgebiet.

Liegen schwierige lokale Punktionsverhältnisse vor, wie z. B. bei einem Patienten im Schock, nach mehreren Punktionsversuchen, bei ausgeprägter Arteriosklerose oder bei Kindern unter 15 kg Körpergewicht, dann sollte die Seldinger-Technik der direkten arteriellen Punktionsmethode vorgezogen werden. Außerordentlich wichtig ist die deutliche Markierung dieses Zugangs mit roten Signalen, um eine versehentliche arterielle Injektion von Medikamenten zu vermeiden [8].

Temperaturmonitoring

Die Überwachung der Körpertemperatur ist v. a. bei langdauernden Eingriffen mit großer Wärmeabstrahlung, bei Frühgeborenen durch die eingeschränkte Temperaturregulation und bei Kleinkindern aufgrund der relativ großen Körperoberfläche und dem relativ hohen Beatmungsvolumen angezeigt. Zwar kann die Temperatur an den in Tabelle 1 aufgeführten Körperregionen gemessen werden, aber nur die Körperkerntemperatur, gemessen im unteren Drittel des Ösophagus bzw. in der A. pulmonalis, ist aussagekräftig [2]. Die Rektaltemperatur entspricht der Körperkerntemperatur nur annähernd, da sie von der Durchblutung der Darmschleim-

Tabelle 1. Temperaturmonitoring

Region	Gemessene Temperatur	Risiko
Haut Axilla Muskel	Peripher	Durchblutungsabhängig
Gehörgang/Trommelfell, Nasopharynx	Hirndurchblutung	Blutung, Trommelfellperforation
Ösophagus oberes Drittel	Beatmungsgas	
Ösophagus unteres Drittel	Körperkern	
A. pulmonalis	Körperkern	
Urinblase	Körperkern	
Rektum	Annähernd Kerntemperatur	Durchblutungsabhängig Isolation durch Fäzes

haut abhängig ist und durch Isolation mit Fäzes verfälscht werden kann. Für diesen Meßpunkt spricht lediglich die komplikationslose Plazierung der Sonde. Zur Minimierung der Auskühlung mit all ihren Auswirkungen auf Medikamentenhalbwertszeit, Minderung der Sauerstoffversorgung des Gewebes und der kardiovaskulären Belastung durch das Shivering in der Aufwachphase sollten alle Möglichkeiten der aktiven Wärmezufuhr durch Heizstrahler, Heizmatten und angewärmte Infusionen sowie der Reduktion von Wärmeabstrahlung durch Watteabdeckungen genutzt werden.

Urinausscheidung

Die einzig praktische Maßnahme zur Überwachung der intraoperativen Nierenfunktion ist die Messung der Urinausscheidung. Sie ist indiziert bei:
- langdauernden, großen operativen Eingriffen (über 2 h),
- Operation bei Patienten mit vorgeschädigter Niere,
- Schock/Polytrauma,
- Schädel-Hirn-Operationen,
- Herzchirurgie,
- Chirurgie großer Gefäße,
- Sepsis und Zufuhr nephrotoxischer Antibiotika.

Dabei sollte in Absprache mit dem Operateur möglichst früh entschieden werden, ob die Harnableitung über ein Cystofixsystem oder einen herkömmlichen Dauerkatheter erfolgen soll. Eine lange Liegedauer, die bessere Toleranz, die Möglichkeit der Spontanmiktion und Restharnbestimmung sprechen v.a. bei einer Laparotomie und damit der perkutanen Punktion der Blase unter Sicht für die Harnableitung mittels Cystofix. Zur Vermeidung des Infektionsrisikos muß ein geschlossenes Urinableitungssystem verwendet werden.

Tabelle 2. Lagerung

Gefährdete Region	Körperregionen Teil	Bei anästhesierten Patienten Schädigungsmechanismus
Kopf	Augen	Korneaaustrocknung, -verletzung, -verätzung, Bulbus/Retina-Kompression
	Ohren	Trommelfellperforation, Ohrmuschelkompression
Luftwege	Lippen Zähne Zunge Pharynx	Trauma durch Intubation, MS oder Fremdkörper
Hals	Karotiden Vertebrae Plexus brachialis	Durchblutungsstörung Überdehnung Druckschaden
Extremitäten	N. radialis N. ulnaris N. peronaeus	Druckschaden
	Gelenke Gefäße	Distorsion Durchblutungsstörungen
Haut		Verbrennung (Elektroden, Desinfektion) Ischämie (Nekrose, Ulkus)

Lagerungsschäden

In Tabelle 2 sind die wichtigsten fehlerhaften Lagerungen aufgelistet, die in Kombination mit unkontrollierten intraoperativen Lageveränderungen zu den bekannten Schäden an Kopf, Extremitäten, Haut und Nerven führen [2]. Die Vermeidung dieser allgegenwärtigen Gefahren beginnt bereits in der vorbereitenden Anästhesiephase. So bestimmen erwartete Lagerungseffekte auf das respiratorische System die Auswahl des Tubus und des Intubationsweges.

Die Myokarddepression, die Reduzierung des venösen Rückflusses, die Kompression großer Gefäße, verursacht durch Extremlagerungen, beeinflussen Narkoseform und Dosierung von Narkotika. Besondere Anomalien (Skalenushypertrophie, Halsrippen) und Grunderkrankungen (Diabetes mellitus, Arteriosklerose, Hämophilie) lassen es ratsam erscheinen, den Spielraum der Lagerungsmöglichkeiten nicht bis zur Grenze auszunutzen, selbst wenn der Operateur dies fordert [18].

Monitorverbindungskabel, Infusionsleitungen und Beatmungsschlauchsysteme müssen spätestens bei Umlagerung des Patienten und vor Abdeckung zur Operation so angeordnet und fixiert werden, daß:
- eine störungsfreie Aufzeichnung der Monitorsignale möglich ist,
- Abknickung und Diskonnektion vermieden werden und
- Komplikationen durch Dislokation von Kanülen vorgebeugt wird.

Eine Reanimationseinheit mit kompletter Notfallausrüstung, auch zur Therapie einer malignen Hyperthermie sowie ein Defibrillationsgerät müssen für mehrere Operationssäle einsatzbereit vorhanden sein.

Die Anzahl der im Operationssaal einsetzbaren Geräte ist groß. Deshalb muß bei der Narkosevorbereitung entschieden werden, welches Monitoring während der Operation den höchsten Stellenwert hat [17]. Nur in Kombination mit dem klinischen Blick des erfahrenen Arztes wirken die Monitore als echte Hilfsmittel, die erinnern und vor drohender Gefahr warnen.

Literatur

1. Ahnefeld FW, Dölp R, Kilian J (1984) Anaesthesia Manual 1. Kohlhammer, Stuttgart
2. Blitt CD (1985) Monitoring in anesthesia und critical care medicine. Churchill Livingstone, New York, p 167
3. Bonfils P (1985) Die schwierige Intubation. Anästh Intensivmed 26: 59-64
4. Burri C, Ahnefeld FW (1977) Cava-Katheter. Springer, Berlin Heidelberg New York
5. Buxton Hopkin DA (1980) Hazards and errors in anaesthesia. Springer, Berlin Heidelberg New York
6. Cooper JB, Newbower RS et al. (1978) Preventable anesthesia mishaps: A study of human factors. Anesthesiology 49: 339
7. Götz H (1983) Wiederherstellung der Atmung im akuten Notfall. In: Rügheimer E (Hrsg) Intubation, Tracheotomie und bronchopulmonale Infektion. Springer, Berlin Heidelberg New York Tokyo, S 53
8. Heinze J, Rothe KF (1986) Die versehentliche intraarterielle Injektion. Anästh Intensivmed 27: 186-194
9. Larsen R (1985) Anästhesie. Urban & Schwarzenberg, München Wien Baltimore
10. Latto JP, Rosen M (1985) Difficulties in tracheal intubation. Baillière Tindal, London
11. Miller RD (1986) Anesthesia, 2nd edn, vol 1. Churchill Livingstone, New York, pp 411-460
12. Nemes C, Niemer M, Noack G (1982) Datenbuch Anästhesiologie, 2. Aufl. Fischer, Stuttgart
13. Obermayer A (1985) Was ist zu tun, um Messen technisch sicher zu machen? In: Rügheimer E, Pasch T (Hrsg) Notwendiges und nützliches Messen in Anästhesie und Intensivmedizin. Springer, Berlin Heidelberg New York Tokyo, S 439
14. Puff A (1979) Venenpunktion. Deutsche Abbott, Ingelheim
15. Ruland O, Borkenhagen N, Holzgreve A, Reers B (1986) The Doppler-palmar-arch-test as a substitute for the Allen-test before cannulation of radial artery in shock. Intensive Care Med 12 [Suppl]: 238
16. Schregel W, Straub H, Cunitz G, Ulmer WT (1985) Ultra-Schall-Doppler-Sonographie: Ein einfaches Verfahren zur Verbesserung der Vena-jugularis-interna-Punktion. Anaesthesist 34: 93-97
17. Stevens AJ (1983) Vorbereitung zur Anästhesie. Fischer, Stuttgart
18. Weißauer W (1985) Haftung vor Lagerungsschäden. Anästh Intensivmed 26: 65-69

Zusammenfassung der Diskussion zu Teil 1

Frage: Ein Hauptproblem für jeden praktisch tätigen Anästhesisten ist die Frage, welche Untersuchungen er ausnahmslos bei jedem Patienten durchführen muß, wobei selbstverständlich auch juristische Aspekte zu berücksichtigen sind. Welchen Umfang soll und darf die „Basiserfassung" des Risikos haben?

Antwort: Einigkeit besteht darüber, daß die vollständige und anästhesiebezogene Erhebung der Anamnese und eine eingehende, anästhesiebezogene körperliche Untersuchung obligatorisch sind. Alle Labor- und apparativen Funktionsuntersuchungen müssen dann vorgenommen werden, wenn sie anästhesierelevant sind. Über den Inhalt dieses Begriffs gibt es keine einmütige Auffassung. Zum einen ist zu berücksichtigen, wie häufig bei leerer Anamnese und unauffälliger Untersuchung pathologische Befunde bestimmter Parameter vorkommen können, zum anderen, wie häufig sie zu perioperativen Komplikationen Anlaß geben. Letzteres wiederum ist im Zusammenhang mit der Grunderkrankung und dem operativen Eingriff zu sehen. Die meisten Diskutanten stimmten darin überein, daß bei erwachsenen Patienten die präoperative Registrierung eines Ruhe-EKG auch bei leerer Anamnese sinnvoll ist. Darüber hinaus sind ein Parameter des roten Blutbildes (meistens der Hämatokrit), das Serumkalium und der Blutzucker auch bei klinisch unauffälligen Patienten Bestandteil des Routineuntersuchungsprogramms. Pathologische Werte bedeuten hier aber nicht per se eine erhöhte Komplikationsrate, wie im Beitrag von Dick im einzelnen diskutiert wird. Aus diesen Empfehlungen darf allerdings nicht abgeleitet werden, daß dieses Programm grundsätzlich und lückenlos bei allen Patienten durchgeführt werden muß.

Frage: Gibt es ein unterschiedliches Basisuntersuchungsprogramm für Erwachsene und für Kinder?

Antwort: Im Prinzip muß der Umfang der Basisuntersuchungen und der Aufbau des sich ggf. daraus ergebenden Stufenprogramms weiterer diagnostischer Maßnahmen bei Kindern und bei Erwachsenen gleich sein. Eine Ausnahme bildet – unauffällige Anamnese und normalen Untersuchungsbefund immer vorausgesetzt – das Ruhe-EKG, weil es bei Kindern praktisch keine anästhesierelevanten Befunde erwarten läßt und darüber hinaus auch spezielle Interpretationserfahrungen und -kenntnisse erfordert.

Frage: Zweifellos ist es nicht Aufgabe der anästhesiologischen Voruntersuchung, ein umfassendes Check-up des Teils der Bevölkerung zu liefern, der irgendwann einer Anästhesie bedarf. Wie schon erwähnt, ist ihre Aufgabe die Entdeckung anästhesierelevanter Befunde. Läßt sich der Begriff der Anästhesierelevanz präoperativer Untersuchungen bzw. der dabei erhobenen Befunde etwas genauer eingrenzen?

Antwort: Anästhesierelevant wird ein Untersuchungsverfahren nicht schon dadurch, daß es in einem bestimmten Prozentsatz von der Norm abweichende Befunde aufdeckt, die bisher nicht bekannt waren. Entscheidend ist, ob der Befund Anlaß zu einer präoperativen Behandlung oder zu Vorsorgemaßnahmen für evtl. auftretende perioperative Komplikationen gibt. Zu solchen Maßnahmen gehören die Festlegung von Art und Umfang des Monitorings, die Bereitstellung von Notfallmedikamenten, aber auch die Auswahl des Anästhesieverfahrens. All diese Punkte müssen ihrerseits im Zusammenhang mit dem geplanten operativen Eingriff gesehen werden. Ein resezierender Eingriff an der Leber unterscheidet sich hier beispielsweise deutlich von der Exzision eines melanomverdächtigen Bezirks am Bein.

Frage: An den Voruntersuchungen des Patienten sind von Hausärzten über Internisten bis hin zu Chirurgen und Anästhesisten sehr viele Fachgebiete beteiligt. Es erhebt sich deshalb immer wieder die Frage, wer für die Festlegung der Anästhesie- und/oder Operationsfähigkeit zuständig ist.

Antwort: Grundsätzlich gilt, daß derjenige eine Untersuchung durchführen und beurteilen sowie die sich daraus ergebende Therapie bestimmen sollte, der die besten Voraussetzungen hierfür mitbringt. Dies bedarf i.allg. eines hohen Maßes an vertrauensvoller interdisziplinärer Zusammenarbeit. Die entscheidende Beurteilung des Risikos, insbesondere seiner anästhesiologischen und seiner operativen Komponenten, wird denjenigen vorbehalten bleiben, die sich durch die tägliche Arbeit im Operationssaal sowie auf der Aufwach- und Intensivstation eine hinreichende Kompetenz erworben haben, nämlich Anästhesist und Operateur. Augenfällig wird dies an der unter heutigen Bedingungen hohen Sicherheit sogar von Notfalloperationen bei sehr alten und multimorbiden Patienten. Hier muß sich der Anästhesist ganz kurzfristig und ohne die Möglichkeit, eingehende Voruntersuchungen ablaufen zu lassen, ein Bild vom Zustand des Patienten verschaffen und ihn optimieren.

Frage: Für eine ganze Reihe von Laporparametern wird immer wieder gefordert, sie in das routinemäßig ablaufende präoperative Untersuchungsprogramm aufzunehmen. Beispielhaft seien genannt die Thrombozyten, das Kreatinin und die Cholinesterase. Müssen solche Größen tatsächlich bei allen Patienten bestimmt werden, die zur Anästhesie kommen?

Antwort: Auch für diese Größen gilt, daß sie nur bei entsprechenden anamnestischen Hinweisen oder bei bestimmten operativen Eingriffen zu bestimmen sind. Selbstverständlich ist das Zählen der Thrombozyten bei Operationen, die mit hohem Blutverlust einhergehen können, dringend notwendig. Dabei ist zu berücksichtigen, daß diese Maßnahme in der Regel mehr im Interesse des Chirurgen als des Anästhesisten liegt. Parameter wie Kreatinin und Cholinesterase sollten nur dann bestimmt werden, wenn dies durch entsprechende Hinweise nahegelegt ist. Ortsspezifische organisatorische Besonderheiten dürfen nicht außer acht gelassen werden: in vielen Häusern ist es bei geplanten Operationen weniger aufwendig und billiger, ein ganzes Spektrum von Laborwerten im Analyseautomaten bestimmen zu lassen, als wenige selektierte Werte manuell zu messen.

Frage: Wieviel höher ist das Risiko bei Akuteingriffen im Vergleich zu geplanten Operationen anzusetzen?

Antwort: Hierüber gibt es in der Literatur verschiedene Angaben, die zwischen dem 2- bis 3fachen und dem 10fachen schwanken. Diese Diskrepanz kommt durch verschiedene Definitionen des Begriffs „Akuteingriff" zustande. Werden diese Unterschiede bei bestimmten Risikogruppen verglichen, muß unbedingt berücksichtigt werden, daß sie von den einzelnen Autoren in sehr unterschiedlicher Weise definiert worden sind. Einzelheiten hierzu und die Literaturangaben finden sich im Beitrag von Dick.

Frage: Im weitesten Sinne kann man die Lagerung des Patienten unter die vorbereitenden Maßnahmen subsumieren. Hierbei ist immer wieder zu klären, wer für die Lagerung zuständig ist und deshalb die rechtliche Verantwortung tragen muß, wenn lagerungsbedingte Schäden auftreten.

Antwort: Generell gilt, daß die Lagerung in der Regel durch das operative Vorgehen bestimmt wird und aus diesem Grunde der Chirurg über die Lagerung entscheidet. Das bedeutet nicht, daß der Anästhesist unbeteiligt ist, denn er muß unter dem Gesichtspunkt der Aufrechterhaltung der Vitalfunktionen oder zu befürchtender Lagerungsschäden dem Operateur seine Bedenken mitteilen. Dieser wiederum muß die Bedenken zur Kenntnis nehmen und unter Abwägung zwischen seinen operativ-technischen Erfordernissen und der potentiellen Gefährdung berücksichtigen. Bestimmte Teilaspekte der Lagerung sind allerdings häufig der Kompetenz des Anästhesisten anheimgegeben wie beispielsweise die Auslagerung eines oder beider Arme, um Blutdruckmanschetten anlegen und Gefäßzugänge schaffen und überwachen zu können („Infusionsarm"). In diesem Punkt liegt die Verantwortung ganz beim Anästhesisten. Über die Abgrenzung der Zuständigkeit gibt es eine Vereinbarung zwischen dem Berufsverband Deutscher Anästhesisten und dem Berufsverband der Deutschen Chirurgen [1], die von Weißauer ausführlich erläutert worden ist [2].

Literatur

1. Verantwortung für die prä-, intra- und postoperative Lagerung des Patienten (1987) Vereinbarung des Berufsverbandes Deutscher Anästhesisten und des Berufsverbandes der Deutschen Chirurgen. Anästh Intensivmed 28: 65
2. Weißauer W (1987) Verantwortung für die Lagerung des Patienten. Anästh Intensivmed 28: 66

Teil 2

Respiratorisches System

Wirkung von Anästhetika auf Lunge und Atmung

T. Pasch

Bei der Auswahl der für den jeweiligen Patienten geeigneten Pharmaka aus der Palette der verfügbaren Anästhesieverfahren ist der Aspekt der Sicherheit von herausragender Bedeutung. Dieser wird vorrangig von der Erfahrung im Umgang mit den in Betracht kommenden Substanzen und von deren Einfluß auf die vitalen Funktionen determiniert. Die Kenntnis günstiger und unerwünschter pharmakodynamischer Effekte von Anästhetika auf die wichtigen physiologischen Funktionssysteme ist deshalb eine unerläßliche Voraussetzung ihrer sicheren Anwendung. Der Einfluß von Anästhetika auf Lunge und Atmung muß v. a. bei Patienten mit Erkrankungen, die Ventilation und Gasaustausch betreffen, berücksichtigt werden. Auch der operative Eingriff als solcher und spezielle anästhesiologische Techniken (z. B. Lungenresektionen in Seitenlage und mit „one-lung-ventilation") können die pulmonale Funktion erheblich alterieren und müssen deshalb in den Entscheidungsprozeß über die geeigneten Anästhetika eingehen.

Anästhetika wirken praktisch auf alle Partialfunktionen des respiratorischen Systems, also Atemantrieb und -regulation, Atemmechanik, Bronchialmuskulatur, Mukoziliarfunktion, Surfactant und Pulmonalkreislauf. Diese werden im folgenden beschrieben und besonderes Augenmerk darauf gerichtet, bei welchen bronchopulmonalen Erkrankungen, welchen operativen Eingriffen und in welchen Phasen der Anästhesie - von der Prämedikation bis zur Aufwachphase - diese Einflüsse klinisch ins Gewicht fallen.

Atemregulation und -antrieb

Praktisch alle Anästhetika senken dosisabhängig die alveoläre Ventilation. Atemzugvolumen und Atemminutenvolumen nehmen ab, der arterielle CO_2-Partialdruck (p_aCO_2) steigt an, der O_2-Partialdruck (p_aO_2) kann als Folge der Hypoventilation abnehmen. Deshalb ist eine kontrollierte oder wenigstens assistierte Beatmung während der Narkose unerläßlich.

Zur Prüfung der Dosisabhängigkeit atemdepressiver Effekte gibt es mehrere Verfahren. Am häufigsten wird die Änderung der Ventilation bei Variation des p_aCO_2 untersucht. Inhalationsanästhetika [19], Barbiturate und Opiate [36] verschieben die CO_2-Antwortkurve nach rechts (ausgenommen der Diäthyläther) und lassen sie flacher werden (Abb. 1). Abbildung 2 zeigt, daß es schon nach 0,5 mg Flunitrazepam i. v. zu einer Reduzierung der CO_2-Antwort kommt, die nach 1,0 mg noch deutlicher wird [40]. Diazepam scheint weniger stark und kürzer als Flunitrazepam oder Opiate zu wirken [15]. Die atemdepressiven Effekte von Opia-

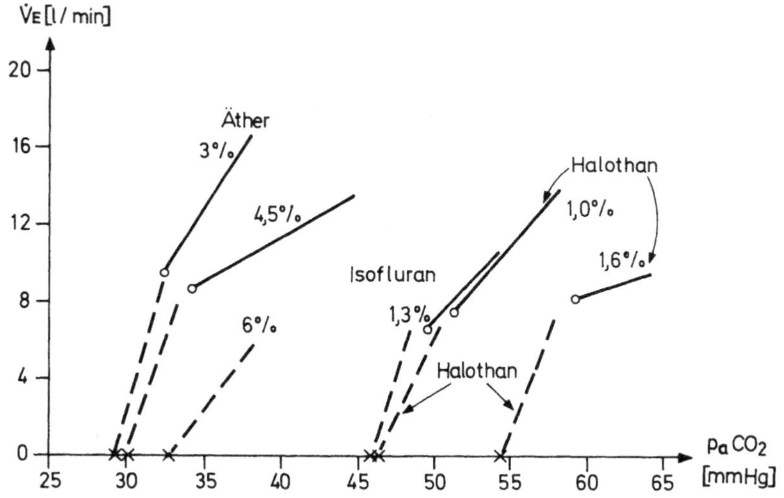

Abb. 1. Konzentrationsabhängige Hemmung des Atemzentrums durch volatile Anästhetika. Die CO_2-Antwortkurve wird flacher und nach rechts verschoben. Die Kreise zeigen den p_aCO_2-Ruhewert bei Spontanatmung, die Kreuze auf der Abszisse die sog. Apnoeschwelle an. Diese kann nicht durch Extrapolation gewonnen werden, sondern liegt konstant 5–9 mm Hg unter dem Ruhe-p_aCO_2. (Nach [19])

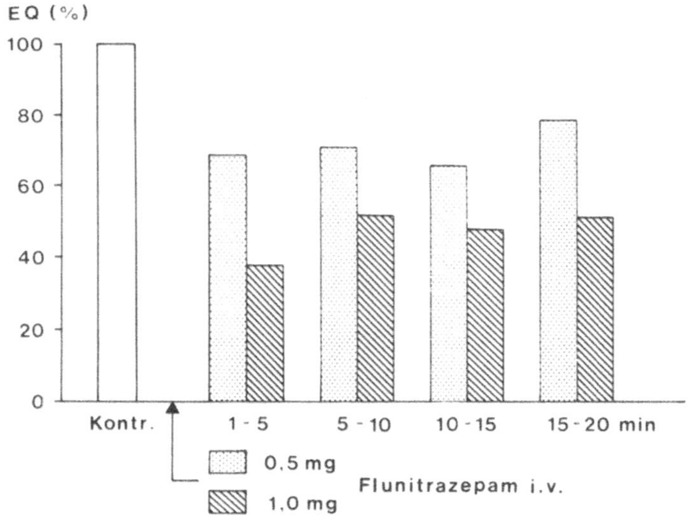

Abb. 2. Prozentuale Abnahme des Erregbarkeitsquotienten *(EQ)* des Atemzentrums im Vergleich zum Ausgangswert *(Kontrolle)* bei 7 Probanden. *EQ* ist definiert als Quotient aus Atemminutenvolumenabnahme ($\Delta\dot{V}_E$) und Zunahme des endexspiratorischen pCO_2 ($\Delta p_{ET}CO_2$). (Nach [40])

ten und Benzodiazepinen addieren sich, so daß die kombinierte Gabe kleiner Dosen bei Patienten mit eingeschränkten pulmonalen Reserven bereits schwere Folgen haben kann, etwa im Rahmen der Prämedikation [3]. Patienten mit chronisch-obstruktivem Atemwegssyndrom (COPD) haben häufig eine verminderte Ansprechbarkeit des Atemzentrums auf Hyperkapnie [33]; bei ihnen muß deshalb während der Narkose ein übermäßiger Abfall des p_aCO_2 vermieden und die Ventilation durch Blutgasanalysen engmaschig kontrolliert werden.

Weniger geläufig ist, daß Anästhetika auch hypoxisch ausgelöste Ventilationssteigerungen hemmen. Dies trifft v.a. für volatile Anästhetika zu [27], die schon bei subanästhetischen Konzentrationen (0,1 MAC) zu einer erheblichen Hemmung der sonst bei p_aO_2-Abfall auftretenden Ventilationszunahme führen (Abb. 3). Nur Droperidol soll wegen seiner dopaminantagonistischen Wirkungen die Empfindlichkeit des Glomus caroticum für hypoxische Reize erhöhen [43]. Ob das in der Praxis Bedeutung hat, ist zweifelhaft, weil der Grad der Atemdepression nach Droperidol-Fentanyl- und Diazepam-Fentanyl-Anästhesien nicht verschieden ist [24]. Die Bedeutung der Hemmung des hypoxischen Atemantriebs liegt darin, daß die Ventilation bei Patienten mit chronischer respiratorischer Insuffizienz, bei denen die Hypoxie den wichtigsten Atemantrieb darstellt, schon durch sehr geringe Dosen von Anästhetika zum Sistieren kommen kann. Aber auch bei lungengesunden Patienten können durch diesen Mechanismus in der postnarkotischen Phase Kompensationsmechanismen für eine arterielle Hypoxämie noch lange Zeit nach der Extubation aufgehoben werden. Dies ist besonders dann von Bedeutung, wenn Inhalationsanästhetika mit Opiaten kombiniert worden sind und die Ventilation durch weitere Faktoren (Schmerz, Unterdrückung des Hustens, Sekretretention) behindert ist.

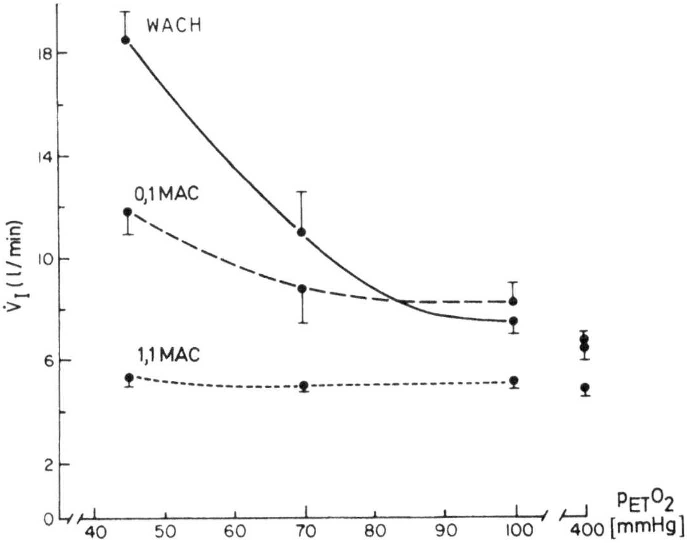

Abb. 3. Einfluß von Isofluran auf die Veränderung des Atemminutenvolumens ($\dot{V}_I$) bei Abnahme der endexspiratorischen O_2-Spannung ($p_{ET}O_2$). Unter 1,1 MAC Isofluran völlige, unter 0,1 MAC immer noch deutliche Reduktion der kompensatorischen Ventilationssteigerung. (Nach [27])

Durch viele Untersuchungen ist belegt, daß im Liegen die funktionelle Residualkapazität (FRC) bei der Einleitung der Anästhesie um etwa 400–700 ml vermindert wird, was einer Abnahme des Wertes im Wachzustand um 16–18% entspricht. Art, Tiefe und Dauer der Narkose, Relaxation und inspiratorische O_2-Konzentration (F_IO_2) haben hierauf keinen Einfluß [34, 35]. Die arterielle Oxygenierung nimmt konsekutiv ab, wobei die alveoloarterielle O_2-Partialdruckdifferenz ($D_{Aa}O_2$) der FRC umgekehrt proportional ist. Die zur FRC-Abnahme führenden Mechanismen sind im einzelnen noch nicht bekannt. Beteiligt sein können Atelektasen, Erhöhung des zentralen Blutvolumens, Einwärtsbewegung der Thoraxwand, Zwerchfellhochtritt, erhöhte elastische Rückstellkraft der Lunge und bei spontan atmenden Kindern eine Engstellung der Glottis.

Hauptursache ist die Abnahme der thorakalen Compliance; diese entsteht v.a. im Gefolge des Höhertretens des Zwerchfells [11], wie in Abb. 4 dargestellt. Sekundär entwickelt sich eine Rechtsverschiebung der Druck-Volumen-Beziehung des gesamten respiratorischen Systems [34], welche durch die Atmung bei vermindertem Lungenvolumen verursacht wird. Dies führt zur Abnahme der Lungencompliance und zur Ausbildung von Atelektasen, wie kürzlich computertomographisch nachgewiesen worden ist [16].

Die Veränderung der Mechanik des respiratorischen Systems während der Narkose läßt die intrapulmonale Gasverteilung inhomogen werden, so daß sich Ventilations-Perfusions-Verteilungsstörungen entwickeln können. Diese sind als Anstieg der $D_{Aa}O_2$ und Abfall des p_aO_2 leicht zu erfassen.

Bei gesunden Patienten ist dies ohne Bedeutung, wenn die F_IO_2 größer als in der Raumluft gewählt wird, also mindestens 30% beträgt. Gravierende Folgen

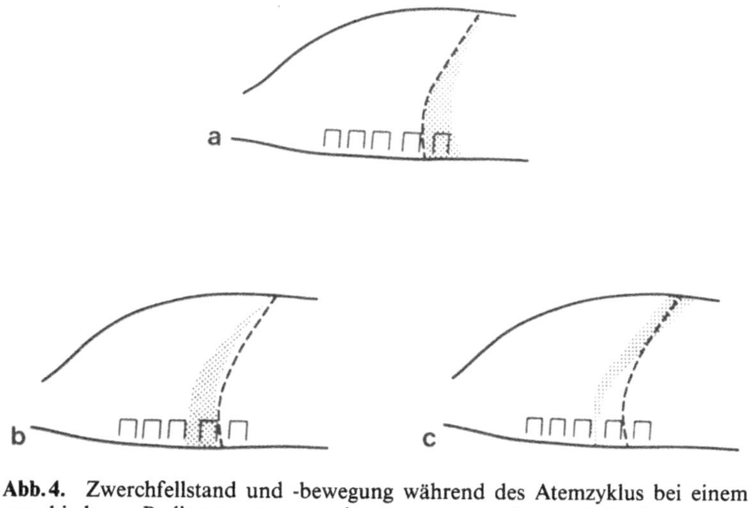

Abb. 4. Zwerchfellstand und -bewegung während des Atemzyklus bei einem Probanden unter verschiedenen Bedingungen. **a** wach, spontan atmend, **b** anästhesiert, spontan atmend, **c** relaxiert. *Gestrichelte Linie* Stellung des Zwerchfells bei der FRC unter Kontrollbedingungen. (Nach [11])

können diese Mechanismen dagegen bei Patienten mit bronchopulmonalen Vorerkrankungen und bei Thorax- und Oberbauchoperationen haben. Letztere führen selbst zu erheblichen Veränderungen von FRC, Compliance und Gasaustausch.

Drastisch wirkt sich eine anästhesiebedingte Complianceeinschränkung häufig bei der Einleitung einer Neuroleptanästhesie aus. Sie kann so weit gehen, daß eine Maskenbeatmung unmöglich wird. Dieses schon lange bekannte Phänomen der sog. Thoraxstarre oder -rigidität ist vorzugsweise der Opiatkomponente, nämlich dem Fentanyl, zuzuschreiben [23] und tritt auch bei Alfentanil deutlich zutage [5]. Begünstigt wird die Rigidität durch hohe Opiatdosen zur Einleitung [4, 8] und gleichzeitige N_2O-Anwendung [13, 39]. Daß die Rigidität bei reiner O_2-Beatmung eine geringere Ausprägung hat, ist eine alte klinische Erfahrung [18]. Es ist allerdings nicht sicher, daß es sich hierbei nur um eine Verminderung der thorakalen Compliance handelt. Zu einem erheblichen Teil sind Einstrombehinderungen im Bereich der supraglottischen Region beteiligt [5, 39], welche ihre Ursache wiederum in einer Rigidität der gesamten quergestreiften Muskulatur haben. Es kann nicht ausgeschlossen werden, daß auch Droperidol zur Ausbildung einer Rigidität beitragen kann. Dies könnte ebenfalls durch eine inspiratorische Einengung der Atemwege im supratrachealen Bereich ausgelöst werden [42]. All diese Befunde legen nahe, klassische NLA-Einleitungen oder solche mit sehr hohen Opiatdosen im Sinne der „stress-free-anaesthesia" bei Patienten mit eingeschränkter Lungenfunktion nur sehr zurückhaltend einzusetzen. Ventilation mit reinem O_2 und sofortige Relaxation müssen möglich sein. Diazepam in üblichen Dosen von 0,15 mg/kg KG scheint keine deutliche präventive Wirkung zu haben [4].

Bronchialmuskulatur und Atemwegsresistance

Wenn Lungenfunktion und Atemwegsreagibilität normal sind, haben Anästhetika praktisch keinen fördernden oder hemmenden Einfluß auf die Atemwegsresistance [32]. Fast alle Veränderungen, die man beispielsweise unter der Einwirkung volatiler Anästhetika findet, sind durch Abnahme der Lungenvolumina (FRC, Atemzugvolumen) bedingt [25, 31]. Die volumenunabhängige spezifische Leitfähigkeit kleiner Atemwege wird durch volatile Anästhetika ebenfalls wenig beeinflußt. Sie wird tendenziell eher größer als kleiner [17, 29].

Bei Patienten mit pathologisch erhöhten Resistancewerten, also mit COPD oder Asthma bronchiale, spielt die Auswahl des Anästhetikums eine wichtige Rolle. Dies gilt v.a. für Asthmatiker, bei denen bronchospastische Reaktionen während der Einleitung und in den folgenden Narkosephasen unbedingt zu verhindern sind. Es sei hier darauf hingewiesen, daß die Narkosetechnik insgesamt, also die Vorbehandlung des Patienten, die schonende Einleitung, die Tiefe der Narkose, die Beatmungstechnik, die Begleitmedikation, die Behandlung der Dys- und Hyperkrinie von mindestens der gleichen Wertigkeit sind wie die eingesetzten Narkotika.

Allgemein gelten Ketamin und Halothan für Asthmatiker als sehr gut geeignet, weil beide erfolgreich bei akuten asthmatischen Attacken eingesetzt worden sind. Etomidate und Benzodiazepine haben keine negativen Effekte, Thiopental kann durch Histaminliberation einen Bronchospasmus auslösen, insbesondere bei zu

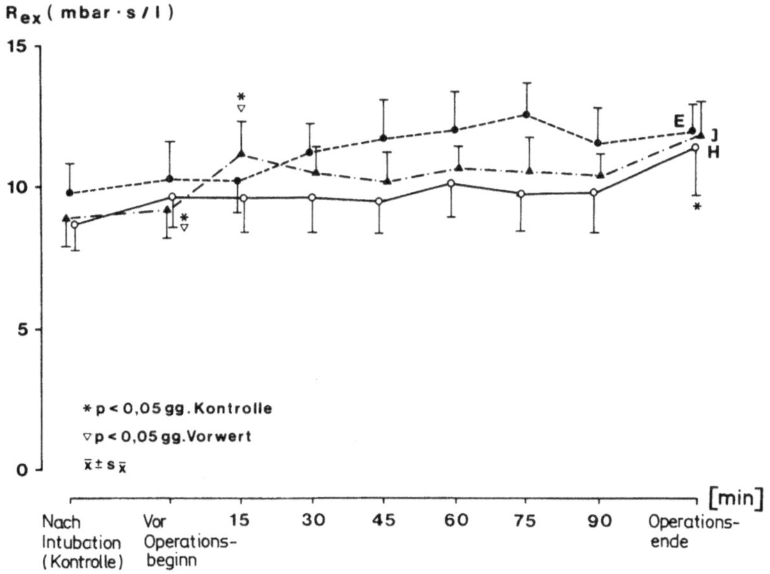

Abb. 5. Intraoperativer Verlauf des exspiratorischen Strömungswiderstandes der Atemwege (R_{ex}) bei Patienten mit Asthma oder COPD. Intravenöse Einleitung, Fortführung der Narkose mit Halothan *(H)*, Enfluran *(E)* oder Isofluran *(J)*; n = 10 in allen 3 Gruppen

flacher Narkose [2, 12, 22, 26]. Morphin gilt deshalb als kontraindiziert, während Fentanyl kein Histamin freisetzt [38] und frei von bronchokonstriktorischen Effekten ist [7]. Alle Relaxanzien können anaphylaktoide Reaktionen auslösen, wobei Pancuronium und Vecuronium am günstigsten einzustufen sind [12, 29]. Cholinesterasehemmer sind auf jeden Fall zu vermeiden [26]. Umstritten ist der Effekt von H_2-Blockern. Sie können theoretisch durch Eingriff in den Regelungsmechanismus der Histaminfreisetzung zur Bronchokonstriktion führen, ohne daß ein solcher Effekt am Patienten hat nachgewiesen werden können [26, 29].

Halothan ist wie Ketamin häufig erfolgreich beim therapierefraktären Status asthmaticus eingesetzt worden und hierin wahrscheinlich dem Enfluran überlegen [10, 22]. Diese Beobachtungen dürfen jedoch nicht einfach auf die Narkose beim Patienten mit Asthma bronchiale übertragen werden. Vergleichende Studien über die Eignung verschiedener Anästhetika bei diesen Patienten gibt es bisher nicht. Im experimentell erzeugten Asthma sind Halothan, Enfluran und Isofluran gleichermaßen effektiv [20, 21]. Eigene Untersuchungen [31] haben ergeben, daß diese 3 volatilen Anästhetika bei Patienten mit Asthma oder COPD die inspiratorische und exspiratorische Resistance im gesamten Verlauf der Operation weitgehend unbeeinflußt lassen (Abb. 5).

Bei Asthmatikern spielen neben der Wirkung auf die Bronchialmuskulatur andere pharmakodynamische Effekte eine wichtige Rolle für die Auswahl der Anästhetika. So ist Halothan bei gleichzeitiger Katecholamintherapie deswegen schlecht geeignet, weil es wesentlich leichter als Enfluran oder Isofluran zu ventrikulären Rhythmusstörungen führt. Ähnliches gilt, wenn die Aminophyllinspiegel so hoch sind, daß sie im toxischen Bereich liegen [26, 41]. Relativiert werden

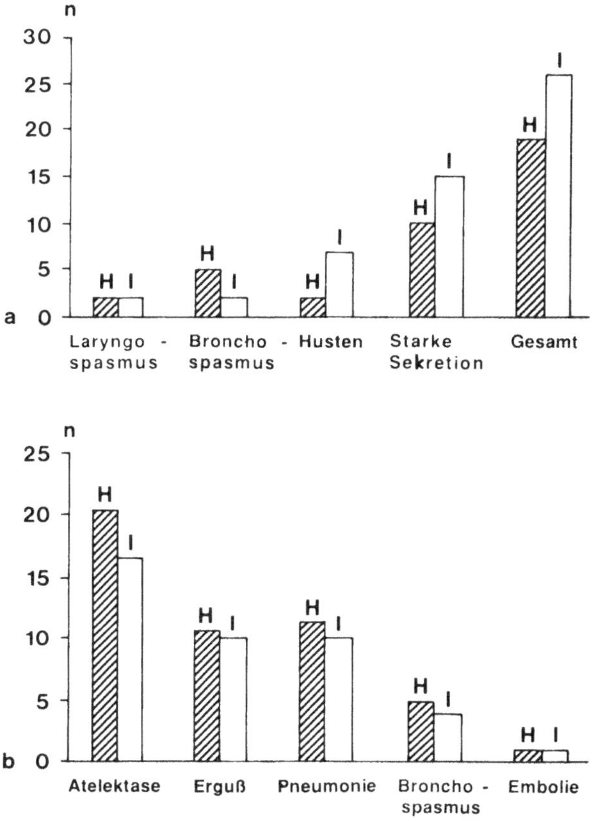

Abb. 6. **a** Intra- und **b** postoperative pulmonale Komplikationen bei Patienten mit COPD. Narkose mit Halothan *(H)* oder Isofluran *(J)*; n = 74 in beiden Gruppen. (Nach [14])

scheinbare Unterschiede auch durch die Ergebnisse einer exzellenten Studie an 148 Patienten mit COPD [14]. Hier wurde gezeigt, daß die Häufigkeit intra- und postoperativer pulmonaler Komplikationen unabhängig davon war, ob Halothan oder Isofluran als Narkotikum verwendet worden waren (Abb. 6).

Mukoziliare Funktion und Alveolarstabilität

In-vitro-Studien und Tierexperimente haben ergeben, daß Anästhesien mit volatilen Substanzen oder mit N_2O-Morphin die Ziliarfunktion, den mukoziliaren Transport und die mukoziliare Klärrate hemmen, möglicherweise sogar dosisabhängig [32]. Problematisch sind Schlüsse aus solchen Befunden oder aus der in vitro nachgewiesenen Hemmung der bakteriziden oxidativen Aktivität alveolärer Makrophagen durch volatile Anästhetika [44] auf die Narkosepraxis. Der Nachweis einer Störung der mukoziliaren Funktion ist methodisch sehr schwierig, insbesondere die Abgrenzung von Anästhetikaeffekten gegenüber dem Einfluß von endotrachealer Intubation, Verwendung kalter und trockener Atemgase, Beatmungsmuster, Anästhesiedauer usw. Gegenwärtig gibt es keine Möglichkeit, den Beitrag einer eingeschränkten Mukoziliarfunktion für die Entwicklung postoperativer respiratorischer Komplikationen quantitativ zu erfassen. Trotzdem muß diesem Problem bei Patienten mit primär erhöhter oder gestörter Mukusproduktion Aufmerksamkeit geschenkt und ggf. eine Regionalanästhesie in Betracht gezogen werden.

Experimentelle Befunde sprechen dafür, daß lipidlösliche Anästhetika wie das Halothan die Funktion des Surfactant verändern [28, 45]. Allerdings sind wie bei der Mukoziliarfunktion Effekte der maschinellen Ventilation und der Anästhetika auf die Atemmechanik (z. B. FRC-Abnahme) von größerer quantitativer Bedeutung als der direkte Einfluß auf die alveoläre Subphase.

Pulmonalgefäße

Mehrere Arbeitsgruppen haben in den letzten Jahren eine ganze Reihe von Untersuchungen über die Bedeutung der sog. hypoxischen pulmonalen Vasokonstriktion (HPV) durchgeführt. Dieser Begriff bezeichnet die Abnahme der Lungenperfusion in solchen Arealen, in denen es zu einer Abnahme der alveolären oder der gemischt-venösen O_2-Spannung kommt. Dieser Mechanismus dient der regionalen Anpassung der alveolären Ventilation ($\dot{V}_A$) an die Perfusion ($\dot{Q}$) und wirkt $\dot{V}_A/\dot{Q}$-Verteilungsstörungen entgegen. Die quantitativen Zusammenhänge zwischen Reiz (Hypoxie) und Reaktion (pulmonale Gefäßkonstriktion) sind recht genau bekannt [30].

In vitro ist eindeutig nachgewiesen, daß volatile Anästhetika ebenso wie andere potente Vasodilatatoren die HPV hemmen und dadurch einen Rechts-links-Shunt ($\dot{Q}_s/\dot{Q}_t$) verstärken. Die Abhängigkeit dieses Effektes von der alveolären Konzentration des Anästhetikums ist für Isofluran sogar quantitativ beschrieben worden [9], seine Bedeutung für die Narkosepraxis darf allerdings nicht überschätzt werden. So führt eine einseitige Beatmung der unteren Lunge bei Thoraxeingriffen („one-lung-anaesthesia") zu einer Abnahme der Durchblutung der oberen, nicht ventilierten Lunge um 50% (HPV-Effekt). Isofluran (1,0 MAC) hemmt den HPV-Effekt um 21%, so daß der Rückgang der Perfusion statt 50 nur 40% beträgt und $\dot{Q}_s/\dot{Q}_t$ um 4% zunimmt [6].

Dieser Zusammenhang erklärt zumindest teilweise, daß die inhibitorische Wirkung volatiler Anästhetika auf die HPV in vivo nicht regelmäßig nachweisbar ist. Bei Eingriffen mit „one-lung-anaesthesia" wirkt er sich auf den Gasaustausch meistens nicht aus [37]. Daraus kann nicht der Schluß gezogen werden, daß die HPV überhaupt nicht gehemmt wird, sondern die Vielzahl anderer Faktoren, die gleichzeitig auf die Lungengefäße einwirken, lassen die HPV-Hemmung nicht zum Tragen kommen. Hier spielen der Sympathikustonus, endogen freigesetzte oder exogen zugeführte vasoaktive Substanzen, die FRC, das Atemminutenvolumen, der Druck im linken Vorhof und das Herzzeitvolumen (HZV) eine Rolle [32].

Von besonderer Bedeutung ist das HZV (Abb. 7). Je höher die Konzentration eines volatilen Anästhetikums, um so stärker ausgeprägt ist zwar die HPV-Inhibition, um so mehr nimmt aber auch das HZV ab. Das führt zu einem Abfall der

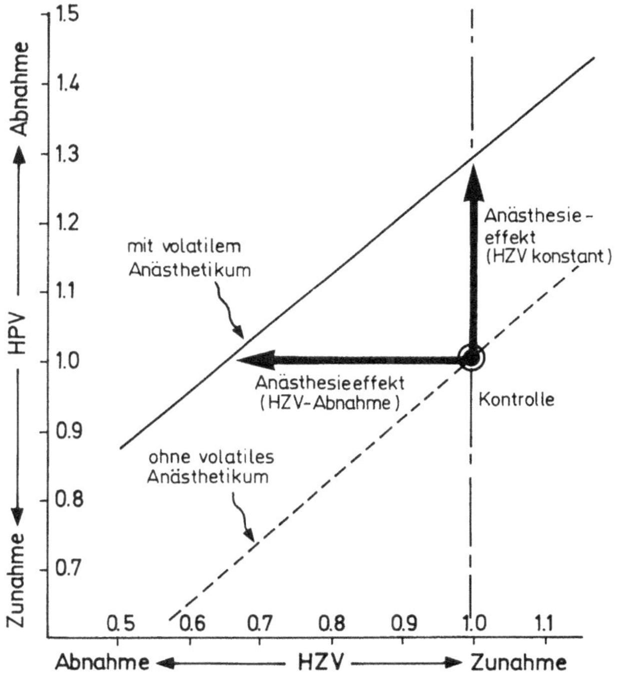

Abb. 7. Einfluß volatiler Anästhetika auf Herzzeitvolumen *(HZV)* und hypoxische pulmonale Vasokonstriktion *(HPV)* in atelektatischen Lungenbezirken. Theoretisch ist eine vollständige HPV-Hemmung durch Anästhetika nur zu erzielen, wenn das HZV konstant bleibt. (Nach [30])

gemischt-venösen O_2-Spannung, welche wiederum selbst ein adäquater Reiz zur Auslösung der HPV ist. Daher bewirkt das Anästhetikum im Nettoeffekt keine merkliche Veränderung der venösen Beimischung bzw. des p_aO_2 [9]. Ungeachtet dessen sollte bei Patienten, die etwa wegen eines ARDS oder eines operationstechnisch bedingten Lungenkollaps der Gefahr einer Hypoxämie ausgesetzt sind, zurückhaltender Gebrauch von Inhalationsanästhetika gemacht werden [30]. Für diese Empfehlung spricht zusätzlich der Befund, daß diese Pharmaka einen weiteren $\dot{V}_A/\dot{Q}$-Anpassungsmechanismus abschwächen können, nämlich den Anstieg der sog. kollateralen Resistance unter Hypokapniebedingungen [1].

Zusammenfassung

Anästhetika können alle Teilfunktionen der Atmung beeinflussen (Tabelle 1). Klinisch stehen die Hemmung des Atemantriebs, die besonders in der postnarkotischen Phase zu berücksichtigen ist, und der Einfluß auf die Atemmechanik im Vordergrund. Vor allem bei Patienten mit Asthma bronchiale oder chronisch-obstruktivem Atemwegssyndrom muß die Wirkung auf die Bronchialmuskulatur berücksichtigt werden. Während fast alle respiratorischen Effekte von Anästhetika bei Lungengesunden eine geringe Rolle spielen, dürfen sie bei Patienten mit aku-

Tabelle 1. Klinisch wichtige Anästhesiewirkungen auf Lunge und Atmung

Anästhesiephase	Effekt auf Respiration	Anästhetika
Prämedikation	Atemdepression	Opiate, Sedativa
Einleitung	Thoraxrigidität	Opiate, (Droperidol)
	Bronchospasmus	Besonders solche mit Histaminfreisetzung oder Vagusstimulation
Narkoseverlauf	FRC-Reduktion	Alle
	Bronchospasmus	(s. oben)
	HPV-Hemmung	Volatile Anästhetika
Ausleitung und Aufwachphase	Atemdepression	
	- zentral	Opiate, Sedativa, Hypnotika, volatile Anästhetika
	- peripher	Relaxanzien
	Bronchospasmus	(s. oben; besonders Cholinesterasehemmer)
	Dyskrinie	(volatile Anästhetika)

ten oder chronischen Erkrankungen des respiratorischen Systems sowie bei allen Eingriffen, bei denen Lunge und Atemwege direkt betroffen sind, keineswegs außer acht gelassen werden.

Literatur

1. Alexander CM, Chen L, Ray R, Marshall BE (1985) The influence of halothane and isoflurane on pulmonary collateral ventilation. Anesthesiology 62: 135
2. Aviado DM (1975) Regulation of bronchomotor tone during anesthesia. Anesthesiology 42: 68
3. Bailey PL, Andriano KP, Pace NL, Westenskow DR, Stanley TH (1984) Small doses of fentanyl potentiate and prolong diazepam induced respiratory depression. Anesth Analg 63: 183
4. Bailey PL, Wilbrink J, Zwanikken P, Pace NL, Stanley TH (1985) Anesthetic induction with fentanyl. Anesth Analg 64: 48
5. Benthuysen JL, Smith NT, Sanford TJ, Head N, Dec-Silver H (1986) Physiology of alfentanil-induced rigidity. Anesthesiology 64: 440
6. Benumof JL (1986) Isoflurane anesthesia and arterial oxygenation during one-lung ventilation. Anesthesiology 64: 419
7. Benzer H, Muhar F, Pall H (1968) Zur Frage der bronchokonstriktorischen Wirkung von Fentanyl. Anaesthesist 17: 321
8. Comstock MK, Carter JG, Moyers JR, Stevens WC (1981) Rigidity and hypercarbia associated with high dose fentanyl induction of anesthesia. Anesth Analg 60: 362
9. Domino KB, Borowec L, Alexander CM et al (1986) Influence of isoflurane on hypoxic pulmonary vasoconstriction in dogs. Anesthesiology 64: 423
10. Echeverria M, Gelb AW, Wexler HR, Ahmad D, Kenefick P (1986) Enflurane and halothane in status asthmaticus. Chest 89: 152
11. Froese AB, Bryan AC (1974) Effects of anesthesia and paralysis on diaphragmatic mechanics in man. Anesthesiology 41: 242
12. Fung D, Smith NT (1986) Anesthetic considerations in asthmatic patients. In: Gershwin ME (ed) Bronchial asthma - Principles of diagnosis and treatment, 2nd edn. Grune & Stratton, Orlando New York San Diego Boston London San Francisco Tokyo Sydney Toronto, p 525
13. Gergis SD, Hoyt JL, Sokoll MD (1971) Effects of Innovar and Innovar plus nitrous oxide on muscle tone and „H" reflex. Anesth Analg 50: 743
14. Gold MI, Schwam SJ, Goldberg M (1983) Chronic obstructive pulmonary disease and respiratory complications. Anesth Analg 62: 975

15. Gross JB, Smith L, Smith TC (1982) Time course of ventilatory response to carbon dioxide after diazepam. Anesthesiology 57: 18
16. Hedenstierna G, Brismar B, Strandberg A, Lundquist H, Tokics L (1985) New aspects on atelectasis during anaesthesia. Clin Physiol 5 [Suppl 3]: 127
17. Heneghan CPH, Bergman NA, Jordan C, Lehane JR, Catley DM (1986) Effect of isoflurane on bronchomotor tone in man. Br J Anaesth 58: 24
18. Henschel WF (1967) Round-table-Gespräch über klinische Probleme der Neuroleptanalgesie. In: Henschel WF (Hrsg) Neuroleptanalgesie - Klinik und Fortschritte. Schattauer, Stuttgart, S 219
19. Hickey RF, Fourcade HE, Eger EI et al (1971) The effects of ether, halothane and forane on apneic thresholds in man. Anesthesiology 35: 32
20. Hirshman CA, Bergman NA (1978) Halothane and enflurane protect against bronchospasm in a dog asthma model. Anesth Analg 57: 629
21. Hirshman CA, Edelstein G, Peetz S, Wayne R, Downes H (1982) Mechanism of action of inhalational anesthesia on airways. Anesthesiology 56: 107
22. Jungck E, Klöss T, Polke K, Roewer N (1981) Behandlung des therapieresistenten Status asthmaticus mit Ketamin. Notfallmedizin 7: 447
23. Kallos T, Wyche MQ, Garman JK (1973) The effects of Innovar on functional residual capacity and total chest compliance in man. Anesthesiology 39: 558
24. Kamp HD, Strobl G (1984) Die Atmung nach Neuroleptanästhesien. In: Schara J (Hrsg) Deutscher Anaesthesiekongreß - Freie Vorträge. Springer, Berlin Heidelberg New York Tokyo (Anaesthesiologie und Intensivmedizin, Bd 161, S 86)
25. Kamp HD, Pasch T, Schmiedl R (1983) Verhalten atemmechanischer Parameter unter Isofluran-Anästhesie. In: Peter K (Hrsg) Symposium Isofluran - Experimentelle und klinische Aspekte. Excerpta Medica, Amsterdam, S 87
26. Kingston HGG, Hirshman CA (1984) Perioperative management of the patient with asthma. Anesth Analg 63: 844
27. Knill RL, Kieraszewicz H, Dodgson GG, Clement JL (1983) Chemical regulation of ventilation during isoflurane sedation and anaesthesia in man. Can Anaesth Soc J 30: 607
28. Landauer B (1979) Zur funktionellen Beeinflussung der Lunge durch Anaesthetica. Springer, Berlin Heidelberg New York (Anaesthesiologie und Intensivmedizin, Bd 114)
29. Lehane JR (1984) The effect of anesthesia on airway caliber. Int Anesthesiol Clin 22/4: 29
30. Marshall BE, Marshall C (1985) Anesthesia and pulmonary circulation. In: Covino BG, Fozzard HA, Rehder K, Strichartz G (eds) Effects of anesthesia. American Physiological Society, Bethesda, p 121
31. Pasch T, Kamp HD, Grimm H, Habich G, Petermann H (1986) Der Einfluß von Inhalationsanästhetika auf die Atemmechanik. In: Peter K, Brown BR, Martin E, Norlander O (Hrsg) Inhalationsanaesthetika - Neue Aspekte. Springer, Berlin Heidelberg New York Tokyo (Anaesthesiologie und Intensivmedizin, Bd 184, S 127)
32. Pavlin EG (1986) Respiratory pharmacology of inhaled anesthetic agents. In: Miller RD (ed) Anesthesia, 2nd edn, vol 1. Churchill Livingstone, New York Edinburgh London Melbourne, p 667
33. Pietak S, Weenig CS, Hickey RF, Fairley HB (1975) Anesthetic effects on ventilation in patients with chronic obstructive pulmonary disease. Anesthesiology 42: 160
34. Rehder K (1985) Anesthesia and the mechanics of respiration. In: Covino BG, Fozzard HA, Rehder K, Strichartz G (eds) Effects of anesthesia. American Physiological Society, Bethesda, p 91
35. Rehder K, Cameron PD, Krayer S (1985) New dimensions of the respiratory system. Anesthesiology 62: 230
36. Rigg JRA, Goldsmith CH (1976) Recovery of ventilatory response to carbon dioxide after thiopentone, morphine and fentanyl in man. Can Anaesth Soc J 23: 370
37. Rogers SN, Benumof JL (1985) Halothane and isoflurane do not decrease PaO_2 during one lung ventilation in intravenously anesthetized patients. Anesth Analg 64: 946
38. Rosow CE, Moss J, Philbin DM, Savarese JJ (1982) Histamine release during morphine and fentanyl anesthesia. Anesthesiology 56: 93
39. Scamman FL (1983) Fentanyl-O_2-N_2O rigidity and pulmonary compliance. Anesth Analg 62: 332

40. Schmitz JE, Lotz P, Bock KH, Fisseler A, Ahnefeld FW (1978) Auswirkungen des Flunitrazepam auf die Atmung. In: Ahnefeld FW, Bergmann H, Burri C, Dick W, Halmagyi M, Hossli G, Rügheimer E (Hrsg) Rohypnol (Flunitrazepam) Springer, Berlin Heidelberg New York (Klinische Anästhesiologie und Intensivtherapie, Bd 17, S 67)
41. Stirt JA, Berger JM, Sullivan JF (1983) Lack of arrhythmogenicity of isoflurane following administration of aminophylline in dogs. Anesth Analg 62: 568
42. Stöcker L (1971) Prämedikationseffekte auf Bronchialwiderstand und Atmung. Springer, Berlin Heidelberg New York (Anaesthesiologie und Wiederbelebung, Bd 51)
43. Ward DS (1984) Stimulation of hypoxic ventilatory drive by droperidol. Anesth Analg 63: 106
44. Welch WD (1985) Enflurane and isoflurane inhibit the oxidative activity of pulmonary alveolar macrophages. Respiration 47: 24
45. Woo SW, Berlin D, Hedley-Whyte J (1969) Surfactant function and anesthetic agents. J Appl Physiol 26: 571

Vorbereitung des Patienten zu Anästhesie und Operation: Art und Umfang der Diagnostik zur Erfassung des pulmonalen Risikos*

N. Konietzko

Einleitung

Pulmonale Komplikationen nach Operation sind eine der Hauptursachen für die postoperative Morbidität und Mortalität. Fortschritte, wie sie in den letzten Jahrzehnten in der Anästhesie und der chirurgischen Technik gemacht wurden, ermöglichen heute Eingriffe an Patienten mit schweren kardiopulmonalen Begleiterkrankungen, die früher als inoperabel deklariert worden wären. Da die Lunge ein breit mit der Umwelt kommunizierendes Organ ist und eine Vielzahl von Meßverfahren zur Bestimmung ihrer Größen Ventilation, Volumen und Perfusion existieren, hat es in den letzten Jahrzehnten nicht an Bemühungen gefehlt, Tests zu entwickeln, welche - präoperativ durchgeführt - das intra- und postoperative Risiko vorauszusagen gestatten.

Bei der Fülle der zur Verfügung stehenden pulmonalen Funktionstests stellt sich nicht die Frage, was man messen kann, sondern was man sinnvollerweise messen soll. Daß eine leistungsfähige pneumologische Abteilung im Einzelfall das gesamte Repertoire moderner Funktionstests zur Bestimmung von Atemmechanik, Gasaustausch, Hämodynamik und Atemregulation beherrschen muß, versteht sich von selbst. Die Beschränkung auf ein Minimalprogramm, wie sie im folgenden dargelegt wird, stellt also kein Patentrezept dar. Einen „besttest" gibt es nicht, wohl aber aus der Erfahrung erwachsene und im Klinikalltag erprobte Richtlinien. Sie kann und muß man natürlich im Einzelfall auch überschreiten, aber man muß dies begründet tun.

Aufgaben der präoperativen pulmonalen Risikodiagnostik

Ziel der präoperativen pulmonalen Risikodiagnostik muß es sein, die operative Morbidität und Mortalität zu minimieren. Ihre Aufgabe darf es nicht sein, möglichst viele Patienten mit dem Etikett „funktionell inoperabel" zu versehen. Vielmehr soll sie dazu beitragen, Risikopatienten rechtzeitig zu identifizieren. Ist dieser Schritt getan, sind die folgenden immer ein Akt individueller Entscheidung.

* Mit Unterstützung der Arbeitsgemeinschaft zur Förderung der Pneumologie an der Ruhrlandklinik e.V.

Vorbehandlung

Dies gilt insbesondere beim Nachweis einer obstruktiven Atemwegserkrankung, bei der die Patienten durch schmerz- und mechanisch bedingte Ventilations- und Hustenschwäche mit konsekutiver Retention von Sekret und komplizierender Pneumonie besonders gefährdet sind. Die perioperative inhalative, medikamentöse und physiotherapeutische Behandlung dieser Gruppe erweist sich als besonders lohnend (s. Beitrag Habich u. Mang).

Schonende Narkose

Die vielfältigen modernen Verfahren der Narkose lassen eine individuelle Entscheidung zu, die auf das Problem des Patienten ausgerichtet ist. Sie berücksichtigt die im Einzelfall vorliegenden Störungen von Atemmechanik, Gasaustausch, Hämodynamik und Atemregulation.

Selektive Chirurgie

Natürlich erfaßt die Lungenfunktionsdiagnostik immer nur einen Teil der möglichen Risiken, die bei einem chirurgischen Eingriff zu gewärtigen sind. Dennoch kann unter bestimmten Umständen der funktionelle Zustand der Atmungsorgane allein das Urteil „inoperabel" rechtfertigen. Besonders häufig stellt sich dieses Problem bei der Resektion des Bronchialkarzinoms, wo aus Gründen der Radikalität auch funktionstüchtiges Lungengewebe geopfert werden muß. Hier kann die Entscheidung bei einem funktionellen Grenzfall durchaus für eine parenchymsparende Resektion mit postoperativer Radiotherapie fallen, wenn ein weitergehender Eingriff, etwa eine Pneumonektomie, zwar zur kurativen Tumorresektion führt, aber eine Ateminsuffizienz hinterläßt.

Postoperative Nachsorge

Diese umfaßt die Fortsetzung der präoperativ eingeleiteten medikamentösen, inhalativen und physiotherapeutischen Maßnahmen sowie zusätzlich frühe Mobilisierung, Antibiotikaprophylaxe und „Low-dose-Heparinisierung".

Pulmonale Risikofaktoren bei extrathorakalen Eingriffen

Jedem chirurgischen Eingriff sind Risiken immanent. Es gibt jedoch bestimmte, für Art und Dauer der jeweiligen Operation typische Probleme: Noteingriffe etwa verdoppeln das intra- und postoperative Risiko, Gefäßoperationen, die mit großen Schwankungen von Blutdruck und Herzfrequenz verbunden sind, vervierfachen die Chance eines perioperativen Myokardinfarkts, abdominelle Eingriffe erweisen sich als um so komplikationsträchtiger, je zwerchfellnäher die Operation erfolgt.

Unabdingbar für die präoperative pulmonale Risikodiagnostik ist die Erhebung einer sorgfältigen Anamnese und eine gründliche klinische Untersuchung. Sie sollte auch gezielte Fragen nach vorangegangenen Narkosen und Operationen, laufender Medikation und Rauchgewohnheiten beinhalten. Speziell sollte gefragt und geprüft werden, ob anatomische Gegebenheiten und kardiopulmonale Begleiterkrankungen vorliegen, die die Intubation erschweren könnten.

Die steigende Komplikationsrate pulmonaler Erkrankungen, insbesondere Atelektase, Pneumonie und Lungenembolie bei zwerchfellnahen Eingriffen läßt es gerechtfertigt erscheinen, zwischen extrathorakalen, zwerchfellnahen und thoraxchirurgischen Eingriffen zu unterscheiden.

Extrathorakale Eingriffe: Oberbauch

Vor jedem Eingriff empfiehlt sich die Durchführung einer minimalen pulmonalen Risikodiagnostik Thoraxröntgen (p.-a. und links-seitlich), Spirometrie (IVG, FEV_1), EKG.

Die Notwendigkeit einer routinemäßigen *Thoraxröntgenaufnahme* ist in letzter Zeit mehrfach in Frage gestellt worden. Untersuchungen angelsächsischer Autoren kommen zu dem Schluß, daß bei leerer Anamnese nur bei 0,3% aller Patienten die routinemäßige präoperative Röntgenaufnahme des Thorax anästhesie- und chirurgierelevante Daten erbringt. Bei Risikogruppen, identifiziert durch Anamnese und körperlichen Befund, steigt die Quote auf 22%. Bei der letzteren Gruppe ist die Komplikationsrate postoperativ mit über 60% anzusetzen, sinkt aber auf 20%, wenn eine intensive Vor- und Nachbehandlung erfolgt. Die Einsicht, daß der Klinikalltag anders aussieht als prospektive Untersuchungen und daß in der Bevölkerung der Bundesrepublik Inzidenzen von $28/10^5$ für Lungentuberkulose und von $45/10^5$ für Lungenkrebs im Jahre 1984 beobachtet wurden, vor sinnvoll erscheinen, routinemäßig vor Wahleingriffen eine Röntgenaufnahme des Thorax in p.-a.- und links-seitlicher Strahlenrichtung anzufertigen (Tabelle 1).

Von der Fülle von *Lungenfunktionstests* eignet sich zur Abschätzung des pulmonalen Risikos am besten die „kleine Spirometrie". Dabei wird zunächst nach langsamer, maximaler Inspiration die Vitalkapazität bestimmt (IVC), anschließend im nachfolgenden Atemstoß die Einsekundenkapazität (FEV_1) ermittelt. Liegt das Verhältnis FEV_1/IVC unter dem Sollwert – dieser ist alters-, größen- und

Tabelle 1. Thoraxröntgen: Trefferquote pro 10000 Untersuchungen. (Nach [16])

Befund	n
Lungentuberkulose, aktiv	4- 6
Lungentuberkulose, inaktiv	11-13
Bronchialkarzinom	7-17
Sarkoidose	3- 5
Silikose/Asbestose	2- 4
Kardiovaskuläre Erkrankungen	48-55
Andere Krankheiten	12-57

geschlechtsabhängig –, sollte der Test 10 min nach Applikation von 2 Hub eines β-Adrenergikums wiederholt werden. Eine Besserung des Absolutwertes des Atemstoßes ($FEV_1 + 10\%$) gegenüber dem Ausgangswert spricht bei guter Kooperation des Patienten für einen teilreversiblen Bronchospasmus. Liegen die Absolutwerte von IVC und/oder FEV_1 außerhalb des Referenzbereichs, ist eine arterielle Blutgasanalyse in Ruhe vorzunehmen.

Die Risikoabschätzung erfolgt bei Wahleingriffen nach dem Ausfall des Atemstoßes (FEV_1) wie folgt:

1) *$FEV_1 < 0{,}8$ l:* hohes Narkose- und Operationsrisiko, unabhängig vom Ausfall der arteriellen Blutgasanalyse;

2) *$0{,}8$ l $< FEV_1 < 2$ l:* erhöhtes Narkose- und Operationsrisiko. Ergibt sich bei derarteriellen Blutgasanalyse eine deutliche Hyperkapnie ($p_aCO_2 > 50$ mm Hg) und/oder eine schwere Hypoxämie ($p_aO_2 < 50$ mm Hg), fällt der Patient damit automatisch in die Risikogruppe 1;

3) *$FEV_1 > 2{,}0$ l:* kein erhöhtes Operationsrisiko von seiten des Respirationstraktes.

Der Stellenwert des *EKG*, eines sensitiven, aber unspezifischen Tests liegt in der Erkennung von frischen Herzinfarkten, schweren Rhythmusstörungen (ventrikuläre Extrasystolen (VES) insbesondere polytoper Art, salvenartige VES und „R-auf-T-Phänomen“) sowie in der Ermittlung von Kammerhypertrophie (s. Beiträge von Höfling, Erdmann und Grosser).

Sonstige extrathorakale Eingriffe

Eine routinemäßige spirometrische Untersuchung ist bei extrathorakalen Eingriffen, die nicht den Oberbauch tangieren, nicht gerechtfertigt, wohl aber die routinemäßige Durchführung des präoperativen Röntgenthorax und des EKG. Bei durch Anamnese und/oder klinischer Untersuchung identifizierten Risikopatienten ist die Lungenfunktionsprüfung mit einzubauen und in die Planung und Durchführung der operativen Maßnahmen einzubeziehen. Bei besonders lungenembolieträchtigen Eingriffen, etwa im Bereich der großen Gelenke, wird von einigen Autoren die Anfertigung eines präoperativen Perfusionsszintigrammes der Lunge angeraten, da bei der hohen Sensitivität und geringen Spezifität der Methode auf der einen Seite und der Häufigkeit von unspezifisch-präoperativen und postoperativen Perfusionsdefekten auf der anderen Seite die Diagnostik damit wesentlich erleichtert würde.

Thoraxchirurgische Eingriffe

Funktionsmindernde Eingriffe

Auch bei nichtresektiven Thoraxoperationen muß mit einer vorübergehenden Funktionsstörung von Atmung und Lungenkreislauf gerechnet werden. Kommt es im Gefolge der Operation zu keinen Komplikationen, so sind diese Veränderungen nach spätestens 3 Monaten nicht mehr nachweisbar.

a) Kardiochirurgie: Bei kardiochirurgischen Eingriffen spielt die unmittelbare intra- und postoperative pulmonale Risikodiagnostik eine untergeordnete Rolle.

Determinierende Größen sind hier die Hämodynamik im kleinen und großen Kreislauf und die Besserung derselben durch den operativen Eingriff. In der Koronarchirurgie ist mit einer Häufung von chronisch-obstruktiver Bronchitis und Lungenemphysem zu rechnen, da die Hauptnoxe, das inhalative Zigarettenrauchen, beiden Erkrankungen gemeinsam ist.

b) Lungenresektion: Vor einer Lungenresektion ist es wesentlich zu wissen, ob und in welchem Ausmaße die Globalfunktion des Organs eingeschränkt ist, und wenn, wo diese Funktionsstörung zu lokalisieren ist: etwa ob sie durch den Tumor - das Bronichalkarzinom ist heute bei weitem die häufigste Indikation zur Lungenresektion - selbst bedingt ist oder ob eine begleitende Erkrankung der Lunge, etwa eine Tuberkulose oder eine silikotische Schwiele dafür verantwortlich zu machen sind. Dies wird besonders dann kritisch, wenn die Zweiterkrankung mit der konsekutiven Funktionsstörung kontralateral zur tumortragenden Lunge zu suchen ist. Aus diesem Grunde ist das Minimalprogramm bei lungenchirurgischen Eingriffen um einen regionalen Funktionstest, vorzugsweise das Perfusionsszintigramm der Lunge mit quantifiziertem Seitenvergleich, zu erweitern.

Pulmonale Risikofaktoren. Minimalprogramm bei lungenchirurgischen Eingriffen

1) Thoraxröntgen (p.-a. und seitlich: kranke Seite anliegend),
2) Spirometrie (IVC, FEV_1),
3) Perfusionsszintigramm der Lunge (quantifiziert),
4) arterielle BGA (Ruhe/Belastung),
5) EKG.

In Kenntnis der Gesamtfunktion, auch hier wieder vornehmlich des Atemstoßes (FEV_1) und der regionalen Funktionsverteilung, lassen sich die durch den operativen Eingriff bedingten Funktionseinbußen und die postoperativ zu erwartende Restatemfunktion recht genau abschätzen:

Flußschema zur Erkennung von Risikopatienten vor Lungenresektion bei Bronchialkarzinom

FEV_1 (l)

$< 2{,}5$ — $\geq 2{,}5$ **operabel** (kein erhöhtes Risiko)

Perfusionsszintigraphie der Lunge — $> 1{,}5$[a] **operabel** (leicht erhöhtes Risiko)
— $\geq 1{,}0$[a] **operabel** (hohes Risiko)

$< 1{,}0$[a]

inoperabel[b]

[a] Frühpostoperativ berechneter Atemstoß (siehe Berechnung).
[b] „Inoperabel" bedeutet, daß bei Lobektomie und Pneumonektomie mit einer Letalität von 10-25% bei FEV_1 zwischen 0,8 und 1,0 l gerechnet werden muß. Im Einzelfall ist in solchen Fällen eine Keil-/Segmentresektion vertretbar.

$$FEV_1 \text{ postoperativ} = FEV_1 \text{ präoperativ} \cdot \frac{100\text{-}A\text{-}kB}{100} (1/s)$$

FEV_1 postoperativ	für die frühe postoperative Phase **errechneter** Atemstoß
FEV_1 präoperativ	präoperativ **gemessener** Atemstoß
A	Perfusion des Resektats in % der Gesamtlunge
B	Perfusion des Rests der zu operierenden Seite in % der Gesamtlunge
k	0,37 (Konstante für die frühe postoperative Phase nach *Loddenkemper* et al. 1983)

Der präoperative FEV_1 wird spirometrisch bestimmt, A und B lungenszintigraphisch über „areas of interest" ermittelt.

Beispiel
Ein 56jähriger Mann hat einen malignen Rundherd im rechten Oberlappen. Präoperativ wird der Atemstoß mit 1,4 l bestimmt. Die Perfusion in Projektion auf den zu resezierenden rechten Oberlappen ist szintigraphisch völlig aufgehoben, die restliche Perfusion der rechten Lunge beträgt 40% der Gesamtlungenperfusion.
Bei einer **Oberlappenresektion** berechnet sich

$$FEV_1 \text{ postoperativ} = 1{,}4 \cdot \frac{100\text{-}0\text{-}40 \cdot 0{,}32}{100} = 1{,}22 \text{ l}$$

Bei einer evtl. **Pneumonektomie** berechnet sich der

$$FEV_1 \text{ postoperativ} = 1{,}4 \cdot \frac{100\text{-}40\text{-}0 \cdot 0{,}32}{100} = 0{,}84 \text{ l}$$

Demnach ist dem Patienten funktionell die Lobektomie mit erhöhtem Risiko zumutbar, eine Pneumonektomie wäre mit einem zu hohen Risiko belastet.

c) Pneumonektomie: Bei der Pneumonektomie gelingt die Voraussage des postoperativen Funktionszustandes besonders exakt (s. Abb. 2). Dies gilt allerdings nicht für die Voraussage der postoperativen Entwicklung der pulmonalen Druckwerte. Diese werden in der Regel als zu hoch eingeschätzt. Das wiederum hat seinen Grund in der nichtlinearen Druck-Fluß-Beziehung des kleinen Kreislaufs (kapazitiver Widerstand) und teilweise auch in einer Reduktion des HZV postoperativ, bedingt durch die Korrektur der Tumoranämie.

Die postoperative Mortalität korreliert mit der Größe des errechneten postoperativen Atemstoßes (Tabelle 2). Beschränkt man sich bei der Indikationsstellung zur Tumorchirurgie auf einen errechneten Atemstoß von 1,0 l und mehr, kann man mit einer postoperativen Mortalität von unter 5% bei Pneumonektomie und erweiterter Pneumonektomie ausgehen. Auch langfristig ist bei diesen Patienten nicht mit einem Cor pulmonale zu rechnen, und es ist ihnen noch leichte körperliche Arbeit zumutbar.

d) Lobektomie/Bilobektomie: Im Gegensatz zur Pneumonektomie ist bei der Lobektomie eine exakte Prognostizierung der postoperativen Funktion aus Spirometrie und Szintigramm weniger gut möglich. Dies liegt zum einen an der mangelnden Zuordnung von Perfusionsstörungen zu anatomischen Strukturen, zum

Tabelle 2. Postoperative Todesfälle in Abhängigkeit von der prognostizierten FEV_1. (Nach [10])

FEV_1 [l]	Todesfälle [%]	n
>2,0	4,1	74
>1,5-2,0	8,6	151
>1,2-1,5	7,8	103
>1,0-1,2	13,2	30
>0,8-1,0	16,7	12

anderen aber auch an der in der postoperativen Phase in wechselndem Ausmaß durch Pleuraadhäsion entstehenden Atelektase und den durch Torquierung und Verziehung von Bronchien und Gefäßen bedingten passageren Störungen. Beachtet man auch hier die Grenze eines prognostizierten FEV_1 von 1,0 l und höher, so dürfte die postoperative Mortalität um 2% liegen.

Weiterführende Untersuchungen, wie arterielle Blutgasanalyse in Ruhe und/oder bei Belastung, Ganzkörperplethysmographie, Bestimmung der Shuntfraktionen bei nachgewiesener Hypoxämie, Überprüfung der Chemosensitivität des Atemzentrums sowie Pulmonalarteriendruckmessung sind gelegentlich erforderlich, sollten aber nicht zur unabdingbaren Voraussetzung für die funktionelle präoperative Abklärung gemacht werden. Gezielt eingesetzt, bringen sie nützliche Informationen und Entscheidungshilfen für die Narkose- und Operationsplanung.

Funktionsverbessernde Eingriffe

a) Dekortikation: Wenn die Indikation zur Dekortikation aus funktionellen Gründen gestellt wird, sollte die Vitalkapazität mindestens um 30% unterhalb des Sollwertes liegen, die Perfusion der befallenen Lunge im quantifizierten Perfusionsszintigramm um 50% vermindert sein und die „gefesselte Lunge" unter der Schwarte noch ausdehnungsfähig sein. Liegen solche Einschränkungen nicht vor, wird die Dekortikation eher durch erneute Vernarbungen und Verwachsungen zu einer Verschlechterung der Atemfunktion führen als zu einer beabsichtigten Verbesserung.

b) Bullektomie: Die Indikation zur Resektion einer Bulla, zumeist im Rahmen eines Lungenemphysems, sollte sehr zurückhaltend gestellt werden. Bei falscher Indikationsstellung sind die postoperativen Komplikationsraten hoch und der palliative Effekt gering. Zumindest sollte im Perfusionsszintigramm mehr als 50% des befallenen Hemithorax von der Bulla okkupiert werden, gesundes Lungengewebe radiologisch komprimiert erscheinen und mittels CT oder anderer bildgebender Verfahren sichergestellt werden, daß es sich nicht um eine a priori generalisierte emphysematöse „Schwammlunge" handelt. Bei letzterer wäre die Bullektomie nicht indiziert.

c) Trachealstenose/Trachealdyskinesie: Lungenfunktionstest eignen sich zur Quantifizierung des Schweregrades und zur Verlaufsbeobachtung einer Trachealstenose.

Unterschreitet der Innendurchmesser 8 mm, so wird ein meßbarer Anstieg des Atemwegswiderstandes objektivierbar. Eine funktionell äußerst schwierige Entscheidung ist die Indikationsstellung zur „Spanversteifung“ bei tracheobronchialer Dyskinesie. Sie bedarf sorgfältiger Druck-, Fluß- und Volumenmessungen bei verschiedenen Atemlagen, sorgfältiger bronchofiberskopischer Beurteilung der Atemwegsdynamik bei forcierter und vertiefter Atmung und erfordert große klinische Erfahrung.

d) Thoraxdeformitäten: Operationen bei Trichterbrust sind selten aus kardiopulmonalen Gründen indiziert, können jedoch angebracht sein, wenn der Nachweis einer Funktionsstörung des Herzens mit hämodynamischen Auswirkungen, deren Ursache mit großer Wahrscheinlichkeit in der Trichterbrust zu suchen sind, gelingt und eine schwere restriktive Lungenfunktionsstörung gefunden wird. Operative Korrekturen von Kyphoskoliosen führen in aller Regel nicht zu einer Verbesserung der kardipulmonalen Funktion und einer Verlängerung der Lebenserwartung.

Zusammenfassung

Aufgabe der präoperativen pulmonalen Funktionsdiagnostik ist die Identifizierung von Risikopatienten mit dem Ziel, sie einer
- speziellen Vorbehandlung,
- schonenden Narkose,
- selektiven Chirurgie und
- gezielten postoperativen Nachsorge zuzuführen.

Bei extrathorakalen, zwerchfellnahen Eingriffen empfehlen sich als präoperatives Minimalprogramm:
- Röntgenaufnahme des Thorax,
- EKG und
- Spirometrie (IVC, FEV_1).

Bei pathologischem Ausfall der spirometrischen Werte ist eine arterielle Blutgasanalyse durchzuführen. Liegt das Volumen des Atemstoßes unter 0,8 l, so ist ein hohes Narkose- und Operationsrisiko zu gewärtigen, liegt er über 2,0 l, besteht ein solches von seiten der Atmung nicht.

Bei Lungenresektionen ist das Minimalprogramm um das quantifizierte Perfusionsszintigramm zu ergänzen, das eine relativ exakte Berechnung der postoperativen Atemreserven in Abhängigkeit von der Ausdehnung des operativen Eingriffes zuläßt. Die kritische Grenze für das postoperativ errechnete Atemstoßvolumen liegt bei 1,0 l.

Literatur

1. Bartlett RH (1982) Postoperative pulmonary prophylaxis: Breath deeply and read carefully. Chest 81: 1

2. Gass GD, Olsen GN (1986) Preoperative pulmonary function testing to predict postoperative morbidity and mortality. Chest 89: 127-135
3. Goldman L (1978) Cardiac risk factors and complications of non cardiac surgery. Medicine (Baltimore) 57: 357
4. Keller R, Herzog H (1983) Surgical Treatment of Tracheal Dyskinesia. Thorac Cardiovasc Surg 31: 352-354
5. Konietzko N, Brandstetter F, Steinberg U, Petro W (1980) Die gefesselte Lunge. Ergebnisse der Dekortikation. Atemwegs Lungenkr 6: 191-200
6. Konietzko N, Ferlinz R, Loddenkemper R, Magnussen H, Schlimmer P, Toomes H, Wichert P von (1983) Empfehlungen zur präoperativen Lungenfunktionsdiagnostik. Prax Klin Pneumol 37: 1199-1201
7. Konietzko N, Brovold J, Maassen W (1984) Kritik gängiger Operationskriterien in der Lungenchirurgie. Atemwegs Lungenkr 10: 126
8. Kristerson S, Arborelius M, Jungquist G et al. (1973) Prediction of ventilatory capacity after lobectomy. Scand J Respir Dis 54: 315
9. Levine HD (1980) Compromise therapy in patients with angina pectoris and hypothyreodism. Am J Med 69: 411
10. Loddenkemper R, Gabler A, Göbel D (1983) Criteria of functional operability in patients with bronchial carcinoma: preoperative assessment of risk and prediction of postoperative function. Thorac Cardiovasc Surg 31: 334-337
11. Meister R (1982) Trichterbrust und Trichterbrustoperation: Auswirkungen auf Herz, Hämodynamik und Lunge. Prax Klin Pneumol 31: 223-243
12. Petro W, Hübner Ch, Greschuchna D, Maaßen W, Konietzko N (1983) Bullectomy. Thorac Cardiovasc Surg 31: 342-345
13. Petro W, Maassen W, Greschuchna D et al. (1982) Effects of surgery on airway mechanics in tracheal stenosis. Respiration 43: 424
14. Rucker L, Frye EB, Staten MA (1983) Usefulness of screening chest roentgenograms in preoperative patients. JAMA 23: 3209-3211
15. Taube K, Konietzko N (1980) Prediction of postoperative cardiopulmonary function in patients undergoing pneumonectomy. Thorac Cardiovasc Surg 28: 348
16. Trendelenburg F (1980) Röntgenreihenuntersuchungen: das ‚Für' und ‚Wider' einer klassischen Methode der Präventivmedizin. MMW 122: 1407-1410

Präoperative Behandlung bronchopulmonaler Erkrankungen

G. Habich, H. Mang

Einleitung

Der Zusammenhang zwischen postoperativen pulmonalen Komplikationen und präoperativ bestehenden bronchopulmonalen Erkrankungen ist trotz schwankender statistischer Zahlen unbestritten [13]. Das respiratorische System wird durch Anästhesie und Operation auf den verschiedenen Funktionsebenen beeinflußt. Dies zeigt sich in einer Verminderung der Lungenvolumina, in der Veränderung des Ventilationsmusters, des Gasaustausches und einer Funktionseinbuße des tracheobronchialen Reinigungsmechanismus. Verstärkt und kompliziert werden diese Funktionsstörungen durch bereits vorbestehende bronchopulmonale Erkrankungen. Von der Häufigkeit bronchopulmonaler Erkrankungen im operativen Patientengut, aber auch von der therapeutischen Beeinflußbarkeit her gesehen, stehen die obstruktiven Ventilationsstörungen im Vordergrund unserer atemtherapeutischen Bemühungen. Hinter diesem lungenfunktionsanalytischen Begriff verbergen sich die verschiedenen Stadien und Schweregrade der chronischen Bronchitis, des obstruktiven Emphysems und das Asthma bronchiale. Restriktive Lungenerkrankungen werden meist im Akutstadium primär pneumologisch diagnostiziert und therapiert und fallen von der Häufigkeit und der klinischen Relevanz her kaum ins Gewicht.

Alle Prinzipien, die die Ventilation, das tracheobronchiale Klima und die Abwehrmechanismen der Lunge verbessern können, sind die beste Voraussetzung für eine Verringerung der postoperativen pulmonalen Komplikationen. Die verletzte strukturelle und funktionelle Integrität des Bronchialsystems und des Alveolarapparats muß bereits präoperativ auf ein möglichst günstiges Funktionsniveau angehoben werden, um den postoperativ zu erwartenden Funktionseinbußen besser begegnen zu können.

Grundlage der präoperativen atemtherapeutischen Bemühungen ist die differenzierte Erfassung bronchopulmonaler Erkrankungen, wie sie im vorhergehenden Beitrag von Konietzko beschrieben wurde.

Anhand der einzelnen pathophysiologischen Kenngrößen, die gleichzeitig die pharmakologischen Zielgrößen darstellen, sollen mögliche therapeutische Ansätze aufgezeigt werden, immer verbunden mit der Vorstellung, daß einzelne Faktoren in enger Wechselwirkung zueinander stehen.

Pharmakologische Zielgrößen:

- Beseitigung der Bronchokonstriktion,
- Beseitigung von Hyperkrinie und Dyskrinie,
- Normalisierung von erhöhter Viskosität, Elastizität und Adhäsion des Mukus,
- Verbesserung der unspezifischen, spezifischen und zellulären Infektabwehr,
- Surfactantstimulation.

In die Regulation des Bronchialmuskeltonus kann an den verschiedenen Effektorschenkeln erfolgreich mit Sympathomimetika, Anticholinergika und Methylxanthinen eingegriffen und die Wirksamkeit der einzelnen Substanzen im Broncholysetest dokumentiert werden (Abb. 1).

Die Sympathomimetika der neueren Generation entfalten ihre Wirkung vornehmlich über eine Stimulation der β_2-Rezeptoren. Die erwünschte therapeutische Beeinflussung des Atemapparats ist daher mit einer geringeren Häufigkeit und Intensität der unerwünschten kardiovaskulären Nebenwirkungen verknüpft. Die β-Sympathomimetika bilden nach Meinung nahezu aller Autoren die wirksamste Substanzgruppe in der Behandlung obstruktiver Atemwegserkrankungen. Ihre Effektivität ist auf pharmakologische Eigenschaften zurückzuführen, die im folgenden zusammengefaßt sind:

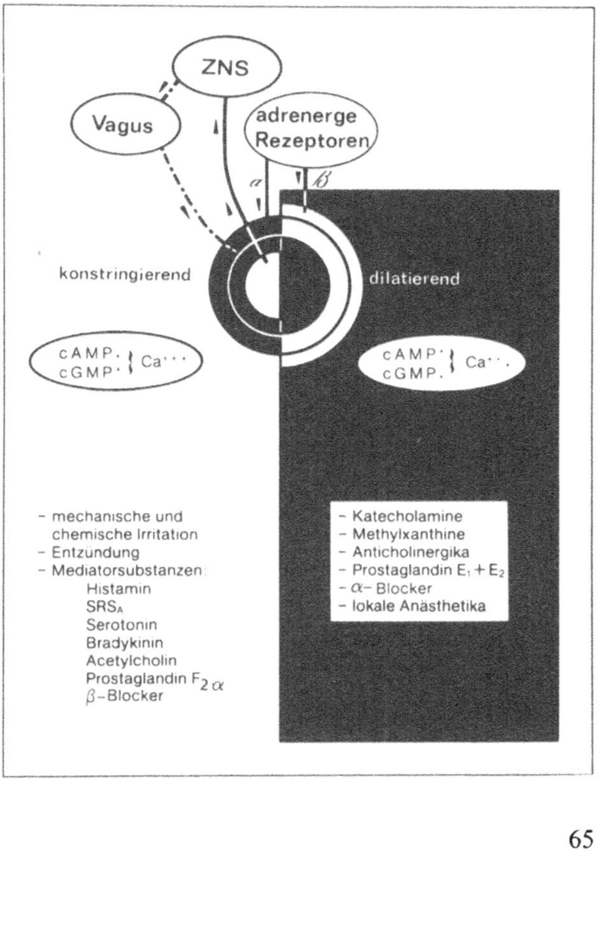

Abb. 1. Faktoren, die den Bronchialmuskeltonus beeinflussen

Pharmakologische Eigenschaften der β-Sympathomimetika:

- Relaxation der Atemwegsmuskulatur,
- Hemmung der Mediatorenfreisetzung,
- Stimulation der mukoziliaren Clearance,
- Drucksenkung im pulmonalen Gefäßbett.

Die Beeinflussung der genannten Faktoren kann bei Krankheitsbildern, die mit einer obstruktiven Ventilationsstörung einhergehen, von unterschiedlicher Bedeutung sein. So wird beim Asthma bronchiale die Relaxation der Atemwegsmuskulatur und die Hemmung der Freisetzung von Mediatoren von vorrangiger Bedeutung sein, während bei der chronischen Bronchitis die Verbesserung der mukoziliaren Clearance das therapeutische Ziel darstellt. Die inhalative Verabreichung von β-Sympathomimetika geht mit dem günstigen Verhältnis von Dosis und Wirkung einher. Daher ist die inhalative Darreichungsform anzustreben. Eintritt, Stärke und Dauer der bronchodilatatorischen Wirkung moderner β-Sympathomimetika weisen aus klinischer Sicht keine bedeutenden Unterschiede auf. Die β-Sympathomimetika sind die bevorzugten Medikamente zur Durchführung des sog. „Broncholysetests“. Bei diesem Test wird die Lungenfunktion vor und ca. 15 min nach Gabe eines β-Sympathomimetikums mittels Dosieraerosol oder Düsenvernebler gemessen. Eine Abnahme des Atemwegswiderstands um mindestens 50% bzw. eine Zunahme des Atemstoßes (FEV_1) um mindestens 20% gegenüber dem Ausgangswert zeigt die Reversibilität der Atemwegsobstruktion an. Das Ergebnis dieses Tests dient häufig als rationale Begründung für den Einsatz eines β-Sympathomimetikums. Eine Übersicht über Darreichungsformen und Dosierungen gebräuchlicher β-Sympathomimetika bei Erwachsenen gibt Tabelle 1.

Tabelle 1. Dosierung von β-Sympathomimetika bei Erwachsenen

Arzneistoff	Handelsname	Dosierung/Tag
Salbutamol	Sultanol Dosieraerosol	4mal 1-2 Hübe (1 Hub = 0,1 mg)
	Sultanol Retard-Tabletten	2mal 8-16 mg
	Sultanol Tabletten	3-4mal 2-4 mg
	Sultanol Zäpfchen	4mal 2 mg
Terbutalin	Bricanyl Dosieraerosol	4mal 1-2 Hübe (1 Hub = 0,25 mg)
	Bricanyl Duriles Tabletten	2mal 7,5 mg
	Bricanyl Tabletten	2-3mal 2,5-5,0 mg
	Bricanyl Ampullen	1-4mal 0,25 mg s.c.
Fenoterol	Berotec Dosieraerosol	4mal 1-2 Hübe (1 Hub = 0,2 mg)
	Berotec Tabletten	3mal 2,5-5,0 mg
Reproterol	Bronchospasmin Dosieraerosol	4mal 1-2 Hübe (1 Hub = 0,5 mg)
	Bronchospasmin Tabletten	3mal 10-20 mg
	Bronchospasmin Ampullen	1mal 0,09 mg langsam i.v.
Clenbuterol	Spiropent Tabletten	2mal 0,02 mg
	Spiropent Saft	2-3mal 0,015 mg
Hexoprenalin	Etoscol Dosieraerosol	4mal 1 Hub (1 Hub = 0,2 mg)
	Etoscol Tabletten	2-3mal 0,25-0,5 mg
Procaterol	Onsukil Tabletten	2mal 50 μg

Die anticholinergen Pharmaka wirken über eine Blockade der muskarinischen Aktion des Acetylcholins. Die bronchodilatatorische Wirkung der Anticholinergika beruht daher auf der antagonistischen Wirkung an den muskarinischen Rezeptoren der Atemwegsmuskulatur. Während das Atropin aufgrund von Nebenwirkungen keinen Eingang in die Behandlung obstruktiver Atemwegserkrankungen gefunden hat, werden die inhalierbaren Anticholinergika Ipratropiumbromid und Oxitropiumbromid erfolgreich eingesetzt. Die Wirksamkeit dieser Präparate setzt voraus, daß die Pathogenese der Obstruktion wesentlich durch eine vagal vermittelte Reflexbronchokonstriktion bestimmt wird. Der maximale bronchodilatatorische Effekt von Ipratropiumbromid wird erst nach ca. 30 min erreicht. Dosis-Wirkungs-Studien zeigten, daß eine Steigerung der Einzeldosis über 100 μg wenig sinnvoll ist. Bei vielen, insbesondere älteren Patienten (über 40 Jahre) bietet der kombinierte Einsatz von Ipratropiumbromid und β-Sympathomimetikum Vorteile (z. B. Berodual).

Die Methylxanthine werden gewöhnlich als besonders wirksame Bronchodilatatoren angesehen. Neben der bronchodilatatorischen Wirkung ist jedoch noch eine Reihe anderer pharmakodynamischer Eigenschaften nachgewiesen worden.

Pharmakologische Eigenschaften der Methylxanthine:

- Relaxation der Atemwegsmuskulatur,
- Hemmung der Mediatorenfreisetzung,
- Hemmung der Gefäßpermeabilität,
- Stimulation der mukoziliaren Clearance,
- Stimulation der Atemmuskulatur durch einen positiv inotropen Effekt auf das Zwerchfell,
- Stimulation der Atmung durch einen zentralen analeptischen Effekt.

Die bronchodilatatorische Wirkung der Methylxanthine ist dosisabhängig, so daß häufig unter Kontrolle der Serumkonzentration möglichst hohe Spiegel angestrebt werden. Die therapeutisch günstigen Plasmaspiegel liegen zwischen 10 und 20 μg/ml. Zu beachten sind die verhältnismäßig geringe therapeutische Breite, die bei hohen Plasmaspiegeln zu erwartenden Nebenwirkungen, die großen interindividuellen Unterschiede in der Plasmahalbwertszeit sowie die zirkadiane Rhythmik der Methylxanthinkinetik bei oraler Gabe.

Es steht außer Zweifel, daß die Kortikosteroide die Medikamente der ersten Wahl bei der Behandlung der lebensbedrohlichen akuten Atemwegsobstruktion und bei der Behandlung der schweren chronischen Verlaufsform obstruktiver Atemwegserkrankungen darstellen. Kortisol und Kortisolderivate verringern die Schleimhautschwellung sowie die entzündliche Infiltration und Dyskrinie, darüber hinaus erhöhen sie wahrscheinlich die Empfindlichkeit adrenerger β-Rezeptoren für β-Sympathomimetika. Erst in hohen und höchsten Dosen wirken sie auch bronchospasmolytisch. Streng unterschieden werden muß zwischen dem Einsatz relativ niedriger Dosen über längere Zeit im Intervall und der Gabe hoher Dosen kurzfristig beim akuten Anfall bzw. beim Status asthmaticus. Eine lang dauernde Gabe von Glukokortikoiden darf nur dann erfolgen, wenn der Patient mit anderen Maßnahmen allein nicht erfolgreich behandelt werden kann. Dabei sollte, wenn möglich, eine lokale Anwendung mittels Dosieraerosol (z. B. Budesonid oder Beclometasondipropionat) der oralen Applikation vorgezogen werden. Der Vorteil der lokalen Anwendung liegt darin, daß systemische Nebenwirkungen bei den üblichen Dosen weitgehend fehlen. Allerdings hängt der Behandlungserfolg von einer intensiven Information des Patienten über Anwendung und Wirkungsweise ab. Die glukokortikoidhaltigen Dosieraerosole wirken, da ihnen der bronchospasmolytische Effekt fehlt, nicht im Anfall, sie eignen sich daher nur zur Prophylaxe. Mit einem Erfolg kann bei regelmäßiger Inhalation (2mal 2 Hübe/Tag) erst nach einigen Tagen gerechnet werden. Zu achten ist auf Candidainfektionen im Rachenring, die sich durch einfaches Ausspülen des Mundes mit Leitungswasser meist verhindern oder mit einem Antimykotikum beseitigen lassen, ohne daß eine Unterbrechung der Therapie erforderlich ist. Hohe Dosen von Glukokortikoiden, i.v. gegeben, sind bei schweren Asthmaanfällen sowie beim Status asthmaticus unentbehrlich und wirken oft lebensrettend.

Zusammenfassend ergibt sich folgendes Bild:

1) Die inhalierbaren β-Sympathomimetika sind die Mittel der ersten Wahl zur Behandlung aller Formen obstruktiver Atemwegserkrankungen.
2) Die inhalierbaren Anticholinergika sind besonders bei älteren Patienten von Nutzen, die an einer chronisch obstruktiven Bronchitis leiden.
3) Der prophylaktische Effekt der Methylxanthine weist ein günstigeres Dosis-Wirkung-Spektrum als der bronchodilatatorische Effekt auf.
4) Die Therapie der Atemwegsobstruktion mit Kortikosteroiden ist eine differente, mitunter risikoreiche, in jedem Fall aber auch eine segensreiche Therapie.

Die Schleimhaut der Trachea besteht aus mehrschichtigem Flimmerepithel mit Schleimdrüsen und Becherzellen. Auf einer Zylinderepithelzelle sind etwa 200 Zilien mit ihren Basalkörperchen verankert [20]. Die Zilien haben eine Länge von etwa 6 µm und einen Durchmesser von 0,25 µm; sie bestehen aus 2 zentralen Filamenten und 9 radiär angeordneten Doppelfibrillen, deren Kontraktion zur Krümmung der Zilien führt [18]. Die Sekretbildung in den kleineren bis großen Atemwegen findet in den Clara-Zellen, den Becherzellen und in den peribronchialen Drüsen statt, die im ausgewogenen Verhältnis von mukösen und serösen Anteilen stehen. Der Schleimfluß ist abhängig von der Viskosität, der Elastizität und Adhäsivität [14], der Schleimproduktion und der Ziliartätigkeit [6]. Es werden 200–400 ml Schleim pro Tag erzeugt, die Schleimdecke wird dabei etwa alle 2 h erneuert [10]. Der Schleim besteht zu 95% aus Wasser und ist gegenüber dem Serum leicht hyperton. Die Eigenschaften wie Viskosität, Elastizität und Adhäsivität werden durch die gelösten Makromoleküle (Glykoproteine, Proteine, Immunglobuline und Lipide) bestimmt [15]. Durch den kontinuierlichen Schleimfluß werden inhalierte Partikel aus den kleinsten Luftwegen und Bronchioli respiratorii in Richtung Larynx transportiert und dann verschluckt. Bedingt durch die Abnahme des Gesamtumfangs der Luftwege von distal nach proximal nimmt die Flimmeramplitude zur Aufrechterhaltung eines kontinuierlichen Schleimflusses zu [18].

Die Dicke des Schleimfilms ist für die Ziliartätigkeit sehr wichtig. Der Schleimfilm besteht aus 2 Lagen (Sol und Gel), wobei die untere Schicht – Periziliarflüssigkeit (Dicke: 5 µm) – das Zurückschlagen der Zilien ermöglicht, die obere (Dicke: 1–2 µm) dem Schleim- und Partikeltransport dient [16] und als visköse Schicht von den Zilienspitzen nach oral bewegt wird.

Die viskoelastischen Eigenschaften der Gelphase bestimmen die rheologischen Eigenschaften des Mukus und sorgen für einen nach außen gerichteten Transport eingeschleuster Partikel. Das Ausmaß der Klebrigkeit des Mukus sorgt für ein günstiges Festhalten der Partikel oder ein Festhaften des Sekretes selbst an der Schleimhaut. Der geregelte Transport an der Grenzfläche Gel-Sol-Phase soll, wie neuere Untersuchungen zeigen, durch zwischen den Zilien und an dieser Grenzfläche liegende surfactantähnliche Strukturen gewährleistet sein. Weiterhin ist die Effektivität des Zilienschlages abhängig von der qualitativen Zusammensetzung der Solphase und dem Anteil des evtl. abgesunkenen viskösen Sekretanteils. Bei allen entzündlichen Vorgängen in der Bronchialschleimhaut ist mit Diffusionsstörungen in der Bronchialwand zu rechnen; somit kommt es zu einem Ungleichgewicht im Stoffaustausch der einzelnen Zellen mit der Flüssigkeitsschicht und den daraus resultierenden Funktionsausfällen des Mukustransportes. Die neubeschriebenen elektronenoptisch festgestellten Surfactantstrukturen scheinen eine stabilisierende Wirkung auf die Solphase auszuüben und die Adhäsivität der Gelphase zu vermindern. Eine Surfactantstimulation könnte hier ein wesentliches therapeutisches Prinzip darstellen.

Ein weiterer therapeutischer Ansatzpunkt ist die Beeinflussung bzw. Verbesserung der mukoziliaren Clearance. Dabei sind folgende Mechanismen zu deren Beurteilung zu beachten. Der morphologische Zustand der Bronchialschleimhaut wird bestimmt

1) durch die Anzahl der zilientragenden Zellen, der schleimproduzierenden Zellen und, bei bronchitischen Veränderungen, der vorhandenen Zelldysplasien;
2) durch die Rheologie und Menge des Mukus und der periziliären Flüssigkeit;
3) durch die Kinetik der Zilien mit angeborenen oder erworbenen Dyskinesien.

Gelingt es, die Dys- und Hyperkrinie durch Verflüssigung des zähen Schleims, der dadurch besser abgehustet werden kann, zu verbessern, ist damit ein auslösender Faktor der Bronchialobstruktion beseitigt.

Unter dem Begriff „Expektoranzien“ faßt man Substanzen zusammen, die die Entfernung von Bronchialsekret aus den Bronchien und der Trachea erleichtern bzw. beschleunigen. Innerhalb der Expektoranzien unterscheidet man zwischen Sekretolytika, Mukolytika und Sekretomotorika. Eine scharfe Trennung ist jedoch nicht möglich, da fließende Übergänge bestehen.

Sekretolytika sollen reflektorisch durch Stimulation afferenter parasympathischer Fasern und/oder durch direkten Angriff an den schleimproduzierenden Zellen die Bronchialsekretion steigern und dadurch den Schleim verflüssigen (z. B. ätherische Öle, Ammoniumchlorid und Kaliumjodid). Mukolytika verändern die physikochemischen Eigenschaften des Sekrets, insbesondere setzen sie dessen Viskosität herab. Zu den Sekreto-Mukolytika gehören Bromhexin und dessen Metabolit Ambroxol, Acetylcystein und Carbocystein. Eine sekretomotorische Wirkung läßt sich durch Anregung der Zilientätigkeit erreichen. Hierzu eignen sich β-Sympathomimetika, deren günstige Wirkung bei obstruktiven Atemwegserkrankungen neben der Broncholyse vermutlich auch auf einer Steigerung der Zilienmotilität beruht. Neben den β-Sympathomimetika sollen auch die bereits genannten ätherischen Öle, die außerdem antiseptisch und schwach spasmolytisch wirken, den Sekrettransport steigern [23].

Tabelle 2. Dosierung von Expektoranzien bei Erwachsenen

Arzneistoff	Handelsname	Dosierung/Tag
Bromhexin	Bisolvon	3mal 8-16 mg per os 2-4mal 8 mg i.v.
Ambroxol	Mucosolvan	3mal 30 mg per os 2-3mal 15-30 mg i.v.
Acetylcystein	Mucolyticum Lappe	3-4mal 0,4-1,0 g per inhalationem
	Fluimucil	3mal 200 mg per os 1mal 300 mg per inhalationem
Carbocistein	Transbronchin Mucopront	3mal 750 mg per os 3mal 700 mg per os

Mittels radioaerosolszintigraphischer Untersuchungen konnten deutliche Effekte von β-Mimetika [7, 19] und Methylxanthinen [21, 22] auf die Klärgeschwindigkeit radioaktiv markierter Partikel gezeigt werden. Eine Übersicht über Darreichungsformen und Dosierungen von Expektoranzien bei Erwachsenen gibt Tabelle 2.

Infolge struktureller und funktioneller Veränderungen nimmt mit dem Alter des Patienten auch die Häufigkeit pulmonaler Vorschädigungen zu. Dies zeigt sich sowohl in einer Abnahme der Vitalkapazität, der maximalen exspiratorischen Flußrate, der elastischen Rückstellkräfte, des Sauerstoffpartialdruckes im Blut und der Sensibilität der Reflexe der oberen Atemwege als auch in einer Zunahme des Residualvolumens sowie degenerativer Phänomene des Ziliarapparats. Nach Herzog et al. [12] ist die alternde Lunge zwar ohne Krankheitswert, doch beim Zusammentreffen mit zusätzlichen schädigenden Einflüssen wie Narkose und Operation erreichen sowohl die Abwehrfunktion als auch die atemmechanische Leistungsfähigkeit sehr rasch ihre Kompensationsmöglichkeit [9, 11]. Aus diesen Gründen ist diesen Pathomechanismen in der präoperativen Phase besonderes Augenmerk zu widmen.

Normalerweise überschreitet die Verschlußkapazität schon im mittleren Lebensalter die funktionelle Residualkapazität. Der zusätzliche Abfall der FRC im Gefolge von Oberbauch-, Zweihöhlen- und Thoraxeingriffen bedeutet, daß bei den betroffenen Patienten der größte Teil ihrer Ruheatmung im Bereich des Verschlußvolumens abläuft. Wegen einer ohnehin schon bestehenden Inhomogenität von Ventilation und Perfusion in den abhängigen Lungenarealen zugunsten einer relativen Perfusionszunahme kommt es dort bevorzugt zu einer vermehrten Bildung von Mikroatelektasen. Die postoperative Einschränkung des inspiratorischen Reservevolumens vermindert schon rein mechanisch eine periodische Entfaltung dieser Alveolarbezirke. Die abhängigen Bezirke der Lunge werden somit zur besonderen Problemzone des operierten Patienten [1, 2, 8].

Physiologische Mechanismen zur Verhinderung von Verteilungsstörungen sind tiefes Atmen, Seufzer, Husten, spontane Lagewechsel und die Ziliartätigkeit. Zwar sind die Veränderungen der Alterslunge nicht kausal beeinflußbar, jedoch kann durch intensive Trainings- und Lernprogramme der Physiotherapie und Inhalationstherapie präoperativ eine gute Ausgangsposition erreicht werden. Diese Patienten sind dann auch in der Lage, alle Maßnahmen zur Erhöhung ihrer inspiratorischen Kapazität und die Techniken zur Verbesserung tracheobronchialer Reinigungsmechanismen selbst durchzuführen. Als Behandlungsziele der Physiotherapie gelten eine Verbesserung der Koordination von abdomineller und Zwerchfellatmung, eine richtige Hustentechnik sowie die Lippenbremse beim Emphysempatienten [4].

Physiotherapeutische Maßnahmen zur Atelektasen- und Pneumonieprophylaxe wie Thoraxvibrationen, Perkussionsmassagen (Klopfen, Klatschen, Hacken) und Lagerungsdrainagen können auch präoperativ schon von Bedeutung sein. Wir unterstützen die krankengymnastische Atemtherapie zusätzlich durch das Erlernen der maximalen willkürlichen Inspiration mittels „incentive spirometers" und der Beatmungsinhalation mit intermittierendem positivem Druck (IPPB) sowohl bei Patienten mit präoperativ pathologischen Lungenfunktionsparametern und/oder bronchopulmonalen Erkrankungen als auch bei Patienten, die Operationen entgegensehen, welche eine erhebliche Einschränkung der Ventilationsgrößen erwarten lassen [5].

Voraussetzung für positive Ergebnisse mit diesem Verfahren ist eine sachgerechte, personalbezogene intensive Einweisung mit den richtigen, d.h. patientenbezogenen Kenngrößen der IPPB-Inhalation. Bezüglich der Indikationen für die Überdruckinhalation mit Medikamentenverneblung halten wir uns eng an die Richtlinien der American Thoracic Society [17].

Zusätzlich unterrichtet eine Krankengymnastin die Patienten auch in der maximalen willkürlichen Einatmung mittels „incentive spirometers". Dieses Verfahren stellt ein effektives therapeutisches Prinzip der volumenorientierten Atemtherapie dar [3]. Allerdings gilt es zu beachten, daß jede atemtherapeutische Maßnahme ohne die Identifizierung des Personals und des Patienten mit der jeweiligen Methode ineffektiv und damit zu aufwendig ist. Nur durch rechtzeitige Erfassung bronchopulmonaler Vorerkrankungen, Optimierung schon bestehender Therapien sowie den prophylaktischen Einsatz von Lern- und Trainingsprogrammen der Physio- und Inhalationstherapie läßt sich die postoperative pulmonale Komplikationsrate weiter reduzieren. Dies gelingt am besten in einer institutionalisierten atemtherapeutischen Einrichtung.

Literatur

1. Alexander JI, Horton PW, Miller W, Spence AA (1971) Airway closure in the postoperative period: A possible mechanism of postoperative hypoxaemia. Br J Anaesth 43: 1196
2. Alexander JI, Spence AA, Parikh RK, Stuart B (1973) The role of airway closure in postoperative hypoxaemia. Br J Anaesth 45: 34
3. Bartlett RH, Gazzaniga AB, Geraghty TR (1973) Respiratory maneuvers to prevent postoperative pulmonary complications. JAMA 224: 1017
4. Berger D, Nolte D (1978) Die atemmechanischen Grundlagen des gestörten Hustenmechanismus beim Emphysempatienten. Atemwegs Lungenkr 4: 178
5. Brandl M (1983) Präoperative Atemtherapie. Anästh Intensivmed 24: 206
6. Dalhemn T (1956) Mucus flow and ciliary activity in the trachea of healthy rats and rats exposed to respiratory irritant gases. Acta Physiol Scand [Suppl 123] 36: 1

7. Felix R, Hedde JP, Zwicker HJ, Winkler C (1978) Mukoziliare Klärfunktion unter betaadrenerger Stimulation mit Fenoterol. Prax Pneumol 32: 777
8. Fibuch EE, Rehder K, Sessler AD (1975) Preoperative CC/FRC ratio and postoperative hypoxaemia. Anesthesiology 43: 481
9. Hamer P (1973) Das Senium als Narkoserisiko. Anästhesiol Inf 14: 56
10. Hamer P (1974) Intratracheale Feuchtigkeitsmessungen bei intubierten Patienten während Narkose und auf der Intensivstation unter Verwendung verschiedener Befeuchtungssysteme. Prakt Anästh 9: 306
11. Hamer P (1977) Pulmonales Risiko sowie prä- und postoperative Atemtherapie des alten Menschen in der operativen Medizin. Z Gerontol 10: 445
12. Herzog H, Keller R, Baumann HR, Spinelli F (1967) Klinik und Therapie der gestörten Tracheobronchialmechanik. Beitr Klin Tuberk 135: 251
13. Latimer G, Dickman M, Day WC, Gunn ML, Schmidt CD (1971) Ventilatory patterns and pulmonary complications after upper abdominal surgery determined by preoperative computerized spirometry and blood gas analysis. Am J Surg 122: 622
14. Lauber B, Schmidt OP (1983) Pharmakologische Möglichkeiten zur Pneumonie- und Atelektaseprophylaxe. In: Rügheimer E (Hrsg) Intubation, Tracheotomie und bronchopulmonale Infektion. Springer, Berlin Heidelberg New York Tokyo, S 384
15. Lopez-Vidriero MT (1981) Airway mucus, production and composition. Chest [Suppl 6] 80: 799
16. Mercke A (1975) The influence of varying humidity on mucociliary activity. Acta Otolaryngol 79: 133
17. Respiratory Care Committee of the American Thoracic Society (1980) Guidelines for the use of Intermittent Positive Pressure Breathing (IPPB). Respir Care 25: 365
18. Rühle KH, Vastag E, Köhler D, Matthys H (1983) Ziliarer und nichtziliarer Partikeltransport. In: Rügheimer E (Hrsg) Intubation, Tracheotomie und bronchopulmonale Infektion. Springer, Berlin Heidelberg New York Tokyo, S 244
19. Sackner MA (1978) Effect of respiratory drugs on mucociliary clearance. Chest [Suppl] 73: 958
20. Sleigh MA (1981) Ciliary function in mucus transport. Chest [Suppl 6] 80: 791
21. Sutton PP, Pavia D, Bateman JR, Clarke SW (1981) The effect of oral aminophylline on lung mucociliary clearance in man. Chest 80: 889
22. Weiss T, Dorow P, Tönnesmann U (1984) Der Einfluß zweier Methylxanthine auf die mukoziliare Clearance und die pulmonale Verteilung inhalierter Mikropartikel. Atemwegs Lungenkr 10: 383
23. Ziment I (1982) Pharmakologie der respiratorischen Sekrete und Mukokinetika. Inpharzam Med Forum 1: 3

Zusammenfassung der Diskussion zu Teil 2

Frage: Jede Anästhesie verändert die Atemmechanik im Sinne einer Abnahme der Compliance von Thorax und Lunge. Diese erfolgt auch ohne Relaxation. Gibt es Befunde, ob hierbei das Höhertreten des Zwerchfells oder Veränderungen der knöchernen Thoraxwand von ausschlaggebender Bedeutung sind?

Antwort: Funktionell bestimmen sowohl die knöcherne Thoraxwand als auch das Zwerchfell die thorakale Compliance. Welcher von beiden Anteilen an der Reduktion der Compliance während der Narkose in welchem Ausmaß beteiligt ist, ist nicht genau anzugeben. Neue Erkenntnisse haben in letzter Zeit computertomographische Untersuchungen erbracht, die gezeigt haben, daß das Höhertreten des Zwerchfells eine Abnahme des thorakalen Volumens um 500 ml, die Abnahme des Thoraxquerschnitts eine Abnahme um 300 ml verursacht [3]. Das geht mit einer Verminderung der FRC und einer Verschlechterung der arteriellen Oxygenierung einher. Sekundär kann es zur Ausbildung von Atelektasen kommen, was sich durch einen PEEP von 10 cm H_2O aufheben läßt [1]. Dies entspricht im Prinzip den bei ARDS zu beobachtenden Veränderungen und PEEP-Effekten, nur sind hier die Auswirkungen auf die arterielle Oxygenierung stärker ausgeprägt [2]. Unter klinischen Gesichtspunkten spielen solche Effekte beim lungengesunden Patienten keine herausragende Rolle, sie sind aber der Grund dafür, daß die inspiratorische O_2-Konzentration nicht niedriger als 30% sein soll. Bei Patienten mit akuten (z.B. ARDS) oder chronischen (z.B. schweres obstruktives Atemwegssyndrom) Lungenerkrankungen muß die Güte der Oxygenierung durch Blutgasanalysen überwacht werden; für das kontinuierliche Monitoring ist bei solchen Patienten die nichtinvasive Pulsoxymetrie hervorragend geeignet.

Frage: Die negativen Einflüsse der Anästhesie auf die Atemmechanik können durch die Lagerung weiter verschlechtert werden. Hier ist v.a. an die Seiten- und Bauchlagerung zu denken. Mit welchen Maßnahmen ist unter solchen Bedingungen eine ausreichende Ventilation und Oxygenierung zu gewährleisten?

Antwort: Es muß in besonderem Maße dafür gesorgt werden, daß das Abdomen frei beweglich bleibt, also nicht vollständig einem Polster aufliegt. Schließlich muß der Anästhesist darauf achten, daß sich der Operateur oder seine Assistenten nicht zu stark auf den Thorax oder das Abdomen des Patienten stützen und so die FRC und die Compliance weiter reduzieren. Bei allen Lagerungsformen, die eine erhebliche Beeinträchtigung der Atemmechanik erwarten lassen, ist eine Blutgasanalyse von großem Wert. Später kann die Respiration mit nichtinvasiven Methoden kontinuierlich weiterüberwacht werden (Pulsoxymetrie, Kapnographie).

Frage: Die hypoxische pulmonale Vasokonstriktion (HPV) ist ein physiologischer Anpassungsmechanismus der Perfusion an die Ventilation, durch den die Abnahme der arteriellen Oxygenierung bei regionaler Hypoventilation vermindert wird. Spielt die Hemmung dieses Mechanismus durch Anästhestika in der Narkosepraxis eine Rolle?

Antwort: Bei lungengesunden Patienten, die in Rücken- oder Bauchlage operiert werden, ist nicht zu befürchten, daß es zu drastischen Abfällen des arteriellen O_2-Partialdrucks durch eine anästhesiebedingte HPV-Hemmung kommt. Eine solche kann sich jedoch - zumindest theoretisch - bei Patienten mit Verteilungsstörungen und erhöhter venöser Beimischung auswirken. Hier ist etwa an einen Patienten mit ARDS zu denken, der notfallmäßig operiert werden muß, oder an intrathorakale Eingriffe, während derer Teile der Lunge aus operationstechnischen Gründen komprimiert werden. Nicht nur volatile Anästhetika, sondern alle vasodilatatorisch wirkenden Pharmaka können die HPV hemmen. Die der Diagnose der Auswirkungen dienende und eine eventuelle Therapie bestimmende arterielle Blutgasanalyse ist möglichst immer durch eine gemischtvenöse (Pulmonaliskatheter, hilfsweise auch zentraler Venenkatheter) zu ergänzen.

Frage: Wie sollen die Größen Vitalkapazität und Einsekundenkapazität perioperativ gemessen werden?

Antwort: An die präoperative Diagnostik und die postoperative Verlaufskontrolle sind unterschiedliche Anforderungen zu stellen. Diagnostisch ist eine Beschränkung auf die forcierte Vitalkapazität (FVC) nicht sinnvoll, weil sie bei Patienten mit chronischer Obstruktion oder mit Emphysem bis zu 30% unter der bei langsamer Ausatmung gemessenen Vitalkapazität liegen kann. Dadurch können scheinbar normale Werte der Einsekundenkapazität ($FEV_{1,0}$) zustande kommen. Bei dieser ist die Angabe des Absolutwerts in der Lungenchirurgie unerläßlich. Aus einer großen Zahl von Studien ist nämlich bekannt, daß die untere Grenze der Operabilität bei einem Wert der $FEV_{1,0}$ von 800-1000 ml liegt, wie im Beitrag von Konietzko ausgeführt ist. Wertvoll ist präoperativ bei Patienten mit erniedrigter $FEV_{1,0}$ außerdem die Messung der Fluß-Volumen-Kurve und des Atemwegswiderstands (mittels Verschlußdruckmethode), weil damit eine Differenzierung zwischen endo- und exobronchialer Konstriktion möglich ist. Allerdings sind solche Geräte in der Anschaffung teuer. Für die postoperative Verlaufskontrolle genügen einfache, tragbare Geräte zur Bestimmung von FVC und $FEV_{1,0}$ oder auch Peakflowmeter.

Frage: Neben der Lungenfunktionsanalyse gibt es in der pneumologischen Diagnostik weitere Verfahren, die Aufschluß über den Zustand des Respirationssystems liefern. Hierzu zählen z. B. das Röntgenbild des Thorax, die Blutgasanalyse und die Perfusionsszintigraphie. Welchen Stellenwert haben solche Methoden im Vergleich zu spirometrischen Verfahren?

Antwort: Lungenfunktionsuntersuchung und Röntgenbild des Thorax untersuchen völlig verschiedene Dinge: die eine die Funktion, das andere die Morphologie. Vor Lungenresektionen ist eine unter Belastung auftretende Hypoxämie Anlaß, weitere Differenzierungen zwischen generalisierten und lokalisierten, tumorbedingten Funktionsstörungen vorzunehmen, etwa mit szintigraphischen Verfahren. Es kann dann zwischen einem Rechts-links-Shunt im vom Tumor obstruierten Bereich der Lunge und einer generalisierten Lungenparenchymerkrankung mit Diffusionsstörung unterschieden werden. Nur bei der ersten ist eine chirurgische Therapie möglich.

Frage: Die mukoziliare Clearance wird perioperativ durch viele Faktoren gestört: bronchiale Vorerkrankungen, Anästhesie und Operation beeinträchtigen den Selbstreinigungsmechanismus des Bronchialsystems. Kann das in der Klinik gemessen werden?

Antwort: Daß die Störung der mukoziliaren Klärfunktion ein gravierendes Moment bei der Entwicklung der postoperativen respiratorischen Insuffizienz sein kann, ist unbestritten. Die einzige Meßmethode ist bislang die Radioaerosolszintigraphie. Sie ist aber kein Routineverfahren, sondern noch der klinischen Forschung vorbehalten.

Frage: Es wird immer wieder empfohlen, nach einem akuten Infekt, insbesondere der Atemwege, jede Anästhesie und Operation nach Möglichkeit um 4 Wochen aufzuschieben. Ist diese Empfehlung berechtigt?

Antwort: Die durch akute Atemwegsinfekte gestörten Funktionen sind in der Regel für einen noch längeren Zeitraum als 4 Wochen beeinträchtigt. Gemessen werden kann das allerdings kaum. Am ehesten läßt sich die Hyperreagibilität des Bronchialsystems erfassen. Hierzu ist weniger der in der klassischen Asthmadiagnostik verwendete Metacholintest geeignet als der beim chronischen Bronchitiker ohnehin in der präoperativen Diagnostik häufig eingesetzte Broncholysetest. Zeigt sich nach einem akuten Infekt eine broncholytische Wirkung von β-Mimetika oder Anticholinergika, ist dies als Hinweis auf eine fortbestehende bronchiale Hyperreaktivität zu werten. Kann der operative Eingriff nicht aufgeschoben werden, sollte unbedingt präoperativ und so früh wie möglich postoperativ eine Inhalationstherapie mit β-Mimetika oder auch mit Anticholinergika (Ipratropiumbromid) durchgeführt werden.

Literatur

1. Brismar B, Hedenstierna G, Lundquist H, Strandberg A, Svensson L, Tokics L (1985) Pulmonary densities during anesthesia with muscular relaxation. A proposal of atelectasis. Anesthesiology 62: 422
2. Gattinoni L, Mascheroni D, Torresin A et al. (1986) Morphological response to positive end expiratory pressure in acute respiratory failure. Computerized tomography study. Intensive Care Med 12: 137
3. Hedenstierna G, Strandberg A, Brismar B, Lundquist H, Svensson L, Tokics L (1985) Functional residual capacity, thoracoabdominal dimensions, and central blood volume during general anesthesia with muscle paralysis and mechanical ventilation. Anesthesiology 62: 247

Teil 3

Gastrointestinaltrakt, Ernährung

Risikoerfassung und optimierende Therapie bei intrahepatischen Erkrankungen der Leber

W. Schranz

Einleitung

Akute und chronische Lebererkrankungen beeinflussen in erheblichem Ausmaß die perioperative Morbidität und Mortalität [2]. Lebererkrankungen spielen in der präoperativen Risikoeinschätzung eine besondere Rolle:

Bei der Analyse von 45000 chirurgischen Eingriffen fanden sich bei Patienten mit vorbestehender Leberschädigung fast 500mal häufiger postoperative Komplikationen der Leberfunktion als bei Lebergesunden [6].

Als Beispiel für einen postoperativen Ikterus seien 4 eigene Patienten aufgeführt. Bei 2 Patienten war eine vorbestehende Lebererkrankung bekannt (chronische Hepatitis, Leberschädigung durch chronische Rechtsherzinsuffizienz). Drei Patienten verstarben im Leber-Nieren-Lungen-Versagen.

Postoperativer Ikterus:

Patientin A, 75 Jahre:
perforiertes Ulkus, Rechtsherzinsuffizienz; †
Patient B, 60 Jahre:
aortokoronarer Bypass, chronische B-Hepatitis; †
Patient C, 65 Jahre:
aortokoronarer Bypass; †
Patient D, 70 Jahre:
perforiertes Ulkus, malignes Lymphom.

Grundsätzlich kann man davon ausgehen, daß die Mehrzahl der Narkoseverfahren und chirurgischen Eingriffe Nebenwirkungen an der Leber zur Folge haben. Wichtige Faktoren für den Anästhesisten bei Patienten mit Lebererkrankung sind zum einen der veränderte Medikamentenmetabolismus und zum anderen die Art und Schwere der Erkrankung.

Nach Wilkinson ist die Leberclearance eines Pharmakons von der Leberdurchblutung und der Extraktionsrate im „Steady state" abhängig [8].

Hierbei wird die Extraktionsrate durch die Proteinbindung und die Aktivität des arzneimittelabbauenden Enzymsystems der Leber beeinflußt.

Leberkrankheiten beeinflussen je nach Ursache und Krankheitsstadium die strukturelle und biochemische Organisation der Leberzelle.

Während bei akut entzündlichen Prozessen v.a. die metabolische Funktion der einzelnen Hepatozyten beeinträchtigt wird, stehen bei chronischen Prozessen (z.B. Leberzirrhose) funktionelle Veränderungen der Leberdurchblutung im Vordergrund. Mehr als 60% des portalen Blutflusses können dabei durch intrahepatische

Tabelle 1. Leberclearance von Pharmaka. Geschwindigkeitsbestimmende Parameter in Abhängigkeit von der Substanzeigenschaft. (Nach [1])

Pharmakon	Extraktionsrate	Gebundene Menge [%]
Von der Durchblutung abhängig		
Lidocain	0,83	45-80
Propranolol	0,60-0,80	93
Pethidin (Meperidin)	0,60-0,95	60
Pentazocin	0,80	-
Morphin	0,50-0,75	35
Von der Enzymaktivität und der Eiweißbindung abhängig		
Warfarin	0,003	99
Tolbutamid	0,02	98
Diazepam	0,03	98
Phenytoin	0,03	90
Chlorpromazin	0,22	91-99
Clindamycin	0,23	94
Digitoxin	0,005	97
Von der Enzymaktivität, aber nicht von der Eiweißbindung abhängig		
Antipyrin	0,07	10
Hexobarbital	0,16	-
Amylobarbital	0,03	61
Thiopental	0,28	72
Theophyllin	0,09	59

Anastomosen und/oder extrahepatische Kollateralen direkt in die systemische Zirkulation „geshunted" werden [4]. Tabelle 1 zeigt eine Zuordnung der für den Anästhesisten gebräuchlichen Medikamente, deren Leberclearance zum einen von der Leberdurchblutung (wie Lidocain, Pentazocin, Morphin), zum anderen von der Enzymaktivität *und* Eiweißbindung (wie Diazepam, Digitoxin) und schließlich nur von der Enzymaktivität (wie Hexobarbital, Thiopental) abhängig ist [1].

Wegen der starken interindividuellen Variationen und der vielfältigen Variablen von Leberkrankheiten ist eine Dosisanpassung im Einzelfall schwierig, und die sorgfältige klinische Kontrolle des Patienten bleibt unerläßlich.

Diagnostik

Neben der veränderten Metabolisierung von Medikamenten spielt bei der Risikoerfassung des Patienten die Art und Schwere der Lebererkrankung eine wichtige Rolle.

Bereits Anamnese (durchgemachte Hepatitis, chronischer Alkoholabusus, Fieber und Ikterus und Halothannarkose) und klinische Untersuchung (Spidernävus, Aszites) deuten auf eine Lebererkrankung hin.

Für die präoperative laborchemische Diagnostik ist ein Minimalprogramm zu fordern:

Laborchemische Untersuchungen bei Verdacht auf Lebererkrankung:

1) Exkretionsleistung:
   - Bilirubin;
2) Syntheseleistung (Metabolisierung):
   - Gerinnung (Quick-Wert),
   - Cholinesterase,
   - Albumin;
3) zelluläre Integrität:
   - Aminotransferasen,
   - γ-GT, alkalische Phosphatase.

Eine Erhöhung des Bilirubin ist nach Ausschluß eines hämolytischen Ikterus und eines extrahepatischen Verschlusses ein guter Parameter für eine Störung der Leberexkretion.

Erhebliche Bedeutung als Zeichen einer schlechten Prognose haben die syntheseleistungsanzeigenden Parameter (Quick-Wert, Cholinesterase, Serumalbumin). Bei einer um 58% verminderten Prothrombinzeit und einer gleichzeitigen Verminderung des Serumalbuminspiegels unter 3,6 g/dl war die Überlebenszeit im Vergleich zu Zirrhosekranken mit guten Prothrombin- und Albuminwerten deutlich vermindert [9].

Die Transaminasen geben einen Hinweis auf die zytodestruktive Krankheitsaktivität, erlauben jedoch keine Rückschlüsse auf die Parenchymreserve der Leber.

Alkalische Phosphatase und γ-GT sind cholestaseanzeigende Enzyme, die bei Verschlußsyndromen, aber auch bei cholestatisch verlaufender Hepatitis und medikamenteninduzierten Leberschädigungen erhöht sein können.

Eine Erweiterung der diagnostischen Maßnahmen beinhaltet die Hepatitisserologie (exakter Nachweis der Hepatitis-A- und -B-Virusantigene) sowie die Bestimmung von Antikörpern zur Einteilung der chronischen Hepatitiden (z. B. antimitochondreale Antikörper pathognomonisch für die primäre biliäre Zirrhose).

Bildgebende Verfahren (Ultraschall, Computertomographie, ERCP) und Biopsie durch Laparoskopie ergänzen und sichern die Diagnose.

Grundsätzlich darf davon ausgegangen werden, daß Patienten mit relevanter Störung der synthetischen Leistung und hepatozellulären Funktion der Leber häufiger eine Verschlechterung der Leberfunktion durch Narkose bzw. Operation erfahren.

Das Operationsrisiko bei *akuter Virushepatitis* ist hoch. In einer Untersuchung von Harville [5] wird im Falle einer Operation bei akuter Virushepatitis eine Operationsmortalität von 9,5% und das Auftreten schwerer leberassoziierter Komplikationen mit 12% angegeben. Elektive Operationen sollten nicht durchgeführt werden.

Die *Halothanhepatitis* darf aufgrund von Einzelbeobachtungen mit Reexpositionsversuchen als gesichert angesehen werden, man hält sie allerdings für weniger häufig als früher. Halothan und analoge Narkotika sollten bei bereits früher angewandter Halothannarkose, besonders, wenn im Gefolge einer solchen Narkose Fieberreaktionen und Ikterus aufgetreten waren, nicht mehr eingesetzt werden.

Eine Sonderstellung nimmt die *akute alkoholische Hepatitis* ein. Hier liegt ein sehr hohes Operationsrisiko vor. Die postoperative Letalität lag bei offener Leberbiopsie bei 51% der Patienten [3]. Es ist wichtig, dieses Krankheitsbild zu kennen,

Tabelle 2. Einschätzung des Operationsrisikos bei Leberzirrhose. (Nach [7])

Klinische und biochemische Messungen	Risikogruppen (Punktzahl)[a]		
	I	II	III
Enzephalopathie	0	I-II	III-IV
Bilirubin [μmol/l]	25	25-40	>40
Albumin (g/100 ml)	3,5	2,8-3,5	< 2,8
Prothrombinzeit (in Sekunden verlängert)	1-4	4-6	> 6

[a] *Gruppe I* (5-6 Punkte): tolerables Operationsrisiko; *Gruppe II* (7-9 Punkte): mittelgradiges Operationsrisiko; *Gruppe III* (10-15 Punkte): hohes Operationsrisiko.

da diese Erkrankung häufig mit Leukozytose, Ikterus und Bauchschmerzen bis zum Bild des akuten Abdomens einhergeht. Eine Operation ist bei dieser Erkrankung unbedingt zu vermeiden.

Patienten mit *chronisch persistierender Hepatitis* haben eine normale Leberfunktion, ein chirurgischer Routineeingriff braucht nicht aufgeschoben zu werden.

Eine *chronisch aktive Hepatitis* kann evtl. durch Kortikosteroide verbessert werden; auch bei dieser Erkrankung können notwendige Operationen durchgeführt werden.

Eine Operation bei *Leberzirrhose* ist ein risikoreiches Unterfangen.

Ein Versuch zur schematisierten Risikoabschätzung wurde von Pugh et al. [7] vorgeschlagen (Tabelle 2).

Die präoperative Vorbereitung stellt den Versuch dar, den funktionellen Zustand der Leber der Patienten zu verbessern. Auslösende Faktoren für eine hepatische Enzephalopathie sollten bekannt sein:

- Sedativa,
- GI-Blutung,
- metabolische Alkalose,
- Niereninsuffizienz,
- Infektionen,
- Obstipation.

Die therapeutischen Maßnahmen zielen darauf ab, die Ammoniakbildung herabzusetzen. Dies geschieht durch eiweißreduzierte Kost, Gabe schwer resorbierbarer Antibiotika (Neomycin) und Laktulose. Die Gabe von verzweigtkettigen Aminosäuren hat sich bewährt.

Die Behandlung des hepatogenen Aszites sieht folgendermaßen aus:

1) Verminderung der Flüssigkeitsmenge:
- Flüssigkeit (1,5 l/Tag),
- Kochsalz (1-3 g/Tag),
- Aszitespunktion (Dyspnoe);

2) Diuretika (Aldosteronantagonist);

3) Leberkomaprophylaxe:
- eiweißreduzierte Kost,
- verzweigtkettige Aminosäuren,
- Darmreinigung (Lactulose),
- Darmsterilisation (Neomycin).

Gerade bei Patienten mit Leberzirrhose finden sich häufig schwere Gerinnungsstörungen. Die verlängerte Prothrombinzeit ist Ausdruck einer eingeschränkten hepatischen Synthese von Gerinnungsfaktoren; die zirrhoseassoziierte Thrombozytopenie ist Folge des Hypersplenismus. Bei einer entparenchymatisierten fortgeschrittenen Zirrhose ist durch Vitamin-K-Gabe keine Anhebung der Gerinnungsproteine möglich. In solchen Fällen ist die Gabe von frisch gefrorenem Plasma vor und während der Operation zur Vermeidung von schweren Blutungen angezeigt.

Schlußfolgerung

Für die Beurteilung des Narkoserisikos ist die Erkennung und exakte Diagnose der Lebererkrankung wichtig.

Entscheidend ist die Leberparenchymfunktion.

Bei einer schlechten Leberparenchymfunktion sind die therapeutischen Möglichkeiten begrenzt.

Jedoch kann evtl. durch Verschiebung der Operation, durch geeignete Vorbehandlung und die Wahl des Narkoseverfahrens sowie durch Vorbeugung einer ischämischen Leberschädigung das Auftreten postoperativer Komplikationen weitgehend vermieden und die Prognose verbessert werden.

Literatur

1. Blaschke TF (1977) Proteinbinding and kinetics of drugs in liver diseases. Clin Pharmakokinet 2: 32
2. Brown BR (ed) (1979) Anesthesia and the patient with liver disease. Davis, Philadelphia
3. Greenwood SM, Leffler CT, Minkowitz S (1972) The increased mortality rate of open liver biopsy in alcoholic hepatitis. Surg Gynecol Obstet 134: 600
4. Gross G, Perrier CV (1975) Intrahepatic porta-systemic shunting in cirrhotic patients. N Engl J Med 293: 1046
5. Harville DD, Summerskill WHJ (1973) Surgery in acute hepatitis. JAMA 184: 257
6. Keeri-Szanko M, Lafleur F (1963) Postanesthetic liver complications in a general hospital: A statistical study. Can Anaesth Soc J 10: 531
7. Pugh RNH, Murray-Lyon JM, Dawson JL, Williams R (1973) Transsection of the esophagus for bleeding varices. Br J Surg 60: 646
8. Wilkinson GR, Shand DG (1975) A physiological approach to hepatic drug clearance. Clin Pharmacol Ther 18: 377
9. Winkel P, Juke N, Tygstrup N (1970) The prognostic value of clinical and laboratory data in patients with cirrhosis. Scand J Gastroentol [Suppl 7] 5: 181

Posthepatische Cholestase: präoperative Risikoerfassung und Biliodrainage, perioperativer Nutzen

W. Domschke

Einleitung

Unter posthepatischer Cholestase versteht man die Abflußbehinderung der Galle durch obstruierende Prozesse im Bereich des Ductus hepaticus dexter bzw. sinister, Ductus hepaticus communis oder des Ductus choledochus bis hin zu seinem Eintritt ins Duodenum. Die Ursachen solcher Cholestasezustände sind in vielen Fällen Indikation zur chirurgischen Intervention mit dem Ziel der Beseitigung bzw. Umgehung des Abflußhindernisses. Ob und inwieweit derartige Operationen durch die begleitende Cholestase risikoreicher werden und in welchen Fällen eine präoperative biliäre Dekompression im Sinne einer konzertierten internistisch-chirurgischen Therapieoptimierung sinnvoll ist, wird im folgenden zu diskutieren sein.

Ursachen und Diagnostik

Ursachen extrahepatischer Cholestasezustände mit häufiger chirurgischer Konsequenz sind maligne und benigne Gallengangsstenosen sowie Gallengangskonkremente. Stenosen sind meist Folge von obturierend bzw. komprimierend wachsenden malignen Tumoren der Gallenblase, der Gallengänge, der Papilla Vateri und des Pankreas. Auch Lymphome und Metastasen kommen in Frage. Benigne Gallengangsstenosen entstehen gelegentlich postoperativ (v.a. Narbenstenosen) oder entzündlich, z.B. bei längerdauernder Cholezystolithiasis und auf den Ductus choledochus übergreifender Entzündung im Sinne des Mirizzi-Syndroms.

Daß es sich um eine posthepatische Cholestaseform handelt, läßt sich aufgrund klinisch-chemischer Parameter allein nicht sichern. Erhöhungen des Serumbilirubins und der cholestaseanzeigenden Enzymaktivitäten (alkalische Phosphatase, γ-GT) finden sich auch bei intrahepatischer Cholestase. Die Grenzen zwischen extra- und intrahepatischer Cholestase verwischen sich laborchemisch außerdem dadurch, daß auch der längerdauernde posthepatische Gallengangsverschluß zur Leberzellschädigung mit Zeichen des Zelluntergangs (Transaminasenanstieg) bzw. eingeschränkter Synthesekapazität (Abfall von Albumin, Gerinnungsfaktoren und Cholinesteraseaktivität) führt. Dagegen läßt sich ultrasonographisch in mehr als 90% der Fälle zwischen intra- und extrahepatischer Cholestase differenzieren [14]. Diese Unterscheidung ist aufgrund der Erweiterung bzw. Nichterweiterung intra- und extrahepatischer Gallenwege sowie der Gallenblasengröße möglich. Damit stellt die Sonographie die Weichen für weiterführende Untersuchungen (Laparoskopie bzw. endoskopisch-retrograde Cholangio- und Pankreatikographie), die dann die Artdiagnostik der vorliegenden Cholestaseursache erlauben.

Präoperative Risikoerfassung

Faktoren zur präoperativen Risikoerfassung. (Nach [3, 13, 18])

Malignom,	
Alter	> 60 Jahre,
*Bilirubin	> 10 mg/100 ml,
*Fieber	> 38 °C,
*Leukozyten	> 10^4/mm^3,
*BUN	> 20 mg/100 ml,
*HK	< 30%,
*Albumin	< 3 g/100 ml.

*: präoperativer Therapie zugänglich, *BUN* Serum-Harnstoff-Stickstoff, *HK* Hämatokrit

In der Übersicht ist eine Reihe von Faktoren aufgeführt, wobei jeder Faktor für sich allein genommen mit einem erhöhten perioperativen Risiko assoziiert ist [3, 13, 18]. Je mehr Faktoren im Verbund vorliegen, desto höher ist das Risiko. Dementsprechend sollten präoperative therapeutische Maßnahmen auf möglichst weitgehende Normalisierung der angegebenen Faktoren zielen. Dabei sind natürlich die Prognosedeterminanten „maligne Dignität der vorliegenden Obstruktion" und „Alter des Patienten über 60 Jahre" unbeeinflußbar. Dagegen sind die anderen Parameter „deutliche Hyperbilirubinämie mit Leberfunktionseinschränkung", „Fieber, Leukozytose als Ausdruck septischer Cholangitis", „beginnende Niereninsuffizienz" und „Anämie" durch geeignete präoperative Therapie zu bessern. Durch eine derartige präoperative Risikoerfassung und Therapieoptimierung sollte die Prognose der Patienten im Rahmen der Gallenwegschirurgie günstiger werden, da zu hoffen ist, daß dann die Hauptursachen perioperativer Letalität - nämlich „Nierenversagen", „gastrointestinale Blutung" und „intraabdominelle Sepsis" [3] - seltener werden.

Präoperative Therapie und Prognose

Aus den oben zusammengestellten Risikoparametern ergeben sich als präoperative therapeutische Konsequenzen folgende Maßnahmen: Äquilibrierung von intravaskulärem Volumen, Elektrolyten und Säurebasenhaushalt, bei beginnender Niereninsuffizienz evtl. zusammen mit Diuretika vom Typ des Furosemid; Substitution einer allfälligen Hypalbuminämie und Bluttransfusionen bei Anämie, insbesondere bei Patienten mit Tumoren oder infektiös-toxischer Anämie. Besonderer Wert ist auf den Ausgleich von Gerinnungsstörungen zu legen: Vitamin K_1 in einer täglichen Dosierung von 10 mg über 3 Tage, um auch bei bereits normalisierter Prothrombinzeit die Vitamin-K-Speicher sicher aufzufüllen. Steht nur kurze

Zeit zur Korrektur der Gerinnungsstörungen zur Verfügung, kann Fresh-frozen-Plasma gegeben werden.

Besondere präoperative therapeutische Maßnahmen sind für die Risikosituationen „Hyperbilirubinämie" und „septische Cholangitis" zu diskutieren.

Hyperbilirubinämie

Von der präoperativen Senkung erhöhter Serumbilirubinspiegel hat man sich einen günstigen Einfluß auf die perioperative Letalität versprochen. Eine nichtchirurgische Biliodrainage ist grundsätzlich über 2 Wege möglich: einmal in Form der perkutan-transhepatischen Cholangiodrainage [15], zum anderen auf endoskopisch-transpapillärem Wege entweder als bilionasale [17, 23] oder als biliodudenale, sog. interne Drainage [12, 20]. Dem eventuellen Nutzen derartiger präoperativer biliärer Drainagen muß natürlich das Komplikationsrisiko solcher Verfahren gegenübergestellt werden. Eine Sammelstatistik nach [8] zeigt, daß die endoskopisch-transpapillären Drainageverfahren deutlich weniger komplikationsträchtig sind: Die Rate kurzfristig auftretender Komplikationen (Cholangiosepsis, Blutung, Pankreatitis) betrug bei 584 untersuchten Patienten 3,8%, während entsprechende Komplikationen (Cholangiosepsis, Blutung, Peritonitis) bei perkutan-transhepatischer Drainage in 10,1% der 739 untersuchten Fälle auftraten.

In einer Reihe unkontrollierter, z.T. umfangreicher Studien ist der präoperativen Biliodrainage ein günstiger Effekt auf die perioperative Letalität zugeschrieben worden [4, 5, 22], obwohl natürlich derartige Studien aufgrund ihrer Anlage eine definitive Beantwortung der Frage „drainieren oder nicht drainieren?" nicht zulassen. Die Ergebnisse kontrollierter Untersuchungen zu dieser Frage sind in Tabelle 1 zusammengefaßt. Aus dieser Zusammenstellung ist eine eindeutige Überlegenheit präoperativer biliärer Dekompression im Hinblick auf die Prognose

Tabelle 1. Einfluß präoperativer Biliodrainage auf die perioperative Letalität bei Cholestasezuständen unterschiedlicher Genese und Schwere

Perioperative Letalität			Studie
Mit Drainage		Ohne Drainage	
[%]	p	[%]	
4	s	41	Takada et al. [21]
8	s	28	Nakayama et al. [16]
5	?	23	Rückert et al. [19]
16	ns	25	Denning et al. [2]
29	ns	15	Husemann [13]
*12	ns	15	Hatfield et al. [9]
* 6	s	23	Gundry et al. [7]

*: prospektive Studien, alle anderen retrospektiv angelegt; *s* signifikanter, *ns* nichtsignifikanter Unterschied; *?* Unterschied nicht abschätzbar, da historisches Kontrollkollektiv

der so vorbehandelten Patienten nicht zu erkennen. Allerdings handelt es sich bei den aufgeführten Studien um pauschalierende Vergleiche zwischen Patientenkollektiven, in denen nicht nach zugrundeliegender Obstruktionsursache, Höhe des Serumbilirubinspiegels und anderen Begleitkonditionen (z. B. septischen Temperaturen) stratifiziert wurde. Die Notwendigkeit eines derartig differenzierten Zugangs zur Frage der präoperativen Biliodrainage wird aus einer kürzlich erschienenen Arbeit deutlich, in der bei Patienten mit Pankreaskarzinom und einem Serumbilirubinspiegel über 10 mg/100 ml nur dann ein Vorteil präoperativer biliärer Dekompression festzustellen war, wenn die nachfolgende Operation auf „kurative" Tumorresektion zielte; dagegen erwies sich die Biliodrainage vor Palliativoperationen als überflüssig [6].

Septische Cholangitis

Extrahepatischer Verschlußikterus mit septischer Cholangitis stellt nach allgemeiner klinischer Erfahrung eine besondere Risikokonstellation dar (s. Übersicht auf S. 85). Die akute eitrige Cholangitis kann - wenn sie unbehandelt bleibt - innerhalb von 12-24 h zum irreversiblen Schock führen [1]. Die klinische Symptomatik ist typisch: Ikterus, Schmerzen im rechten Oberbauch und septisches Fieber. Unter diesen Umständen sind chirurgische Interventionen mit Letalitätsraten zwischen 33 und 47% belastet [10, 11]. Die heutige Therapie zielt deshalb auf sofortige effektive Dekompression durch endoskopische Biliodrainage [24]. Daneben ist Breitbandantibiose indiziert: Mezlocillin bzw. Piperacillin. Bei Verdacht auf Beteiligung von Pseudomonas und Klebsiellen am Infektionsgeschehen sollten zusätzlich Aminoglykoside (z. B. Gentamycin) gegeben werden. Entfiebert der Patient

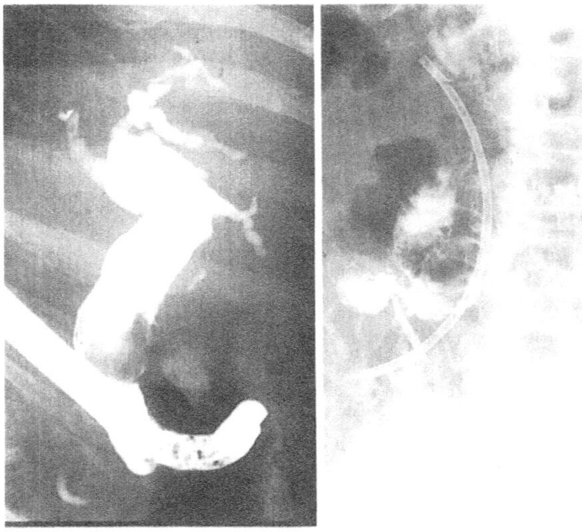

Abb. 1. Endoskopisch-retrogrades Cholangiogramm einer 85jährigen, ikterischen, septisch fiebernden Patientin: großes, tonnenförmiges, endoskopisch nicht extrahierbares Choledochuskonkrement mit massiver Gallengangsdilatation vor *(links)* und nach *(rechts)* interner Biliodrainage

trotzdem nur mangelhaft, ist an die Beteiligung von Anaerobiern zu denken und die antibiotische Therapie durch Metronidazol zu ergänzen.

In Abb. 1 ist das endoskopisch-retrograde Cholangiogramm einer 85jährigen Patientin mit einem mehrere Zentimeter im Durchmesser haltenden, tonnenförmigen Choledochuskonkrement mit massiver Dilatation des intra- und extrahepatischen Gallenwegssystems dargestellt. Dabei bestand eine septische Cholangitis. Sofortige endoskopische biliäre Dekompression in Form einer internen Drainage (Abb. 1, *rechts*) führte zusammen mit antibiotischer Therapie zur raschen Entfieberung der Patientin und anschließender komplikationsloser chirurgischer Gallengangsrevision mit Entfernung des endoskopisch nicht extrahierbaren Choledochuskonkrements. Es ist zu erwarten, daß laufende prospektiv-kontrollierte Studien in Fällen von operationspflichtiger Choledocholithiasis mit septischer Cholangitis die Überlegenheit präoperativer Biliodrainage gegenüber sofortiger chirurgischer Intervention auch statistisch sichern werden.

Präoperative Disposition

Bei posthepatischer Cholestase ist eine generelle präoperative Biliodrainage nicht zu rechtfertigen. Zwei Indikationen bieten sich an: die massive Hyperbilirubinämie mit Werten über 10 mg/100 ml und beginnender Leberinsuffizienz (Abnahme von Albumin und Gerinnungsfaktoren). Zum anderen Cholestasezustände, die durch septische Cholangitis kompliziert sind. Beide Indikationen bedürfen jedoch noch weitergehender statistischer Absicherung durch prospektiv-kontrollierte Studien mit differenzierter Stratifikation nach Cholestaseursache und Begleitvariablen (Serumbilirubinspiegel, Leberstatus, allfällige septische Komponente, konkomitierende Erkrankungen, Alter des Patienten). Bei gegebener Indikation ist als komplikationsärmeres Verfahren der Wahl die endoskopisch-transpapilläre Dekompression in Form der bilionasalen bzw. bilioduodenalen Drainage anzustreben.

Literatur

1. Chock E, Wolfe BM, Matolo NM (1981) Acute suppurative cholangitis. Surg Clin North Am 61: 885
2. Denning DA, Ellison EC, Carey LC (1981) Preoperative percutaneous transhepatic biliary decompression lowers operation morbidity in patients with obstructive jaundice. Am J Surg 141: 61
3. Dixon JM, Armstrong CP, Duffy S, Davies GC (1982) Statistical analysis of the factors affecting mortality and morbidity in biliary tract surgery. Gut 23: A441
4. Döbrönte Z, Kagel KO (1983) Preoperative external biliary drainage. Endoscopy 15: 215
5. Dooley JS, Dick R, George P, Kirk RM, Hobbs KEF, Sherlock S (1984) Percutaneous transhepatic endoprosthesis for bile duct obstruction. Gastroenterology 86: 905
6. Ellison EC, Aman ME van, Carey LC (1984) Preoperative transhepatic biliary decompression in pancreatic and periampullary cancer. World J Surg 8: 862
7. Gundry SR, Strodel WE, Knol JA, Eckhauser FE (1983) Efficacy of preoperative percutaneous biliary decompression in patients with obstructive jaundice. Gastroenterology 84: A1177
8. Hagenmüller F, Classen M (1983) Therapeutic endoscopic and percutaneous procedures. In:

Popper H, Schaffner F (eds) Progress in liver disease, vol VII. Grune+Stratton, New York, p 299
9. Hatfield ARW, Tobias R, Girdwood AH et al. (1982) Is preoperative biliary drainage necessary in obstructive jaundice surgery? Gut 23: A449
10. Haupert P, Carey LC, Evans LE, Allison HE (1967) Acute suppurative cholangitis; experience with 15 consecutive cases. Arch Surg 94: 460
11. Hinchey EJ, Couper CE (1969) Acute obstructive suppurative cholangitis. Am J Surg 117: 62
12. Huigbregtse K, Haverkamp HJ, Tytgat GN (1982) Transpapillary introduced large bore bile duct endoprosthesis in the palliative treatment of malignant jaundice. Gut 23: 371
13. Husemann B (1983) Preoperative drainage of common bile duct obstruction. Endoscopy 15: 219
14. Lutz H (1979) Ultraschalldiagnostik. In: Domschke W, Koch H (Hrsg) Diagnostik in der Gastroenterologie. Thieme, Stuttgart, S 259
15. Molnar A, Stockum A (1974) Relief of obstructive jaundice through percutaneous transhepatic catheter. AJR 12: 356
16. Nakayama T, Ikeda A, Okuda K (1978) Percutaneous transhepatic drainage of the biliary tract. Gastroenterology 74: 554
17. Ottenjann R (1976) Choledochusverweilsonde nach endoskopischer Papillotomie. MMW 118: 114
18. Pitt HA, Miyamoto T, Parapatis SK, Tompkins RK, Longmire WP Jr (1982) Factors influencing outcome in patients with postoperative biliary strictures. Am J Surg 144: 14
19. Rückert K, Günther G, Kümmerle F (1980) Präoperative perkutane transhepatische Gallenwegsdrainage (PTCD) beim malignen Verschlußikterus. Langenbecks Arch Chir 350: 227
20. Soehendra N, Reijnders-Frederix V (1979) Eine neue Methode zur endoskopischen Einführung eines inneren Drains. Dtsch Med Wochenschr 104: 206
21. Takada T, Hanyu F, Kobayashi S (1976) Percutaneous transhepatic cholangial drainage: direct approach under fluoroscopic control. J Surg Oncol 8: 83
22. Voyles CR (1985) The exoendoprosthesis in proximal bilioenteric anastomoses. Am J Surg 149: 80
23. Wurbs D, Classen M (1977) Transpapillary longstanding tube for hepatobiliary drainage. Endoscopy 9: 192
24. Wurbs D, Phillip J, Classen M (1980) Experiences with the longstanding nasobiliary tube in biliary diseases. Endoscopy 12: 219

Risikoerfassung und optimierende Therapie bei Erkrankungen des Gastrointestinaltrakts und des Pankreas

M. Brandl, G. Batz

Einleitung

Operative Eingriffe am Gastrointestinaltrakt nehmen in der Chirurgie nach wie vor einen breiten Raum ein, auch wenn durch die Fortschritte der konservativen Therapie, z. B. in der Behandlung des Ulkus und seiner Komplikationen, heute häufiger eine Operation umgangen werden kann. Bei gastrointestinalen Blutungen, Ileus, Peritonitis und Pankreatitis sowie natürlich auch bei Tumoren des Gastrointestinaltrakts ist vielfach doch eine chirurgische Intervention erforderlich.

Dies stellt den Anästhesisten vor die Aufgabe, bereits präoperativ die Risiken bei den oft schwer erkrankten Patienten zu erfassen und therapeutische Maßnahmen einzuleiten, um möglichen Komplikationen während der Narkose vorzubeugen. Dieses Bemühen wird durch die Tatsache erschwert, daß es sich bei gastrointestinalen Erkrankungen um sehr heterogene Krankheitsbilder mit wechselnder Lokalisation und pathophysiologisch oft recht komplexen Abläufen handelt. So kommt es, daß sie in Abhängigkeit von eventuellen Begleiterkrankungen, der individuellen Ausgangssituation des Patienten und insbesondere der Dauer der Erkrankung das gesamte Spektrum der Kreislauf- und Organinsuffizienz allgemein sowie aller möglichen Störungen im Wasser-, Elektrolyt- und Säure-Basen-Haushalt umfassen können.

Je nach Situation kann dabei ein unverzügliches Eingreifen zum Erhalt der vitalen Funktionen erforderlich werden oder aber ein gewisser zeitlicher Spielraum bestehen, der zu einer präoperativen optimierenden Therapie genutzt werden sollte.

Gastrointestinale Blutungen

Unverzüglich zu handeln gilt es sicher bei gastrointestinalen Blutungen, die für die Patienten sehr rasch zu einer vitalen Bedrohung führen können. In 85% der Fälle handelt es sich dabei um Blutungen aus dem oberen Gastrointestinaltrakt mit oft foudroyantem Verlauf. Die wichtigsten Ursachen sind Ulcera duodeni und ventriculi, akute Magenläsionen und Ösophagusvarizen.

Hier muß der Anästhesist, soweit die Intensivmedizin in seinen Kompetenzbereich fällt, die Patienten sofort einer diagnostischen Endoskopie zuführen, um die Diagnose zu erzwingen [18]. Gleichzeitig sollten selbstverständlich Maßnahmen zur Schockprophylaxe und -therapie mit ständiger Überwachung von Kreislauf, Hämodynamik und Urinausscheidung eingeleitet werden. Vor Durchführung einer Operation sind nach Möglichkeit ein zentralvenöser Katheter und eine arterielle Kanüle zur blutigen Druckmessung zu legen. Wenn aus kardialer Sicht keine Kontraindikation besteht, sollte präoperativ eher großzügig Blut transfundiert werden, um dramatische Blutdruckabfälle bei der Narkoseeinleitung aufgrund des Volumenmangels zu verhindern. Bei der Abschätzung des Blutverlustes sollte man sich an klinischen Parametern und am ZVD orientieren. Hb-Gehalt und Hämatokrit können dagegen bei einer massiven akuten Blutung keine zuverlässigen Hinweise auf das Ausmaß des Blutverlustes geben, weil Plasma und Blutzellen zu gleichen Anteilen vorlorengehen. Hb- und Hämatokritabfall erfolgen erst zeitlich verzögert, da die intravasale Dilution erst später einsetzt [3]. Eine gewisse Ausnahme vom sonst eher großzügigen Transfusionsregime hat bei der Ösophagusvarizenblutung zu erfolgen: Hier sollte ein ZVD von 5 cm H_20 nicht überschritten werden, um den Druck im portalen Gefäßsystem nicht zu sehr ansteigen zu lassen [3]. Außerdem können Massivtransfusionen bei den meist an Leberzirrhose und schweren Leberfunktionsstörungen leidenden Patienten über die hohe Eiweißbelastung zum Leberkoma führen. Andererseits ist zu beachten, daß durch den Einsatz von Vasopressin oder analoger Vasokonstriktoren (wie dem noch stärker wirksamen Terlipressin) bei der Ösophagusvarizenblutung der systemische Blutdruck oft künstlich hochgehalten wird, wodurch ein bereits bedeutender Volumenmangel maskiert werden kann. Diese Vasopressoren führen auch zu einer Engstellung der Koronararterien, was bei koronarkranken Patienten zu Arrhythmien und Ischämie bis hin zum Infarkt führen kann [3].

Umstritten ist der Einsatz von H_2-Blockern bei gastrointestinalen Blutungen. Man kann davon ausgehen, daß H_2-Blocker lediglich eine Rolle in der Prophylaxe eines Blutungsrezidivs spielen, eine bereits aufgetretene Blutung können sie nicht mehr beeinflussen. Im Zuge der Anästhesievorbereitung sind jedoch die Nebenwirkungen v.a. von Cimetidine zu bedenken, das die Metabolisierung anderer Medikamente wie Benzodiazepine, Theophyllin und Propanolol hemmt und somit zu Kumulationserscheinungen führen kann. Der H_2-Blocker Ranitidine dagegen scheint den Metabolismus dieser Substanzen weniger zu beeinflussen [3].

Patienten mit gastrointestinalen Blutungen sind grundsätzlich als nicht nüchtern zu betrachten. Das Ziel einer optimierenden Vorbereitung für die Anästhesie muß daher in allen Fällen die wirkungsvolle Verhinderung einer Aspiration bei der Narkoseeinleitung sein [16]. Diese Problematik ist selbstverständlich auch bei anderen gastrointestinalen Erkrankungen, wie bei Stenosen im oberen Gastrointestinaltrakt, bei Ileus und Peritonitis gegeben. Bei gastrointestinalen Blutungen ist jedoch der Magen in der Regel mit dicken Blutkoageln angefüllt, die sich sehr oft sowohl der endoskopischen Absaugung als auch der Absaugung über eine Magensonde widersetzen. Die Aspirationsgefahr bei der Narkoseeinleitung ist gerade hier besonders groß.

Aspirationsprophylaxe und -therapie

Die Letalität bei Aspiration liegt auch heute trotz moderner intensivmedizinischer Maßnahmen bei 5-18% [24], bei massiver Aspiration von saurem Magensaft und konsekutivem Mendelson-Syndrom beträgt sie sogar 30-70%. Daher müssen bei nichtnüchternen Patienten alle Maßnahmen zur wirkungsvollen Aspirationsprophylaxe getroffen werden.

Hierzu gehört die richtige Lagerung des Patienten zur Narkoseeinleitung, wobei 2 verschiedene Möglichkeiten angewandt werden: Von einigen Autoren wird die Kopftieflagerung als günstig dargestellt, weil hier aufgrund der besseren Abflußmöglichkeiten die Gefahr einer Aspiration von regurgitiertem Mageninhalt geringer ist. Allerdings führt die Kopftieflage zu einer Erhöhung des intragastralen Drucks, wodurch ein Reflux von Mageninhalt erheblich begünstigt wird [4].

Deshalb wird zur Einleitung vielfach die Oberkörperhochlagerung (30–40°) bevorzugt, die ein Aufsteigen von Flüssigkeit aus dem Magen erschwert. Durch Vermeidung einer Zwischenbeatmung vor der Intubation soll eine Erhöhung des intragastralen Drucks verhindert und durch Anwendung des Sellik-Handgriffs der Ösophagus abgedichtet werden. Kommt es dennoch zu einer Regurgitation von Mageninhalt, so wird durch die Oberkörperhochlagerung eine Aspiration allerdings eher noch begünstigt [4].

Auf jeden Fall muß eine Flachlagerung des nichtnüchternen Patienten zur Narkoseeinleitung abgelehnt werden, weil sie die ungünstigen Eigenschaften der beiden erwähnten Lagerungsarten in sich vereint: Bei erhöhtem intragastralen Druck ist nicht für einen freien Abfluß von Mageninhalt gesorgt.

In diesem Zusammenhang müssen auch die Eigenschaften der zur Narkoseeinleitung verwendeten Pharmaka Beachtung finden. So wird der Tonus des unteren Ösophagussphinkters durch Etomidate, Fentanyl und Diazepam um etwa 50%, durch Thiopental und Methohexital sogar um über 90% gesenkt [24]. Auch Atropin führt zu einer signifikanten Senkung des Kardiatonus. Aus diesem Grund sollte bei nichtnüchternen Patienten in der Regel auf die Gabe von Atropin verzichtet werden. Falls jedoch erforderlich, sollte Atropin erst unmittelbar vor Einleitungsbeginn i.v. verabreicht werden (0,25–0,5 mg), weil dann die maximale Wirkung auf den unteren Ösophagussphinkter erst nach der Intubation auftritt [24]. Unverzichtbar ist die Präkurarisierung mit einem kompetitiven Muskelrelaxans, um die Erhöhung des intragastralen Drucks durch Succinylcholin zu kompensieren [4].

Umstritten ist die Frage, ob das Legen einer Magensonde vor Narkoseeinleitung als obligat anzusehen ist. Auf jeden Fall ist das Legen einer Magensonde und Absaugen des Mageninhalts keine Gewähr für eine völlige Magenentleerung. Es gibt auch Empfehlungen, die Magensonde nach dem Absaugen wieder zu entfernen, da sie durch Offenhalten des gastroösophagealen Verschlußmechanismus als Leitschiene für eine Aspiration bei der Narkoseeinleitung dienen kann [24]. Wir halten jedoch ein Zurückziehen der Magensonde vor Narkoseeinleitung in Oberkörperhochlagerung für nicht indiziert. Durch die zur Einleitung verwendeten Pharmaka ist ein normaler Verschluß des unteren Ösophagussphinkters ohnehin nicht mehr gegeben. Kommt es zu einer Erhöhung des intragastralen Drucks, regurgitiert der Patient mit oder ohne Magensonde. Die Situation wird durch die liegende Magensonde keinesfalls verschlechtert, allenfalls kann sie als zusätzliche Ableitung angesehen werden. Zudem ist wiederholt der Fall eingetreten, daß Patienten während der präoperativen Entfernung der Magensonde auch bei vollem Bewußtsein aspirierten, da die Sonde den Schluckakt und den Glottisschluß behinderte. In besonderem Maße sind hier schwer erkrankte und bereits bewußt-

seinsgetrübte Patienten gefährdet, bei denen solche Manöver keinesfalls durchgeführt werden sollten.

Kommt es trotz aller vorsorglichen Maßnahmen zur Aspiration, so müssen rasch die erforderlichen therapeutischen Schritte eingeleitet werden [16]. Der Patient wird intubiert, endotracheal abgesaugt und mit 100% O_2 und PEEP beatmet. Dann sollte so schnell wie möglich eine Bronchoskopie durchgeführt und aspiriertes Material abgesaugt werden [14]. Zur Stabilisierung des Kreislaufs muß eine ausreichende Volumenzufuhr und ggf. eine Therapie mit Dopamin erfolgen. Zur Beseitigung des Bronchospasmus wird Theophyllin verabreicht. Der Azidoseausgleich erfolgt nach Blutgasanalyse. Umstritten sind der Einsatz von Kortikoiden und die ungezielte Anwendung von Breitspektrumantibiotika; hier ist einer gezielten Therapie nach dem mikrobiologischen Befund der Vorzug zu geben.

Da eine massive Aspiration von saurem Mageninhalt (die kritische Grenze liegt bei 0,4 mg/kg KG und einem Magen-pH unter 2,5) [16] zum häufig letal endenden Mendelson-Syndrom führt, wird von einigen Autoren die präoperative Verabreichung von Säureblockern propagiert [5]. Dazu werden 200 mg Cimetidine oder 50 mg Ranitidine 2 h vor Narkoseeinleitung i.v. verabreicht, um den Magen-pH über 2,5 anzuheben. Es empfiehlt sich die Kombination mit Metoclopramid oder Domperidon zur Beschleunigung der Magenentleerung und Erhöhung des Drucks im unteren Ösophagussphinkter [24].

Bei Elektiveingriffen, bei denen ein erhöhtes Aspirationsrisiko besteht, wie z.B. bei Stenosen im oberen Gastrointestinaltrakt, sollte bereits am Abend vor der Operation ein H_2-Blocker in ausreichend hoher Dosierung (400 mg Cimetidine oder 300 mg Ranitidine) oral verabreicht werden [24].

Ileus und Peritonitis

Bei Ileus und Peritonitis kommt es oft zu ausgeprägten Flüssigkeitsverschiebungen und metabolischen Entgleisungen, die zu einer deutlichen Erhöhung des Narkoserisikos führen, so daß die präoperativ verbleibende Zeit zu einer intensiven optimierenden Therapie genutzt werden sollte.

Schon unter physiologischen Bedingungen werden pro Tag über 8000 ml im Intestinaltrakt sezerniert, wobei beim Gesunden fast die gesamte Flüssigkeitsmenge im Darm wieder rückresorbiert wird [1] (Abb. 1). Beim Ileus kommt es jedoch zu einem Sistieren der Resorption und darüber hinaus zu einer vorwiegend stauungsbedingten passiven Sekretion von Flüssigkeit ins Darmlumen. Diese Flüssigkeitsverschiebung in den 3. Raum kann erhebliche Ausmaße von bis zu 10 l/Tag annehmen. Es entsteht die sog. „Ileuskrankheit", worunter man eine Summation schwerster metabolischer Störungen hinsichtlich des Wasser-, Elektrolyt- und Säure-Basen-Haushalts versteht, die mit Eiweißverlusten und sekundären Organschäden einhergeht [13].

Je nach Lokalisation des Verschlusses treten jedoch unterschiedliche pathophysiologische Bilder auf:

Der hochsitzende Ileus führt sehr schnell zu einer eingeschränkten Absorptionsfähigkeit des Darmes mit Rückstau und Erbrechen. Durch den damit verbunde-

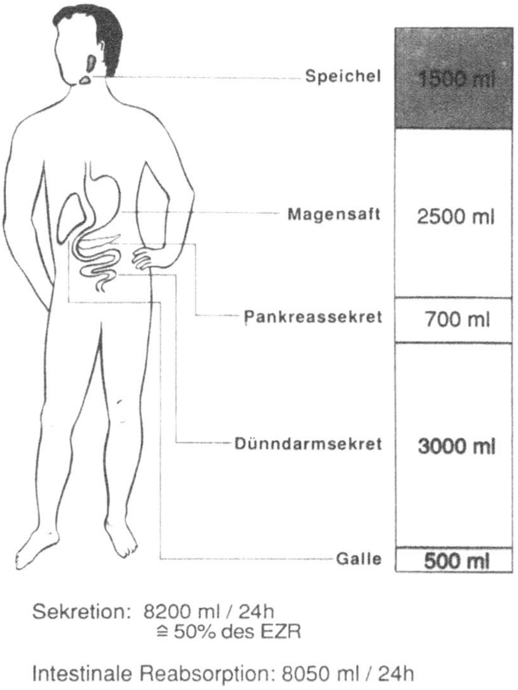

Abb. 1. Physiologische Sekretion und Reabsorption im Gastrointestinaltrakt. (Nach [1])

nen Magensaftverlust tritt hier in der Regel eine hypochlorämische Alkalose auf [1].

Beim tiefer sitzenden Ileus stehen zunächst lokale Wandveränderungen des Darmes mit Sequestration und Dehydratation im Vordergrund. Durch Bikarbonatverluste und mangelnde Absorption sowie zusätzlich verstärkt durch die Darmischämie und Kreislaufinsuffizienz herrscht hier die Tendenz zur metabolischen Azidose [1].

Darüber hinaus muß bei allen Ileusformen die Gefahr einer ausgeprägten Hypokaliämie, verursacht durch Flüssigkeitssequestration, Katabolie und sekundären Hyperaldosteronismus, beachtet werden. Durch die Sequestration, die katabole Stoffwechsellage (Postaggressionsstoffwechsel) und die Nahrungskarenz wird zudem ein Eiweißmangel verursacht. Bei unzureichender Behandlung führt die Ileuskrankheit zum akuten Nierenversagen, zur Schocklunge, zum Leberversagen, zu Gerinnungsstörungen und zu einer Depression der kardialen Funktion [13].

Ähnliche Probleme birgt die Peritonitis, die ebenfalls mit einer starken Flüssigkeitssequestration und den damit verbundenen Folgen einhergeht. Jeder Ileus kann schließlich auch in eine Peritonitis einmünden. Durch bakterielle Durchwanderung der Darmwand kann es zur Sepsis mit der Gefahr eines septischen Schocks kommen [1, 13].

Um die gefährlichen Komplikationen von Ileus und Peritonitis zu verhindern und die Operationsfähigkeit herzustellen, ist ein rasches und gezieltes Vorgehen erforderlich:

1) Anamnese:
- Dauer der Erkrankung,
- Dauer der Nahrungs- und Flüssigkeitskarenz,
- Verluste durch Erbrechen, Durchfälle;

2) klinische Symptomatik sofort:
- Allgemeinzustand, Sensorium,
- Hautturgor, Zunge, Bulbus,
- „flache Jugularven",
- Blutdruck, Puls,
- Atmung, Lungenbefund,
- Körperbefund;

3) später:
- Urinausscheidung,
- ZVD;

4) Notfalllabor:
- Elektrolyte im Serum (Na^+, K^+, Ca^{++}, Cl^-),
- Hämatokrit,
- Osmolalität im Serum und Urin,
- Blutgase,
- Blutzucker.

Zunächst müssen im Rahmen der Notfalldiagnostik die wesentlichen Punkte der Anamnese und klinischen Symptomatik erfaßt werden. Dazu gehören Informationen über Dauer der Erkrankung und der Nahrungskarenz sowie über Verluste durch Erbrechen. Der Zustand des Patienten wird anhand der Kreislaufparameter und anhand von Hautturgor, Jugularvenenfüllung sowie Auskultationsbefund, Temperatur und Ausscheidung beurteilt. Obligatorisch sind das Legen einer Magensonde, eines Blasenkatheters und eines zentralvenösen Zugangs. Das Notfallabor umfaßt den Elektrolytstatus, Hämatokrit, Osmolarität im Serum und Urin sowie Blutgase und Blutzucker [1].

- 0,9% NaCl - vorwiegend Verlust von Magensaft,
- Ringer-Laktatlösung - vorwiegend Verlust von Darmsekreten,
- Halbelektrolytlösung - Trägerlösung zur Addition korrigierender Konzentrate,
- 1molares l-Argininhydrochlorid oder 1/10 nHCl - schwere Alkalosen (kein l-Lysinhydrochlorid!),
- 5%ige Albuminlösung - kolloidaler Volumenersatz,
- 20%ige Albuminlösung - Normalisierung des KOD.

Zur Schockprophylaxe sollte initial eine Schnellinfusion von 1000-2000 ml einer isotonen Elektrolytlösung sowie einer kolloidalen Lösung erfolgen. Anschließend muß je nach Laborbefunden und unter Berücksichtigung der hämodynamischen Situation eine gezielte Korrekturtherapie durchgeführt werden:

Dabei ist zu beachten, daß der Patient durch eine schwere Alkalose sehr viel stärker bedroht ist als durch eine schwere Azidose. Schwere Alkalosen müssen daher unverzüglich mit Argininhydrochlorid oder noch besser mit 1:10 normaler Salzsäure korrigiert werden. Die Gabe von Lysinhydrochlorid ist nach heutigen Gesichtspunkten abzulehnen, da die Applikation der essentiellen Aminosäure Lysin zu schweren Imbalanzen im ohnehin gestörten Aminosäurepattern des

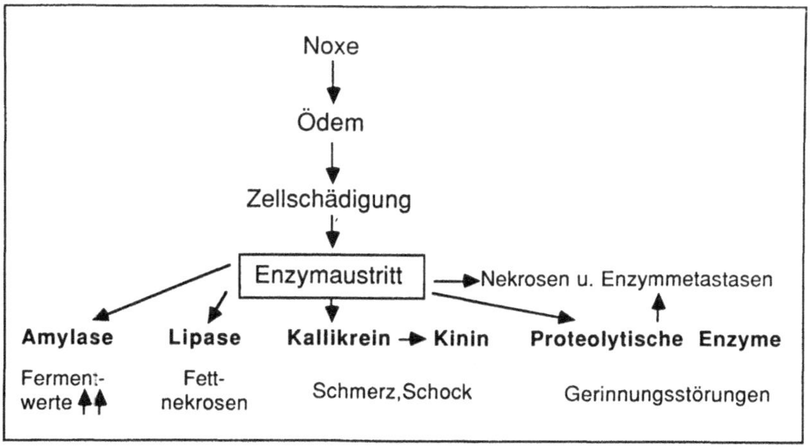

Abb. 2. Pathogenetisches Grundprinzip der akuten Pankreatitis. (Nach [23])

Serums führt [7]. Ist durch die initiale Therapie eine gewisse Stabilisierung erreicht, kann der Patient operativ versorgt werden. Dabei ist gerade beim Ileuspatienten auf eine optimale Aspirationsprophylaxe während der Narkoseeinleitung (s. oben) zu achten [24].

Pankreatitis

Eine weitere Erkrankung, bei der eine gezielte präoperative Diagnostik und Therapie entscheidend zur Reduzierung des Narkoserisikos beiträgt, ist die akute Pankreatitis [21].

Dabei stellen die Patienten mit hämorrhagisch-nekrotisierender Pankreatitis eine besondere Problemgruppe dar [12, 15]. Sie weisen oft ein bereits weit fortgeschrittenes Krankheitsbild mit schon eingetretenen schweren Organkomplikationen auf [22] (Abb. 2). Entscheidend ist deshalb die frühzeitige Diagnose einer schweren Pankreatitis. Hier haben Ranson et al. Kriterien aufgestellt, die die frühzeitige Erfassung einer schweren Verlaufsform der Pankreatitis ermöglichen sollen [19, 20]. Diese Kriterien sind in folgender Übersicht aufgeführt:

a) Alter über 55 Jahre;

b) bei der Aufnahmeuntersuchung:
- Blutzucker >200 mg%,
- Leukozyten >16000/mm^3,
- LDH >700 U/l,
- GOT >250 U/l;

c) innerhalb der ersten 48 h:
- Hämatokritabfall um mehr als 10%,
- Serumkalzium <2 mmol/l,
- Basendefizit >4 mval/l,
- Anstieg der Harnstoff-N um mehr als 5 mg%,
- Geschätzte Flüssigkeitsretention >6 l,
- PaO_2 <50 mm Hg bei $F_IO_2 = 0{,}21$.

Je mehr dieser Kriterien positiv sind, desto höher ist die Letalität und damit auch das Narkoserisiko. Treffen 5-6 dieser Punkte zu, liegt die Letalität bereits bei 40%, bei mehr als 6 positiven Kriterien muß von einer nahezu 100%igen Letalität der Erkrankung ausgegangen werden [19, 20].

Die Höhe der Amylasewerte und der Pankreaslipase korrelieren dagegen nicht mit der Schwere der Erkrankung [22]. Wichtig ist bei der akuten Pankreatitis eine frühzeitige und intensive Behandlung der Patienten, um Organkomplikationen, wie akutes Nierenversagen, respiratorische Insuffizienz, DIC-Syndrom und gastrointestinale Blutungen, zu verhindern [21, 23].

Dabei steht neben der Ruhigstellung des Pankreas und dem Ausgleich der Störungen des Wasser-Elektrolyt-Haushalts und des Stoffwechsels die Schmerzbekämpfung im Mittelpunkt.

Wenn keine Kontraindikation von seiten der Gerinnung besteht, ist bereits präoperativ die Durchführung einer kontinuierlichen Katheterperiduralanalgesie zu erwägen. Dadurch kann die intravenöse Gabe atemdepressiv wirkender Analgetika deutlich reduziert werden. Ebenso ist bei schweren Verlaufsformen frühzeitig die Indikation für einen Pulmonaliskatheter zu stellen, um die hämodynamische Situation so gut wie möglich erfassen zu können.

Nur durch die intensive Ausschöpfung aller therapeutischen Maßnahmen bereits im präoperativen Verlauf kann die hohe Letalitätsrate bei dieser Erkrankung gesenkt werden.

Orthograde Darmspülung

Nicht nur bei akuten schweren Erkrankungen, sondern auch vor elektiven Eingriffen am Gastrointestinaltrakt können sich für den Anästhesisten spezielle Probleme ergeben.

So wird in vielen Kliniken vor Koloneingriffen am Tag vor der Operation der Darmtrakt über eine Duodenalsonde innerhalb von 4 h mit 10 l physiologischer Kochsalzlösung gespült. Vor allem bei älteren Patienten sind die Nebenwirkungen bei dieser Maßnahme u. U. gravierend. Sie reichen von metabolischen, hyperchlorämischen Azidosen [8] und Hypokaliämien bis hin zur Manifestation einer Herzinsuffizienz und schweren pulmonalen Komplikationen [10, 11]:

Relative Kontraindikationen für die Durchführung einer orthograden Darmspülung

- kardiopulmonale Insuffizienz,
- Exsikkose,
- hohes Alter und reduzierter AZ,
- Elektrolytentgleisungen,
- Nierenfunktionsstörungen,
- Darmstenose,
- Hypokalzämie

Um diese Nebenwirkungen zu reduzieren, wird vielerorts die orthograde Lavage mit Intestinalspüllösungen durchgeführt, die in ihrem Elektrolytgehalt dem extrazellulären Milieu angepaßt sind. Bei der Untersuchung derart durchgeführter Lavagen war zwar keine Beeinträchtigung des Elektrolyt- oder des Säure-Basen-

Haushalts nachzuweisen, es kam jedoch in allen Fällen zu einer ausgeprägten Hyperhydratation der Patienten [6, 17].

Es ist leicht einzusehen, daß Patienten mit latenter Herzinsuffizienz, deren linksventrikulärer enddiastolischer Druck sich in einem gerade noch tolerablen Bereich befindet, hierdurch in die kardiale Dekompensation geraten können. An der Chirurgischen Universitätsklinik Erlangen werden deshalb orthograde Darmspülungen nicht mehr durchgeführt. Sie werden ersetzt durch eine Trinklavage mit 4-5 l einer Dextran-Elektrolytlösung, bei der es auch zu keiner Hyperhydratation der Patienten mehr kommen soll [9].

Als Konsequenz für die vorbereitenden präoperativen Maßnahmen ergibt sich für den Anästhesisten, daß kardiale Risikopatienten, bei denen eine orthograde Darmspülung durchgeführt wurde, einer sorgfältigen perioperativen Überwachung bedürfen. Dabei ist gerade bei dieser Patientengruppe besonderer Wert darauf zu legen, daß unmittelbar präoperativ ein aktueller Elektrolytstatus erhoben wird.

Gastrointestinale Tumoren

Patienten mit gastrointestinalen Tumoren sind nicht nur durch ihre Tumoranämie, sondern auch durch Kachexie und Mangelernährung beeinträchtigt. Daneben sind gastrointestinale Karzinome in der Lage, die Immunabwehr der Patienten zu supprimieren, was vermutlich auf die chronische Unterernährung und katabole Stoffwechsellage zurückzuführen ist. Es konnte gezeigt werden, daß durch präoperative Durchbrechung der katabolen Situation mit Hilfe einer vollständigen parenteralen Ernährung die Immunabwehr der Patienten verbessert und die Letalität gesenkt werden kann [2]. Deshalb sollten derartige Patienten durch eine ausreichende präoperative parenterale oder nach Möglichkeit auch enterale Ernährung, Transfusionstherapie, Rehydrierung und ggf. medikamentöse Unterstützung der Immunabwehr in einen möglichst guten Allgemeinzustand gebracht werden.

Gerade hier, aber auch bei allen übrigen Erkrankungen des Gastrointestinaltrakts, ist präoperativ eine enge interdisziplinäre Zusammenarbeit von Chirurgen, Internisten und Anästhesisten wünschenswert, um eine optimale Vorbereitung des Patienten auf einen operativen Eingriff zu erreichen.

Literatur

1. Ahnefeld FW, Klingebiel H (1980) Metabolische Entgleisungen und Infusionstherapie bei Ileus und Peritonitis. In: Schönborn H, Neher M, Schuster HP, Mangold G (Hrsg) Intensivmedizin bei gastroenterologischen Erkrankungen. Thieme, Stuttgart New York (Intensivmedizin Notfallmedizin Anästhesiologie, Bd 20, S 158)
2. Brandl M, Tonak J, Rottler H (1982) Influence of high caloric parenteral nutrition on catabolism and cellular immune competence in carcinoma patients. Aust NZ J Surg 52: 350
3. Bynum TE (1984) Gastrointestinal System. In: Vandam LD (ed) To make the patient ready for anaesthesia, 2nd edn. Addison-Wesley, London Amsterdam Don Mills Sidney, p 242
4. Churchill-Davidson HC (1984) A practice of anaesthesia, 5th ed. Lloyd-Luke, London, p 939
5. Dobb G, Jordan J, Williams JG (1979) Cimetidine in the prevention of the pulmonary acid aspiration syndrome. Br J Anaesth 51: 967

6. Giesen HK (1981) Darmreinigung vor diagnostischen Maßnahmen: modifizierte orthograde Lavage. Med Klin 76: 112
7. Heinrichs W, Fauth U, Halmàgyi M (1985) Auswirkungen einer Aminosäurenimbalanz auf die Stickstoffbilanz bei vollständig parenteral ernährten Patienten. Anaesthesist [Suppl] 34: 259
8. Hesterberg R, Stahlknecht CD, Kusche J, Röher HD (1982) Metabolische Azidose nach orthograder Darmspülung. In: Weller S (Hrsg) Chirurgisches Forum '82 für experimentelle und klinische Forschung. Springer, Berlin Heidelberg New York, S 195
9. Husemann B, Schück R (1986) Die präoperative orthograde Darmspülung vor colorectalen Resektionen - ein Risiko für Kreislauf und Wasserhaushalt. Vortrag 3. Internationales Erlanger Anästhesiesymposion, Erlangen, 2.-5. Juli 1986
11. Kujat R, Creutzig H, Gams E et al. (1982) Metabolische Veränderungen bei der orthograden Darmspülung mit einer Elektrolytlösung. Dtsch Med Wochenschr 107: 537
10. Kujat R, Grosse H, Gams E, Pichlmayr R (1981) Veränderungen im Wasser- und Elektrolythaushalt nach orthograder Darmspülung. Chirurg 9: 586
12. Kümmerle F, Neher M, Schönborn H, Mangold G (1975) Vorzeitige Operation bei akuter hämorrhagisch-nekrotisierender Pankreatitis. Dtsch Med Wochenschr 100: 2241
13. Mangold G, Grund KE (1980) Pathophysiologische Grundmechanismen bei Ileus und Peritonitis. In: Schönborn H, Neher M, Schuster HP, Mangold G (Hrsg) Intensivmedizin bei gastroenterologischen Erkrankungen. Thieme, Stuttgart New York (Intensivmedizin Notfallmedizin Anästhesiologie, Bd 20, S 153)
14. Morgan JG (1979) Pathophysiologie der Aspiration von Mageninhalt. In: Roberts RB (Hrsg) Aspirationspneumonie. Thieme, Stuttgart New York (Intensivmedizin Notfallmedizin Anästhesiologie, Bd 15, S 1)
15. Neher M (1980) Möglichkeiten und Grenzen der operativen Therapie bei akuter Pankreatitis. In: Schönborn H, Neher M, Schuster HP, Mangold G (Hrsg) Intensivmedizin bei gastroenterologischen Erkrankungen. Thieme, Stuttgart New York (Intensivmedizin Notfallmedizin Anästhesiologie, Bd 20, S 129)
16. Pasch T (1983) Die Aspiration. Saarland Ärztebl 37: 746
17. Peerenboom H, Mann K, Kiene K, Wienbeck M (1983) Prograde Spülung des Kolons ohne Störung des Wasser- und Elektrolythaushalts. Dtsch Med Wochenschr 108: 1959
18. Peterson WL, Barnett CC, Smith HJ et al. (1981) Routine early endoscopy in upper gastrointestinal tract bleeding. N Engl J Med 304: 925
19. Ranson JHC (1980) Evaluation of prognostic indices in treating acute pancreatitis. In: Schönborn H, Neher M, Schuster HP, Mangold G (Hrsg) Intensivmedizin bei gastroenterologischen Erkrankungen. Thieme, Stuttgart New York (Intensivmedizin Notfallmedizin Anästhesiologie, Bd 20, S 111)
20. Ranson JHC, Rifkind KM, Roses DF et al. (1974) Prognostic signs and the role of operative management in acute pancreatitis. Surg Gynecol Obstet 139: 69
21. Schönborn H, Kümmerle F (1978) Die akute Pankreatitis und ihre Intensivtherapie. Intensivmedizin 15: 39
22. Schönborn H, Neher M, Dormeyer HH (1980) Frühdiagnostik und Klassifizierung bei akuter Pankreatitis. In: Schönborn H, Neher M, Schuster HP, Mangold G (Hrsg) Intensivmedizin bei gastroenterologischen Erkrankungen. Thieme, Stuttgart New York (Intensivmedizin Notfallmedizin Anästhesiologie, Bd 20, S 99)
23. Schuster HP, Pop T, Weilemann LS (1985) Checkliste Intensivmedizin einschließlich Vergiftungen, 2. Aufl. Thieme, Stuttgart New York, S 174
24. Tryba M, Zenz M (1982) Prophylaxe der Aspirationspneumonie. Dtsch Med Wochenschr 107: 1201

Risikoerfassung und optimierende Therapie bei Ernährungsstörungen

J. E. Schmitz, H. Wiedeck, F. W. Ahnefeld

Erfolg oder Mißerfolg in der operativen Medizin und in der Anästhesie sind eng mit einer optimalen Vorbereitung des Patienten zur Operation verknüpft, die ihrerseits wiederum auf einer exakten Statusdefinition beruhen muß.

Im Vergleich zu den möglichen Ursachen, die für die Entwicklung von perioperativen Komplikationen eine Rolle spielen können, nehmen z. B. nach Merkle et al. [7] Mangel- bzw. Fehlernährungszustände sicherlich nur einen relativ schmalen Raum im Umfeld gesamtmedizinischer Risikofaktoren ein. Dennoch ist, wie zahlreiche Publikationen im nationalen wie internationalen Schrifttum belegen, der Nachweis erbracht, daß die perioperative Morbidität und Mortalität eng mit dem präoperativ ermittelten physischen Zustand korrelieren. Darüber hinaus ist erwiesen, daß durch eine adäquate Ernährungstherapie von angemessener Dauer ernährungsbedingte Komplikationen, die insbesondere mit Hypoproteinämien vergesellschaftet sind, wie z. B. postoperative Wundheilungsstörungen, verminderte Immunabwehr mit konsekutiven Infektionen, Dekubitalgeschwüre, gestörte gastrointestinale Funktionen sowie herabgesetzte Gerinnungsfähigkeit vermindert werden können, sowie darüber hinaus - als härtester Parameter in der Medizin überhaupt - die Mortalität bei großen Eingriffen deutlich gesenkt werden kann [5, 11, 12, 16, 17].

Obwohl sich diese Erkenntnis inzwischen auf breiter Ebene durchgesetzt hat, werden, wie die Erfahrung zeigt, auch Patienten, die größeren operativen Wahleingriffen entgegensehen, noch oftmals einer perioperativen Ernährungsbehandlung unterworfen, die in Quantität und Qualität bestenfalls eine symbolische Bedeutung hat [3].

Für diese fehlende oder inadäquate Einschätzung der Bedeutung eines ernährungsbedingten, vermeidbaren, zusätzlichen Operationsrisikos sind dabei meist die folgenden Gründe verantwortlich:

1) die immer noch weitverbreitete Vorstellung, daß eine kurzfristige Nahrungskarenz und Hungerperiode bei Patienten, die aus einer Wohlstandsgesellschaft stammen, keine negativen, sondern eher positive Rückwirkungen zeigen müßte und daß die Depots ausreichen sollten, um eine Bedarfsdeckung zumindestens kurzfristig zu sichern, falls Wasser und Elektrolyte in ausreichender Weise substituiert werden,
2) daß die Kenntnisse über die Bedeutung des Stoffwechsels für den Ablauf der perioperativ notwendigen reparativen Vorgänge bzw. der Beeinflussung durch eine gezielte Infusions- und Ernährungstherapie häufig unzureichend sind und last not least, daß

3) dem präoperativen Ernährungsstatus im Rahmen der üblichen Operationsvorbereitung und der Prämedikationsvisite viel zu wenig Beachtung geschenkt wird.

Diese augenfällige Tatsache war Anlaß für eine Reihe von Autoren und Arbeitsgruppen, wie z.B. die von Blackburn et al. [2], Hartig [4] oder Roth et al. [13] zur Entwicklung von z.T. sehr aufwendigen Schemata bzw. prognostischen Indizes, die auf anthropometrischen, laborchemischen sowie immunologischen Daten basieren.

Im Rahmen einer klinischen Routine gestaltet sich erfahrungsgemäß jedoch eine exakte und ausführliche Erhebung eines Ernährungsstatus bei *allen* Patienten häufig als sehr problematisch. Zum einen genügt nach Mullen et al. [8] der „klinische Blick" im Rahmen einer Prämedikationsvisite oder einer kurzen ambulanten Vorstellung mit Sicherheit nicht, um Patienten mit dem Risikofaktor „Mangel- bzw. Fehlernährung" sicher herausfinden zu können; andererseits kann eine routinemäßige Diagnostik des Ernährungsstatus mit Hilfe eines so aufwendigen Schemas, wie das von Blackburn et al. [2] oder entsprechender Indizes, wie z.B. die von Mullen et al. [8] oder Müller et al. [9], sicherlich nicht bei allen Patienten durchgeführt werden. Sowohl der zeitliche - nach der Arbeitsgruppe von Schmoz et al. [15] werden z.B. für die Erhebung eines solchen Ernährungsstatus ca. 4-5 Tage benötigt - als auch der personelle wie labortechnische Aufwand stehen meist in keinem Verhältnis zum erwarteten diagnostischen Erfolg.

Unter Einbeziehung dieser Erkenntnis einerseits und der unbestrittenen Notwendigkeit einer präoperativen Erfassung eines evtl. bestehenden ernährungsbedingten operativen Risikos andererseits, haben wir den Versuch unternommen, ein einfaches, leicht handhabbares Schema zu entwickeln, das es erlaubt, den Ernährungsstatus schnell und zuverlässig zu beurteilen, um daraus abgeleitet ggf. frühzeitig die Weichen für eine adäquate Ernährungsbehandlung stellen zu können [14].

Aufbauend auf der vorliegenden Literatur und eigenen Erfahrungen sowie der Kenntnis, daß die üblicherweise bei ausführlicher Erhebung des Ernährungsstatus herangezogenen einzelnen Parameter untereinander nicht oder nur sehr ungenügend miteinander korrelieren [6], wurden mit dem einfachen Erhebungsbogen nur solche Kenngrößen und Angaben herangezogen, die nachgewiesenermaßen auch bei Einzelbetrachtung einen unmittelbaren Zusammenhang zum Ernährungsstatus aufweisen bzw. diesen unmittelbar beeinflussen.

Um diese Anforderungen zu erfüllen, wurde der Erhebungsbogen in 2 Abschnitte untergliedert. Im Teil A in den Rubriken I-IV wurden die Kriterien erfaßt, die eine Definition des aktuellen Ernährungszustands mit einfachen Mitteln erlauben (Abb. 1).

Unabhängig von dem so festgestellten, aktuellen Ernährungszustand wurde zusätzlich im Teil B des Erhebungsbogens das im Teil A speziell erfaßte ernährungsbedingte Risiko durch abschätzende Angaben über die voraussichtlich einzuhaltende Nahrungskarenz sowie über die zu erwartenden therapeutisch bedingten Eiweißverluste (Stickstoffverluste) ergänzt (Abb. 2).

A

Erhebungsbogen zur Beurteilung des ernährungsbedingten Operationsrisikos

Diagnose:	Name:	
Eingriff:	Geschlecht: m w	
	Größe: cm	
	Gewicht: kg	
I. Alter		
bis 60 Jahre	0	
über 60 Jahre	1	☐
II. Gewicht (kg)		
Ist-Gewicht: normal		
bis + 10 %	0	
bis − 10 %	1	
unter − 10 %	2	
unter − 20 %	3	
+ 10 bis + 20 %	1	
über + 20 %	2	☐
III. Änderungen des KG im letzten Vierteljahr		
< 5 %	0	
− 5 bis − 10 %	1	
− 11 bis − 15 %	2	
unter − 15 %	3	
über + 10 %	1	☐
IV. Anamnestische Faktoren		
______	0	
______	1	
______	2	
______	3	
______	4	
______	5	☐
V. Eiweißstatus (Albumingehalt)		
$(g \cdot l^{-1})$ über 35	0	
unter 35	1	
unter 30	2	☐
Summe (I–V)		☐

Abb. 1. Abschnitt A des Erhebungsbogens zur Beurteilung des ernährungsbedingten Operationsrisikos entsprechend dem „einfachen Schema“

Daraus ergeben sich – unter Einbeziehung der in Abschnitt A gewonnenen Erkenntnis über den aktuellen Ernährungszustand – die Konsequenzen bezüglich der Wahl des Zeitpunkts sowie über Art und Umfang einer evtl. erforderlichen Ernährungstherapie.

Um darüber hinaus den Stellenwert des Ernährungsstatus bzw. einer supportiven perioperativen Ernährungstherapie einschätzen zu können, ist es erforderlich, die Frage zu beantworten, in welchem Umfang Patienten, die operativen Wahleingriffen entgegensehen, bereits ein präoperatives Ernährungsdefizit aufweisen, und in welchem Ausmaß dies ggf. mit der allgemeinen Risikoeinstufung gemäß der American Society of Anesthesiologists (ASA), mit der Größe des operativen Eingriffs, d.h. dem Grad der zu erwartenden operativ bedingten Katabolie sowie der Dauer der voraussichtlichen postoperativ einzuhaltenden Nahrungskarenz korreliert.

B

Erhebungsbogen zur Beurteilung des ernährungsbedingten Operationsrisikos

VI. Operative Belastung

a) voraussichtl. N – Verluste in g		
< – 10	0	
10 – 15	1	
15 – 20	2	
über 20	3	☐
b) voraussichtl. postop. Nahrungskarenz		
1 – 2 Tage	0	
3 – 7 Tage	1	
> 7 Tage	2	☐
Summe (VIa + VIb)		☐

Gesamtsumme (A + B)

Abb. 2. Abschnitt B des Erhebungsbogens zur Beurteilung des ernährungsbedingten Operationsrisikos entsprechend dem „einfachen Schema"

Tabelle 1. Multimorbidität (n = 433). (Nach [1])

Altersgruppe [Jahre] / Erkrankung	pulmonal (19%) [%]	kardial (17%) [%]	metabolisch (6%) [%]
21-30	5,5	3,3	-
31-40	4,5	-	-
41-50	9,1	1,3	5,2
51-60	23,4	14,3	6,5
61-70	42,0	48,1	13,6
>71	48,4	67,7	22,6

Um zu einer Klärung dieser Fragen beitragen zu können, wurden mit Hilfe des in Abb. 1 und 2 dargestellten Erhebungsbogens prospektiv 1308 Patienten erfaßt, die zu elektiven operativen Interventionen anstanden und - ausgehend von den Erfahrungen der vorausgegangenen Pilotstudie [14] - zusätzlich in „Malignompatienten" und „Nichtmalignompatienten" unterschieden.

Wie relevant dieses Problem ist, ergibt sich aus der Tatsache, daß z. B. bei einer Untersuchung im eigenen Bereich von 433 Patienten, die sich einem operativen Wahleingriff unterziehen mußten, 42% bereits präoperativ erhebliche Risikofaktoren aufwiesen [1] (Tabelle 1).

Bei der Auswertung der erhobenen Daten verglichen wir die Verteilung der ASA-Klassifizierung, den Eiweißstatus bzw. den Albumingehalt im Serum, den allgemeinen präoperativen Ernährungsstatus sowie die zu erwartende operative Belastung bei diesen Patienten. Weiterhin bestimmten wir die Korrelation zwischen ernährungs- und operativ bedingtem Risiko mit der entsprechenden ASA-Gruppe. Die statistische Auswertung erfolgte mittels einer gefalteten Tabelle nach dem χ^2-Test.

Tabelle 2. Prozentuale Verteilung der Risikopunkte im untersuchten Gesamtkollektiv (n = 1308)

Risikofaktor		Punktzahl	[%]	n
I. Alter				
bis 60 Jahre		0	76,1	996
über 60 Jahre		1	23,9	312
II. Gewicht				
normal bis −10%		0	46,4	607
−10 bis −20%		1	29,4	384
unter −20%		3	4,2	55
III. Änderungen des KG im letzten Vierteljahr				
weniger als 5%		0	89,9	1176
−5 bis −10%		1	7,0	91
−11 bis −15%		2	2,1	28
unter −15%		3	1,0	13
IV. Anamnestische Faktoren		0	93,7	1225
		1	4,8	63
		2	0,8	11
		3	0,7	9
V. Eiweißstatus				
Albumingehalt (g/l)	über 35	0	95,5	1249
	unter 35	1	3,3	43
	unter 30	2	1,2	16
VI. Operative Belastung				
a) Voraussichtliche N-Verluste [g]				
weniger als	10	0	71,6	937
	10-15	1	18,7	244
	16-20	2	8,2	107
über	20	3	1,5	20
b) Voraussichtliche postoperative Nahrungskarenz				
1-2 Tage		0	88,0	1151
3-7 Tage		1	10,0	131
mehr als 7 Tage		2	2,0	26

In Tabelle 2 ist die Verteilung der mit Hilfe des einfachen Erhebungsbogens ermittelten Risikopunktezahlen bei allen Patienten dargestellt.

In den Tabellen 3 und 4 sind die Verteilung der Gesamt- bzw. Zwischensummen der Risikopunktezahlen bei allen untersuchten Patienten dargestellt. Daraus abgeleitet ergibt sich eine gute Übersicht über das Ausmaß zusätzlicher, ernährungsbedingter Risiken bei Patienten, die zu operativen Wahleingriffen anstehen. Dabei zeigte sich, wie in einer früheren Publikation dargelegt, daß beim Vergleich der Risikopunktezahlen, die mit Hilfe des hier vorgestellten „einfachen Schemas" gewonnen wurden, mit denen, die sich aufgrund der „ausführlichen Statuserhebung" im Sinne des von Blackburn et al. [2] benutzten Klassifizierungssystems ergaben, daß ab einer Gesamtsumme von 6 und mehr - bei Auswertung des kleinen Erhebungsbogens - alle Patienten erfaßt wurden, die auch im umfangreichen Schema eine gleiche oder größere Risikopunktezahl erhielten [10], was gleichbedeutend mit einem rapiden Anstieg der perioperativen Komplikationen verbunden war, wie Abb. 3 entsprechend den Untersuchungen von Merkle et al. [7] zeigt.

Tabelle 3. Verteilung der Gesamtsumme bei allen Patienten

Gesamtsumme der Risikopunkte	Patienten	
	n	[%]
0	382	29,2
1	313	23,9
2	264	20,2
3	142	10,9
4	64	4,9
5	56	4,3
6	31	2,4
7	24	1,8
8	10	0,7
9	9	0,7
10	6	0,5
11	4	0,3
12	3	0,2
Gesamt	1308	100,0

Tabelle 4. Verteilung der Zwischensumme (Abschnitt A) bei allen Patienten

Zwischensumme der Risikopunkte	Patienten	
	n	[%]
0	445	34,0
1	380	29,1
2	277	21,2
3	108	8,3
4	45	3,4
5	25	1,9
6	11	0,8
7	11	0,8
8	5	0,4
9	1	0,1
10	0	0,0
Gesamt	1308	100,0

Obwohl diese Grenze empirisch gezogen ist, läßt das den Schluß zu, daß es möglich ist, auch mit wesentlich weniger Aufwand bei der präoperativen Routineuntersuchung Patienten mit einem ernährungsbedingten Risiko sicher herauszufinden. Mit Hilfe des „ausführlichen" Schemas nach Blackburn läßt sich lediglich eine feinere Differenzierung über den Grad der Mangelernährung treffen.

Tabelle 5 zeigt eine Gegenüberstellung des „ernährungsbedingten Operationsrisikos", ausgedrückt durch die Summe der Risikopunkte in Abschnitt A, und der allgemeinen Einschätzung des Anästhesierisikos gemäß der Einteilung der American Society of Anesthesiologists.

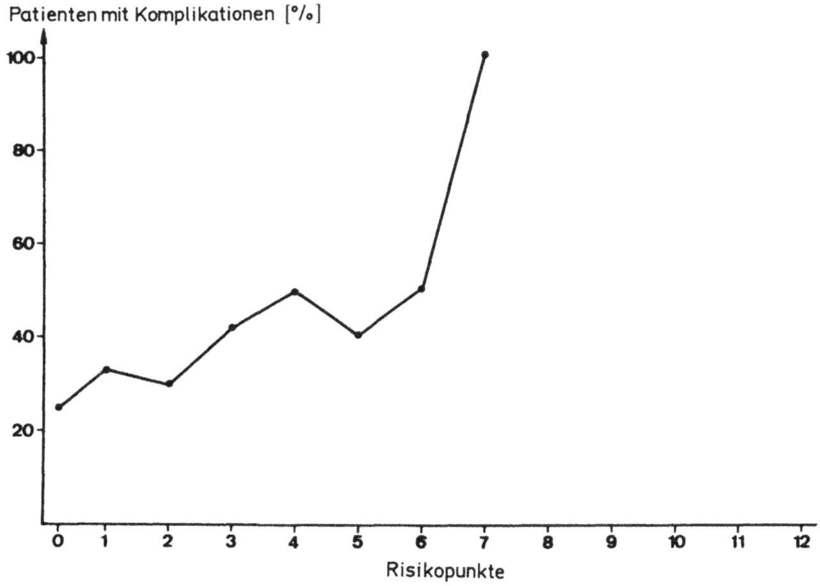

Abb. 3. Zusammenhang zwischen Komplikationen und Risikopunktezahlen bei Anwendung des „Blackburn-Schemas"

Entsprechend der statistischen Auswertung ergibt sich dabei ein hochsignifikanter Zusammenhang zwischen allgemeinem Narkoserisiko und Umfang einer ernährungsbedingten, zusätzlichen Gefährdung.

Zusätzliche Bedeutung erlangt die Tatsache, daß Patienten mit dem höchsten Anästhesierisiko in der Regel auch den schlechtesten Ernährungszustand aufweisen, dadurch daß die Patienten mit dem ausgeprägtesten ernährungsbedingten Risiko statistisch gesehen auch gleichzeitig den umfangreichsten operativen Interventionen mit hoher kataboler Belastung unterworfen werden, wie Tabelle 6 zeigt.

Nachdem erfahrungsgemäß onkologische Patienten eine Gruppe mit überproportional häufig reduziertem Ernährungszustand darstellen - wie dies auch aus Abb. 4 ersichtlich ist -, haben wir im folgenden eine weitere Aufgliederung des Gesamtpatientenkollektivs nach „Malignom"- und „Nichtmalignompatienten" vorgenommen, um zu einer Aussage bezüglich des Gesamtrisikos bei diesem besonders gefährdeten Patientenkreis zu kommen.

Im untersuchten Kollektiv waren 183 Patienten (14%) onkologische Patienten, wobei die Hälfte davon mehr als 60 Jahre alt war, nach Ahnefeld [1] gilt dies als zusätzlicher Risikofaktor (s. auch Tabelle 1).

Von den Tumorpatienten wurden 71 (38,7%) in die ASA-Gruppe III oder höher eingestuft und wiesen somit ein deutlich erhöhtes allgemeines Anästhesierisiko auf. Bei den übrigen Patienten entfielen auf die ASA-Gruppen III oder höher nur insgesamt 164 Patienten (14,6%; Abb. 5).

Von den 183 tumortragenden Patienten wiesen 17,5% einen Serumalbumingehalt von weniger als 35 g/l auf. Dagegen fand sich nur bei 2,4% der nichtonkologischen Patienten ein Serumalbumingehalt von unter 35 g/l (Abb. 6).

Tabelle 5. Ernährungsbedingtes Operationsrisiko (Zwischensumme: Abschnitt A) verbunden mit der Einteilung in die verschiedenen ASA-Gruppen

Zwischensumme der Risikopunkte	ASA-Gruppe 1 (n)	2 (n)	3 (n)	4 (n)	5 (n)	Gesamt (n)
0	321	103	17	4	0	445
1	165	162	50	3	0	380
2	88	129	53	7	0	277
3	21	47	37	3	0	108
4	4	18	19	4	0	45
5	2	5	15	2	1	25
6	1	4	5	1	0	11
7	0	2	8	1	0	11
8	0	0	5	0	0	5
9	0	1	0	0	0	1
10	0	0	0	0	0	0
Gesamt	602	471	209	25	1	1308

Gefaltete Tabelle für Statistik

Zwischensumme der Risikopunkte	ASA-Gruppe 1	2	3, 4, 5	Gesamt
0	321	103	21	445
1	165	162	53	380
2	88	129	60	277
3	21	47	40	108
4-10	7	30	61	98
Gesamt	602	471	235	1308

$\chi^2 = 341{,}408$; p ($\chi^2 > 341{,}408$) $< 0{,}0001$

Bei der Abschätzung der operativen Belastung - erfaßt durch Teil B des Erhebungsbogens - zeigte sich, daß bei den onkologischen Patienten mit signifikant höheren Stickstoffverlusten zu rechnen ist, als bei den nichtonkologischen Patienten. Mit einem Stickstoffverlust in der Größenordnung von 15-20 g/Tag, die als erhebliche Katabolie einzustufen ist, war bei 27,3% der Malignompatienten gegenüber 5,1% der nichtonkologischen Patienten zu rechnen (Abb. 7).

Auch die Dauer der voraussichtlichen postoperativen Nahrungskarenz wurde entsprechend der Eingriffgröße bei onkologischen Patienten als sehr viel länger veranschlagt, als bei den nichtonkologischen Patienten. Während nahezu 93% der nichtonkologischen Patienten mit einer postoperativen Nahrungskarenz von nur 1 bis maximal 2 Tagen zu rechnen hatten, traf dies nur für knapp 60% der Malignompatienten zu. Bei 30,1% der onkologischen Patienten betrug die Nahrungskarenz zwischen 3 und 7 Tagen, bei 2% dieser Patientengruppe mußte mit einer Nahrungskarenz von mehr als 7 Tagen gerechnet werden (Abb. 8).

Ohne auf eigene Untersuchungsergebnisse zurückgreifen zu können, erübrigt es sich sicherlich, den Sinn und die Effizienz einer perioperativen supportiven

Tabelle 6. Gegenüberstellung der Risikoeinstufung von ernährungsbedingtem Risiko (Zwischensumme: Abschnitt A) und eingriffsbedingtem Risiko (Gesamtsumme minus Zwischensumme)

Zwischensumme	Differenz von Gesamt- und Zwischensumme						
	0	1	2	3	4	5	Gesamt
0	382	39	13	6	4	1	445
1	274	65	25	13	3	0	380
2	186	52	19	14	6	0	277
3	59	17	12	9	11	0	108
4	11	14	8	7	5	0	45
5	12	5	3	2	3	0	25
6	3	2	2	2	1	1	11
7	1	0	4	3	3	0	11
8	1	0	2	0	2	0	5
9	0	0	0	1	0	0	1
10	0	0	0	0	0	0	0
Gesamt	929	194	88	57	38	2	1308

Gefaltete Tabelle für Statistik

Zwischensumme	Differenz von Gesamt- und Zwischensumme					
	0	1	2	3	4, 5	Gesamt
0	382	39	13	6	5	445
1	274	65	25	13	3	380
2	186	52	19	14	6	277
3	59	17	12	9	11	108
4	11	14	8	7	5	45
5-10	17	7	11	8	10	53
Gesamt	929	194	88	57	40	1308

$\chi^2 = 227{,}95$; $p\ (\chi^2 > 227{,}95) < 0{,}0001$

Ernährungsbehandlung darzustellen, da dies in der Literatur inzwischen in ausreichendem Maße belegt ist. Es steht daher in diesem Zusammenhang sicher nicht die Frage im Vordergrund, ob Patienten mit einem erhöhten perioperativen Ernährungsrisiko einer Ernährungsbehandlung unterworfen werden müssen, sondern vielmehr das Problem, wann und wie diese begleitende Therapiemaßnahme zu erfolgen hat.

Im Prinzip steht für die perioperative Therapie nutritiver Mangelzustände die gesamte Palette ernährungstherapeutischer Maßnahmen zur Verfügung, die von der oral-ergänzenden Nahrungsaufnahme bis hin zur zentralvenösen Applikation von Nährstoffen reicht.

Als Entscheidungskriterien für die Form der Ernährungstherapie sind dabei folgende Punkte zu berücksichtigen:

1) der Ernährungszustand,
2) die aktuelle Nahrungsaufnahme,
3) der Zustand der Organfunktionen,
4) die einzuschlagende Therapie sowie
5) der Zeitpunkt, zu dem die Therapie begonnen werden kann.

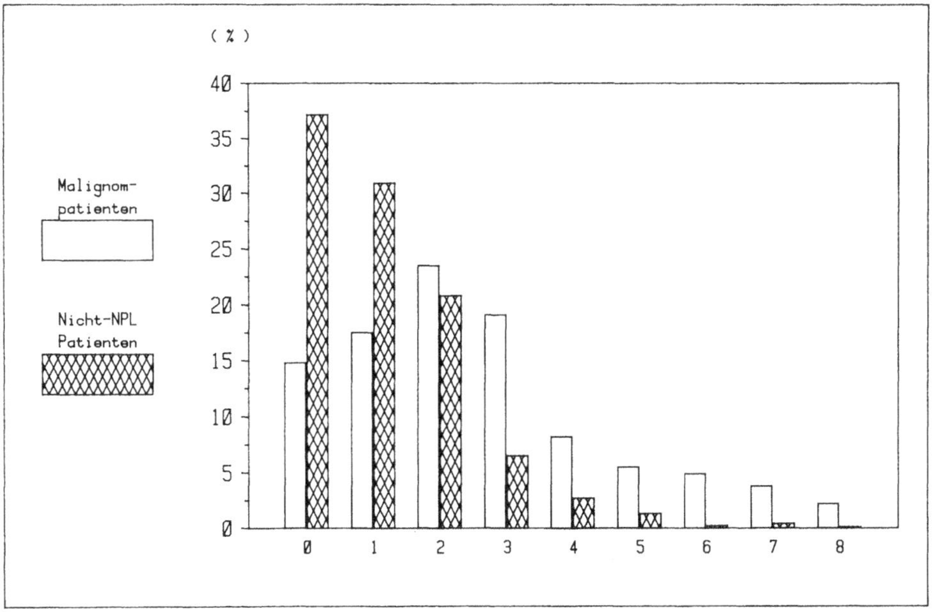

Abb. 4. Prozentuale Verteilung der Risikopunkte in Abschnitt A. Die Daten beziehen sich auf 1125 Nichtmalignompatienten und 183 Malignompatienten

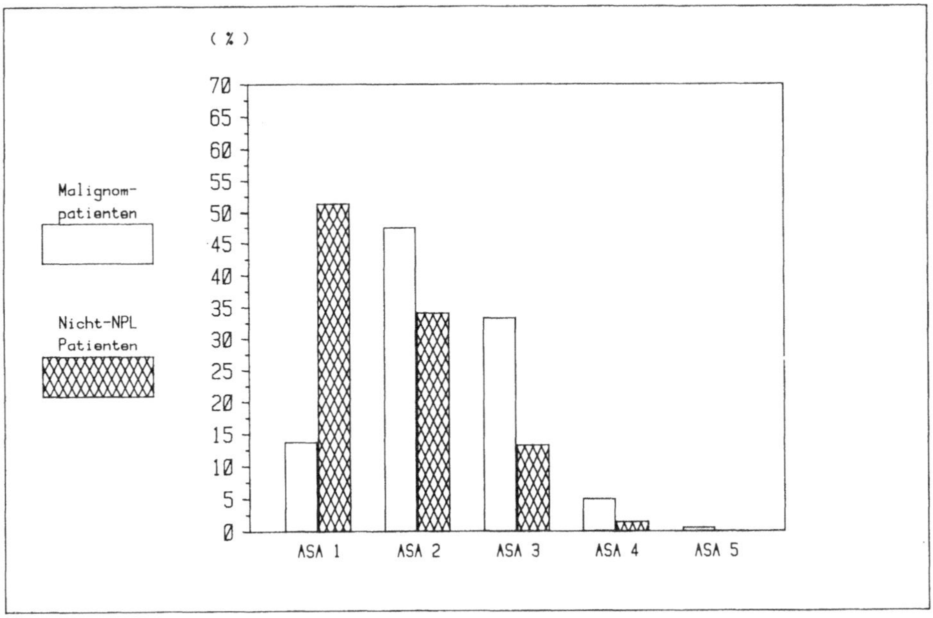

Abb. 5. Verteilung der ASA-Klassifizierung bei Malignom- und Nichtmalignompatienten. Die Daten beziehen sich auf 1125 Nichtmalignompatienten und 183 Malignompatienten

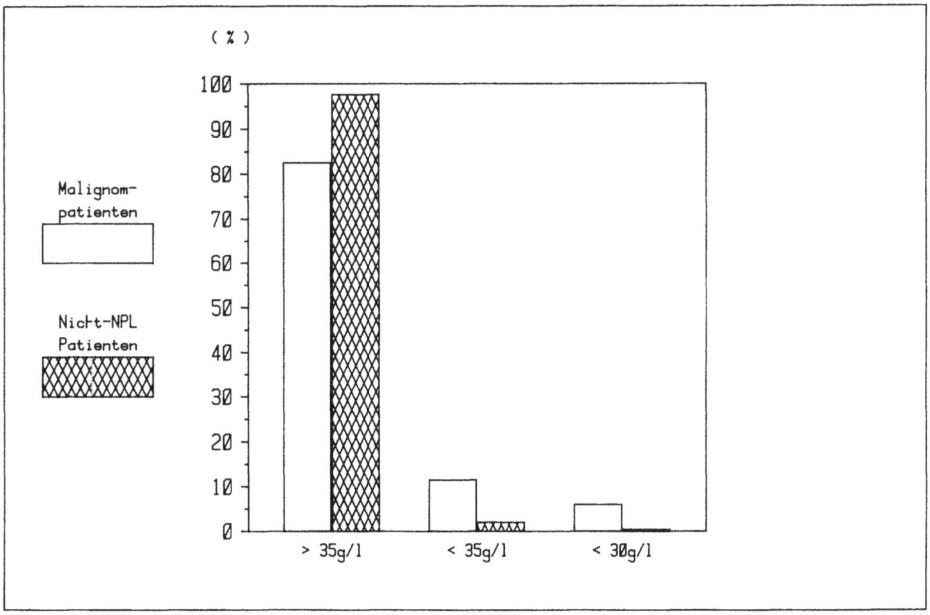

Abb. 6. Prozentuale Verteilung der Serumalbuminkonzentrationen. Die Daten beziehen sich auf 1125 Nichtmalignompatienten und 183 Malignompatienten

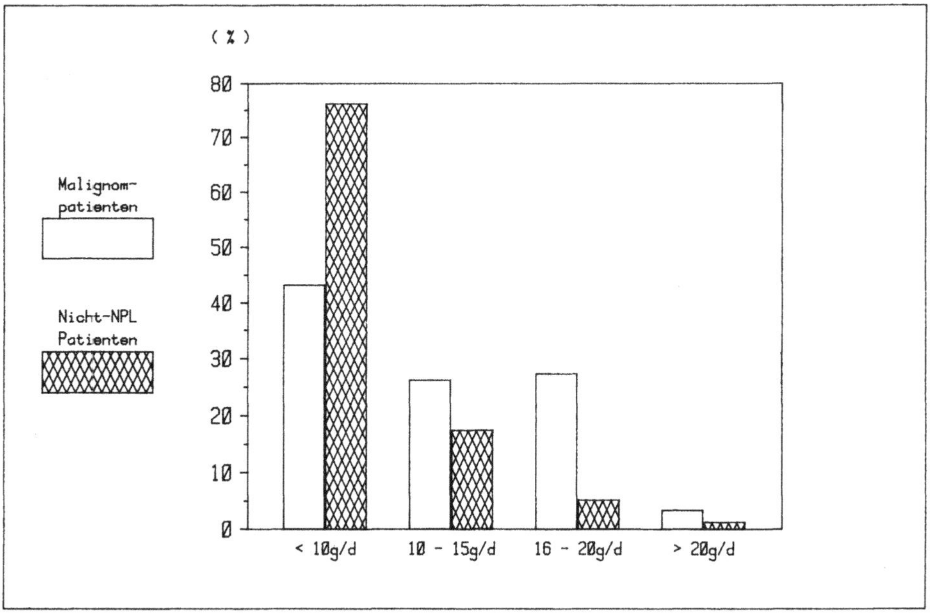

Abb. 7. Prozentuale Verteilung der operativ bedingten N-Verluste. Die Daten beziehen sich auf 1125 Nichtmalignompatienten und 183 Malignompatienten

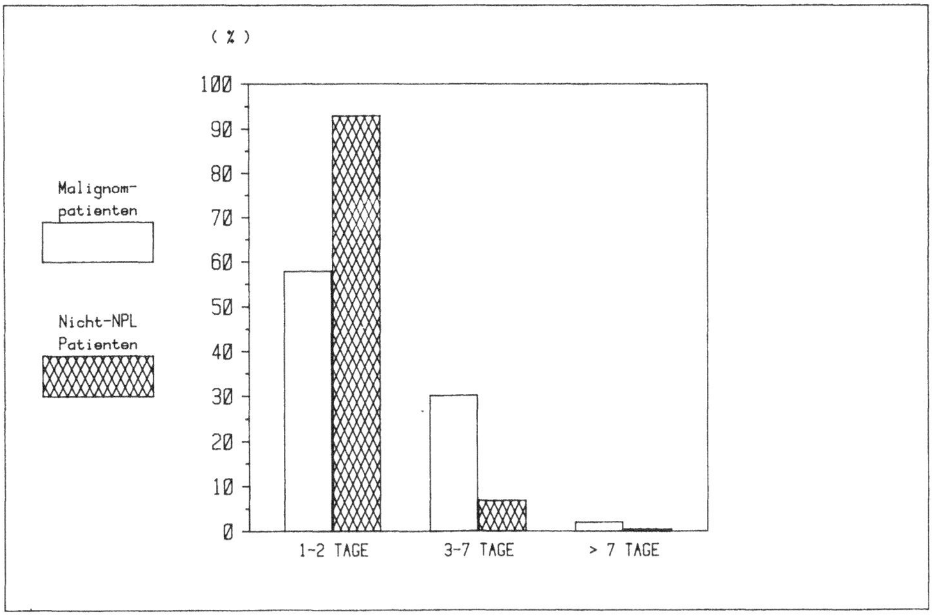

Abb. 8. Prozentuale Verteilung der Dauer der postoperativen Nahrungskarenz. Die Daten beziehen sich auf 1125 Nichtmalignompatienten und 183 Malignompatienten

Insbesondere der letzte Punkt ist häufig Anlaß zur Diskussion. Gibt es eine Vielzahl von Publikationen, die den positiven Einfluß auf den Heilungsverlauf und die Überlebensrate durch eine adäquate postoperative, meist parenterale Ernährungstherapie belegen, so ist die Zahl der Studien, die den Erfolg einer bereits präoperativ initiierten Ernährungstherapie nachweisen, deutlich geringer. Dies beruht sicherlich nicht zuletzt darauf, daß man, um einen *meßbaren Erfolg* zu sehen, mindestens über einen *Zeitraum* von 7-10 Tagen präoperativ ernähren muß und diese Zeitspanne oftmals nicht zur Verfügung steht. Dennoch bleibt hier ganz klar festzuhalten, daß in der präoperativen Phase in der Regel keine schwerwiegenden Stoffwechselveränderungen, wie z. B. im Sinne des Postaggressionssyndroms bestehen, so daß nach allgemeiner Auffassung eine präoperative Ernährungstherapie - auf den gleichen Zeitraum bezogen - oftmals wesentlich effizienter ist als eine erst postoperativ begonnene Substitutionsbehandlung. Hinzu kommt, daß insbesondere präoperativ bei den meisten Patienten in wesentlich ausgedehnterem Maße der natürliche Zugangsweg zur Nahrungsaufnahme genutzt werden kann, wobei auch hier der Grundsatz gilt, daß, wenn immer möglich, dieser Applikationsweg gewählt werden sollte.

Ohne Zweifel kann eine präoperativ begonnene Ernährungstherapie zu einer erheblichen Reduktion der postoperativen Komplikationsraten bis hin zu einer positiven Beeinflussung der Mortalitätsrate beitragen [8].

Dabei ist weniger die Frage nach enteraler oder parenteraler Nährstoffzufuhr entscheidend, sondern vielmehr die ausreichende präoperative Vorbereitung, wobei man nach Wilmore [18] von der Faustregel ausgehen kann, daß bei mobilen

Patienten eine hyperkalorische, eiweißreiche Ernährung, die pro Tag um ca. 1000 kcal über dem Energieumsatz des Patienten liegt, innerhalb 1 Woche zu einer Gewichtszunahme von ca. 1 kg führt.

Insbesondere bei Patienten mit bereits präoperativ deutlich vorhandenen nutritiven Mangelzuständen empfiehlt sich das Festlegen eines Gesamternährungskonzeptes, das sowohl die präoperative als auch die postoperative Ernährungstherapie umfaßt. So konnten Mullen et al. [8] 1980 in ihrer Arbeit über „Reduction of operative morbidity and mortality by combined preoperative and postoperative nutritional support" sehr eindrücklich den positiven Effekt einer kombinierten perioperativen Ernährungsbehandlung nachweisen, wobei es inzwischen auch in der unmittelbar postoperativen Frühphase möglich erscheint, eine enterale Ernährungstherapie zu initiieren, sofern intraoperativ eine entsprechende Dünndarmsonde angelegt wurde [6].

Zusammenfassend bleibt festzuhalten, daß bei den heute zur Verfügung stehenden Ernährungstechniken und -konzepten eine Mangelernährung kein unumgänglicher, schicksalhafter Risikofaktor zusätzlich zur eigentlichen operativen Intervention mehr sein sollte. Ein frühzeitiges Erkennen von Fehl- und Mangelernährungszuständen sowie eine sich unmittelbar daran anschließende adäquate Ernährungsbehandlung sollten im Gesamtkonzept der präoperativen Vorbereitung des Patienten ebenso ihren festen Platz haben wie alle anderen, inzwischen als obligat angesehenen diagnostischen und vorbereitenden präoperativen Maßnahmen, so daß die Forderung von Wilmore [18]: „No longer should protein-calorie-malnutrition be an additive stress to the individual with a catabolic disease process" als eine Selbstverständlichkeit jeder modernen medizinischen Gesamtbehandlung angesehen werden muß.

Zusammenfassung

Obwohl der Stellenwert eines optimalen Ernährungszustands für den Heilungsprozeß inzwischen durch zahlreiche Publikationen in der Literatur belegt ist, wird auch heute noch in vielen Kliniken dem Ernährungsstatus bzw. einer adjuvierenden Ernährungstherapie nur eine untergeordnete Bedeutung eingeräumt. Daraus abgeleitet ergibt sich zum einen die Frage nach der Häufigkeit und der Ausprägung von mangel- und fehlernährten Patienten im operativen Krankengut und zum anderen die Forderung nach einer Methode, die es erlaubt, den Ernährungsstatus im Rahmen der Voruntersuchungen schnell und sicher zu beurteilen. Am Beispiel einer prospektiven klinischen Untersuchung zum Ernährungsstatus von insgesamt 1308 Patienten, die sich einem operativen Wahleingriff unterziehen mußten, ergaben sich dabei folgende Ergebnisse und Schlußfolgerungen:

Von allen Patienten waren 15,75% als deutlich mangel- bzw. fehlernährt einzustufen. Die Anzahl der Patienten mit operativ bedingten Stickstoffverlusten von über 15 g/Tag betrug 127 (9,7%) wobei 157 Patienten (12%) eine postoperative Nahrungskarenz von mehr als 3 Tagen einzuhalten hatten.

Das allgemeine Anästhesierisiko entsprechend der Eingruppierung nach ASA, das Ausmaß der operationsbedingten Katabolie, der Ernährungsstatus sowie die postoperative Nahrungskarenz korrelierten hochsignifikant untereinander. Dabei weisen Patienten mit neoplastischen Erkrankungen überproportional häufig und auf den ersten Blick nicht immer erkennbar einen eingeschränkten Ernährungszustand auf. Daraus abgeleitet ergibt sich die Forderung, daß dem Ernährungsstatus insbesondere bei Patienten mit erhöhtem allgemeinem Anästhesierisiko, großen operativen Eingriffen sowie bei allen onkologischen Patienten vermehrt Aufmerksamkeit gewidmet werden muß, um frühzeitig, ggf. präoperativ, eine optimierende Ernährungstherapie zu beginnen, deren qualitative und quantitative Umsetzung sich dabei nach den Kriterien Ernährungsstatus, Ausmaß des operativen Eingriffs, erwartete postoperative Nahrungskarenz, Umfang der begleitenden metabolischen Veränderungen sowie dem Vorhandensein oder Drohen von Organinsuffizienzen richten muß.

Literatur

1. Ahnefeld FW (1984) Neue Entwicklungen in der operativen Medizin - Anästhesiologie. Langenbecks Arch Chir 364: 245
2. Blackburn GL, Benotti PN, Bistrian BR, Bothe A, Maini BS, Schlamm HT, Smith MF (1979) Nutritional assessment and treatment of hospital malnutrition. Infusionstherapie 6: 238
3. Grünert A, Ahnefeld FW (1981) Meßgrößen zur Definition des Ernährungszustandes als Voraussetzung einer Ernährungstherapie. In: Müller JM, Pichelmaier H (Hrsg) Hochkalorische parenterale Ernährung. Springer, Berlin Heidelberg New York
4. Hartig W (1984) Moderne Infusionstherapie - Parenterale Ernährung. Grundlagen - Wasser, 5. Aufl. Barth, Leipzig, S 17
5. MacLean LD (1979) Host resistance in surgical patients. J Trauma 19: 297
6. Merkle NM (1983) Zur Bedeutung des Ernährungsstatus chirurgischer Patienten und der unmittelbar postoperativen enteralen Ernährung nach Operationen am Intestinaltrakt - Ergebnisse klinischer Studien. Habilitationsschrift, Universität Heidelberg
7. Merkle NM, Schmitz JE, Grünert A, Herfarth C (1985) Der reduzierte Ernährungszustand des chirurgischen Tumorpatienten - Ein Risikofaktor für postoperative Komplikationen? Langenbecks Arch Chir 365: 127
8. Mullen JL, Buzby GP, Matthews DC, Smale BF, Rosato EF (1980) Reduction of operative morbidity and mortality by combined preoperative and postoperative nutritional support. Ann Surg 192: 604
9. Müller JS, Brenner U, Dienst C, Pichlmaier H (1982) Preoperative parenteral feeding in patients with gastrointestinal carcinoma. Lancet 9: 68
10. Popp MB, Fischer RI, Wesley R, Aamodt R, Brennan MF (1981) A prospective randomized study of adjuvant parenteral nutrition in the treatment of advanced diffuse lymphoma: Influence on survival. Surgery 90: 195
11. Ravdin IS, McNamee HG, Kamholz JM, Rhoads JE (1944) Effect of hypoproteinemia on susceptibility to shock resulting from hemorrhage. Arch Surg 48: 491
12. Rhoads JE, Fliegelman MT, Panzer LM (1942) The mechanism of delayed wound healing in the presence of hypoproteinemia. JAMA 118: 21
13. Roth E, Funovics J, Winter M, Schulz F, Huk I, Schemper M, Fritsch A (1982) Mangelernährung und postoperative Komplikationshäufigkeit bei Carzinompatienten. Langenbecks Arch Chir 357: 77
16. Scrimshaw NS, Taylor CE, Gordon JE (1979) Interaction of nutrition and infection. Am J Med Sci 237: 367
14. Schmitz JE, Merkle N, Heinz E, Berg S, Grünert A, Ahnefeld FW (1983) Erfahrungen mit einem einfachen Schema zur Beurteilung eines ernährungsbedingten Operationsrisikos. Infusionstherapie 10: 292
15. Schmoz G, Hartig W, Roick M (1982) Praxis der Ernährungsdiagnostik. Infusionstherapie 9: 130
17. Spanier AH, Pietsch JB, Meakins JL, MacLean LD, Shizgal HM (1976) The relationship between immune competence and nutrition. Surg Forum 27: 332
18. Wilmore DW (1977) The metabolic management of the critically ill. Plenum, New York London

Zusammenfassung der Diskussion zu Teil 3

Frage: Über die Nützlichkeit einer präoperativen Erfassung der Leberfunktion gibt es keine Differenzen. Schwieriger zu beantworten ist, bei welchen Patienten und in welchem Umfang eine Diagnostik und Therapie von Lebererkrankungen stattfinden muß. Lassen sich hierfür allgemeine Regeln festsetzen?

Antwort: Wie bei allen anderen Organsystemen darf auf Anamnese, Untersuchung und Beurteilung des klinischen Bildes nicht verzichtet werden. Ergeben diese den Verdacht auf eine Leberschädigung, sind weitergehende Untersuchungen selbstverständlich angezeigt. Immer noch strittig ist, ob bei den Patienten, die ohne jeglichen Hinweis auf eine Leberaffektion sind, ein Laborscreening gemacht werden muß. Die Hepatologen tendieren dazu, diese Frage zu bejahen, weil sie die schweren postoperativen Leberschäden zu betreuen haben. An klinisch schwer erkennbaren, für den perioperativen Verlauf jedoch bedeutsamen Lebererkrankungen sind in erster Linie die inaktive Leberzirrhose, die klinisch nicht manifeste Virushepatitis und - mit einer besonders hohen Morbidität und Mortalität behaftet - die akute alkoholische Leberschädigung zu nennen. Diese Krankheiten treten aber so selten ohne jeglichen anamnestischen Hinweis oder klinische Symptomatik auf, daß das von den meisten Anästhesisten geübte Vorgehen gerechtfertigt ist, die Indikation zur Abklärung der Leberfunktion vom klinischen Befund und vom geplanten Eingriff abhängig zu machen.

Unter den Laborwerten kommt besondere Bedeutung denen zu, die die Lebersyntheseleistung beurteilen lassen. Hier sind zu nennen: Quick-Wert (Grenzwert: 50%), Albumin (Grenzwert: 3 g/dl) und die Cholinesterase. Besteht Verdacht auf eine Lebererkrankung, muß unter Berücksichtigung des vorgesehenen Eingriffs besonders latenten Gerinnungsstörungen Aufmerksamkeit gewidmet werden; eine Bestimmung der Thrombozyten, des Fibrinogens und des Antithrombin II sind dann besonders nützlich.

Frage: Ist bei Lebererkrankungen ein Aufschieben der Operation wünschenswert und wenn ja, für welche Zeit?

Antwort: Grundsätzlich gilt, daß eine möglichst genaue Diagnose zu stellen ist und die Dringlichkeit des Eingriffs in die Entscheidung einzugehen hat. Eine akute Virushepatitis und eine chronisch-aktive Hepatitis, erst recht eine akute alkoholische Hepatitits bedingen einen Aufschub der Operation, wenn nicht eine vitale Indikation vorliegt. Keine Bedenken bestehen bei einer chronisch-persistierenden Hepatitis. Eine Leberzirrhose muß hinsichtlich ihres Schweregrades klassifiziert werden; hierfür bieten sich die Einteilungen nach Child (zit. nach [1]) oder Pugh

(s. Beitrag Schranz) an. Bei Patienten mit den höchsten Schweregraden sollte ein Eingriff möglichst vermieden werden.

Frage: Wie ist ein präoperativer Ikterus diagnostisch, therapeutisch und prognostisch zu bewerten?

Antwort: Zunächst muß abgeklärt werden, ob es sich um einen intra- oder posthepatischen Ikterus handelt. Liegt eine intrahepatische Form vor, ist zu prüfen, ob sie medikamentös ausgelöst ist und deshalb durch Absetzen der verdächtigen Pharmaka gebessert werden kann. Bei den posthepatischen Galleabflußstörungen verbessert eine präoperative Ableitung die Prognose in 2 Situationen, wie Domschke ausführlich dargelegt hat: einmal beim Vorliegen einer Hyperbilirubinämie mit Werten über 10 mg/dl, zum anderen bei Komplizierung durch eine septische Komponente.

Frage: Welche Regeln gelten für die Volumensubstitution bei akuten gastrointestinalen Blutungen?

Antwort: Sie unterscheidet sich grundsätzlich nicht von der Therapie bei Blutungen anderer Genese. Primär ist nach den klassischen Kriterien (Schätzung des Blutverlustes, hämodynamische Situation einschließlich Schockindex und zentraler Venendruck, Urinausscheidung) zu bewerten. Im unmittelbaren Anschluß an die Akutphase sind Hämoglobingehalt und Hämatokrit ebenfalls von Nutzen. Weiterhin muß so früh wie möglich ein Gerinnungsstatus gemacht werden. Die Gabe von Gefrierfrischplasma sollte im Zweifelsfall eher zu früh als zu spät vorgenommen werden.

Frage: Ein häufiger und den Patienten meistens vital gefährdender Zustand ist der Ileus. Wieviel Zeit steht hier für die präoperative Optimierung zur Verfügung, wie hat sie zu erfolgen, welche diagnostischen Kriterien sind von herausragender Bedeutung?

Antwort: Da der Ileus hinsichtlich Ätiologie, Dauer und Schwere ein sehr komplexes Krankheitsbild ist, können allgemeingültige Regeln nur schwer formuliert werden. Es ist festzuhalten, daß die den Patienten gefährdenden morphologischen, metabolischen und sonstigen Veränderungen um so schwerer sind, je länger der Ileus besteht. Pathophysiologisch erfordert ein schon lange bestehender Ileus deshalb auch eine eingehende Vorbereitung. Die Umstände des Einzelfalls müssen hierbei aber immer berücksichtigt und in genauer Absprache mit dem Chirurgen bewertet werden. Von besonderer Bedeutung ist der Säure-Basen-Status und da wiederum der Grad der metabolischen Alkalose. Hinsichtlich der präoperativen korrigierenden Volumentherapie besteht Einigkeit darüber, daß der Anteil kolloidaler Lösungen um so höher sein soll, je schwerer der Ileus ist. Die ausschließliche Gabe kristalloider Elektrolytlösungen bei schwerem Ileus kann diesen durch Zunahme des Darmwandödems und massive Sekretion ins Darmlumen ganz akut aggravieren.

Literatur

1. Hütteroth TH, Meyer zum Büschenfelde KH (1984) Auswirkungen von Leberfunktionsstörungen auf die Homöostase, ihre Diagnose und Therapie. In: Halmágyi M, Beyer J, Schuster HP (Hrsg) Der Risikopatient in der Anästhesie. 3. Stoffwechselstörungen. Springer, Berlin Heidelberg New York Tokyo (Klinische Anästhesiologie und Intensivtherapie, Bd 28, S 224)

Teil 4

Neuropsychiatrische Erkrankungen

Risikoerfassung und optimierende Therapie bei muskulären und neuromuskulären Störungen

J. Plötz

Einleitung

Neuromuskuläre Synapse und Muskelfaser stehen während der Anästhesie unter dem Einfluß von Relaxanzien [4, 65], Narkotika [58, 102, 110, 111] und Lokalanästhetika [27, 65], die allesamt Muskelschwäche bewirken können. Bereits beim Muskelgesunden ergibt sich durch verlängerte Wirkung einzelner Anästhetika eine potentielle Risikobelastung für Atemakt und Gasaustausch, die sich bei sachkundiger Anästhesieführung jedoch nicht zu bedrohlichen Folgen ausweitet. Patienten mit neuromuskulären Störungen sind hingegen in höherem Maße durch Komplikationen gefährdet - nicht nur seitens der Atemmuskulatur, sondern u.a. auch als Folge der Mitbeteiligung von Myokard und weiteren Organen [33]. Es stellt sich daher die Frage, ob und inwieweit das Risiko rechtzeitig erfaßt und begrenzt werden kann. Die Thematik hat ihr eigenes Gesicht je nach Störung, wobei eine ausgesprochene Vielfalt besteht. Sie soll behandelt werden in bewußter Beschränkung auf wenige Beispiele und in der Absicht, neben speziellen auch allgemeine Gesichtspunkte anzusprechen.

Bereits vorab soll die zentrale Bedeutung des Funktionszustandes von Atemmuskulatur und Herz-Kreislauf-System herausgestellt werden. Beim geringsten Verdacht einer Leistungsbeeinträchtigung müssen Lungenfunktionsprüfungen, Blutgasanalysen, EKG, ggf. Belastungstests veranlaßt werden. Es gilt die Ausgangslage nach Möglichkeit durch Atemgymnastik, physiotherapeutische und medikamentöse Maßnahmen zu verbessern. Ebenso wichtig ist die sorgfältige intra- und postoperative Überwachung und ggf. die Entscheidung für assistierte oder kontrollierte Ventilation. Im übrigen ist bei unklaren Befunden die fachneurologische Klärung unter Nutzung des spezifischen diagnostischen Arsenals anzustreben.

Myasthenia gravis

Myasthenia gravis ist eine Autoimmunerkrankung. In ihrem Rahmen kommt es zur Dezimierung postsynaptischer Azetylcholinrezeptoren und damit zur Ermüdbarkeit und Schwäche der Skelettmuskulatur - ggf. regional betont. Im Kuraretest an der isolierten Extremität ergeben sich charakteristische abnorme Befunde ebenso wie bei systemischer Anwendung von Kurare: der neuromuskuläre Block ist verstärkt und die Erholungszeit verlängert [17]. Bei 85% der Erkrankten ist in der IgG-Fraktion des Serums ein Antikörper nachweisbar, der über eine komplementvermittelte Lyse zur Steigerung der Abbaurate von Azetylcholinrezeptoren führt [71]. Die Diagnose wird nahegelegt bei Muskelschwäche, die durch Aktivität verstärkt bzw. durch Ruhe und Gabe von Anticholinesterasen gebessert wird. Sie wird erhärtet durch Dekremente im EMG bei repetitiver Stimulation peripherer Nerven und bestätigt durch den Nachweis von Antikörpern im Serum. Die Inzidenzrate innerhalb der Gesamtbevölkerung beträgt 1:20000, wobei das weibliche Geschlecht häufiger betroffen ist [71].

Die wichtigste perioperative Komplikation ist die respiratorische Insuffizienz insbesondere bei Mitbeteiligung oropharyngealer und respiratorischer Muskeln. Sie kann myasthener oder cholinerger Natur sein, im einen Fall begünstigt durch akute Infektion oder Streß, im anderen Fall durch Überdosierung von Anticholinesterasen [71]. Leventhal et al. [67] analysierten anhand von 24 erwachsenen Thymektomiepatienten folgende Faktoren als signifikant korrelierend mit der Notwendigkeit postoperativer Beatmung: Krankheitsdauer über 6 Jahre, Mestinondosis über 750 mg/Tag, Vitalkapazität unter 2,9 l, chronische Atemwegserkrankungen.

Cunitz [25] fand bei retrospektiver Betrachtung von 73 Thymektomiepatienten, daß postoperative Ateminsuffizienzen zu behandeln waren, unabhängig von der Frage, ob Succinylcholin angewendet worden war oder nicht.

Präoperative optimierende Maßnahmen richten sich auf die Behandlung respiratorischer Infekte und pharmakologische Überlegungen. Anticholinesterasen erschweren die anästhesiologische Betreuung und sollten vor Operationen spätestens am Vorabend abgesetzt werden [26, 55, 75]; hierzu wird allerdings auch die konträre Ansicht vertreten [107]. Soweit keine regionalen, sondern nur allgemeine Betäubungsverfahren in Betracht kommen, muß der Einsatz von Relaxanzien kritisch bewertet werden. In vielen Fällen wird der Patient genügend empfindlich auf die relaxierenden Effekte volatiler Narkotika reagieren, so daß er intubiert und operiert werden kann [4, 40]. Sind dennoch Relaxanzien erforderlich, müssen sie unter fortlaufendem neuromuskulärem Monitoring vorsichtig titriert werden [4, 65, 72]. Einige Autoren bevorzugen Succinylcholin - wenngleich berichtet wurde über Resistenz und Phase-II-Block [4, 6] - andere zeigen eine Präferenz für nichtdepolarisierende Substanzen [4, 19, 40, 72]. Stets müssen alle Faktoren im Auge behalten werden mit Einfluß auf die neuromuskuläre Blockade, von denen einige hier aufgeführt sind [40, 65]:

Ausgewählte Faktoren mit Einfluß auf die neuromuskuläre Blockade (Nach [40, 66])

1) Abnorme Pharmakokinetik (z. B. durch renale und hepatische Funktionsstörungen, Hypoproteinämie),
2) abnorme Empfindlichkeit,
3) Hypothermie
   - renale und hepatische Eliminationsrate von Pancuronium und Tubocurarin reduziert,
   - neuromuskuläre Empfindlichkeit gegenüber Pancuronium erhöht,
4) Pharmakainteraktionen: Narkotika, Antibiotika (Aminoglykoside, Polymyxine, Tetracycline, Penicillin), Magnesium, Lithium, Diazepam.

Von einer Antagonisierung ist abzuraten zugunsten postoperativer Beatmung [40, 107], die im übrigen zu jedem Zeitpunkt geeignet ist, den Gasaustausch zu sichern, medikamentöse Neueinstellungen (Anticholinesterasen, Immunsuppressiva, Kortison) zusammen mit dem Neurologen vorzunehmen und den Patienten schrittweise zur Spontanatmung zurückzuführen. Therapeutisch kann im perioperativen Zeitraum auch eine Plasmapherese in Frage kommen, die über eine Reduktion der Antikörperkonzentration im Serum zur Regeneration von Azetylcholinrezeptoren führt und damit zur Einleitung einer Remission binnen weniger Tage. Diese Therapie ist aufwendig und teuer [71].

Myotonie

Myotonien sind hereditäre, dem Erbmodus, der Häufigkeit und dem Erscheinungsbild nach unterschiedliche Erkrankungen (Tabelle 1). Kennzeichnendes gemeinsames Symptom ist eine verzögerte Muskelerschlaffung nach Kontraktion, sei sie willkürlich, mechanisch oder chemisch ausgelöst. Succinylcholin zeigt einen dualen Effekt auf die Synapse: Im Mechanomyogramm nimmt die Zuckungsspannung unter Einzelreizung erwartungsgemäß ab, die Grundspannung aber dosisabhängig bei gleichzeitig bestehender elektrischer Ruhe zu [78]. Gefährdung ergibt sich - allerdings keinesfalls obligatorisch [52] - aus myotonen Reaktionen auf Pharmaka und Muskelzittern [82, 106] und kann Ventilation (ggf. erst nach freiem Intervall; [89]) - sowie technisch-operative Arbeitsbedingungen betreffen. Belastend wirken begleitende Muskeldystrophie, Skelettabnormalitäten - Skoliose etwa mit Lungenrestriktion - und Mitbeteiligung des Herzens, die in Post-mortem-Untersuchungen bei 50% der Betroffenen diagnostiziert wurde [1]. Es ist mit Herzrhythmusstörungen, verlängerter Apnoe, Atemdepression und Atemwegsinfektionen zu rechnen [1, 34]. Aldridge [1] berichtete über eine Komplikationsrate von 52% bei 49 Operationen an 17 Patienten mit myotoner Dystrophie. In 29% der Fälle wurde die Anästhesie verabreicht, bevor die formale Diagnose gestellt worden war. Dies unterstreicht die Bedeutung der frühzeitigen Diagnose [39]. Im übrigen wird die Risikobelastung günstig beeinflußt durch Verzicht auf Succinylcholin, Anticholinesterasen und Kalium [34, 80], vorsichtige Dosierung von Narkotika und nichtdepolarisierenden Relaxanzien sowie Vermeidung von Muskelzittern durch Auskühlung und - fraglich - „halothane shivering“ [4]. Nach Gabe von

Tabelle 1. Einteilung der Myotonien. (Nach [5, 10])

Bezeichnung	Erbmodus	Inzidenz
Dystrophia myotonica	Autosomal dominant	$5 \cdot 10^{-5}$
Myotonia congenita	a) dominant	$5 \cdot 10^{-6}$
	b) rezessiv	Häufiger als a)
Familiäre periodische Lähmung		
a) hypokaliämische Form	Autosomal dominant	$8 \cdot 10^{-6}$
b) hyperkaliämische Form	Autosomal dominant	$2 \cdot 10^{-6}$
c) normokaliämische Form	?	?
Paramyotonia congenita	Autosomal dominant	?

Anticholinesterasen wurden inkomplette Antagonisierung des Kurareblocks und langanhaltende Lähmung beobachtet [18]. Da die kausale Störung intrazellulär liegt, ist bei ungenügender chirurgischer Relaxation weder durch Kurare noch durch Nervenblockade Abhilfe zu erwarten, sondern eher durch direkte Infiltration von Lokalanästhetika in die Muskulatur bzw. systemische Gabe von Pharmaka mit unmittelbarem Effekt auf die Muskelfaser:
Procainamid, Chinin, Diphenylhydantoin, Inhalationsnarkotika, Steroide und Dantrolen [4, 34].

Muskeldystrophie

Dystrophien sind eine Gruppe erblich bedingter degenerativer Störungen, gekennzeichnet durch Muskelfaserzerfall, Muskelschwäche, reduzierte Vitalkapazität [77], erhöhte CK- und Myoglobinspiegel im Serum [2, 51, 59, 60] und Mitbeteiligung von glatter und Herzmuskulatur, die sich als gastrointestinale Hypomotilität und Kardiomyopathie äußern kann [103].

Einteilung der Muskeldystrophien. (Nach [33, 57])

1) X-chromosomal vererbt:
- infantiler, rasch progredienter Beckengürteltyp (Duchenne),
- juveniler, langsam progredienter Beckengürteltyp (Becker),
- andere Formen,

2) autosomal rezessiv:
- Beckengürteltyp (schwere und milde Verlaufsformen),
- andere Formen,

3) autosomal dominant:
- facio-scapulo-humoraler Typ,
- distaler Gliedertyp,
- adulte Form,
- oculopharyngealer Typ,
- andere Formen.

Bei einem Teil der Betroffenen werden Skelettabnormitäten, geistige Retardierung, Makroglossie und Dysphagie beobachtet [112]. Der regionale Kuraretest zeigt eine initial normale Blockade, deren Wirkdauer jedoch abnorm verlängert ist [17]. Komplikationen sind Hyperkaliämie [33, 104], Herzrhythmusstörungen meist tachykarder Natur [103], Extrasystolien [112], Herzstillstand [104], Rhabdomyolyse [12, 69, 75, 103], Hypermyoglobinämie und respiratorische Insuffizienz, die heimtückischerweise erst am 2. bis 5. postoperativen Tag in Erscheinung treten kann [11, 103]. Rapide Verschlechterung kann bei Bettruhe und Fieber eintreten [34]. Ein wichtiger Risikoaspekt ergibt sich daraus, daß viele Erkrankungsfälle präoperativ nicht aufgedeckt sind und erstmals auffällig werden durch Kontakte mit Narkosemitteln, speziell durch Herzstillstand im Zusammenhang mit Succinylcholin [45, 70, 91, 101, 104]. Wichtige Gesichtspunkte sind Ausdehnung der präoperativen Nüchternheitsgrenze, Verzicht auf Succinylcholin im Hinblick auf Herz- und Muskeltrauma wie Anticholinesterasen, die in einem Fallbericht myotone Reaktionen

Tabelle 2. Einteilung der Glykogenspeicherkrankheiten. (Nach [33, 76])

Typ	Erstbeschreibung	Enzymdefekt	Betroffene Organe
Cori I	(von Gierke)	Glukose-6-Phosphatase	Leber und Niere
Cori II	(Pompe)	α-1,4-Glukosidase	Skelett- und Herzmuskel
Cori III	(Cori, Forbes)	Amylo-1,6-Glukosidase	Leber, Skelett- und Herzmuskel, Blutzellen
Cori IV	(Andersen)	Amylo-1,4 $\rightarrow$1,6-Transglukosidase	Leber, Skelett- und Herzmuskel, Blutzellen
Cori V	(Mc Ardle)	Muskelphosphorylase	Muskel
Cori VI	(Hers)	Leberphosphorylase	Leber und weiße Blutzellen
Cori VII	(Thompson)	Phosphoglukomutase	Muskel
Cori VIII	(Tauri)	Muskelphosphofruktokinase	Muskel und rote Blutzellen
IX		Leberphosphorylasekinase	Leber
X		zyklische 3,5 AMP-abhängige Kinase	Skelettmuskel, Leber

bewirkten [18], Aufrechterhaltung normaler Körpertemperatur, frühestmögliche Mobilisierung, Atem- und Physiotherapie. Falls möglich, sollten bevorzugt regionale Verfahren gewählt werden [112].

Glykogenspeicherkrankheiten

Hierbei handelt es sich um Multiorganerkrankungen mit pathologisch gesteigerter Glykogenspeicherung als Folge hereditärer Enzymdefekte (Tabelle 2). Skelett- und Herzmuskel können bevorzugt oder mitbetroffen sein und durch Muskelschwäche, Belastungsschmerz und Herzvergrößerung auffällig werden. Komplikationen sind Rhabdomyolyse, Myoglobinurie und Herzversagen [34, 40, 76]. Wegen kleiner Inzidenzraten wird selten an die Störungen gedacht und damit indirekt zur Erhöhung des Risikos beigetragen [34]. Bei einem Kind mit Pompe-Erkrankung kam es im Zusammenhang mit einer Halothannarkose für einen diagnostischen Eingriff zum irreversiblen Herzstillstand, wobei die Diagnose erst postmortal gestellt und eine zuvor diagnostizierte Herzvergrößerung entsprechend gewürdigt wurde [23]. Cholinerge Überaktivität, Frierreaktionen, Ischämie und Energiemangel sollen durch Verzicht auf Succinylcholin, Anticholinesterasen, Tourniquet-Anwendungen, Frierreaktionen und Fieber vermieden werden; als Energiesubstrate bieten sich Dextrose-, Fruktose- oder Laktatlösungen an [33].

Maligne Hyperthermie/Myopathie

Die maligne Hyperthermie ist eine pharmakogenetische Erkrankung. Maligne Hyperthermie/Myopathie ist eine Krankheitsbezeichnung von Patienten mit erwiesener Disposition [34]. Disponierte Individuen können durch triggernde

Anästhetika und Streßbelastung mit exzessiver Beschleunigung des Muskelstoffwechsels reagieren, die Azidose, charakteristische biochemische und klinische Befunde und bei ausbleibender oder unzureichender Therapie Versagen von Vitalfunktionen und Tod nach sich zieht [92]. Das Risiko ist maximal bei Disponierten unter dem Einfluß von Triggern und Streß und läßt sich zumindest theoretisch durch einfache Maßnahmen eliminieren [14, 92]:
Verzicht auf Trigger zugunsten unbedenklicher Pharmaka, Vermeiden von Streß, ggf. zusätzlich - wahlweise [15, 16, 48] bzw. obligatorisch [99] - Vorbehandlung mit Dantrolen. Bedauerlicherweise ist die präoperative Klärung der Disposition mit klinischen Methoden nur in wenigen Fällen zu erbringen, wie folgende Übersicht zeigt:

Folgende Prophylaxe ist bei maligner Hyperthermiedisposition angezeigt

1) Anwendung ausschließlich „sicherer" Pharmaka: Barbiturate, Opiate, Benzodiazepine, N_2O, Pancuronium, Vecuronium, Atracurium [99],
2) Zusätzlich obligatorisch [99] bzw. wahlweise [15, 16] Dantrolen vor Anästhesiebeginn 2,5 mg/kg i.v. [43],
3) i.v. Dantrolen in Bereitschaft halten,
4) Anxiolytisch und sedierend wirkende Prämedikation,
5) Regionalanästhesie bevorzugt anwenden,
6) Ca, Digitalis, Katecholamine vermeiden.

Diagnostik der malignen Hyperthermiedisposition (MHD)

Kriterien	*Anmerkungen*
1) Anamnese:	
unstrittige Eigenanamnese:	MHD gesichert,
positive Familienanamnese und CK erhöht:	MHD 70% [46],
2) kongenitale Abnormitäten des Muskel-Skelett-Systems (z.B. Ptosis, Schielen, Hernien, Klumpfuß, Skoliose):	vorhanden bei 67% aller MH-Patienten und 36% aller Blutsverwandten 1. Grades [14],
Duchenne-Muskeldystrophie, „central core disease", Myotonia congenita:	(inkonstante) Beziehung zur MHD vermutet, nicht gesichert;
3) Masseterspasmus nach Succinylcholin und MHD-positiver Kontrakturtest (KT): 100% [101], 61% [42], 53% [35], 50% [95],	Kritik: retrospektive Untersuchungen an vorselektierten Kohorten; KT teilweise nicht evaluiert anhand akzeptierter Tests; Masseterspasmus nur klinisch diagnostiziert [36, 109],
4) In-vitro-Kontrakturtest:	MHD > 90% [46].

Allein das anamnestisch belegte, unstrittige Vollbild berechtigt zur Bejahung. Im Hinblick auf die Aussagekraft aller anderen Kriterien sind Einschränkungen geboten. Dies gilt für die erhöhte CK-Aktivität [16, 81] - auch bei Mitgliedern belasteter Familien [83] - ebenso wie für bestimmte körperliche Befunde [16] und Masseterspasmus. Bezeichnenderweise zeigte in einer eigenen mehrjährigen Verlaufsbeobachtung die seinerzeit erkrankte Indexpatientin nie mehr erhöhte CK-

Werte, obgleich die Aktivität in der Akutphase der Erkrankung auf 48845 U/l angestiegen war [83]. Bezeichnenderweise übertraf in einer retrospektiven Studie [100] die Inzidenzrate des Masseterspasmus die größten publizierten Raten für maligne Hyperthermie [61] um den Faktor 70–150. Im Interesse der objektiven Risikoklärung und wohlbegründeten Therapie ist daher die Verfügbarkeit valider pharmakologischer In-vitro-Kontrakturtests zumindest für gezielte Untersuchungen in hohem Maße wünschenswert [37, 90].

Muskelrigidität, Freisetzung intrazellulärer Bestandteile nach Succinylcholin

Muskelrigidität einschließlich Masseterspasmus – Ausdruck gestörter muskulärer Mechanik – birgt ein nicht unerhebliches Risikopotential in sich durch Bedrohung der freien Atempassage und adäquaten Ventilation [20]. Beim Masseterspasmus handelt es sich möglicherweise um ein Frühzeichen der malignen Hyperthermie [4]; er wird aber auch in anderem Zusammenhang beobachtet [20, 22, 31, 66, 80, 101]. Differentialdiagnostisch beachtenswert ist, daß Masseterspasmus im Rahmen einer myotonen Reaktion nur solange anhält wie die neuromuskuläre Wirkung von Succinylcholin, im Rahmen der malignen Hyperthermie jedoch länger [20]. Die Mehrzahl der Autoren rät zum Abbruch von Operation und Narkose, zumindest zum Wechsel auf unbelastete Pharmaka, ggf. zum Einsatz von Dantrolen und zu postoperativer Intensivüberwachung [4, 5, 31, 35, 41, 42, 93, 94, 95, 100]. Einige Autoren gaben zu, die Halothannarkose nicht unterbrochen, die Relaxation der Kiefermuskulatur abgewartet, intubiert und die Anästhesie unter angemessener Überwachung fortgeführt zu haben [20, 88].

Hyperkaliämie [47], Hyper-CK-ämie und Hypermyoglobinämie [49, 50, 64, 108] – Ausdruck gestörter Membranintegrität – werden bereits beim Muskelgesunden beobachtet [9, 49, 50, 53, 84, 85, 87, 97]. In eigenen systematischen Untersuchungen betrugen die maximalen mittleren Anstiege nach Succinylcholin bei Kalium 1/10, bei der CK das 10fache und bei Myoglobin das 20- bzw. 100fache der Ausgangskonzentrationen (Tabelle 3). Die Grenzen zum Pathologischen sind unscharf [60], sicherlich aber dann erreicht, wenn Organmanifestationen zu beobachten sind, beispielsweise Herz- und Nierenfunktionsstörungen und Rhabdomyolyse. Erhöhtes Risiko bezüglich kritischer Konzentrationszunahmen ist beim Kalium nach klinisch signifikanter muskulärer Denervation [4, 47, 108] und weiteren erworbenen, nicht aber kongenitalen neurologischen Läsionen gegeben [29, 30]

Tabelle 3. Serumkonzentrationen von K, CK und Myoglobin *(Myo)* vor und nach i.v.-Gabe von Succinylcholin *(SCH)* bei gesunden Kindern. (Mittelwerte; [84, 87])

	K (mmol/l)		CK (U/l)		Myo (ng/ml)		
	vor	3 min nach SCH	vor	8 h nach SCH	vor	15 min	30 min nach SCH
SCH 1 mg/kg	4,03	4,40	41,8	463	17,7	377	
SCH 2·1 mg/kg					17,0	1275	1611
NaCl	4,06	4,18	42,7	57,2	16,8	21	20

und darf bei CK-Myoglobin nach vorausgegangener anästhesieinduzierter Myoglobinurie [10] und weiteren Störungen [8, 56, 68, 74, 96, 105] vermutet werden. Präkurarisierung und andere prophylaktische Maßnahmen [3, 7, 13, 21, 24, 28, 32, 38, 44, 54, 62, 63, 64, 73, 79, 86, 98] waren beim Muskelgesunden im Hinblick auf die Serumveränderungen sehr unterschiedlich, bei Risikofällen nur fraglich oder überhaupt nicht wirksam bzw. klinisch nicht praktikabel. Am sichersten ist der Verzicht auf Succinylcholin [4, 79, 87].

Schlußbetrachtung

Das Risiko intra- und postoperativer Komplikationen ist bei Patienten mit neuromuskulären und muskulären Störungen beachtlich, nach Maß und Zahl allerdings kaum zu definieren - abgesehen von einer gewissen Alles-oder-nichts-Situation bei der malignen Hyperthermie. Zwar lassen sich einzelne Risikofaktoren - mit Lungenfunktionstests, EKG und Labormethoden etc. - erkennen, die Ergebnisse reichen jedoch i. allg. nicht aus, die Komplexität des Risikos ausreichend zu erhellen. Wesentlich ist v. a. die Kenntnis der zugrundeliegenden Störung und der möglichen abnormen Reaktionen auf bestimmte Anästhetika - mag es sich dabei um Überempfindlichkeit oder Resistenz, Muskelrigidität oder -hypermetabolismus, Masseterspasmus oder Rhabdomyolyse handeln. Optimierung im Sinne einer kausalen Therapie ist nicht möglich. Dessenungeachtet ist das Risiko durch frühzeitige Aufdeckung der spezifischen Störung und der hierauf gründenden gezielten Prävention eminent begrenzbar, im günstigsten Fall sogar vermeidbar. Kein Patient braucht daher zu befürchten, als nichtanästhesierbar zu gelten.

Literatur

1. Aldridge LM (1985) Anaesthetic problems in myotonic dystrophy. A case report and review of the Aberdeen experience comprising 48 general anaesthetics in a further 16 patients. Br J Anaest 57: 1119-1130
2. Ando T, Shimizu T, Kato T, Oshaw M, Fukuyama Y (1978) Myoglobinemia in children with progressive muscular dystrophy. Clin Chim Acta 85: 17-22
3. Asari H, Inoue K, Maruta H, Hirose Y (1984) The inhibitory effect of intravenous d-tubocurarine and oral dantrolene on halothane-succinylcholine-induced myoglobinemia in children. Anesthesiology 61: 332-333
4. Azar I (1984) The response of patients with neuromuscular disorders to muscle relaxants: A review. Anesthesiology 61: 173-187
5. Badgwell JM, Heavner JE (1984) Masseter spasm heralds malignant hyperthermia - current dilemma or merely academia gone mad (corr). Anesthesiology 61: 230-231
6. Baraka A, Afifi A, Muallem M, Kachachi T, Frayha F (1971) Neuromuscular effects of halothane, suxamethonium, and tubocurarine in a myasthenic undergoing thymectomy. Br J Anaesth 43: 91-95
7. Barker I, Laurence AS (1984) Suxamethonium-induced myalgia, and relation with intraoperative myoglobin changes following alcuronium, midazolam und lignocaine pretreatments. Br J Anaesth 56: 796 P
8. Bennike KA, Jarnum S (1964) Myoglobinuria with acute renal failure possibly induced by suxamethonium. Br J Anaesth 36: 730-736
9. Bergmann H (1980) Nebenwirkungen der Muskelrelaxanzien und Komplikationen bei ihrer Anwendung. In: Ahnefeld FW, Bergmann H, Burri C, Dick W, Halmagyi M, Hossli G,

Rügheimer E (Hrsg) Muskelrelaxanzien. Springer, Berlin Heidelberg New York (Klinische Anästhesiologie und Intensivtherapie, Bd 22)
10. Bernhardt D, Hoerder MH (1981) CK Isoenzyme bei anaesthesie-induzierter Myoglobinurie (AIM). Anaesthesist 30: 131-134
11. Boba A (1970) Fatal postanaesthetic complication in two muscular dystrophic patients. J Pediatr Surg 5: 71-75
12. Boltshauser E, Steinmann B, Meyer A, Jerusalem F (1980) Anaesthesia-induced rhabdomyolysis in Duchenne muscular dystrophy (corr). Br J Anaesth 52: 559
13. Brandt L, Henneberg U (1981) Verhindert die Präcurarisierung den succinylcholinbedingten Serumkaliumanstieg bei Risikopatienten? - Ein Fallbericht. Anästh Intensivther Notfallmed 16: 353-355
14. Britt BA (1979) Preanesthetic diagnosis of malignant hypothermia. Int Anesthesiol Clin 17: 63-96
15. Britt BA (1984) Dantrolene. Can Anaesth Soc J 31: 61-75
16. Britt BA (1985) Malignant hyperthermia. Can Anaesth Soc J 32: 666-677
17. Brown JC, Charlton JE (1975) Study of sensitivity to curare in certain neurological disorders using a regional technique. J Neurol Psychiatr 38: 18-26
18. Buzello W, Krieg N, Schlickewei A (1982) Hazards of neostigmine in patients with neuromuscular disorders. Report of two cases. Br J Anaesth 54: 529-534
19. Buzello W, Noeldge G, Krieg N, Brobmann GF (1986) Vecuronium for muscle relaxation in patients with myasthenia gravis. Anesthesiology 64: 507-509
20. Caseby NG (1975) Muscle hypotonus after intravenous suxamethonium. A clinical problem. Br J Anaesth 47: 1101-1106
21. Charak DS, Dhar CL (1981) Suxamethonium-induced changes in serum creatine phosphokinase. Br J Anaesth 53: 955-957
22. Cody JR (1968) Muscle regidity following administration of succinylcholine. Anesthesiology 29: 159-162
23. Cox JM (1968) Anaesthesia and glycogen storage desease. Anesthesiology 29: 1221-1225
24. Cozanitis DA, Karhunen, U, Brandel P, Merrett JD (1982) A matched comparison of four suxamethonium administration techniques in patients with strabismus. Br J Anaesth 54: 1283-1287
25. Cunitz G (1980) Muskuläre Erkrankungen und Anwendung von Muskelrelaxanzien. In: Ahnefeld FW, Bergmann H, Burri C, Dick W, Halmagyi M, Hossli G, Rügheimer E (Hrsg) Muskelrelaxanzien. Springer, Berlin Heidelberg New York (Klinische Anästhesiologie und Intensivtherapie, Bd 22)
26. Davies DW, Steward DJ (1973) Myasthenia gravis in children and anesthetic management for thymectomy. Can Anaesth Soc J 20: 253-258
27. Diamond BI, Havdala HS, Sabelli HC (1975) Differential membrane effects of general and local anesthetics. Anesthesiology 43: 651-660
28. Dierdorf SF, McNiece WL, Wolfe TM, Rao CC, Krishna G, Means LJ, Haselby KA (1984) Effect of thiopental and succinylcholine on serum potassium concentrations in children. Anesth Analg 63: 1136-1138
29. Dierdorf SF, McNiece WL, Rao CC, Wolfe TM, Krishna G, Means LJ, Haselby KA (1985) Effect of succinylcholine on plasma potassium in children with cerebral palsy. Anesthesiology 62: 88-90
30. Dierdorf SF, McNiece WL, Rao CC, Wolfe TM, Means LJ (1986) Failure of succinylcholine to alter plasma potassium in children with myelomeningocele. Anesthesiology 64: 272-273
31. Donlon JV, Newfield P, Sreter F, Ryan JF (1978) Implications of masseter spasm after succinylcholine. Anesthesiology 49: 298-301
32. Eisenberg M, Balsley S, Katz RL (1979) Effects of diazepam on succinylcholine induced myalgia, potassium increase, creatine phosphokinase elevation, and relaxation. Anesth Analg 58: 314-317
33. Ellis FR (1980) Inherited muscle disease. Br J Anaesth 52: 153-164
34. Ellis FR (1981) Muscle disease. In: Ellis FR (ed) Inherited disease and anaesthesia. Excerpta Medica. Amsterdam Oxford New York
35. Ellis FR, Halsall PJ (1984) Suxamethonium spasm. A differential diagnostic conundrum. Br J Anaesth 56: 381-384

36. Ellis FR, Halsall PJ (1986) Improper diagnostic test may account for high incidence of malignant hyperthermia associated with masseter spasm (corr). Anesthesiology 64: 291
37. European MG Group (1985) Laboratory diagnosis of malignant hyperpyrexia susceptibility (MHS). Br J Anaesth 57: 1038-1046
38. Fahmy NR, Malek NS, Lappas DG (1979) Diazepam prevents some adverse effects of succinylcholine. Clin Pharmacol Ther 26: 395-398
39. Feist HW (1973) Anästhesie und Muskelkrankheiten. Anästh Inf 2: 45-48
40. Feldman SA (1979) Muscle relaxants. Saunders, Philadelphia London Toronto
41. Flewellen EH, Nelson TE (1982) Masseter spasm induced by succinylcholine in children: Contracture testing for malignant hyperthermia: Report of six cases. Can Anaesth Soc J 29: 42-49
42. Flewellen EH, Nelson TE (1984) Halothane-succinylcholine induced masseter spasm: indicative of malignant hyperthermia susceptibility? Anesth Analg 63: 693-697
43. Flewellen EH, Nelson TE (1984) Prophylactic and therapeutic doses of dantrolene for malignant hyperthermia (corr). Anesthesiology 61: 477
44. Fry ENS (1978) Use of propanidid and lignocaine to modify the increase in serum potassium concentration following injection of suxamethonium. Br J Anaesth 50: 841-843
45. Genever EE (1971) Suxamethonium-induced cardiac arrest in unsuspected pseudohypotrophic muscular dystrophy. Br J Anaesth 43: 984-986
46. Gronert GA (1980) Malignant hyperthermia. Anesthesiology 53: 395-423
47. Gronert GA, Theye RA (1975) Pathophysiology of hyperkalemia induced by succinylcholine. Anesthesiology 43: 89-99
48. Hall GM (1980) Dantrolene and the treatment of malignant hyperthermia. Br J Anaesth 52: 847-849
49. Harrington JF, Ford DJ (1986) Myoglobinemia after succinylcholine in children undergoing isoflurane anesthesia. Anesth Analg 65: S 69
50. Harrington JF, Ford DJ, Striker TW (1983) Myoglobinemia and myoglobinuria after succinylcholine in children. Anesthesiology 59: A 439
51. Hische EAH, Helm HJ van der (1979) The significance of the estimation of serum myoglobin in neuromuscular disease. J Neurol Sci 43: 243-251
52. Hook R, Anderson EF, Noto P (1975) Anesthetic management of a parturient with myotonia atrophica. Anesthesiology 43: 689-692
53. Inagaki M, Koyama A, Sakata S, Tonogai R, Yamada Y (1980) Serum myoglobin levels following administration of succinylcholine during nitrous oxide-oxygen-halothane anesthesia. Jpn J Anaesth 29: 1476-1482
54. James MFM, Cork RC, Dennett JE (1986) Succinylcholine pretreatment with magnesium sulfate. Anesth Analg 65: 373-376
55. Jenkins LC, Chang J, Saxton GD (1965) Myasthenia gravis: Anesthetic and surgical management of the patient undergoing thymectomy. Can Med Assoc J 93: 198-203
56. Jensen K, Bennike KA, Hanel HK, Olesen H (1968) Myoglobinuria following anaesthesia including suxamethonium. Br J Anaesth 40: 329-334
57. Jerusalem F (1979) Muskelerkrankungen. Klinik - Therapie - Pathologie. Thieme, Stuttgart New York
58. Kennedy R, Galindo A (1975) Neuromuscular transmission in a mammalian preparation during exposure to enflurane. Anesthesiology 42: 432-441
59. Kießling WR, Beckmann R (1981) Serum levels of myoglobin and creatine kinase in Duchenne muscular dystrophy. Klin Wochenschr 59: 347-348
60. Kießling WR, Ricker K, Pflughaupt KW, Mertens HG, Haubitz I (1981) Serum myoglobin in primary and secondary skeletal muscle disorders. J Neurol 224: 229-233
61. Kinoshita H, Kikuchi H, Yuge O (1979) Statistical review of malignant hyperthermia. Int Anesthesiol Clin 17: 119-140
62. Laurence AS (1984) Serum myoglobin and CPK changes following intermittent suxamethonium administration: Effect of alcuronium, lignocaine and midazolam pretreatment. Br J Anaesth 56: 795-796 P
63. Laurence AS (1985) Oral dantrolene prevents rise of myoglobin due to suxamethonium. Anaesthesia 40: 907-910
64. Laurence AS, Henderson P (1986) Serum myoglobin after suxamethonium administration

to children: Effect of pretreatment before iv and inhalation induction. Br J Anaesth 58: 126 P
65. Lee C, Katz RL (1980) Neuromuscular pharmacology. A clinical update and commentary. Br J Anaesth 52: 173-188
66. Lee C, Yang E, Katz RL (1977) Focal contracture following injection of succinylcholine in patients with peripheral nerve injury. Can Anaesth Soc J 24: 475-478
67. Leventhal SR, Orkin FK, Hirsch RA (1980) Prediction of the need for postoperative mechanical ventilation in myasthenia gravis. Anesthesiology 53: 26-30
68. Lewandowski KB (1981) Rhabdomyolysis, myoglobinuria and hyperpyrexia caused by suxamethonium in a child with increased serum creatine kinase concentrations. Br J Anaesth 53: 981-984
69. Lewandowski KB (1982) Strabismus as a possible sign of subclinical muscular dystrophy predisposing to rhabdomyolysis and myoglobinuria: a study of an affected family. Can Anaesth Soc J 29: 372-376
70. Linter SPK, Thomas PR, Withington PS, Hall MG (1982) Suxamethonium associated hypotonicity and cardiac arrest in unsuspected pseudohypertrophic muscular dystrophy. Br J Anaesth 54: 1331-1332
71. Loh L (1986) Neurological and neuromuscular disease. Br J Anaesth 58: 190-200
72. MacDonald AM, Keen RI, Pugh ND (1984) Myasthenia gravis and atracurium. A case report. Br J Anaesth 56: 651-654
73. Magee OA, Gallagher EG (1984) „Self-taming" of suxamethonium and serum potassium concentration. Br J Anaesth 56: 977-980
74. McLaren CAB (1968) Myoglobinuria following the use of suxamethonium chloride. Br J Anaesth 40: 901-902
75. Miller ED, Sanders DB, Rowlingson JC, Berry FA, Sussman MD, Epstein RM (1978) Anesthesia-induced rhabdomyolysis in a patient with Duchenne's muscular dystrophy. Anesthesiology 48: 146-148
76. Miller J, Lee C (1981) Muscle desease. In: Katz J, Benumor J, Kadis LB (eds) Anesthesia and uncommen diseases. Pathophysiologic and clinical correlations, 2nd edn. Saunders, Philadelphia London Toronto
77. Milne B, Rosales JK (1982) Anesthetic considerations in patients with muscular dystrophy undergoing spinal fusion and Hurrington rod insertion. Can Anaesth Soc J 29: 250-253
78. Mitchell MM, Ali HH, Savarese JJ (1978) Myotonia and neuromuscular blocking agents. Anesthesiology 49: 44-47
79. Moore WE, Watson RL, Summary JJ (1976) Massive myoglobinuria precipitated by halothane and succinylcholine in a member of a family with elevation of serum creatine phosphokinase. Anesth Analg 55: 680-682
80. Orndahl G, Stenberg K (1962) Myotonic human musculature: Stimulation with depolarizing agents. Mechanical registration of the succinylcholine, succinylmonocoline, and decamethonium. Acta Med Scand 172: S 3-29
81. Paasuke RT, Brownell AKW (1986) Serum creatine kinase level as a screening test for susceptibility to malignant hyperthermia. JAMA 255: 769-771
82. Paterson IS (1962) Generalized mytonia following suxamethonium. Br J Anaesth 34: 340-342
83. Plötz J (1983) Maligne Hyperthermie - III. Verlaufsbeobachtung der Serum-CK-Aktivität, fragliche Suchtests, Dantroleneffekte bei Mitgliedern einer belasteten Familie. Anaesthesist 32: 158-164
84. Plötz J (1984) Nebenwirkungen von Succinylcholin auf die Skelettmuskulatur in Halothannarkose bei Kindern. Prophylaxe mit Diallylnortoxiferin, „self-taming" und Dantrolen. Therapiewoche 34: 3168-3184
85. Plötz J (im Druck) Influence of isoflurane, enflurane and halothane on serum myoglobin concentration after succinylcholine application - a comparison in children. 2nd European Symposium on anaesthetic agents Münster 12.-14. Dezember 1985
86. Plötz J, Braun J (1982) Failure of „self-taming" doses of succinylcholine to inhibit increases in postoperative serum creatine kinase activity in children. Anesthesiology 56: 207-209
87. Plötz J, Braun J (1985) Serummyoglobin nach Wiederholungsgaben von Succinylcholin und der Einfluß von Dantrolen. Anaesthesist 34: 513-515

88. Plötz J, Schreiber W (1984) Auf maligne hyperthermieverdächtige Zeichen. Anaesthesiol Reanimat 9: 299-305
89. Ravin M, Newmark Z, Saviello G (1975) Myotonia dystrophica - an anaesthetic hazard - two case reports. Anesth Analg 54: 216-218
90. Relton JES (1979) Anesthesia for elective surgery in patients susceptible to malignant hyperthermia. Int Anaesthesiol Clin 17: 141-151
91. Richards WC (1972) Anesthesia and serum creatine phosphokinase levels in patients with Duchenne's pseudo hypertrophic muscular dystrophy. Anaesth Intensive Care 1: 150-153
92. Rosenberg H (1985) Malignant hyperthermia. Hosp Pract 20: 139-149
93. Rosenberg H, Fletcher JE (1985) More about masseter spasm and malignant hyperthermia (corr). Anesthesiology 62: 212
94. Rosenberg H, Fletcher JE (1986) Masseter muscle rigidity and malignant hyperthermia susceptibility. Anesth Analg 65: 161-164
95. Rosenberg H, Reed S (1983) In vitro contracture tests for susceptibility to malignant hyperthermia. Anesth Analg 62: 415-420
96. Rowland LP (1984) Myoglobinuria. Can J Neurol Sci 11: 1-13
97. Ryan JF, Kagen LJ, Hyman AI (1971) Myoglobinemia after a single dose of succinylcholine. N Engl Med 285: 824-826
98. Schaer H, Steinmann B, Jerusalem S, Maier C (1977) Rhabdomyolysis induced by anaesthesia with intraoperative cardiac arrest. Br J Anaesth 49: 495-499
99. Schulte-Sasse U, Eberlein HJ (1986) Neue Erkenntnisse und Erfahrungen auf dem Gebiet der malignen Hyperthermie. Anaesthesist 35: 1-9
100. Schwartz L, Rockoff MA, Koka BV (1984) Masseter spasm with anesthesia: Incidence an implications. Anesthesiology 61: 772-775
101. Seay AR, Ziter FA, Thompson JA (1978) Cardiac arrest during induction of anesthesia in Duchenne muscular dystrophy. J Pediatr 93: 88-90
102. Seyama J, Narahashi T (1975) Mechanism of blockade of neuromuscular transmission by pentobarbital. J Pharmacol Exp Ther 192: 95-104
103. Smith CL, Bush GH (1985) Anaesthesia and progressive muscular dystrophy. Br J Anaesth 57: 1113-1118
104. Solares G, Herranz JL, Sanz MD (1986) Suxamethonium-induced cardiac arrest as an initial manifestation of Duchenne muscular dystrophy (corr). Br J Anaesth 58: 576
105. Tammisto T, Brandel P, Airaksinen MM, Tommila V, Listola J (1970) Strabismus as a possible sign of latent muscular disease predisposing to suxamethonium-induced muscular injury. Ann Clin Res 2: 126-130
106. Thiel RE (1967) The myotonic response to suxamethonium. Br J Anaesth 39: 815-820
107. Thorau UM, Rothe KR (1986) Myasthenia gravis als Anästhesierisiko. Anästh Intensivther Notfallmed 21: 143-149
108. Tobey RE, Jacobsen PM, Kahle CT, Clubb RJ, Dean MA (1972) The serum potassium response to muscular relaxants in neural injury. Anesthesiology 37: 332-337
109. Van der Spek A, Spargo PM, Nahrwold ML (1986) Masseter spasm and malignant hyperthermia are not the same thing (corr). Anesthesiology 64: 291-292
110. Waud BE, Waud DR (1975) Comparison of the effects of general anesthetics on the endplate of skeletal muscle. Anesthesiology 43: 540-547
111. Waud BE, Waud DR (1975) The effects of diethyl ether, enflurane, and isoflurane at the neuromuscular junction. Anesthesiology 42: 275-280
112. Yamashita M, Matsuki A, Oyama T (1976) General anaesthesia for a patient with progressive muscular dystrophy Anaesthesist 25: 76-79

Risikoerfassung und optimierende Therapie bei Erkrankungen des Zentralnervensystems

B. Neundörfer

Einleitung

Operative Eingriffe mit Narkose stellen in der Regel für den Patienten mit einer neurologischen Erkrankung ein erhöhtes Risiko dar, was schon aus der Tatsache verständlich wird, daß die Narkotika am Zentralnervensystem wirksam werden, und letztlich jede Narkose eine, wenn zwar gesteuerte und nur vorübergehende, aber doch gezielt durchgeführte Intoxikation darstellt. Deshalb ist es von Wichtigkeit, über die Symptomatologie und Pathomechanismen dieser Erkrankungen bei einer Narkose Bescheid zu wissen, und daraus Schlußfolgerungen für die notwendige Vordiagnostik, Vorbehandlung und die Führung der Narkose ziehen zu können. Natürlich ist es nicht möglich, im Rahmen dieses Beitrags alle neurologischen Krankheiten abzuhandeln, sondern es soll im folgenden nur auf einige zahlenmäßig bedeutsame Krankheitsbilder näher eingegangen werden.

Zerebrovaskuläre Erkrankungen [6, 8, 9, 10, 17]

Bevor die Symptomatologie und die sich aus der Sicht des Neurologen ergebenden diagnostischen und therapeutischen Implikationen aufgezeigt werden, seien kurz einige Vorbemerkungen zur Anatomie und Physiologie der Hirndurchblutung und des Hirnmetabolismus vorausgeschickt.

Wie aus der Abb. 1 zu ersehen ist, erfolgt die Blutversorgung des Gehirns über die beiden Aa. carotides internae sowie die Aa. vertebrales. Im Schädelinneren münden die Karotiden in den Circulus arteriosus Willisii. Als Äste geben sie ab: die A. ophthalmica, den R. communicans posterior mit allerdings zahlreichen Variationsmöglichkeiten, die A. cerebri media und die A. cerebri anterior, wobei die letztere durch den R. communicans anterior mit der gleichnamigen Arterie der anderen Seite verbunden ist. Die beiden Aa. vertebrales verbinden sich, nachdem sie in der Regel zuvor die A. cerebelli inferior posterior abgegeben haben, zur A. basilaris, aus der als größere zirkumferierende Äste die Aa. cerebelli inferiores anteriores und die Aa. cerebelli superiores entspringen und die in der Regel in die beiden Aa. cerebri posteriores einmünden.

Die Abb. 2 zeigt die Hirnareale, die von den einzelnen Gefäßen versorgt werden, woraus bei eventueller Minderversorgung sich dann auch die entsprechenden neurologischen Ausfallserscheinungen ergeben.

Da das Gehirn seine Energie fast ausschließlich aus dem oxydativen Abbau der Glukose bezieht, ist es extrem O_2-empfindlich. Stärkere Schwankungen der Hirn-

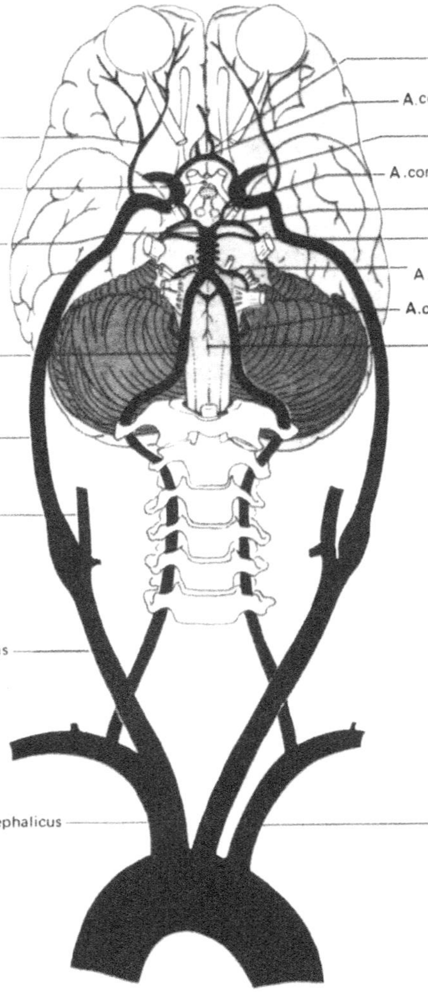

Abb. 1. Schema der arteriellen Blutversorgung des Gehirns. (Aus [13a])

durchblutung können deshalb auch zu erheblichen Auswirkungen auf die Hirnfunktion führen. Um sich davor zu schützen, reguliert das Gehirn seine Durchblutungsgröße über weite Bereiche unabhängig vom Gesamtkreislauf. Man nennt diesen Vorgang die sog. Autoregulation.

Die Hirndurchblutung hängt v.a. von 2 Faktoren ab: dem Perfusionsdruck, der sich aus der Differenz vom mittleren arteriellen Druck (diastolischer Druck + 43 % Blutdruckamplitude) und dem Liquordruck errechnet und dem Strömungswiderstand, der von der Weite der Gefäße abhängig ist (Abb. 3). Die Autoregulation funktioniert nun in der Weise, daß durch Änderung des Gefäßlumens in Anpassung an das Sauerstoffbedürfnis des Gehirns die Durchblutungsgröße über einen Bereich von ca. 70–150 mm Hg mittleren arteriellen Druckes konstant gehalten

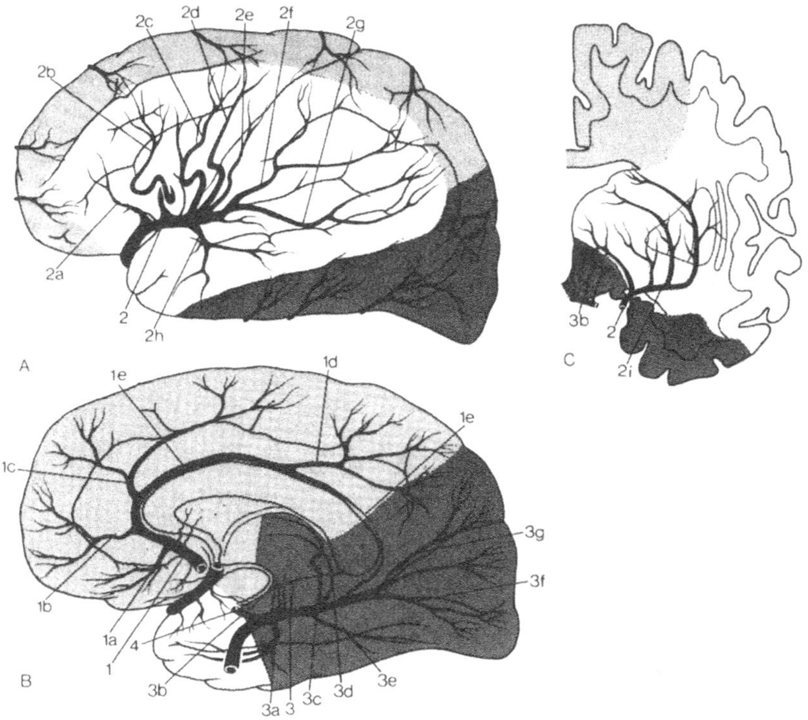

Abb. 2. Versorgungsareale der Hirngefäße, *hellgrau* Versorgungsbereich der A. cerebri anterior, *weiß* Versorgungsbereich der A. cerebri media, *dunkelgrau* Versorgungsbereich der A. cerebri posterior. (Aus [13 a])

wird. Bei Hypertonikern aber verschiebt sich die kritische Schwelle nach oben und kann über 100 mm Hg liegen, so daß eine zu rasche Senkung eines schon länger vorbestehenden Hochdrucks zu einer zerebralen Ischämie führen kann. Das ist ein bei der Narkoseführung streng zu beachtender Punkt.

Die Hirndurchblutungsgröße wird über eine große Zahl von Faktoren gesteuert, die in den folgenden Übersichten angeführt sind:

Die Hirndurchblutung regulierende Hauptfaktoren

1) Perfusionsdruck (Differenz zwischen mittlerem arteriellem Druck und intrakraniellem Druck),
2) Strömungswiderstand (hauptsächlich abhängig von der Gefäßweite).

Weitere Faktoren, die die Größe der Hirndurchblutung beeinflussen

1) pH-Wert des zerebralen Extrazellulärraumes,
2) Kohlendioxyd (CO_2),
3) Sauerstoff (O_2),
4) Viskosität,
5) Temperatur, Körperlage, Schlaf,
6) Funktionszustand des Gehirns,
7) neurale Faktoren.

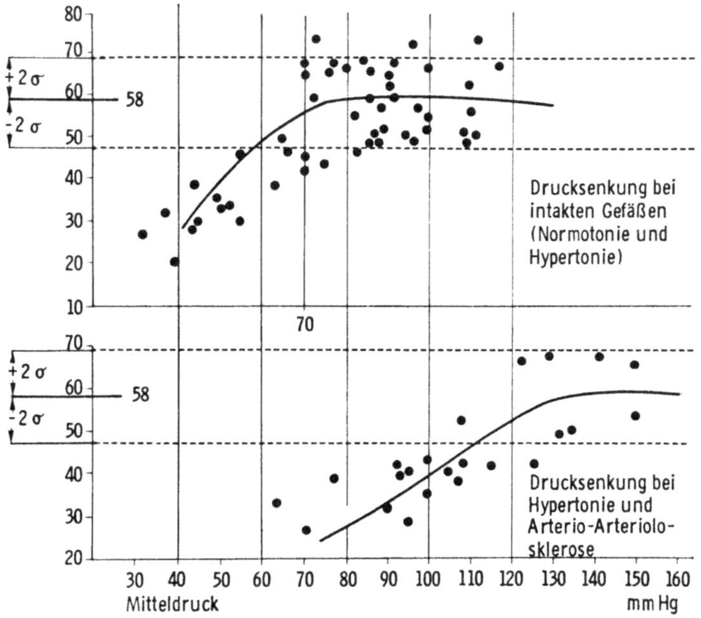

Abb. 3. Beziehung zwischen Hirndurchblutung und Blutdruck bei Autoregulation der Hirndurchblutung. (Aus [10 a])

Hiervon sollen 2 besonders hervorgehoben werden: zum einen ist zu betonen, daß ein CO_2-Anstieg über eine pH-Verschiebung zum sauren Milieu hin eine Weitstellung der Hirngefäße und damit eine vermehrte Hirndurchblutung verursachen kann, daß aber im Schock z. B. eine CO_2-Inhalation sinnlos ist, da die Gefäße sowieso schon maximal weitgestellt sind, und daß bei schon eingetretener zerebraler lokaler Ischämie eine CO_2-Inhalation zu einem intrazerebralen Stealphänomen mit Verstärkung der Minderversorgung im ischämischen Bezirk durch Weitstellung der Gefäße in den normalversorgten Arealen führen kann. Eher kann durch Hyperventilation durch Vasokonstriktion im gesunden Hirngewebe die Durchblutung im ischämischen Bezirk verbessert werden. Zum anderen hängt die Durchblutungsgröße ganz beträchtlich vom Gefäßwiderstand und dieser von den Fließeigenschaften des Blutes, von der Viskosität, ab. Das ist die Begründung für die günstige Beeinflussung der Hirndurchblutung durch Hämodilution oder die Gabe von niedermolekularen Dextranen.

Worauf muß nun der Anästhesist im Vorfeld einer Operation besonders achten? Grundsätzlich kommt es darauf an, Faktoren zu vermeiden, die die Hirndurchblutung bzw. die Substanzanlieferung für die Energieversorgung des Gehirns senken, oder die den Hirnmetabolismus aktivieren, sowie solche Faktoren zu fördern, die die Durchblutung verbessern und den Metabolismus mindern.

Es ist deshalb besonders wichtig, nach Hinweisen zu fahnden, die für eine lokale oder diffuse Hirndurchblutungsstörung sprechen. Dazu sollte in der Anamnese v. a. nach früher durchgemachten flüchtigen zerebralen Herdsymptomen gefragt werden, wobei Symptome wie Amaurosis fugax, flüchtige brachiofaziale

Hemiparesen bzw. -hypästhesien und passagere Sprachstörungen für eine Durchblutungsstörung im Karotisversorgungsgebiet, für eine Durchblutungsstörung im vertebrobasilären Kreislauf dagegen folgende Symptome sprechen:

Symptome vertebrobasilärer Insuffizienz (VBI)
Drehschwindel und Gangunsicherheit, Doppelbilder, Dysarthrie, Dysphagie, Hörstörungen, Hemi- oder Tetraparese, ein- oder doppelseitige Sensibilitätsstörungen, homonyme oder bilaterale Gesichtsfeldausfälle, Kopfschmerzen über dem Nackenhinterkopf, transitorische Amnesie, Blitzsynkopen (drop attacks).

Das dann erforderliche diagnostische Vorgehen sieht so aus:

Diagnostische Maßnahmen bei TIA oder PRIND im Karotisstromgebiet
kardiologische Abklärung im Hinblick auf eventuelle Emboliequelle, Auskultation der Halsgefäße, Dopplersonographie, Angiographie bei Operabilität.

Diagnostische Maßnahmen bei vertebrobasilärer Insuffizienz (VBI)
kardiologische Abklärung im Hinblick auf eventuelle Emboliequelle, Auskultation, Dopplersonographie, Angiographie bei Operabilität. Bei eindeutig pathologischem Doppler-Sonographischem Befund, wiederholten VBI-Attacken, beim Subclavian-steal-Syndrom und nach Hirnstamminsulten mit guter Remission sollten diese Maßnahmen ebenso durchgeführt werden.

Es kommt v.a. darauf an, Gefäßstenosen zu erfassen und operativ zu beseitigen, bevor eine größere langwierigere Operation durchgeführt werden soll, weil ansonsten ein erhöhtes Hirninfarktrisiko bei plötzlichen Blutdruckabfällen besteht.

Hinweise auf mehr diffuse zerebrale Durchblutungsstörungen sind anamnestische Angaben über zunehmende zerebrale Leistungsminderung mit Störung der Merkfähigkeit und Konzentration, Störungen der kognitiven Funktionen, Änderungen des Affektverhaltens und des Antriebs sowie in fortgeschrittenen Stadien Verwirrtheit und Desorientiertheit, wobei für die zerebrovaskuläre Insuffizienz das Fluktuieren der Symptome, die Umkehr des Schlaf-wach-Rhythmus und Anhaltspunkte für einen allgemeinen Gefäßprozeß typisch sind.

In dieser Situation ist es u.E. angebracht, eine mehrtägige Vorbehandlung mit die Hirndurchblutung fördernden und den Hirnstoffwechsel anregenden Substanzen wie niedermolekulare Dextrane, Piracetam, Pentoxifyllin, Naftidrofuryl durchzuführen.

Darüber hinaus kommt es auch ganz entscheidend darauf an, die für eine lokale oder diffuse zerebrovaskuläre Insuffizienz verantwortlichen Risikofaktoren zu beachten, z. B. kardiovaskuläre Erkrankungen, Hypertonie, Diabetes mellitus, Rauchen (?), Hypercholesterinämie und Hypertriglyzeridämie (?), Übergewicht, Antikonzeptiva, Alkoholismus (?). Zu nennen sind v. a. kardiovaskuläre Erkrankungen, die einmal bei Myokardinsuffizienz durch eine plötzliche Minderung der Auswurfleistung des Herzens bei schon vorhandenen Hirngefäßveränderungen zu einer lokalen zerebralen Ischämie, oder bei Herzklappenfehlern, Myokardnarben oder Arrhythmien zu einer Hirnembolie führen können. Es ist selbstverständlich, daß Herzinsuffizienz und Arrhythmie möglichst auch am Operationstag entsprechend pharmakotherapeutisch behandelt werden sollen, während die Thrombozytenaggregationshemmer oder gar Antikoagulantientherapie - allerdings nur für das kleinste vertretbare Intervall - unterbrochen werden und zumindest durch Applikation von „Low-dose"-Heparin ersetzt werden sollte. Eine Hypertonie - auf die dadurch bedingte Veränderung der Spannweite der Autoregulation wurde schon hingewiesen - sollte möglichst schon vor der Operation auf Normalwerte gesenkt und die Behandlung nicht unterbrochen werden. Das gleiche gilt für den Diabetes mellitus, wobei für die Situation der Operation ein hypoglykämischer Zustand im Hinblick auf die Energieversorgung des Gehirns allerdings gefährlicher einzustufen ist als etwa eine Blutzuckererhöhung mittleren Grades.

Extrapyramidale Erkrankungen

Parkinson-Syndrom [3, 4, 5, 13]

Pathomorphologisch liegt dem Parkinson-Syndrom ein Untergang melaninhaltiger Zellen in der Substantia nigra zugrunde, wodurch die Bremswirkung dieser dopaminergen Neurone auf die cholinergen Neurone im Corpus striatum wegfällt. Vereinfacht gesprochen, handelt es sich beim Parkinson-Syndrom um die Folge einer Imbalance zwischen dopaminergen und azetylcholinergen Reaktionen. Dem Mangel des ersteren Neurotransmitters wird die Minussymptomatik, dem Überschuß der cholinergen Reaktionen die Plussymptomatik des Parkinson-Snydroms zugeordnet.

Man rechnet in Deutschland mit ca. 200000-250000 Patienten. Das klinische Bild wird dementsprechend bestimmt durch Hypo- bis Akinese, Rigor und Ruhetremor sowie vegetative Störungen. Die Bewegungsverarmung (bis hin zur Bewegungsstarre) umfaßt sowohl die willkürlichen wie v. a. auch die unwillkürlichen Bewegungsvorgänge. Der Rigor wird deutlich bei passiver Durchbewegung der Gelenke, wobei das sog. Zahnradphänomen erkenntlich wird. Der Parkinson-Tremor ist ein Ruhetremor und darf nicht - wie es häufig geschieht - mit dem Alterstremor, der ein Mischtremor ist, verwechselt werden. An vegetativen Störungen sind typisch: verstärkter Speichelfluß, Hyperhidrose und Überproduktion der Talgdrüsen (Salbengesicht). Nicht alle Symptome müssen gleichzeitig vorhanden sein.

Die Ätiologien des Parkinson-Syndroms können vielgestaltig sein:

1) idiopathisches Parkinson-Syndrom und Paralysis agitans,
2) postenzephalitisches Parkinson-Syndrom,
3) arteriosklerotisches und seniles Parkinson-Syndrom,
4) Parkinson-Syndrom im Rahmen von Systemerkrankungen,
5) toxisches Parkinson-Syndrom,
6) medikamentöses Parkinson-Syndrom,
7) seltene Ursachen:
   z. B. Periarteriitis nodosa, M. Winiwarter-Buerger, Hirntumoren, Schädelhirntraumen.

Die häufigsten Ursachen sind das sog. arteriosklerotische und das medikamentös bedingte Parkinson-Syndrom. Das therapeutische Prinzip besteht darin, die Imbalance dadurch zu beseitigen, daß man entweder Anticholinergika gibt - die bekannteste Substanz ist das Biperiden (Akineton) -, wobei man dadurch v. a. Tremor und Rigor beeinflussen kann, oder indem man Dopamin in Form von L-Dopa bzw. dopaminagonistische Substanzen wie Amantadin oder Bromocriptin zuführt.

Von anästhesiologischer Seite [4] wird zwar empfohlen, Anti-Parkinson-Mittel einige Tage vor der Operation abzusetzen, um das Auftreten von Komplikationen wie ein toxisches Delir, Harnverhalt, paralytischen Ileus und mangelnde Sekretbildung zu vermeiden, auf der anderen Seite kann dadurch aber eine akinetische Krise entstehen, die einen lebensbedrohlichen Zustand darstellt, so daß ich - wenn schon eine Reduzierung für notwendig erachtet wird - für einen Mittelweg plädiere, der bei Dosisreduktion doch den Patienten einigermaßen beweglich erhält. Vermieden werden sollen v. a. Phenothiazine und Butyrophenone, da sie das Parkinson-Syndrom verstärken können. In der Prämedikation sollte Atropin bei Verwendung von Anticholinergika weggelassen werden.

Hyperkinetische Syndrome [12, 13, 14, 18, 19]

Den hyperkinetischen Syndromen wie Chorea Huntington, Chorea minor, Athetose double, Torticollis spasmodicus und dystonen Syndromen liegen v. a. Funktionsstörungen und Zelluntergänge im Pallidum sowie im Corpus striatum zugrunde.

Das klinische Bild ist bei den choreatischen Syndromen durch blitzartig einschießende, unwillkürliche Bewegungen, bei den atethotischen und dystonen Bewegungsstörungen durch mehr langsame, Agonisten und Antagonisten in gleicher Weise betreffende Bewegungsvorgänge, gekennzeichnet. Bei der dominant erblichen Chorea Huntington kommt noch eine progrediente Demenz hinzu. Bei der Chorea minor, bei der eine rheumatische Entzündung angenommen wird, ist in ca. 20% mit einer Endokarditis zu rechnen, was natürlich bei der Planung der Narkose ebenfalls ins Kalkül miteinbezogen werden muß.

Für alle Erkrankungen mit extrapyramidalen Hyperkinesen gilt, daß Phenothiazine antihyperkinetisch wirken, so daß sie für eine Sedierung vor und nach der Narkose empfohlen werden können. Nach Thiopentalnarkose wurden bei Chorea Huntington ein verzögertes Aufwachen und generalisierte toxische Muskelspasmen beschrieben.

Epilepsien [4, 7, 11, 15, 16]

Epilepsien gehören nach den zerebrovaskulären Erkrankungen zu den am häufigsten vorkommenden neurologischen Krankheitsbildern. Man muß davon ausgehen, daß etwa 0,5-0,6% der Bevölkerung ein behandlungsbedürftiges Anfallsleiden hat. Angesichts dieser großen Anzahl von Patienten nimmt es wunder, wie selten doch im Umfeld einer Narkose epileptische Anfälle auftreten, so selten, daß solche Ereignisse sogar kasuistisch aufgearbeitet werden. Trotzdem wird ein Anfallspatient von vielen Anästhesisten noch als Problempatient angesehen.

Was passiert pathophysiologisch gesehen während eines epileptischen Anfalls? Während im normal funktionierenden Gehirn ein Gleichgewicht zwischen erregenden und bremsenden Vorgängen herrscht, fallen beim epileptischen Anfall die Hemmwirkungen weg, so daß bei den generalisierten Epilepsien eine synchrone Entladung aller Ganglienzellen des Kortex, bei fokalen Epilepsien eine synchrone Entladung von Ganglienzellen einer umschriebenen Hirnregion stattfindet. Wie folgende Übersicht zeigt, kann man die Epilepsien nach verschiedenen Gesichtspunkten einteilen:

Einteilung der Epilepsien

1) Ätiologie	symptomatisch, idiopathisch,
2) Lokalisation	generalisiert, fokal,
3) Phänomenologie	Petit mal, Grand mal.

Entscheidend im Hinblick auf die Vor- und Nachbehandlung sowie für die Narkoseführung ist, daß man sich den genannten Pathomechanismus immer vor Augen hält.

Für die Praxis ergeben sich daraus einige grundsätzliche Regeln:

1) Die antiepileptische Medikation darf nicht unterbrochen werden und muß - wenn orale Medikation nicht möglich ist - parenteral verabreicht werden. Folgende Antiepileptika stehen in parenteral applizierbarer Form zur Verfügung: Benzodiazepine (Diazepam, Clonazepam), Phenytoin (Phenhydan, Epanutin), Phenobarbital (Luminal).
2) Alle anfallprovozierenden Maßnahmen müssen möglichst - auch während der Narkose - vermieden werden, v.a. Hyperventilation, metabolische Alkalose sowie die Applikation von evtl. Krampfanfälle fördernden Narkotika (Enflurane?, Ketamine?).
3) Auf Wechselwirkungen zwischen Narkotika oder anderen Medikamenten und Antiepileptika ist zu achten: Zum Beispiel wird der Abbau von Phenytoin durch Halothan gehemmt, oder der Abbau von Thiopental wird durch Primidon verzögert. Unter Phenytoin kann es zu einer Überempfindlichkeit gegen nichtdepolarisierende Muskelrelaxanzien kommen.

Bezüglich der Vormedikation sind sich die meisten Autoren einig, daß hier Benzodiazepine zum Einsatz kommen sollten. Über die Narkoseführung gehen dann die Meinungen auseinander. Keines der derzeitig gängigen Narkotika wird letztlich einhellig abgelehnt, wenn es auch z.B. Vorbehalte gegen Enflurane, DHB und Fentanyl gibt. Auch scheinen früher gemachte Einwände gegen Lokal- und Regionalanästhesien bei Berücksichtigung der oben angeführten Regeln nicht mehr angebracht zu sein.

Multiple Sklerose [1, 2, 4, 5, 13]

Bei der multiplen Sklerose (MS), einer entzündlichen Entmarkungserkrankung des Zentralnervensystems, deren Ätiologie bis heute noch nicht geklärt ist, bei der aber sicherlich ein Autoimmunprozeß eine kausalgenetische Rolle spielt, gehen die Meinungen über das Risiko einer Narkose bzw. einer Operation überhaupt auseinander. Jeder Neurologe kennt aus seiner Beobachtung zweifelsohne Fälle von MS, bei denen nach einer Operation eine erhebliche Verschlimmerung der Symptomatik eingetreten ist. Mir ist aber bisher keine überzeugende Studie bekannt geworden, die dafür einen einwandfreien statistischen Beleg erbracht hätte, daß eine Narkose oder eine Operation die Schubrate erhöhen würde. Von anästhesistischer Seite wird v.a. auf ein erhöhtes Erkrankungsrisiko unter Thiopental hingewiesen [1], so daß dieses Narkosemittel vermieden werden sollte. Für die Prämedikation und Narkoseeinleitung werden Benzodiazepine empfohlen. Depolarisierende Muskelrelaxanzien sollten nicht appliziert werden. Außerdem möchte ich dafür plädieren, wenn es irgendwie möglich ist, in Lokalanästhesie zu operieren.

Zusammenfassung

Es wurde auf die Pathogenese und klinische Symptopathologie einiger zahlenmäßig ins Gewicht fallenden neurologischen Erkrankungen auf die sich ergebenden Narkose- und Operationsrisiken sowie auf die deshalb notwendigen diagnostischen und therapeutischen Maßnahmen näher eingegangen. Bei zerebrovaskulären Erkrankungen kommt es vor allen Dingen darauf an, vor einer Operation umschriebene Stenosen und Verschlüsse extrakranieller Gefäßabschnitte der Hirngefäße zu erfassen und die Risiken derartiger Erkrankungen, wie Hypertonie und Diabetes mellitus, im vorhinein therapeutisch anzugehen. Beim Parkinson-Syndrom sollte die Anti-Parkinson-Medikation möglichst nicht völlig unterbrochen werden, bei hyperkinetischen Syndromen hat sich die Gabe von Phenothiazinen zur Sedierung bewährt. Bei den Epilepsien muß die antiepileptische Medikation - auch am Tage der Operation - fortgesetzt werden. Alle anfallprovozierenden Maßnahmen (z.B. Hyperventilation und metabolische Alkalose) müssen vermieden werden. Bei der multiplen Sklerose sollte, wenn möglich, eine Lokalanästhesie vorgenommen und bei Vollnarkose eine Anwendung von Thiopental unterlassen werden.

Literatur

1. Baskett JP, Armstrong R (1970) Anaesthetic problems in multiple sclerosis. Are certain agents contraindicated? Anaesthesia 25: 397-402
2. Bauer H (1980) Multiple Sklerose. In: Bock HE, Gerock W, Hartmann F (Hrsg) Klinik der Gegenwart. Urban & Schwarzenberg, München Wien Baltimore
3. Brune GG, Plenge TW (1983) Parkinson-Syndrom. In: Hopf HC, Poeck K, Schliack H (Hrsg) Neurologie in Praxis und Klinik, Bd I. Thieme, Stuttgart New York
4. Büttner J (1982) Anästhesie bei Patienten mit neurologischen und psychischen Erkrankungen. Anästh Intensivther Notfallmed 17: 277-280
5. Dawson DM (1980) Neurologic disease in relation to anesthesia and surgery. In: Vandam LD (ed) To make the patient ready for anesthesia. Addison-Wesley, Menlo Park, California
6. Dorndorf W (1983) Schlaganfälle. Thieme, Stuttgart New York
7. Evans DEN (1975) Anaesthesia and epileptic patient. Anaesthesia 30: 34-45
8. Foëx P (1981) Preoperative assessment of the patient with cardiovascular disease. Br J Anaesth 53: 731-744
9. Frost EAM (1981) Anaesthetic management of cerebrovascular disease. Br J Anaesth 53: 745-756
10. Frost EA (1984) Some inquires in neuroanesthesia and neurological supportive care. J Neurosurg 60: 673-686

10a. Gottstein U (1969) Der Kohlenhydratstoffwechsel des menschlichen Gehirnes. Wien Klin Wochenschr 81: 441

11. Janz D (1969) Die Epilepsien. Thieme, Stuttgart New York
12. Jellinger K (1983) Chorea-Syndrom. In: Hopf HC, Poeck K, Schliack H (Hrsg) Neurologie in Praxis und Klinik, Bd I. Thieme, Stuttgart New York
13. Kadis LB (1981) Neurological disorders. In: Katz J, Benumof J, Kadis LB (eds) Anesthesia and uncommon diseases, 2nd ed. Saunders, Philadelphia London Toronto Sydney

13a. Marx P (1975) Die Gefäßerkrankungen von Hirn und Rückenmark. Fischer, Stuttgart New York

14. Neuhäuser G (1983) Athetoide Syndrome einschließlich Athétose double. In: Hopf HC, Poeck K, Schliack H (Hrsg) Neurologie in Praxis und Klinik, Bd I. Thieme, Stuttgart New York
15. Opitz A, Degen R (Hrsg) (1980) Anästhesie bei zerebralen Krampfanfällen und Intensivtherapie des Status epilepticus. Perimed, Erlangen
16. Opitz A, Degen R, Kugler J (Hrsg) (1982) Anästhesie bei Epileptikern und Behandlung des Status epilepticus. Editiones Roche, Basel
17. Paal G (1984) Therapie der Hirndurchblutungsstörungen. Edition Medizin, Weinheim Deerfield Beach Florida Basel
18. Thümler R (1983) Torticollis spasmodicus. In: Hopf HC, Poeck K, Schliack H (Hrsg) Neurologie in Praxis und Klinik, Bd I. Thieme, Stuttgart New York
19. Zeman W (1983) Dystone Syndrome. In: Hopf HC, Poeck K, Schliack H (Hrsg) Neurologie in Praxis und Klinik, Bd I. Thieme, Stuttgart New York

Risikoerfassung und optimierende Therapie bei Psychosen, Depressionen und Suchterkrankungen

E. Lungershausen, W. P. Kaschka

Einleitung

Auf den ersten Blick scheint es zwischen der Psychiatrie und der Anästhesie kaum Berührungspunkte zu geben, doch führt die nähere Beschäftigung mit dem gestellten Thema rasch zu einer anderen Sicht. Geht man in der Geschichte der beiden Fächer ein kurzes Stück zurück, so erweckt der Name des französischen Chirurgen Laborit unsere Aufmerksamkeit. Laborit setzte sich über mehrere Jahre hinweg mit der Frage auseinander, wie die Folgen des Operationsschocks gemildert werden könnten. Er ging dabei von der Hypothese aus, daß dieser Schock durch körpereigene Transmittersubstanzen vermittelt wird. Durch pharmakologische Blockade dieser Wirkungen im Wege einer Unterkühlung des gesamten Organismus hoffte er, das Auftreten des Schocks verhindern zu können. Zu diesem Zweck entwickelte er einen „lytischen Cocktail" von Substanzen, dessen Zusammensetzung in der Folgezeit immer wieder variiert wurde. Antihistaminika, wie Promethazin und später Chlorpromazin, spielten hierbei eine wichtige Rolle. Laborit zeigte sich insbesondere von der zentralen Wirksamkeit des Chlorpromazins und der durch dieses Medikament bei seinen Patienten hervorgerufenen Indifferenz beeindruckt. Er sprach im Hinblick auf diese Wirkungen von einer „pharmakologischen Lobotomie" und empfahl seinen Kollegen von der Psychiatrie, dieses Medikament bei Schizophrenie zu versuchen. Wie wir wissen, ist auf seine Anregung hin das Chlorpromazin durch Delay und Deniker 1952 erfolgreich in die Therapie der Schizophrenie eingeführt worden (Übersicht bei Langer [20]).

Immer wieder wird der Anästhesist Patienten begegnen, die in der einen oder anderen Weise unter psychischen Störungen leiden, sei es, daß diese Störungen unmittelbar verursacht sind durch eine bevorstehende operative Maßnahme, wie dies z. B. bei einer extremen Angstreaktion der Fall sein könnte, sei es, daß sie verursacht sind durch das zugrundeliegende Leiden, wie zum Beispiel bei einer Hirntumorerkrankung, oder sei es, daß die psychische Störung selbst zur Notwendigkeit eines operativen Eingriffs geführt hat, wie wir es beispielsweise nach Suizidversuchen nicht selten beobachten. Schließlich ist natürlich auch die Möglichkeit in Betracht zu ziehen, daß eine psychische Erkrankung und ein operationsbedürftiges Leiden rein zufällig bei dem gleichen Patienten nebeneinander vorliegen, was insbesondere im fortgeschrittenen Lebensalter mit der ihm eigenen Multimorbidität nicht selten der Fall ist.

Wenn im folgenden nun die besondere Problematik bei psychisch Kranken und psychisch Leidenden behandelt wird, so ist zunächst einmal die Tatsache zu berücksichtigen, daß in Abhängigkeit von der Dringlichkeit des geplanten operativen Eingriffes unterschiedlich viel Zeit für die Durchführung psychiatrischer Diagnostik und Therapie zur Verfügung steht. Handelt es sich um notfallmäßige Eingriffe, so werden wir uns u. U. genötigt sehen, präoperativ auf wünschenswerte diagnostische und therapeutische Maßnahmen seitens des psychiatrischen Fachgebietes zu verzichten, bzw. diese auf einen postoperativen Zeitpunkt zu verschieben. Kann hingegen der bevorstehende Eingriff ohne Zeitdruck geplant und vorbereitet werden, so bedarf es keiner Beschränkung auf die absolut unabdingbaren, vielleicht sogar aus vitaler Indikation erforderlichen psychiatrischen Maßnahmen, sondern es bleibt Raum zur Durchführung aller gebotenen und wünschenswerten diagnostischen und therapeutischen Schritte.

Insofern läßt sich für das psychiatrische Handeln in der perioperativen Situation kein starres Schema aufstellen; vielmehr erweist sich ein individuell am Patienten und der klinischen Situation orientiertes Vorgehen als notwendig.

Angstbetonte und depressive Störungen

Ängstlich-depressive Patienten

Der Häufigkeit nach werden es in erster Linie Patienten mit depressiv-ängstlichen Störungen sein, die den Anästhesisten mit psychiatrischen Problemen konfrontieren. Im Einzelfall mag diese Verstimmung ursächlich mit der bevorstehenden Operation oder mit der Grunderkrankung, die die Operation erforderlich macht, zusammenhängen. Sie kann aber ebenso die psychische Grundgestimmtheit eines Menschen darstellen, der gewissermaßen konstitutionell im Hinblick auf seine Stimmungslage depressiv veranlagt ist.

Wo sich diese Verstimmung im traurigen, depressiven Affekt äußert und der Betroffene darüber hinaus in der Lage ist, seine Angst und Sorge auch verbal auszuformulieren, wird eine derartige Störung unschwer erkannt werden. Besonderer Erfahrung bedarf es aber in den Fällen, in denen eine solche ängstlich-depressive Verstimmung nicht offen gezeigt wird, sondern sich etwa hinter dysphorisch-aggressivem Verhalten verbirgt. Viele der sog. „schwierigen“ Patienten mögen solche sein, hinter deren Gereiztheit nichts anderes steht als Angst, Not und Verunsicherung. Aber gerade sie sind es, die durch ihr Verhalten den therapeutischen Zugang, den sie so dringend benötigen, erschweren, vielleicht mitunter nahezu gänzlich unmöglich machen. Hier ist der Anästhesist in besonderer Weise aufgerufen, ggf. mit Unterstützung des Psychiaters helfend einzugreifen.

Hierzu bieten sich eine Reihe von Möglichkeiten an, wobei wir dem aufklärenden, gleichzeitig auch beruhigenden Gespräch mit dem Patienten die erste Priorität einräumen. Gerade im Umgang mit der vorstehend beschriebenen Patientengruppe bestätigt sich stets aufs neue die Beobachtung, daß ein mit der Ruhe und Sicherheit der Erfahrung geführtes Gespräch, das dem Patienten dazu verhilft, die Bedingungen und Notwendigkeiten der gegebenen Situation besser zu verstehen und die unmittelbaren Perspektiven zu überblicken, im allgemeinen hilfreicher ist als eine Pharmakotherapie.

Reicht dies allein nicht aus, so kommt in der gegebenen perioperativen Situation auch der Einsatz einer vorsichtig dosierten antidepressiven Medikation in Frage. Darüber hinaus erscheint hier eine Behandlung mit Tranquilizern vertretbar, wenn sie kurzzeitig angewendet werden. Zurückhaltung ist allerdings angebracht, wenn eine längerdauernde Therapie mit Tranquilizern vom Benzodiazepintyp zur Diskussion steht, da diese Substanzgruppe insgesamt ein erhebliches suchterzeugendes Potential hat. Kommt es vornehmlich auf eine sedierende Wirkung an, so kann in vielen Fällen statt eines Tranquilizers auch ein niederpotentes Neuroleptikum eingesetzt werden.

Generell gilt für die hier angesprochene Gruppe von Patienten, daß in vielen Fällen auf die Verabreichung von Psychopharmaka verzichtet werden kann, auf das verständnisvolle (empathische), sachlich aufklärende Gespräch jedoch nicht.

Panik

Eine besonders sorgfältige Beobachtung und Betreuung des Patienten erweist sich als notwendig, wenn angstbetonte Reaktionen auftreten, die in keinem Verhältnis mehr zum realen medizinischen Sachverhalt und zu den durch ihn verursachten Belastungen stehen. In dieser Situation zeigt sich der Kranke u. U. agitiert, reagiert irrational und situationsinadäquat und verweigert seine Kooperation bei der Vorbereitung zur Anästhesie und Operation. Ablehnung der verordneten Medikation, Schlaflosigkeit und physische Erschöpfung können die Folge sein.

Entwickelt sich ein derartiger Panikzustand, so ist, wenn möglich, eine Verschiebung des geplanten Eingriffs um wenige Tage anzuraten. Als ungünstig haben sich Versuche erwiesen, den Patienten, ist er erst einmal in Panik geraten, durch eindringliche Hinweise auf die dringende Notwendigkeit der Operation doch noch zur Kooperation zu bewegen. Derartige Bemühungen bewirken nicht selten das Gegenteil, nämlich eine weitere Steigerung der Panik, da der Kranke sich in die Enge getrieben und seiner Entscheidungsmöglichkeiten beraubt sieht. Gibt man ihm dagegen etwas Zeit, seine Situation nochmals zu überdenken und in ruhiger Atmosphäre offengebliebene Fragen und Probleme mit dem für ihn zuständigen Arzt zu besprechen, so wird er in den meisten Fällen seine Kooperation beim weiteren Fortgang der Vorbereitungen zur Anästhesie und Operation nicht versagen.

Wenn nötig, kann die Verabreichung rasch wirkender Benzodiazepinpräparate, z. B. Diazepam, zur Wiedererlangung der Gelassenheit und einer inneren Distanz zu den Panik erzeugenden Umständen beitragen. In speziellen Situationen kommt auch die Gabe von trizyklischen Antidepressiva oder Monoaminoxidasehemmern (MAO-Hemmern) in Betracht, v.a. wenn es um die längerfristige Therapie und Prophylaxe von Panikattacken geht. Bei der neuerdings insbesondere in der angloamerikanischen Literatur als selbständige Entität postulierten Panikerkrankung handelt es sich um rezidivierende, paroxysmal auftretende Angstzustände mit vegetativen Begleitsymptomen wie Herzklopfen, Atemnot und Schwindel, die akut mit rasch wirkenden Benzodiazepinen durchbrochen werden können (vgl. [2, 19]).

Differentialdiagnose depressiver Verstimmungszustände

Neben der vorstehend angesprochenen Patientengruppe, die unmittelbar vor einem als notwendig erachteten operativen Eingriff ängstlich-depressiv reagiert, haben wir uns mit jenen Patienten zu beschäftigen, die, unabhängig von den

Besonderheiten der perioperativen Situation, bereits zuvor unter einer depressiven Erkrankung litten. Dabei kann es sich im einzelnen um depressive Reaktionen auf bestimmte situative Gegebenheiten handeln. Diese bereiten gewöhnlich keine differentialdiagnostischen Schwierigkeiten, da ihr Zusammenhang mit den ursächlichen exogenen Faktoren bei sorgfältiger Erhebung der Anamnese meist offen zutage liegt. Des weiteren kann es sich um neurotische Störungen im Sinne einer depressiven Entwicklung handeln, die durch eine Koinzidenz und ein Zusammenwirken bestimmter Persönlichkeitsmerkmale mit einer Fehlverarbeitung und Verdrängung intrapsychischer Konflikte zustande kommen. Diese Kranken bedürfen ebenso wie jene, die aufgrund konstitutioneller Faktoren zu einer pessimistischen, depressiv getönten Lebenseinstellung neigen und mithin depressive Persönlichkeiten sind, besonderer ärztlicher Zuwendung. Auch für diese Patientengruppen gilt die Empfehlung, dem verständnisvollen, sachlich aufklärenden und beruhigenden therapeutischen Gespräch Priorität vor einer Psychopharmakotherapie einzuräumen. Ergibt sich dennoch die Notwendigkeit einer medikamentösen Behandlung, so können - ggf. in Zusammenarbeit mit einem Psychiater - je nach der klinischen Situation niederpotente Neuroleptika, Antidepressiva oder Tranquilizer eingesetzt werden. Bei der Beurteilung depressiver und angstbetonter Störungen sollte stets berücksichtigt werden, daß es ja nicht nur der bevorstehende operative Eingriff ist, welcher Menschen besorgt stimmt und in Furcht geraten läßt, sondern oftmals die Situation im Krankenhaus überhaupt. Insbesondere wenn es sich um eines unserer Großkrankenhäuser handelt, haben vor allem ältere Patienten oft Schwierigkeiten, sich zu orientieren. Der Schichtdienst des Betreuungspersonals erschwert das Zustandekommen vertrauensvoller Kontakte zwischen Patienten und den Mitarbeitern der Klinik. Die einer Operation gewöhnlich vorauslaufende Fülle hochtechnisierter Untersuchungen vermögen viele Kranke nicht mehr zu verstehen, fühlen sich deshalb bedroht und zeigen sich geängstigt. So treffen nicht selten mehrere belastende Faktoren zusammen, die von ärztlicher Seite mitunter nicht ausreichend gewürdigt werden. Besonderes Gewicht erlangen diese Überlegungen, wenn es sich um Patienten mit vorbestehenden psychischen Erkrankungen, gleich welcher nosologischen Zuordnung, handelt.

Den hier angesprochenen Problemen kann durch eine entsprechende Weiterbildung des Personals begegnet werden, das sich bemühen soll, in entspannter Atmosphäre beruhigend, aber auch sachlich aufklärend auf die Kranken einzuwirken. Damit Vertrauen aufgebaut werden kann, sind vorschnelle oder einander widersprechende Stellungnahmen zum derzeitigen medizinischen Sachverhalt, zum überschaubaren Krankheitsverlauf und zur Prognose unbedingt zu vermeiden. Von entscheidender Bedeutung ist es, daß im zeitlichen Ablauf genügend Raum für die hier geforderte Zuwendung zu dem mit besonderen Nöten und Problemen belasteten Kranken bleibt.

Lassen sich bei einem Patienten tiefergreifende depressive Störungen über längere Zeit hinweg verfolgen oder gerät er in Anbetracht der unmittelbar bevorstehenden, vielleicht mit einem erheblichen Risiko behafteten Operation in eine schwere depressive Verstimmung, evtl. bis hin zur Suizidalität, dann ist meist eine kontinuierliche psychiatrische Betreuung, auch nach Entlassung aus der operativen Abteilung oder Klinik, erforderlich. Die Beratung des Patienten hinsichtlich einer solchen Behandlung sollte unter Beteiligung eines Psychiaters erfolgen.

Ergeben sich aus der Anamnese Hinweise auf einen eigengesetzlichen, von exogenen Faktoren weitgehend unabhängigen Verlauf der depressiven Verstimmung und haben in früherer Zeit bereits ähnliche depressive Zustände bestanden, so liegt es nahe, differentialdiagnostisch eine endogene Depression in Betracht zu ziehen. Diese geht oft einher mit Störungen der zirkadianen Periodik, wie ausgeprägten Schlafstörungen, meist im Sinne des Früherwachens, und Tagesschwankungen der Stimmungslage und der psychomotorischen Aktivität, wobei in der Regel am Nachmittag oder Abend eine Besserung des Zustandsbildes zu beobachten ist. Darüber hinaus können Insuffizienz- und Schuldgefühle das Bild beherrschen. Die Diagnose einer affektiven Psychose drängt sich insbesondere dann auf, wenn in der Vorgeschichte neben depressiven Phasen auch Episoden mit manischer Verstimmung, reduziertem Schlafbedürfnis und gesteigerter psychomotorischer Aktivität erkennbar sind.

In all diesen Fällen sollte nicht gezögert werden, einen Psychiater mit in die Diagnostik und Therapie einzuschalten.

Psychopharmakotherapie affektiver Erkrankungen und Narkose

Leidet ein Patient an einer depressiven oder manischen Krankheitsphase, so ist es günstig, wenn vor jedem operativen Eingriff zunächst diese Phase durch den Psychiater behandelt werden kann, sofern der geplante Eingriff einen Aufschub um wenige Wochen duldet. Von notfallmäßigen Eingriffen abgesehen, handelt es sich also bei Vorliegen eines ausgeprägten depressiven oder manischen Zustands um eine der wenigen Situationen, in denen die Verschiebung einer Operation allein aus psychiatrischen Gründen angezeigt erscheint. Im übrigen besteht bei dieser Gruppe von Kranken kein erhöhtes operatives Risiko, sofern auf die Nebenwirkungen und möglichen Interaktionen der ggf. verabreichten Medikation Rücksicht genommen wird. Beim Neubeginn bzw. der Umstellung einer antipsychotischen Psychopharmakotherapie ist es sinnvoll, sich an psychopathologischen oder biologischen Prädiktoren der Psychopharmakawirkung zu orientieren [16]. In der Regel werden derartige Maßnahmen unter Mitwirkung eines Psychiaters getroffen werden. Ist ein Patient bereits auf eine antidepressive Medikation eingestellt und können die Vorbereitungen für den operativen Eingriff ohne besonderen Zeitdruck erfolgen, so sollten die Antidepressiva einige Tage vor dem Operationstermin abgesetzt werden, um in dieser kritischen Phase unangenehme Nebenwirkungen und Interferenzen von vornherein zu vermeiden. Wird die entsprechende Pharmakotherapie postoperativ wieder aufgenommen, so ist diese Unterbrechung von wenigen Tagen unbedenklich, und man wird kaum Gefahr laufen, dadurch ein Rezidiv der psychischen Erkrankung zu provozieren.

Im Rahmen dieser Darstellung ist es nicht möglich, auf Nebenwirkungen und Interferenzen aller Antidepressivagruppen im Detail einzugehen, doch soll auf die wichtigsten Probleme bei der Pharmakotherapie affektiver Psychosen in der perioperativen Situation hingewiesen werden. Bei der Gabe von trizyklischen Antidepressiva vom Typ des Imipramins ist v. a. in den ersten Wochen mit orthostatischer Hypotonie zu rechnen. Im übrigen sind bei Patienten ohne vorbestehende Erkrankungen oder Schäden des Herz-Kreislauf-Systems keine belangvollen kardialen

Nebenwirkungen zu erwarten. Wegen der chinidinartigen Wirkung von Imipramin auf das Reizleitungssystem des Herzens ist eine Gefährdung bei solchen Kranken gegeben, die bereits Überleitungsstörungen oder einen Schenkelblock aufweisen. Orthostatische Hypotension und Tachykardie können für solche Patienten bedrohlich sein, bei denen sich anamnestisch ein Myokardinfarkt oder eine Angina pectoris eruieren lassen (Tabelle 1).

Um diesen Gefahren zu begegnen, kann eine Umstellung der Medikation auf ein Präparat vom Nortriptylintyp oder auf ein nichttrizyklisches Antidepressivum erwogen werden. Ferner kommt auch die Gabe von Dihydroergotamin in Frage, welches die hypotensiven Nebenwirkungen der Trizyklika mildern soll [21].

MAO-Hemmer werden hierzulande wegen ihrer relativ geringen therapeutischen Breite, Inkompatibilität mit einer Reihe anderer Medikamente und im Vergleich zu anderen Substanzklassen hohen Komplikationsrate nur noch selten zur Therapie depressiver Störungen eingesetzt. Die Toxizität der meisten MAO-Hemmer ist vor allem Ausdruck ihrer - in Abhängigkeit von der verwendeten Substanz reversiblen oder irreversiblen - Hemmung des enzymatischen Abbaus biogener Amine. Hierbei können die MAO-Hemmer entweder allein oder in Kombination mit trizyklischen Antidepressiva oder mit tyraminhaltiger Nahrung toxisch wirken. Tyramin ist v.a. in Käse, Fisch, Wurst, Hefeextrakt, Obst, Gemüse sowie Rotwein und Bier in nennenswerten Mengen enthalten. In einer Dosis von mehr als 10 mg, die bei Genuß entsprechender Nahrungsmittel sehr leicht erreicht werden kann, ist mit hypertensiven Krisen zu rechnen, die infolge einer Inhibition des Tyramin-

Tabelle 1. Herz-Kreislauf-Wirkungen trizyklischer Antidepressiva. (Nach [21])

Parameter	Wirkungen	Anmerkungen
Blutdruck	Orthostatische Hypotonie; systolischer Abfall von mehr als 35 mm Hg bei 20% der Patienten; altersunabhängig; bereits im subtherapeutischen Serumspiegelbereich!	Bedingt durch α-Rezeptorenblokkade? Ungefährlich, außer bei Koronar- und Zerebralinsuffizienz. Alternative: „Nortriptylintyp" oder nichttrizyklisches Antidepressivum. Therapie: Dihydroergotamin
Puls	Tachykardie; Anstieg 7-10 Schläge/min in der 1. Woche, später ist der Anstieg geringer (trotz gleichbleibender Medikation)	Bedingt durch sympathikomimetische und anticholinerge Wirkungen; ungefährlich, außer bei Koronarinsuffizienz. Therapie: β-Rezeptorenblocker
	Antiarrhythmisch (Chinidintypus)	Wirkt auf Natriumeinstrom in Purkinje-Fasern. Indikation bei ventrikulären Extrasystolen
Herzrhythmus	Negativ bathmotroph (PR- und QRS-Verlängerung)	Wirkt auf ventrikuläres Reizleitungssystem und Myokard; ungefährlich, außer bei Schenkel- und AV-Block. Alternative: Präparat vom „Nortriptylintyp" oder nichttrizyklisches Antidepressivum

abbaus durch den MAO-Hemmer hervorgerufen werden. Derartige Hochdruckkrisen können mit dem α-Rezeptorenblocker Phentolamin, verabreicht in einer Dosis von 2-5 mg i.v., erfolgreich behandelt werden.

Wegen dieser Reaktion sollte eine Therapie mit MAO-Hemmern ggf. 1-2 Wochen vor einem geplanten operativen Eingriff beendet werden. Da die Wirkung tri- und tetrazyklischer Thymoleptika sowie anderer aminerg wirkender Substanzen durch MAO-Hemmer in unkontrollierbarer Weise verstärkt werden kann, ist eine Umstellung auf ein Präparat der letztgenannten Substanzklassen frühestens nach einer Woche möglich. In Abhängigkeit vom klinischen Bild muß dieses Intervall notfalls durch Gabe eines nicht aminerg wirkenden Antidepressivums oder eines niederpotenten Neuroleptikums überbrückt werden. Läßt sich präoperativ ein solcherart komplexes psychopharmakologisches Problem voraussehen, wird in aller Regel die Mitwirkung des Psychiaters unerläßlich sein. Postoperativ sollte in dieser Situation vor erneuter Applikation eines MAO-Hemmers die Verabreichung eines Antidepressivums aus einer weniger risikobehafteten Substanzklasse zumindest erwogen werden. Hinsichtlich der Pharmakologie und Toxikologie der MAO-Hemmer sowie der übrigen Thymoleptikaklassen darf ansonsten auf die Übersicht von Langer u. Schönbeck [21] verwiesen werden.

Seit ihrer Einführung in die Psychopharmakotherapie im Jahre 1949 werden Lithiumsalze zunehmend zur Langzeitprophylaxe affektiver und schizoaffektiver Psychosen eingesetzt. Wegen ihrer geringen therapeutischen Breite richtet sich die Dosierung nach der Lithiumkonzentration im Serum, die zwischen 0,6 und 0,8 mmol/l liegen soll und regelmäßig kontrolliert werden muß. Kontraindikationen sind vor allem hochgradige Einschränkungen der Nierenfunktion, der akute Myokardinfarkt sowie das erste Trimenon der Schwangerschaft. Bei ausgeprägten Schwankungen der Serumelektrolyte, Verabreichung von Diuretika oder abrupten Änderungen in der Flüssigkeitszufuhr sowie peripartal besteht generell die Gefahr, daß der Lithiumserumspiegel den therapeutischen Bereich überschreitet und auf toxische Werte ansteigt. Es empfiehlt sich deshalb, 2-3 Tage vor einer geplanten Operation das Lithiumpräparat abzusetzen und postoperativ die Lithiumbehandlung wieder aufzunehmen. Für ein solches Vorgehen spricht außerdem die Beobachtung, daß im Tierexperiment die Wirkung in der Anästhesie weithin eingesetzter Muskelrelaxantien, wie z.B. Succinylcholin, durch Lithium verlängert wird (vgl. [10, 18]).

Da nicht in jedem Falle davon ausgegangen werden kann, daß ein Kranker spontan über die von ihm in der letzten Zeit eingenommenen Medikamente hinreichend ausführlich und vollständig berichtet, ergibt sich aus den vorstehenden Ausführungen die besondere Relevanz einer sorgfältig und detailliert erhobenen Medikamentenanamnese. Nur wenn diese Voraussetzung erfüllt ist, wird eine sachgerechte Betreuung auch des psychiatrischen Patienten in der perioperativen Phase möglich sein.

Tabelle 2. Suizidraten in den Ländern der Europäischen Wirtschaftsgemeinschaft. (Mod. nach [6])

Land	Suizide pro 100000 Einwohner							
	1970	1971	1972	1973	1974	1975	1976	1977
Belgien	16,6	15,4	15,6	14,9	15,6	16,2	16,6	
Dänemark	21,5	24,8	23,9	23,8	26,0	24,1	23,9	24,3
England und Wales	8,0	8,1	7,7	7,8	7,9	7,5	7,8	8,0
Frankreich	15,4	15,4	16,1	15,5	15,6	15,8	15,8	
Irland	1,8	2,7	3,0	3,4	3,8	4,7		
Italien	5,8	6,0	5,8	5,7	5,4			
Luxemburg	14,2	13,9	14,9	13,3	12,9		11,6	16,1
Niederlande	8,1	8,3	8,2	8,7	9,2	8,9	9,4	9,2
Nordirland	3,9	3,5	3,0	4,5	4,0	3,6	4,4	4,6
Schottland	7,6	7,2	8,1	8,4	8,4	8,2	8,3	8,1
Westdeutschland	21,3	20,9	19,9	20,8	21,0	20,9	21,7	22,7

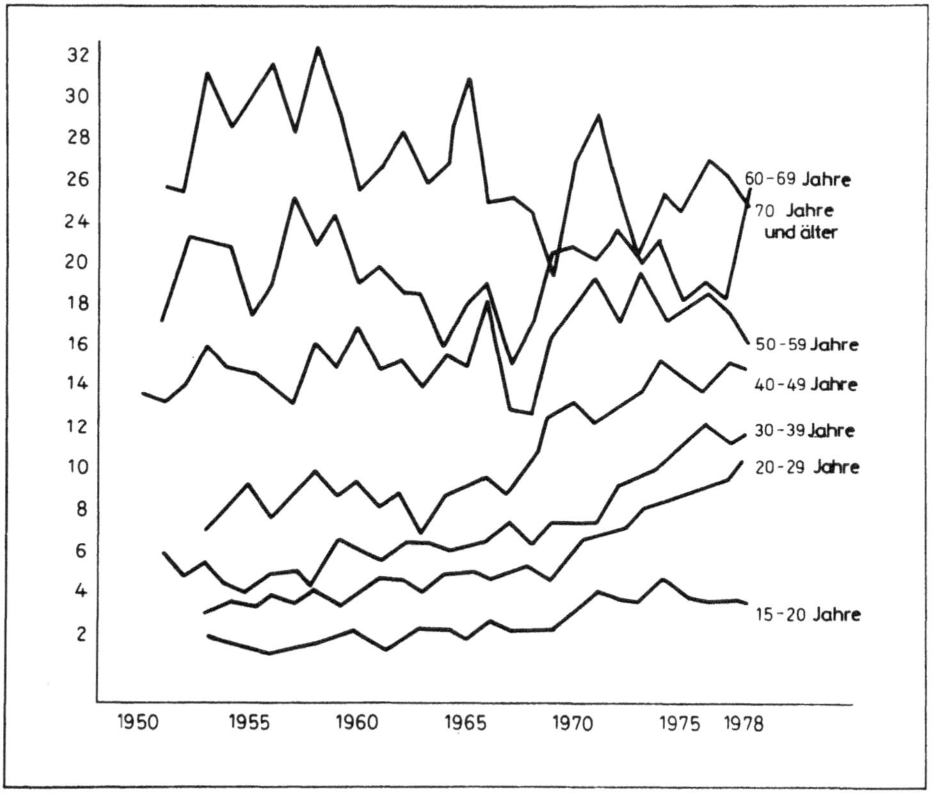

Abb. 1. Suizide pro 100000 Einwohner in den Niederlanden. (Nach [([6])

Suizidalität

Allgemeines Suizidrisiko und besonders gefährdete Gruppen: Epidemiologie

Unter den Ländern der Europäischen Wirtschaftsgemeinschaft weist die Bundesrepublik nach Dänemark mit über 22 vollendeten Suiziden pro 100000 Einwohner pro Jahr die zweithöchste Suizidziffer (Suizidrate) auf [6] (vgl. Tabelle 2).

Untersuchungen über die Charakteristika von Suizidversuchen und vollendeten Suiziden haben gezeigt, daß Suizidversuche etwa 1½- bis 2mal so häufig von Frauen unternommen werden wie von Männern, daß aber bei den vollendeten Suiziden Männer annähernd doppelt so häufig betroffen sind wie Frauen [6, 15, 23, 24]. Die Inzidenz suizidaler Handlungen wächst mit zunehmendem Lebensalter an (Abb. 1). Im Längsschnitt der letzten 30 Jahre war jedoch ein deutlicher Anstieg der Häufigkeit suizidaler Handlungen bei Menschen in der ersten Lebenshälfte zu beobachten.

Derartige epidemiologische Daten vermögen natürlich nichts über das im individuellen Fall anzunehmende Suizidrisiko auszusagen. Psychiater haben sich daher immer wieder bemüht, auf unterschiedlichen Ebenen Parameter zu finden, aus denen Richtlinien für die Einschätzung des individuellen Suizidrisikos in einem gegebenen Fall abgeleitet werden können.

Einschätzung des Suizidrisikos

Ergibt sich bei einem bestimmten Patienten der Verdacht, daß eine Suizidgefährdung vorliegen könnte, so besteht auch ärztlicherseits nicht selten Unsicherheit darüber, ob diese mögliche Suizidgefährdung im Gespräch mit dem Kranken berührt werden soll oder nicht. Der Erwähnung dieses Themas steht meist die Sorge entgegen, latente Suizidabsichten könnten durch eine entsprechende Thematisierung verstärkt und aktualisiert werden. Man befürchtet, durch das Ansprechen möglicher Suizidgedanken deren Ausführung geradezu anzustoßen.

Aus psychiatrischer Sicht ist dem zu entgegnen, daß derartige Befürchtungen nach aller Erfahrung unbegründet sind. Vielmehr bedeutet es für Patienten, die von Suizidgedanken gequält werden, in der Regel eine sehr wesentliche Entlastung, wenn sie die Möglichkeit haben, sich einem kompetenten Gesprächspartner anzuvertrauen. Unter diesem Aspekt dürfte das aktive Ansprechen der Suizidthematik durch den behandelnden Arzt wohl sogar suizidprophylaktische Wirkung haben, da dem Patienten durch dieses Vorgehen die Entscheidung, entweder seine Suizidgedanken weiterhin unausgesprochen mit sich zu tragen, oder den Rat eines entsprechend geschulten Gesprächspartners zu suchen oder schließlich gar die Gedanken in die Tat umzusetzen, zunächst einmal aus der Hand genommen wird. Generell sind dies Situationen, in denen ohne Zweifel die Indikation zur Einbeziehung eines erfahrenen Psychiaters in die perioperative Diagnostik und Therapie besteht.

Die Feststellung, ob und in welchem Maße eine Suizidgefährdung gegeben ist, kann im Einzelfall auch für den Erfahrenen schwierig sein. Aus diesem Grunde werden intensive Forschungsbemühungen unternommen, die darauf abzielen, psychopathologische, psychologische, soziologische und biologische Risikofaktoren für suizidales Verhalten zu charakterisieren, die ggf. die Urteilsbildung erleichtern können [15] ohne allerdings Sicherheit bieten zu können.

Eine solche Aufstellung psychopathologischer, psychologischer und sozialer Risikofaktoren, wie sie von Pöldinger [25] erarbeitet wurde, zeigt folgender Fragenkatalog (vgl. [12]).

Fragenkatalog zur Abschätzung der Suizidalität. (Nach [25]). Je mehr Fragen im Sinne der angegebenen Antwort beantwortet werden, um so höher muß das Suizidrisiko eingeschätzt werden.

1. Haben Sie in letzter Zeit daran denken müssen, sich das Leben zu nehmen?	ja	
2. Häufig?	ja	
3. Haben Sie auch daran denken müssen, ohne es zu wollen? Haben sich Selbstmordgedanken aufgedrängt?	ja	
4. Haben Sie konkrete Ideen, wie Sie es machen würden?	ja	
5. Haben Sie Vorbereitungen getroffen?	ja	
6. Haben Sie schon zu jemanden über Ihre Selbstmordabsichten gesprochen?	ja	
7. Haben Sie einmal einen Selbstmordversuch unternommen?	ja	
8. Hat sich in Ihrer Familie oder in Ihrem Freundes- und Bekanntenkreis schon jemand das Leben genommen?	ja	
9. Halten Sie Ihre Situation für aussichts- und hoffnungslos?	ja	
10. Fällt es Ihnen schwer, an etwas anderes als an Ihre Probleme zu denken?	ja	
11. Haben Sie in letzter Zeit weniger Kontakt zu Ihren Verwandten, Bekannten und Freunden?	ja	
12. Haben Sie noch Interesse daran, was in Ihrem Beruf und in Ihrer Umgebung vorgeht? Interessieren Sie noch Ihre Hobbies?		nein
13. Haben Sie jemand, mit dem Sie offen und vertraulich über Ihre Probleme sprechen können?		nein
14. Wohnen Sie zusammen mit Familienmitgliedern oder Bekannten?		nein
15. Fühlen Sie sich unter starken familiären oder beruflichen Verpflichtungen stehend?		nein
16. Fühlen Sie sich in einer religiösen bzw. weltanschaulichen Gemeinschaft verwurzelt?		nein
Anzahl entsprechend beantworteter Fragen		
Endzahl = max. 16		

Aus psychiatrischer Sicht stellen die depressiven Verstimmungszustände unterschiedlicher Genese mit etwa 70% den Hauptanteil der Suizidmotive dar. Schizophrenien sind für weitere 20% verantwortlich zu machen. Unter den verbleibenden 10% entfällt ein wesentlicher Anteil auf die Gruppe der Suchtkranken, Alkohol- und Drogenabhängigen.

Etwa 40% aller Suizide werden von Patienten mit endogenen Psychosen, d.h. Zyklothymien, Schizophrenien oder schizoaffektiven Psychosen, begangen [15].

Besteht der begründete Verdacht auf das Vorliegen einer der genannten Erkrankungen, so ist die erste und wichtigste Maßnahme der Suizidprävention in der Einleitung geeigneter diagnostischer und therapeutischer Schritte zu sehen, die in der Regel die Mitwirkung eines Psychiaters erfordern.

Insbesondere ist darüber hinaus auch in den Fällen an eine akute Suizidgefährdung zu denken, wenn der Patient über vermeintliches oder tatsächliches eigenes Versagen berichtet und glaubt, sich schuldhaft verhalten zu haben. Unter Umständen wird er sich dann nur noch als Last für seine Mitmenschen, etwa die nächsten Angehörigen, empfinden und den Wunsch hegen, aus dem Leben zu gehen, um der Mitwelt diese vermeintliche Last abzunehmen.

Wiederholungsrisiko nach fehlgeschlagenen Suizidversuchen

Bei jenen Patienten, die bereits einen oder mehrere Suizidversuche begangen haben und sich etwa wegen der Folgen eines solchen Suizidversuches operativer Behandlung unterziehen müssen, stellt sich die Frage nach der Wiederholungsmöglichkeit natürlich in besonderem Maße. Hier hat die Konsultation eines Psychiaters als obligatorisch zu gelten. Ihm fällt die Aufgabe zu, diagnostische Erwägungen anzustellen, die Wiederholungsgefahr einzuschätzen und festzulegen, welche spezifischen therapeutischen Maßnahmen ggf. erforderlich sind.

Erklärt sich der betreffende Patient mit den vorgeschlagenen therapeutischen Schritten nicht einverstanden und ist ein hohes Wiederholungsrisiko suizidaler Handlungen anzunehmen, so muß im Einzelfall auch die vorübergehende zwangsweise Unterbringung in einem psychiatrischen Krankenhaus auf gesetzlicher Grundlage erwogen werden.

Vorangegangene Suizidversuche sind stets als Warnsignale zu werten, die nicht bagatellisiert werden dürfen, sondern ausnahmslos ernst genommen werden müssen. Sie stellen *per se* einen Risikofaktor für zukünftiges suizidales Verhalten dar.

Erkrankungen des schizophrenen Formenkreises

Bereits behandelte Schizophrenie

Erfahrungsgemäß sind Patienten mit einer u. U. seit längerer Zeit bekannten und ausreichend behandelten schizophrenen Psychose durchaus in der Lage, eine aktuelle Belastungssituation, wie sie die bevorstehende Operation darstellt, gut und sinnvoll zu bewältigen. Überdies kann man nicht selten beobachten, daß eine interkurrent auftretende schwere körperliche Erkrankung die aktuelle Symptomatik der Psychose kurzfristig günstig beeinflußt. Man wird demnach i. allg. bei Kranken, die an solchen Psychosen leiden, durchaus mit guter Kooperation rechnen können, sofern kein akuter Krankheitsschub vorliegt. Steht ein Patient unter medikamentöser Therapie mit Neuroleptika, so wird diese in der Regel weitergeführt werden. Sind schwer überschaubare Interaktionen der neuroleptischen Medikation mit anderen Medikamenten zu befürchten oder handelt es sich um eine sehr hochdosierte Dauermedikation, so wird in Abstimmung mit einem

Psychiater zumindest eine Dosisreduktion durchgeführt werden können. Darüber hinaus ist es meist möglich, in der perioperativen Situation die Neuroleptika für einige Tage völlig abzusetzen, ohne daß das Risiko einer Verschlimmerung der psychiatrischen Erkrankung in unvertretbarer Weise erhöht wird.

Gerade bei Patienten, die an einer Psychose leiden und nicht selten ihrer Umgebung mit Angst und Mißtrauen gegenüberstehen, ist der Aufbau tragfähiger therapeutischer Kontakte von besonderer Relevanz. Die unmittelbaren Bezugspersonen des Kranken innerhalb der Klinik sollten möglichst wenig wechseln, so daß der Patient die Möglichkeit hat, Vertrauen zu entwickeln.

Unsicheres, zögerndes, von Angst bestimmtes Verhalten des Klinikpersonals gegenüber schizophrenen Patienten beruht meist auf mangelnder Erfahrung im Kontakt mit solchen Kranken und ist unbegründet. Indessen gilt auch hier, daß ein ausführliches und sachliches, in ruhiger Atmosphäre geführtes Aufklärungsgespräch wesentlich dazu beitragen wird, das Vertrauen und die Kooperation des Kranken zu gewinnen. Hierfür sollte ausreichend Zeit zur Verfügung stehen (vgl. [19]).

Erstmanifestation bzw. akuter Schub einer Schizophrenie

Ergibt sich bei einem Patienten, der zur Durchführung eines operativen Eingriffs stationär aufgenommen wurde, erstmals der Verdacht auf das Vorliegen einer Erkrankung aus dem schizophrenen Formenkreis oder tritt nach einer vielleicht langdauernden Periode der Beschwerdefreiheit ein neuer Schub einer derartigen Erkrankung auf, so sollte zur Planung der weiteren diagnostischen und therapeutischen Maßnahmen ein Psychiater hinzugezogen werden. Im Einzelfall kann auch hier eine Verschiebung des operativen Eingriffs gerechtfertigt sein, sofern es sich dabei nicht um eine notfallmäßig indizierte Maßnahme handelt.

Bei der Wahl eines geeigneten Neuroleptikums wird man sich am klinischen Bilde unter Beachtung sog. Zielsyndrome orientieren [16]. Wenn möglich, wird man nach Einleitung einer entsprechenden Therapie den operativen Eingriff so lange zurückstellen, bis die akute Symptomatik weitgehend remittiert und ein stabiler Zustand erreicht ist.

Psychopharmakotherapie schizophrener Erkrankungen und Narkose

Bei den Neuroleptika unterschiedlicher chemischer Substanzklassen handelt es sich um psychopharmakologisch hochwirksame Medikamente. Allerdings ist bei ihrer Anwendung auch mit teilweise gravierenden Nebenwirkungen zu rechnen (Tabelle 3).

Neben den unerwünschten Neuroleptikawirkungen auf das extrapyramidalmotorische System sind vor allem vegetative Symptome von klinischer Bedeutung. Insbesondere nach Applikation von Phenothiazinen mit aliphatischer Seitenkette und nach Clozapin werden Hypotonie und orthostatische Dysregulation beobachtet [2]. Insgesamt sind aber die vegetativen Nebenwirkungen der Neuroleptika wegen ihrer vergleichsweise schwächeren anticholinergen Wirkung geringer ausgeprägt als diejenigen der tryzyklischen Antidepressiva.

Tabelle 3. Neurologische Nebenwirkungen neuroleptischer Substanzen. (Mod. nach [27])

Nebenwirkung	Klinisches Erscheinungsbild	Zeitpunkt der höchsten Auftretenswahrscheinlichkeit	Behandlung
Akute Dyskinesie	Spasmen der Muskeln, der Zunge, des Gesichts, des Nackens oder Rückens	1-5 Tage	Antiparkinsonmittel
Parkinsonismus	Bradykinesie, Rigor, Tremor, Maskengesicht, schlurfender Gang	5-30 Tage	Antiparkinsonmittel
Akathisie	Motorische Unruhe, Sitzunruhe	5-60 Tage	Dosisreduktion, Präparatewechsel; Kombination mit einem Antihistaminikum, z. B. Promethazin
Späte extrapyramidale Hyperkinesen	Orofaziale Dyskinesie, choreoathetoide Bewegungsstörungen	Monate bis Jahre	Tiaprid
Rabbit-Syndrom	Perioraler Tremor	Monate bis Jahre	Antiparkinsonmittel, Tiaprid

Daneben können Neuroleptika eine Reihe weiterer physiologischer Parameter, wie beispielsweise die Körpertemperatur und den Muskeltonus, beeinflussen. Diese Wirkungen stehen wahrscheinlich nicht in einem direkten Zusammenhang mit dem blockierenden Effekt auf Dopaminrezeptoren, sondern sind eher auf Interaktionen mit noradrenergen, serotoninergen und anderen Rezeptorsystemen zurückzuführen. Die gelegentlich beschriebene reduzierte Wärmeregulationskapazität unter Neuroleptika kann durch eine Beeinflussung der für die Thermoregulation wesentlichen hypothalamischen Zentren erklärt werden. In Abhängigkeit von der Umgebungstemperatur und der körperlichen Aktivität können sowohl Hypo- als auch Hyperthermie auftreten.

Trizyklische Verbindungen können eine muskelrelaxierende Wirkung zeigen, die offenbar durch zentralnervöse Mechanismen vermittelt wird [4].

Sehr selten kann sich, im allg. unter hochdosierter Neuroleptikamedikation, das sog. maligne neuroleptische Syndrom ausbilden. Dabei stehen Störungen der Thermoregulation mit hohem Fieber, Stupor, Bewußtseinstrübung bis hin zum Koma, Rigor, Haltungsstereotypien, Flexibilitas cerea sowie Hypo- bis Akinese im Vordergrund des klinischen Bildes. Vegetative Funktionsstörungen, wie Blutdrucklabilität, profuse Schweißausbrüche, Dyspnoe und Inkontinenz, können als komplizierende Faktoren hinzutreten. Die Symptomatik entwickelt sich über einen Zeitraum von 24-72 h hinweg. Unter den Laborparametern sind die Kreatinkinase (CK) und die Leukozytenzahl erhöht. Des weiteren finden sich Blutgasveränderungen im Sinne einer metabolischen Azidose. Myoglobinämie bzw. -urie kann ebenfalls auftreten und ist wegen drohender renaler Komplikationen besonders zu beachten [2, 8].

Das maligne neuroleptische Syndrom soll v.a. bei Patienten unter 40 Jahren, und hier bevorzugt bei Männern, auftreten. Als pathogenetisches Prinzip wird eine Rezeptorblockade in den Basalganglien und im Hypothalamus angenommen. In etwa 20% der Fälle ist mit einem letalen Ausgang zu rechnen.

Differentialdiagnostisch läßt sich eine febrile Katatonie, wie sie relativ selten im Rahmen einer schizophrenen Psychose auftritt, nur schwer abgrenzen. Weitere Differentialdiagnosen sind eine Enzephalitis sowie eine maligne Hyperthermie als Anästhesiezwischenfall. Genaue Kenntnis der Anamnese sowie die Berücksichtigung situativer Faktoren stellen wesentliche diagnostische Entscheidungshilfen dar [2, 8].

Die Therapie des malignen neuroleptischen Syndroms besteht im sofortigen Absetzen der Neuroleptika sowie der Verabreichung von Dantrolen (Dantamacrin). Dieses kann bei nur gering ausgeprägter Symptomatik als 2malige orale Dosis von je 50 mg verabreicht werden. Liegt hingegen eine schwere Symptomatik vor, so wird Dantrolen i.v. als Schnellinfusion in einer Dosierung von 2,5 mg/kg Körpergewicht verabreicht. Die Fortführung dieser Infusionstherapie richtet sich nach den klinischen Erfordernissen und kann bis zu einer Tagesgesamtdosis von 10 mg/kg Körpergewicht in den ersten 24 h erfolgen. Unter Intensivüberwachung des Patienten werden nach Bedarf an jedem weiteren Tag 2,5 mg/kg Körpergewicht dieses Hydantoinderivates infundiert. Die eintretende Besserung läßt sich zuerst am Absinken der Körpertemperatur sowie der Atem- und Herzfrequenz ablesen. Später zeigen auch die Muskelrigidität sowie die anfangs erhöhte CK-Aktivität im Serum rückläufige Tendenz [2].

Suchterkrankungen

Alkoholabhängigkeit

Unter den Suchterkrankungen steht hierzulande der Alkoholismus nach wie vor an erster Stelle. Nach vorsichtigen Schätzungen gibt es in der Bevölkerung der Bundesrepublik Deutschland etwa 1 Mio. behandlungsbedürftiger Alkoholkranker. Eine ausführliche Darstellung der Definition des Alkoholismus und seiner Klassifikation in verschiedene Subtypen würde den Rahmen dieses Beitrags sprengen. Der interessierte Leser sei diesbezüglich auf die einschlägigen Lehrbücher der Psychiatrie und auf die umfassende Übersicht von Feuerlein [7] verwiesen.

In der perioperativen Situation ist bei Alkoholkranken v.a. das Alkoholentzugssyndrom zu fürchten. Wird, etwa nach einem Unfall mit nachfolgender stationärer Einweisung, die regelmäßige Alkoholaufnahme unterbrochen, so stellen sich etwa 12-24 h nach dem letzten Alkoholgenuß Entzugssymptome ein, die sich zunächst als Unruhe, Tremor, Schwitzen, Tachykardie und Ängstlichkeit manifestieren. Bei günstigem Verlauf klingen diese Symptome nach wenigen Tagen wieder ab. Es können aber auch symptomatische Grand-mal-Anfälle auftreten, bei denen es sich meist um singuläre Anfälle handelt. Akut läßt sich ein solcher Anfall durch langsame intravenöse Injektion von 10 mg Diazepam oder 0,5-1 mg Clonazepam zuverlässig durchbrechen. Eine anschließende prophylaktische Gabe von Clonazepam in therapeutischer Dosierung bis zum Abklingen der Entzugssymptomatik, jedoch nicht darüber hinaus, ist gerechtfertigt.

Entwickelt sich aus dem anfänglich relativ harmlosen Alkoholentzugssyndrom ein Entzugsdelir (Delirium tremens) mit teilweise ausgeprägter Bewegungsunruhe (Nesteln), Halluzinationen (vorzugsweise optisch), Bewußtseinstrübung und Fieber, so ist der Kranke als vital gefährdet anzusehen und bedarf der Intensivüberwachung und -therapie. Insbesondere ist dabei auf die Herz-Kreislauf-Funktionen, die Atmung, die Körpertemperatur und die Elektrolythomöostase zu achten. Die Therapie der Wahl besteht in der Verabreichung von Clomethiazol, das wegen seiner atemdepressiven Wirkung möglichst nicht per infusionem zugeführt werden sollte. Da Clomethiazol seinerseits in hohem Maße die Eigenschaft besitzt, zur Abhängigkeit zu führen, muß seine Anwendung zeitlich streng begrenzt werden. Eine Verordnung an ambulante Patienten ist kontraindiziert. Wird dies nicht beachtet und tritt eine Abhängigkeit von Clomethiazol ein, so kann es nach Weglassen dieses Präparats zu schwersten, über Wochen andauernden Entzugsdelirien kommen, die therapeutisch erhebliche Probleme bieten. Besteht eine derartige Abhängigkeit oder droht sie sich zu entwickeln und kann auf eine sedierende Medikation nicht verzichtet werden, so sollte ein Neuroleptikum, vorzugsweise vom Butyrophenontyp, zum Einsatz gelangen. Benzodiazepine und Barbiturate sind wegen des ihnen eigenen Suchtpotentials und im Falle der Barbiturate auch wegen der Verarbeitung durch den Stoffwechsel in der Leber keine geeigneten Alternativen. Die Zufuhr von Alkohol ist kontraindiziert.

Operative Eingriffe sind, wenn irgend möglich, so lange zu verschieben, bis das klinische Entzugssyndrom abgeklungen ist und die Laborparameter sich normalisiert haben. Günstigstenfalls wird man eine mehrwöchige stationäre Entgiftungsbehandlung der Operation vorschalten.

Neben dem Alkoholentzugsdelir spielt relativ selten eine Reihe weiterer metalkoholischer, organisch begründbarer Psychosen eine Rolle, nämlich der pathologische Rausch, das Korsakow-Syndrom und die Wernicke-Enzephalopathie.

Pathologische Rauschzustände können bei dazu disponierten Personen bereits nach Genuß geringer Alkoholmengen auftreten. Sie manifestieren sich in psychomotorischer Erregtheit, Bewußtseinstrübung und häufig in Aggressivität. Meist klingen sie mit einem sog. Terminalschlaf ab. Charakteristischerweise besteht für die Dauer dieses Ausnahmezustandes eine partielle oder komplette Amnesie. Entsprechend disponierten Menschen ist als einzig mögliche prophylaktische Maßnahme eine absolute Alkoholkarenz anzuraten.

Beim Korsakow-Syndrom handelt es sich um ein amnestisches Psychosyndrom, bei dem die Gedächtnislücken typischerweise durch Konfabulationen ausgefüllt werden.

Die Wernicke-Enzephalopathie wird vorwiegend bei schwerst Alkoholabhängigen beobachtet, die ihren Kalorienbedarf überwiegend durch Alkohol decken. Es handelt sich dabei um ein neuropsychiatrisches Syndrom, das nach heutiger Kenntnis durch chronischen Thiaminmangel verursacht wird, und neben Gangataxie und horizontaler Blickparese auch eine Bewußtseinstrübung sowie amnestische Störungen beinhaltet. Zu seiner Therapie gehört die Substitution von Thiamin in ausreichender Dosierung. Ebenso kann auch eine Prävention erfolgen [5].

Generell ist auch im Rahmen der Risikoerfassung und der optimierenden Therapie bei Suchterkrankungen die frühzeitige Einbeziehung eines erfahrenen Psychiaters anzuraten.

Abhängigkeit von Medikamenten

Zahlreiche pharmakologisch aktive Substanzen aus der Gruppe der Tranquilizer, der Hypnotika, der Analgetika und der Psychostimulantien besitzen ein erhebliches Suchtpotential, d.h. sie bergen die Gefahr in sich, bei unkritischer Anwendung Sucht und Abhängigkeit hervorzurufen. Wegen ihrer besonderen quantitativen Bedeutung wollen wir uns hier auf Probleme im Zusammenhang mit einer Abhängigkeit vom Barbiturattyp beschränken. Darunter werden neben der Barbituratabhängigkeit im engeren Sinne auch Abhängigkeiten von anderen Hypnotika und Tranquilizern, v.a. von Benzodiazepinen, zusammengefaßt.

Auf morphinartig wirkende Analgetika wird dann im folgenden Abschnitt eingegangen werden.

Benzodiazepine haben sedativ-hypnotische, anxiolytische, antikonvulsive und muskelrelaxierende Effekte. Insbesondere wegen ihrer psychotropen Wirkungen (Angstlösung, Beruhigung, Schlafbahnung, Entaktualisierung reaktiver und psychogener Störungen, Stimmungsaufhellung) haben sie weite Verbreitung gefunden und werden nicht selten über zu ausgedehnte Zeiträume und ohne strenge Indikationsstellung angewandt.

Werden Benzodiazepine abrupt abgesetzt, so können vor allem nach langdauernder Einnahme mittlerer bis höherer Tagesdosen Entzugssyndrome auftreten, die sich meist in Gestalt von Schlaflosigkeit, vegetativen Störungen und Derealisationsphänomenen (z.B. als Empfindung, wie auf Watte zu gehen) manifestieren. Selten kommt es jedoch auch zu epileptischen Anfällen und Delirien.

Das Absetzen von Präparaten der genannten Gruppen soll deshalb nach längerdauernder Einnahme nicht abrupt erfolgen, sondern fraktioniert über einen Zeitraum von 4–6 Wochen durchgeführt werden. Akut auftretende, gravierende Entzugssymptome lassen sich durch Applikation eines Benzodiazepinpräparates rasch durchbrechen. Gegebenenfalls kann im Anschluß daran ein fraktionierter Entzug in der beschriebenen Weise durchgeführt werden [3, 11, 13]. Auch durch den Einsatz von β-Rezeptorenblockern können somatische Benzodiazepinentzugssymptome gemildert werden [2].

Sowohl perioperativ als auch in der Phase der postoperativen Betreuung wird auch die muskelrelaxierende Wirkung dieser Substanzgruppe zu beachten sein. Eine Reihe von Kontraindikationen, wie Myasthenia gravis und andere Myopathien, soll hier nur kurz erwähnt werden.

Abhängigkeit von Rauschdrogen

Besteht eine Abhängigkeit von Opiatderivaten (Morphintyp), so hängt die Ausprägung der nach abruptem Absetzen auftretenden Entzugssymptome hauptsächlich von der Art des Opiats, der Dauer der Einnahme, der zuletzt benötigten Tagesdosis und vom Allgemein- und Ernährungszustand des Patienten ab. Bei leichter bis mäßiger Ausprägung werden Ängstlichkeit, Schwitzen, Schlafstörungen, Rhinorrhö, Lakrimation, Mydriasis, Tremor, Gliederschmerzen und Pulsbeschleunigung beobachtet. Die Beschwerden können durch Applikation eines Neuroleptikums oder eines Benzodiazepinpräparats in vorsichtiger Dosierung gemildert werden. Schwere Entzugssyndrome mit Blutdruckanstieg, Fieber, Agitiertheit, Nausea, Erbrechen, Diarrhö, Leukozytose und Bewußtseinstrübung bis hin zum Koma stellen vital bedrohliche Zustände dar und bedürfen der Intensivüberwachung und -therapie (vgl. [3]).

Die differentialdiagnostische Abgrenzung eines Drogenentzugssyndroms bereitet - insbesondere bei Kenntnis der speziellen Anamnese - meist keine Schwierigkeiten, ist aber im Hinblick auf das unterschiedliche, der jeweiligen Situation angemessene therapeutische Vorgehen von außerordentlicher Relevanz. Eine umfassende Darstellung dieser Problematik ist in dem hier gegebenen Rahmen nicht möglich. Es muß deshalb auf die einschlägige Spezialliteratur verwiesen werden. Eine knappe und übersichtliche Orientierungshilfe findet sich z.B. in dem Leitfaden von Berzewski [3].

Hochbetagte Patienten

Allgemeine Hinweise

Die stationäre Aufnahme in ein Krankenhaus bedeutet für den alten Menschen, der sich, vielleicht schon aufgrund leichter oder mäßiger mnestischer Beeinträchtigungen, oft nur unter Schwierigkeiten auf neue Situationen einzustellen vermag, eine erhebliche Belastung. Hierbei spielen nicht nur die durchzuführenden diagnostischen Maßnahmen, deren Zweck und Notwendigkeit vielfach nicht recht verstanden wird, eine Rolle, sondern neben vielerlei anderen Faktoren schließlich auch die Entscheidung für einen vielleicht gefürchteten operativen Eingriff, die dem Kranken mitunter kurzfristig abverlangt werden muß.

Hier kann es geschehen, daß u.U. die bis dahin noch mühsam aufrechterhaltene Fassade der Orientiertheit unter solcherart veränderten Bedingungen in einer dem Kranken zunächst fremden Umgebung rasch zusammenbricht. Verwirrtheitszustände sind die Folge.

Bei diesen Patienten kommt es in besonderer Weise darauf an, daß ihnen die Möglichkeit gegeben wird, sich in Ruhe mit dem betreuenden Personal und den räumlichen Verhältnissen der Klinik bekannt zu machen. Für eine gründliche, wenn nötig auch wiederholte Aufklärung über die Art der vorliegenden Erkrankung und der geplanten therapeutischen Maßnahmen sollte reichlich Zeit zur Verfügung stehen. Darüber hinaus hat es sich als vorteilhaft erwiesen, wenn den Angehörigen und Bekannten alter Menschen häufige Besuche am Krankenbett ermöglicht werden, so daß ein enger Kontakt zu vertrauten Personen aufrechterhalten bleibt.

Besonderheiten der Diagnostik und der Psychopharmakotherapie im höheren Lebensalter

Wie bereits angedeutet, werden bei alten Menschen nicht selten durch relativ geringfügig erscheinende Noxen organische Psychosen ausgelöst. Derartige Noxen können z. B. eine Pharmakotherapie, aber auch eine Narkose sein. Gelegentlich fallen bei einem alten Menschen nach einem operativen Eingriff mehr oder weniger zufällig psychische Beeinträchtigungen auf, die u. U. bereits lange vor diesem Eingriff bestanden haben. Um hier eine Differenzierung zu ermöglichen, ist im höheren Lebensalter die Indikation zur präoperativen psychiatrischen Diagnostik unter Einschluß verschiedener Zusatzuntersuchungen, wie Elektroenzephalographie, Computertomographie, Doppler-Sonographie und psychologischer Testung, großzügiger zu stellen als bei jüngeren Patienten. Nur so wird man ggf. ein erhöhtes zerebrales Narkose- und Operationsrisiko erfassen und entsprechende Konsequenzen, wie etwa die Wahl eines regionalen Anästhesieverfahrens anstelle einer Inhalationsnarkose, ziehen können.

Erweist sich eine Psychopharmakotherapie bei betagten Menschen als notwendig, so ist zu beachten, daß hier der erwünschte Effekt gewöhnlich mit sehr viel niedrigeren Dosen erzielt wird als bei jüngeren. Gleiches gilt für die unerwünschten Nebenwirkungen. Um pharmakogene Psychosen und Delirien zu vermeiden, müssen Psychopharmaka deshalb in dieser Krankheitsgruppe vorsichtig einschleichend dosiert werden. Eine Monotherapie ist, wo immer möglich, der Kombinationsbehandlung mit mehreren Präparaten vorzuziehen, da gerade der ältere Mensch sonst leicht die Übersicht über den Behandlungsplan verliert und mit einer Verschlechterung seiner Compliance reagiert. Umfassende Darstellungen zu Fragen der Psychopharmakotherapie im höheren Lebensalter finden sich in der einschlägigen Fachliteratur [1, 14, 22].

Perioperative Psychopharmakotherapie bei Schwangeren

Allgemeine Hinweise

Vor Einleitung einer Therapie mit Psychopharmaka bei Schwangeren sind folgende Fragen zu klären [17]:

1) Handelt es sich im vorliegenden Fall um eine absolute oder um eine relative Indikation zur medikamentösen Behandlung?
2) In welchem Schwangerschaftsmonat befindet sich die Patientin (teratogenetische Determinationsperioden!)?
3) Besitzt das in Betracht gezogene Medikament mutagene, teratogene, embryotoxische oder fetotoxische Wirkungen?
4) Welche Nebenwirkungen kann das betreffende Präparat bei der Mutter haben, und mit welchen Konsequenzen ist für die Schwangerschaft bzw. für die Frucht zu rechnen?
5) Welche Nebenwirkungen sind ggf. beim Neugeborenen zu erwarten?
6) Ist beim Neugeborenen mit einer Entzugssymptomatik zu rechnen, wenn die Mutter mit einem bestimmten Präparat behandelt wird?

Unabhängig von jeder medikamentösen Behandlung gibt es eine spontane Mißbildungsrate, die in Europa bei etwa 3% der Geburten liegt. Im Einzelfall erlaubt daher die Koinzidenz einer Einnahme von Psychopharmaka während der Schwangerschaft und der Geburt eines mißgebildeten Kindes noch nicht die Annahme einer Kausalität. Vielmehr sind zur Feststellung einer teratogenen Wirkung eines Psychopharmakons methodisch sehr aufwendige Studien notwendig, die sich auf große Fallzahlen stützen müssen. Derartige methodisch einwandfreie Untersuchungen liegen heute erst für eine geringe Zahl von Psychopharmaka vor. Generell ist deshalb während der Schwangerschaft mit Entschiedenheit für eine restriktive Indikationsstellung zur Psychopharmakotherapie zu plädieren. Insbesondere sollen im ersten Trimenon der Schwangerschaft, d.h. zur Zeit der Organogenese, sowie in der letzten Woche vor dem Geburtstermin möglichst keine Psychopharmaka mehr verabreicht werden.

Im Einzelfall ist natürlich auch das Risiko einer Nichtbehandlung mit Psychopharmaka in Betracht zu ziehen und sorgfältig abzuwägen. Hierbei sollte ein erfahrener Psychiater zu Rate gezogen werden. Erweist sich die Applikation eines psychotropen Medikamentes trotzdem als notwendig, so ist im allgemeinen die Monotherapie mit einem gut untersuchten Präparat einer Kombinationsbehandlung vorzuziehen. Dabei soll die Dosierung so gering wie möglich gewählt und die erforderliche Tagesdosis in mehreren Einzeldosen über den Tag verteilt werden.

Thymoleptika (Antidepressiva), Tranquilizer, Lithium, Neuroleptika, Antiepileptika

Die trizyklischen Antidepressiva wurden bisher hinsichtlich ihres Risikos bei Verordnung an Schwangere am besten untersucht. Umfangreiche kanadische und australische Studien lassen den Schluß zu, daß bisher für eine teratogene Wirkung keine Evidenz vorliegt. Allerdings konnte der Nachweis völliger Ungefährlichkeit nicht erbracht werden. Dies ist aber schon aus prinzipiellen Gründen unmöglich, da es die spontane Mißbildungsrate mit ihrer statistischen Schwankungsbreite in der Durchschnittsbevölkerung gibt.

Werden trizyklische Antidepressiva, z.B. Imipramin oder Desmethyl-Imipramin, an Schwangere verabreicht, so ist beim Neugeborenen u.U. mit einem Entzugssyndrom zu rechnen, welches einige Stunden nach der Geburt beginnt und mit Dyspnoe, Zyanose, Tachypnoe, Tachykardie und profusem Schwitzen einhergeht. Aus diesen Beobachtungen läßt sich die Empfehlung ableiten, das Medikament nach Möglichkeit einige Tage vor dem Geburtstermin abzusetzen. Weiterhin sollte erwogen werden, ob die bekannten Nebenwirkungen dieser Substanzklasse, wie anticholinerge Effekte, Blutdrucksenkung, orthostatische Dysregulation und Steigerung der zerebralen Krampfbereitschaft, bei der Schwangeren in Kauf genommen werden können.

MAO-Hemmer sollen in der Lage sein, bei Frauen Sterilität zu erzeugen. Eine teratogene Wirkung dieser Präparate ist nicht nachgewiesen [26].

Zur Frage der teratogenen Potenz von Tranquilizern der verschiedenen chemischen Klassen kann derzeit noch nicht abschließend Stellung genommen werden, da die vorliegenden Studien zu widersprüchlichen Resultaten kommen. In einzelnen Untersuchungen wird über eine erhöhte Inzidenz von Mißbildungen bei Neugeborenen nach Applikation von Meprobamat während der Schwangerschaft berichtet. Insbesondere war hier eine Häufung von Herzmißbildungen und Hypospadien auffällig.

Verschiedene Berichte stützen den Verdacht, daß eine Benzodiazepinmedikation im 1. Trimenon Spaltbildungen im Mundbereich (Lippen-Kiefer-Gaumen-Spalte) begünstigt.

Zur Frage der teratogenen Wirkungen der Barbiturate liegen einzelne Kasuistiken vor, die über Mikrozephalien und Knochenmißbildungen sowie schwere Wachstumsverzögerung in Zusammenhang mit einer Barbiturateinnahme während der Schwangerschaft berichten. Eine Bestätigung dieser Mitteilungen durch systematische Studien steht jedoch noch aus. Nähere Angaben hierzu finden sich bei Thiels et al. [26].

Nicht selten werden bei Neugeborenen von Müttern, die im letzten Drittel der Schwangerschaft Tranquilizer oder Barbiturate erhalten haben, Entzugssymptome beobachtet. So vermögen z. B. Benzodiazepine in beträchtlichem Umfang die Plazenta zu passieren und in den Fetus sowie auch in die Muttermilch überzugehen. Da Neugeborene noch nicht über eine ausgereifte Kapazität zur Metabolisierung derartiger Tranquilizer und ihrer aktiven Metabolite verfügen und diese mithin nur beschränkt eliminieren können, ist postpartal mit entsprechenden Komplikationen zu rechnen, wenn die Mutter während der letzten Schwangerschaftswochen mit Präparaten dieser Gruppe behandelt wurde. Gut bekannt ist in diesem Zusammenhang das sog. „Floppy-infant-Syndrom", welches sich durch Muskelrelaxation, Hypothermie, apnoische Pausen sowie durch Atem- und Saugstörungen auszeichnet. Bis zu 9 Tagen nach der Geburt können darüber hinaus beim Neugeborenen Entzugssymptome in Form von Tremor, Hyperreflexie, Diarrhö, verminderter Nahrungsaufnahme, Erbrechen und Tachypnoe auftreten [2].

Bei affektiven und schizoaffektiven Störungen werden vielfach Lithiumsalze aus prophylaktischer oder therapeutischer Indikation erfolgreich eingesetzt. In unserem Kontext ist allerdings eindringlich darauf hinzuweisen, daß Lithium in den ersten beiden Schwangerschaftsmonaten teratogene Eigenschaften hat [17]. In einer 225 Fälle umfassenden Studie waren nach Lithiumapplikation im 1. Trimenon der Schwangerschaft bei 11% der Neugeborenen makroskopisch Mißbildungen nachweisbar. Überwiegend handelte es sich dabei um kardiovaskuläre Mißbildungen, insbesondere die Ebstein-Anomalie. Auch wenn der mütterliche Lithiumspiegel präpartal im therapeutischen Bereich liegt, können bei Neugeborenen Anzeichen einer Lithiumintoxikation, wie Schlaffheit, Hypertonie, Bradykardie, Zyanose und niedriger Apgar-Wert, auftreten. In der 2. Schwangerschaftshälfte steigt die Lithiumclearance um 30–50% an, um dann peripartal rasch auf die Ausgangswerte abzufallen. Ist nun wegen der erhöhten Clearance die Tagesdosis bis zur Geburt gesteigert worden, um einen therapeutischen Serumspiegel aufrechtzuerhalten, so kann es während der Geburt rasch zu einem Anstieg des Serumspiegels bis in toxische Bereiche kommen. Hieraus leitet sich die Empfehlung ab, eine Lithiumbehandlung mehrere Tage vor dem erwarteten Geburtstermin zu unterbrechen und ggf. postpartal wieder aufzunehmen. Hierbei ist allerdings zu berücksichtigen, daß Lithium in die Muttermilch übertritt, wo seine Konzentration zwischen 30 und 100% der Serumkonzentration beträgt. Zwar scheint nach den bisherigen Erfahrungen die Lithiumzufuhr beim Neugeborenen auf dem Wege des Stillens weitgehend unbedenklich zu sein, sofern nicht aus anderen Gründen Störungen des Wasser-Elektrolyt-Haushaltes vorliegen, doch ist in diesen Fällen durchaus auch ein Verzicht auf das Stillen zu erwägen. Liegt bei der Schwangeren eine EPH-Gestose erheblichen Ausmaßes vor, so ist auf die Lithiumbehandlung zu verzichten. Schilddrüsenfunktionsstörungen stellen je nach Schweregrad eine relative Kontraindikation für die Lithiumgabe dar. Generell ist bei Frauen im gebärfähigen Alter, bei denen eine Lithiumbehandlung in Frage kommt, eine umfassende Aufklärung über das Risiko teratogener Nebenwirkungen sowie über die Toxizität der Lithiumsalze durchzuführen. Empfängnisverhütende Maßnahmen müssen bei dieser Patientengruppe als obligatorisch gelten. Gegebenenfalls ist vor Einleitung der Lithiumtherapie ein Schwangerschaftstest durchzuführen. Besteht Kinderwunsch oder ist unter der Lithiumbehandlung eine Schwangerschaft eingetreten, so müssen die Lithiumsalze zumindest während des 1. Trimenons abgesetzt werden. Wird die Lithiumbehandlung anschließend erneut aufgenommen, so sollte eine Einstellung auf den niedrigsten wirksamen Serumspiegel (um 0,6 mmol/l) erfolgen.

Einzelne experimentelle Untersuchungen wiesen darauf hin, daß Lithium über seine teratogenen Eigenschaften hinaus in vitro auch mutagene Eigenschaften haben könnte [9]. Die diesbezüglichen Ergebnisse sind jedoch uneinheitlich und aus methodischen Gründen nicht ohne weiteres auf In-vivo-Verhältnisse am Menschen übertragbar. Für die Anwendung der Lithiumsalze am Menschen im therapeutischen Dosisbereich ergeben sich deshalb nach heutigem Kenntnisstand hieraus keine Konsequenzen.

Unter den Neuroleptika ist bisher die Klasse der Phenothiazine am besten auf teratogene Wirkungen hin untersucht worden. Trotz einzelner abweichender Ergebnisse hat sich bei kritischer Würdigung der vorliegenden Daten keine erhöhte Mißbildungsrate nach Applikation dieser Psychopharmaka nachweisen lassen. Nach einzelnen Berichten können Phenothiazine an Zellkulturen in vitro mutagene Effekte haben. Allerdings sind auch diese Ergebnisse nicht ohne weiteres auf In-vivo-Verhältnisse am Menschen übertragbar. Zum teratogenen Risiko nach Anwendung von Thioxanthenen und Butyrophenonen während der Schwangerschaft liegen bisher keine methodisch befriedigenden systematischen Studien vor. Gesicherte Hinweise auf eine Gefährlichkeit der Anwendung dieser Präparate in der Embryonal- und Fetalperiode gibt es ebenfalls nicht [26].

Werden Neuroleptika in den letzten Schwangerschaftswochen angewendet, so ist beim Neugeborenen mit reversiblen Nebenwirkungen in Gestalt von Apathie, cholestatischem Ikterus, Thrombozytopenie und extrapyramidalen Störungen zu rechnen. Aus diesem Grunde empfiehlt es sich, ein Neuroleptikum während der letzten Schwangerschaftswochen möglichst niedrig zu dosieren und einige Tage vor dem Geburtstermin abzusetzen.

Die Frage nach teratogenen Wirkungen der Antiepileptika ist aus methodischen Gründen heute noch nicht wissenschaftlich fundiert zu beantworten [26]. Kinder epileptischer Mütter weisen - dies ist die übereinstimmende Aussage mehrerer Studien - im Vergleich zu einem Kontrollkollektiv eine etwa doppelt so hohe Mißbildungsrate (5-11%) auf. Dabei herrschen kardiovaskuläre Mißbildungen, Lippen-Kiefer-Gaumen-Spalten, Schädeldeformitäten, Strabismus und Hypoplasie der distalen Phalangen von Fingern und Zehen vor. Bisher ist es nicht gelungen, eine Häufigkeitsbeziehung zu einem bestimmten Antiepileptikum oder zur Höhe der Serumkonzentration eines derartigen Medikamentes während der Schwangerschaft nachzuweisen.

Interessanterweise treten v.a. kardiovaskuläre und orofaziale Mißbildungen auch bei Kindern, deren Väter an einer Epilepsie leiden, wesentlich häufiger auf als bei Kindern nichtepileptischer Eltern. Die Mißbildungsrate bei Kindern epileptischer Mütter unterscheidet sich in mehreren Studien nicht wesentlich von derjenigen bei Kindern epileptischer Väter. Diese Beobachtung relativiert eine mögliche kausale Rolle der Antiepileptika bei der Verursachung teratogener Schädigungen bei Nachkommen von Epileptikern.

Da die meisten Antiepileptika Vitamin D, Folsäure und Vitamin K antagonisieren, ist eine Substitution dieser Faktoren theoretisch zu erwägen. Im Falle der Folsäure gibt es jedoch Hinweise darauf, daß eine Substitution ihrerseits epileptogen wirken könnte. Bei Neugeborenen, deren Mütter mit Phenobarbital oder Phenytoin behandelt wurden, ist eine Vitamin-K-Prophylaxe obligatorisch, da der Mangel Vitamin-K-abhängiger Blutgerinnungsfaktoren (II, VII, IX, X) zu hämorrhagischer Diathese mit schweren intrakraniellen oder intraabdominellen Blutungen führen kann. Die Neugeborenen sind hinsichtlich einschlägiger Symptome sorgfältig zu überwachen [26].

Nach längerfristiger Verabreichung von Barbituraten und Primidon während der Schwangerschaft können bei Neugeborenen Schläfrigkeit, Benommenheit und Trinkschwäche auftreten. Nach Hydantoinderivaten werden gelegentlich Erbrechen, Zittern, Erytheme oder Exantheme sowie eine Methämoglobinämie beobachtet.

Alle Antiepileptika werden in der Muttermilch ausgeschieden. Da es sich dort in der Regel um niedrige Konzentrationen handelt, ist ein Abstillen meist nicht erforderlich. Bei hochdosierter Behandlung der Mutter und Auftreten von Intoxikationssymptomen, wie Schläfrigkeit und Apathie, beim Säugling soll, insbesondere wenn es sich um Benzodiazepinderivate oder Barbiturate handelt, ein stufenweises Abstillen vorgenommen werden, da ein abruptes Absetzen zu Entzugssymptomen führen kann [26].

Die Frage, ob Schwangere mit Antiepileptika behandelt werden sollen oder dürfen, wurde in den Empfehlungen der Arzneimittelkommission der Deutschen Ärzteschaft vom 18.07. 1974 dahingehend beantwortet, daß bei allen Epileptikerinnen die antikonvulsive Therapie in der Schwangerschaft fortgesetzt werden sollte, um der Gefahr eines Status epilepticus vorzubeugen, der zu schweren hypoxischen Schäden der Frucht führen kann. Bei der Behandlung ist nach Möglichkeit eine Monotherapie in der niedrigstmöglichen Dosierung anzustreben, v.a. in der Zeit vom 20. bis 40. Tag der Schwangerschaft. Wenn im Einzelfall die Umstellung einer Kombinationsbehandlung auf eine Monotherapie zu einer deutlichen klinischen Verschlechterung (Zunahme der Anfallsfrequenz) führt, sollte die Kombinationstherapie beibehalten werden. Der Plasmaspiegel des Antiepileptikums ist mindestens einmal pro Monat zu kontrollieren.

Wegen der physiologischen Schwangerschaftshydrämie, einer erhöhten Plasmaclearance, veränderter intestinaler Absorptionsverhältnisse und eines gesteigerten Metabolismus sind während der Schwangerschaft meist höhere Dosierungen der

Antiepileptika erforderlich als außerhalb der Schwangerschaft. In der Perinatalperiode muß deshalb die Serumkonzentration besonders sorgfältig überwacht und die Dosierung post partum meist erheblich reduziert werden (vgl. [26]).

Einverständniserklärung zu operativen Eingriffen bei psychisch Kranken

Auch Patienten mit psychiatrischen Erkrankungen zeigen in der Regel Krankheitseinsicht im Hinblick auf körperliche Leiden. Sie sind meist in der Lage, die Art der körperlichen Erkrankung und die Notwendigkeit eines vorgeschlagenen operativen Eingriffs zu verstehen. Wesentlich ist, daß der medizinische Sachverhalt dem Kranken ohne Zeitdruck in ruhiger Atmosphäre und verständlicher Form klar und sachlich erläutert wird. Geschieht dies, so wird beim Patienten kein Gefühl des Ausgeliefertseins sowie der Hilf- und Wehrlosigkeit aufkommen. Schließlich wird dem Patienten auch die Aufforderung, sein Einverständnis mit der geplanten Anästhesie und Operation durch seine Unterschrift zu bekunden, das beruhigende Gefühl vermitteln, selbst die Kontrolle über die Situation auszuüben.

Liegt ein Verwirrtheitszustand auf organischer Grundlage oder ein anderer akuter Krankheitszustand vor, der einem sachlichen Gespräch über den als notwendig erachteten Eingriff im Wege steht, so wird man versuchen, zunächst unter Hinzuziehung eines Psychiaters die akute Erkrankung zu behandeln, um nach deren Abklingen eine Aufklärung über den geplanten Eingriff im obigen Sinne durchführen zu können. Ist, z. B. in Notfallsituationen, ein derartiger Aufschub nicht möglich, so kommt u. U. die kurzfristige Errichtung einer Pflegschaft mit dem Wirkungsbereich der medizinischen Behandlung in Betracht. Handelt es sich allerdings um einen unmittelbar lebensrettenden Eingriff und kann der Patient nicht nach seinem Einverständnis befragt werden, so darf dieses Einverständnis im Interesse der Behebung des vital bedrohlichen Zustands unterstellt werden.

Handelt es sich um Kranke, die an einer Demenz leiden und deshalb nicht in der Lage sind, Krankheitseinsicht zu zeigen und die Notwendigkeit einer geplanten operativen Maßnahme zu verstehen, so ist ebenfalls die Errichtung einer Pflegschaft mit dem Wirkungsbereich der ärztlichen Behandlung beim Vormundschaftsgericht zu beantragen. In Zweifelsfällen sollte ein Psychiater hinzugezogen werden.

Besteht bei einem psychisch Kranken bereits eine Pflegschaft mit dem Wirkungsbereich der ärztlichen Behandlung oder eine Vormundschaft, so ist das Einverständnis des Pflegers bzw. Vormunds mit dem geplanten Eingriff einzuholen. Erstreckt sich eine Pflegschaft ausschließlich auf andere Wirkungsbereiche, wie z. B. die Vermögensverwaltung, so kann in der Regel davon ausgegangen werden, daß der Patient selbst in der Lage ist, rechtsgültig sein Einverständnis mit der geplanten Anästhesie und Operation zu erklären. In Zweifelsfällen sollte auch hier der Rat eines Psychiaters eingeholt werden (vgl. [19]).

Zusammenfassung

Der vorstehende Überblick entstand in der Absicht darzulegen, daß psychisch Kranke und unter psychischen Problemen leidende Patienten zumeist fähig sind, sich ohne größere Probleme auf einen als notwendig erkannten und angenommenen operativen Eingriff sowie die damit verbundene Anästhesie einzustellen. Erleichtert wird dieser Prozeß, wenn das medizinische Personal Gelegenheit hat, sich ohne Zeitdruck, verständnisvoll, ruhig und sachlich dem Kranken zu widmen und ihn über die erforderlichen diagnostischen und therapeutischen Maßnahmen aufzuklären. Will man Risiken vermeiden und die Therapie optimieren, so ist es sinnvoll, daß die Betreuung eines psychisch kranken Patienten in der perioperativen Situation von einer überschaubaren Zahl von Personen übernommen wird, zu denen der Patient ein Vertrauensverhältnis entwickeln kann. Einstmals recht verbreitete Haltungen, die im psychisch Kranken einen ständigen Unsicherheitsfaktor und eine Gefahrenquelle sahen, entbehren weitestgehend der Begründung und sind glücklicherweise im Schwinden. Wünschenswert ist zweifellos eine zunehmend engere Kooperation zwischen der Psychiatrie, der Anästhesie und den operativen Disziplinen - aber nicht nur zwischen diesen -, um noch bestehende Probleme in gemeinsamer Arbeit abzubauen.

Literatur

1. Ban TA (1980) Psychopharmacology for the aged. Karger, Basel
2. Benkert O, Hippius H (1986) Psychiatrische Pharmakotherapie, 4. Aufl. Springer, Berlin Heidelberg New York Tokyo
3. Berzewski H (1983) Der psychiatrische Notfall. Perimed, Erlangen
4. Bürki HR (1983) Pharmakologie der Neuroleptika. In: Langer G, Heimann H (Hrsg) Psychopharmaka. Grundlagen und Therapie. Springer, Wien New York, S 223-226
5. Dawson DM (1984) Neurologic disease. In: Vandam LD (ed) To make the patient ready for anaesthesia: Medical care of the surgical patient, 2nd edn. Addison-Wesley, Menlo Park Reading London Amsterdam Don Mills Sydney, pp 187-207
6. Diekstra RFW (1982) Epidemiology of attempted suicide in the EEG. In: Wilmotte J, Mendlewicz J (eds) New trends in suicide prevention. Bibl Psychiatr 162: 1-16
7. Feuerlein W (1984) Alkoholismus - Mißbrauch und Abhängigkeit: Entstehung, Folgen, Therapie, 3. Aufl. Thieme, Stuttgart New York
8. Gaertner HJ (1983) Klinische Pharmakologie der Neuroleptika. In: Langer G, Heimann H (Hrsg) Psychopharmaka. Grundlagen und Therapie. Springer, Wien New York, S 227-251
9. Gebhart E (1984) Mutagenität, Karzinogenität, Teratogenität. In: Merian E, Geldmacher-von Mallinckrodt M, Machata G, Nürnberg HW, Schlipköter HW, Stumm W (Hrsg) Metalle in der Umwelt. Verteilung, Analytik und biologische Relevanz. Verlag Chemie, Weinheim Deerfield Beach Basel, S 237-247
10. Greil W, Calker D van (1983) Lithium: Grundlagen und Therapie. In: Langer G, Heimann H (Hrsg) Psychopharmaka. Grundlagen und Therapie. Springer, Wien New York, S 161-202
11. Haefely W (1983) Pharmakologie der Tranquilizer und Hypnotika. In: Langer G, Heimann H (Hrsg) Psychopharmaka. Grundlagen und Therapie. Springer, Wien New York, S 310-316
12. Haenel T, Pöldinger W (1986) Erkennung und Beurteilung der Suizidalität. In: Kisker KP, Lauter H, Meyer JE, Müller C, Strömgren E (Hrsg) Krisenintervention, Suizid, Konsiliarpsychiatrie. Springer, Berlin Heidelberg New York Tokyo (Psychiatrie der Gegenwart 2, S 107-132)
13. Hippius H, Engel RR, Laakmann G (1986) Benzodiazepine. Rückblick und Ausblick. Springer, Berlin Heidelberg New York Tokyo

14. Jellinger K (1983) Psychopharmakotherapie beim alten Menschen. In: Langer G, Heimann H (Hrsg) Psychopharmaka. Grundlagen und Therapie. Springer, Wien New York, S 591-613
15. Kaschka WP (1985) Struktur und Prophylaxe suizidaler Handlungen. Fortschr Med 103: 514-517
16. Kaschka WP (1986) Psychiatrische Pharmakotherapie: gibt es Prädiktoren für den Behandlungserfolg? Nervenheilkunde 5: 155-160
17. Kaschka WP (1986) Welche Antidepressiva sind in der Schwangerschaft geeignet? Fortschr Med 104: 20-21
18. Kaschka WP, Mokrusch T, Korth M (1987) Early physiological effects of lithium treatment: Electrooculographic and adaptometric findings in patients with affective and schizoaffective psychoses. Pharmacopsychiatry 20: 203-207
19. Kelly MJ, Reich P (1984) Psychiatric considerations. In: Vandam LD (ed) To make the patient ready for anaesthesia: Medical care of the surgical patient, 2nd edn. Addison-Wesley, Menlo Park Reading London Amsterdam Don Mills Sydney, pp 224-241
20. Langer G (1983) Ausschnitte einer Geschichte der Psychopharmaka im 20. Jahrhundert. In: Langer G, Heimann H (Hrsg) Psychopharmaka. Grundlagen und Therapie. Springer, Wien New York, S 21-37
21. Langer G, Schönbeck G (1983) Klinische Pharmakologie der Antidepressiva. In: Langer G, Heimann H (Hrsg) Psychopharmaka. Grundlagen und Therapie. Springer, Wien New York, S 96-111
22. Lauter H, Möller HJ, Zimmer R (1986) Untersuchungs- und Behandlungsverfahren in der Gerontopsychiatrie. Springer, Berlin Heidelberg New York Tokyo
23. Lungershausen E (1968) Selbstmorde und Selbstmordversuche bei Studenten. Hüthig, Heidelberg
24. Lungershausen E (1977) Selbstdestruktives Verhalten. Zum Problem von Sucht und Suizid. In: Vogel T, Vliegen J (Hrsg) Diagnostische und therapeutische Methoden in der Psychiatrie. Thieme, Stuttgart New York, S 276-287
25. Pöldinger W (1982) Suizidprophylaxe bei depressiven Syndromen. Neuropsychiatr Clin 1: 87
26. Thiels C, Leeds A, Resch F, Goessens L (1983) Wirkungen psychotroper Substanzen auf Embryo und Fetus. In: Langer G, Heimann H (Hrsg) Psychopharmaka. Grundlagen und Therapie. Springer, Wien New York, S 559-573
27. Wöller W, Tegeler J (1983) Späte extrapyramidale Hyperkinesen: Klinik - Prävalenz - Pathophysiologie. Fortschr Neurol Psychiatr 51: 131-157

Zusammenfassung der Diskussion zu Teil 4

Frage: Die „klassische" Therapie der Myasthenie besteht aus Cholinesterasehemmern und Immunsuppressiva. In schweren Fällen kann durch eine Plasmapherese eine Besserung erreicht werden. Wann ist eine solche präoperativ indiziert?

Antwort: Hierüber besteht selbst unter den Neurologen, die diese Therapie i. allg. durchführen, keine Einigkeit. Die einen reizen die Möglichkeiten der medikamentösen Therapie präoperativ voll aus, die anderen wenden bereits bei mittelschweren Formen die Plasmapherese an. Gegenwärtig kann nicht gesagt werden, welcher von beiden Wegen der bessere ist.

Frage: Welche Antibiotika sind bei Patienten mit Myasthenie wegen ihrer verstärkenden Effekte von Relaxantienwirkungen zu meiden?

Antwort: Allgemein ist bekannt, daß Aminoglykoside, Streptomycin, Neomycin (auch lokal angewendet) und Cephalosporine die Wirkungen von Relaxanzien verstärken können, was im Falle einer Myasthenie zu nicht vorhersehbaren Wirkungen führen kann. Darüber hinaus können aber auch, was weniger bekannt ist, Tetrazykline und Penicilline derartige Wirkungen haben.

Frage: Wie muß man sich bei Verdacht auf maligne Hyperthermie verhalten? Gibt es einfache Labortests, die den Verdacht erhärten können?

Antwort: In der Diskussion wird folgendes Vorgehen empfohlen:
Bei vagem Verdacht auf eine Disposition zur malignen Hyperthermie sind Triggersubstanzen peinlich zu vermeiden. Bei der Indikation zum präoperativen Einsatz von Dantrolen ist zwischen der Schwere des Verdachts auf eine Disposition und den Nebenwirkungen abzuwägen; unerläßlich ist selbstverständlich, daß Dantrolen sofort verfügbar ist, wenn es zu einer Hyperthermie kommen sollte. Eine Erhärtung des Verdachts mit einfachen Labormethoden, beispielsweise Myoglobinbestimmung im Urin oder CK-Bestimmung im Serum, ist nicht möglich und deshalb schon gar nicht als Screening sinnvoll. Die zuverlässige Diagnose einer Disposition kann nur mit dem Koffeinkontraktionstest aus einer frisch entnommenen Muskelbiopsie gestellt werden. Diese Methode ist aufwendig und wird nur in sehr wenigen Zentren mit reproduzierbaren Ergebnissen durchgeführt. Sie ist deshalb nur bei dringendem Verdacht oder zur nachträglichen Sicherung der Diagnose indiziert [1, 3].

Frage: Es gibt einzelne Patienten, die eine abnorme Druckempfindlichkeit der peripheren Nerven haben. Bei diesen kann sich durch die Lagerung, zu häufiges Blutdruckmessen und andere ungünstige Umstände eine Nervenlähmung entwikkeln. Ist dieser Zustand häufig? Wie kann diese Patientengruppe präoperativ erfaßt werden?

Antwort: Es handelt sich um eine familiär auftretende, überwiegend dominant vererbte Erkrankung, die oft als tomakulöse Neuropathie bezeichnet wird. Diese Patienten haben von Geburt an eine Markscheidenentwicklungsstörung, so daß ihre Nerven auf Druckschädigung überempfindlich sind. Den einzigen Hinweis liefert die Anamnese. Besteht ein Verdacht auf diese Erkrankung, muß eine Nervenbiopsie vorgenommen werden.

Frage: Erstreckt sich die Empfehlung, bei Patienten mit multipler Sklerose die Lokalanästhesie zu bevorzugen, auch auf rückenmarknahe Leitungsanästhesien?

Antwort: Rückenmarknahe Leitungsanästhesien sollten möglichst vermieden werden. Dagegen sind periphere Leitungsanästhesien bei diesen Patienten vorteilhaft, wenn sie aus topographischen Gründen möglich sind.

Frage: Ist die perioperative hochdosierte ACTH-Gabe eine sinnvolle prophylaktische Maßnahme, um eine postoperative Verschlechterung des Zustands bei multipler Sklerose zu verhindern?

Antwort: Es gibt Hinweise, daß akute Schübe unter hochdosierter ACTH- oder Kortikoidmedikation schneller abklingen. Ein Einfluß auf den Verlauf der Erkrankung hat sich jedoch nicht zeigen lassen. Daß einer Verschlechterung nach Anästhesie und Operation vorgebeugt werden kann, ist durch keine klinischen Studien belegt und sollte deshalb in Anbetracht der erheblichen Nebenwirkungen nicht durchgeführt werden.

Frage: Bei welchen neuropsychiatrischen Symptomen muß an eine Porphyrie gedacht werden?

Antwort: Wichtig ist, bei einer akut auftretenden Polyneuritis und bei akuten Psychosen, die mit abdominellen Beschwerden einhergehen, differentialdiagnostisch an eine Porphyrie zu denken und diese Erkrankung auszuschließen.

Frage: Wie ist in der postoperativen Phase mit Opioidsüchtigen, die in ein akutes Entzugssyndrom geraten, zu verfahren?

Antwort: Das Abfangen der Entzugserscheinungen mit Methadon ist prinzipiell möglich, aber nur in den allerschwersten Fällen indiziert. Man wird in der postoperativen Phase fast immer mit anderen Methoden Erfolg haben, wobei besonders an die Neuroleptika vom Typ der Butyrophenone zu denken ist. Sehr gut hat sich Clonidin (Catapresan) bewährt [2], das initial in einer Dosis von 6-10 Amp./Tag als Dauerinfusion zu geben ist.

Literatur

1. Britt BA (ed) (1987) Malignant hyperthermia. Martinus Nijhoff, The Hague
2. Gold MS, Pottash AC, Sweeney DR, Kleber HD (1980) Opiate withdrawal using clonidine. A safe, effective, and nonopiate treatment. JAMA 243: 343
3. Jantzen JPAH, Gottmann S (Hrsg) (1986) Maligne Hyperthermie. Rückblick, derzeitiger Stand, Entwicklungen. Thieme, Stuttgart, New York

Teil 5

Kardiovaskuläres System

Einfluß von Anästhetika auf Herz und Kreislauf

K. van Ackern, M. Albrecht

Einleitung

Die Einflüsse von Anästhetika und Narkosemethoden auf Herz und Kreislauf sind vielfältiger Natur. Auf alle Aspekte einzugehen, würde den Rahmen dieses Beitrags sprengen. Deshalb soll nur auf einige wesentliche Schwerpunkte, die für die Klinik von Bedeutung sind, hingewiesen werden.

Aus didaktischen Gründen wird zunächst die Arbeit des Herzens von der Funktion des Kreislaufs getrennt beschrieben, obwohl Herz und Kreislauf physiologisch eine Einheit darstellen.

Beeinflussung des Herzens

Myokardinsuffizienz

Teleologisch betrachtet besteht die Aufgabe des Herzens darin, das Herzzeitvolumen so einzustellen, daß je nach Situation des Stoffwechsels der O_2-Bedarf der Organe gedeckt ist. Inwieweit wird diese Funktion des Herzens durch Narkotika beeinträchtigt?

In klinischer Dosierung wirken Anästhetika mehr oder weniger deutlich ausgeprägt und auch dosisabhängig negativ inotrop. Das läßt sich an Untersuchungen des Herz-Lungen-Präparats darstellen. Unter diesen experimentellen Bedingungen wird das Herz in seiner natürlichen anatomischen Funktion belassen. Nervale und humorale Einflüsse auf das Myokard sowie periphere Kreislaufbeeinflussung werden jedoch ausgeschlossen, so daß der direkte Einfluß der Anästhetika auf das Herz untersucht werden kann. Die Ergebnisse aus einer solchen Studie sind in Abb. 1 wiedergegeben [18]. Dargestellt ist der Einfluß verschiedener Anästhetika auf die Kontraktionskraft des linken Ventrikels, gemessen als dp/dt max. Der schraffierte Bereich bedeutet die in der Klinik angewendete Dosierung. Anästhetika vermindern unterschiedlich und dosisabhängig die Kontraktionskraft des Herzens. Den geringsten Einfluß zeigt Etomidate, die deutlichste Beeinträchtigung der Herzkraft wird durch Barbiturate und Propanidid hervorgerufen.

Unter klinischen Bedingungen spielt die Verminderung der Kontraktionskraft des Herzens durch Anästhetika keine entscheidende Rolle, weil das gesunde Herz in der Lage ist, diese Kontraktilitätsminderung jederzeit zu kompensieren. Bei einem Herzen mit eingeschränkter Myokardfunktion kann jedoch die negative Inotropie der Anästhetika eine entscheidende Rolle spielen. Diese Patienten sind

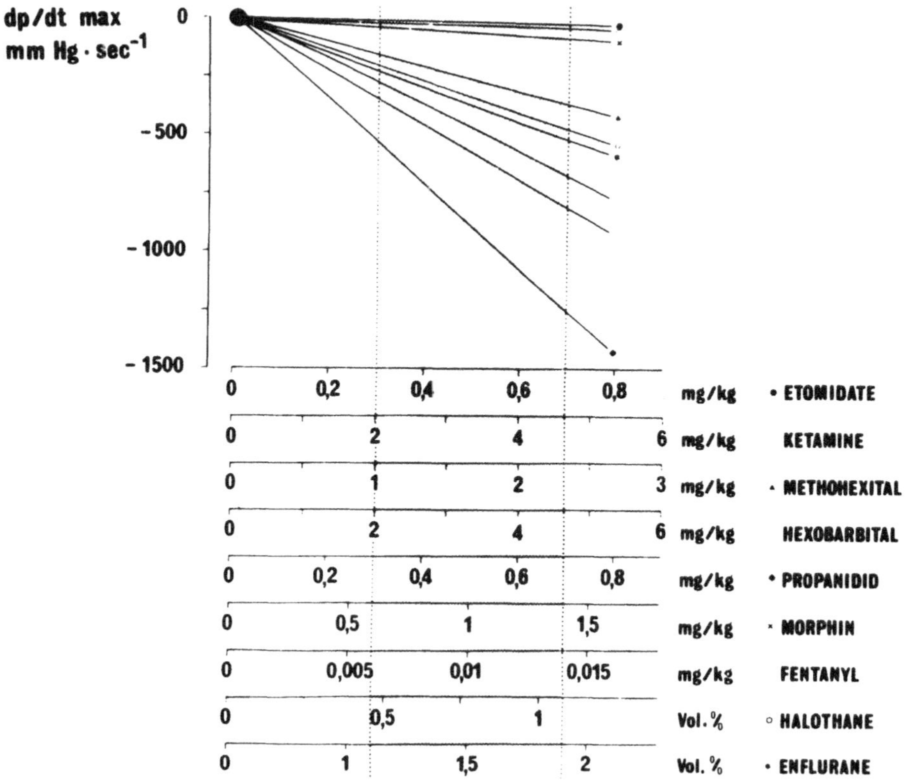

Abb. 1. Beziehung zwischen abnehmender Kontraktilität, gemessen als Druckanstiegsgeschwindigkeit des linken Ventrikels, dp/dt max, und ansteigenden Dosen von verschiedenen Anästhetika. Die schraffierte Fläche bedeutet Bereich der klinischen Dosierung [18]

perioperativ in der Regel leicht zu erkennen an den typischen klinischen Zeichen einer Herzinsuffizienz:

Vergrößertes Herz im Thoraxröntgenbild, feuchte Rasselgeräusche über der Lunge, klinische Zeichen der Dyspnoe, prätibiale Ödeme. Die Narkoseführung bei diesen so vorgeschädigten Patienten muß darin bestehen, den negativ inotropen Einfluß der Anästhetika möglichst gering zu halten. Dies kann grundsätzlich auf 2 Wegen geschehen:

1) Auswahl von Substanzen mit geringer negativ inotroper Wirkung,
2) Dosisreduktion der Medikamente.

Das unterschiedliche Vorgehen soll anhand der Einleitungsanästhetika aufgezeigt werden. Etomidate ist von den Einleitungsanästhetika die Substanz mit der geringsten negativ inotropen Wirkung. Es ist deshalb für die eben geschilderten Patienten besonders geeignet. Barbiturate sind die am häufigsten angewendeten Einleitungsnarkotika. Ihre negativ inotrope Wirkung ist, wie schon erwähnt, dosisabhängig. Bei Patienten mit massiver Myokardinsuffizienz ist deshalb eine Narkoseeinleitung auch mit einem Barbiturat möglich, wenn die Dosis der Barbiturate reduziert wird.

Vergleicht man nun die beiden Methoden: Dosisreduktion oder Anwendung einer geringen negativ inotropen Substanz, so läßt sich folgendes feststellen: es ist sicherlich richtig, sich in der Klinik auf wenige Substanzen, die man gut kennt und beherrscht, zu beschränken. Unter diesen Gesichtspunkten ist es sinnvoll, Barbiturate bei diesen Patienten in verminderter Dosierung anzuwenden. Auf der anderen Seite sollen das pathophysiologische Denken und die pharmakologischen Kenntnisse des Anästhesisten geschult werden, speziell wenn er sich in der Ausbildung befindet. Aus diesen rein didaktischen Gründen bevorzugen wir eine Narkoseeinleitung bei Patienten mit eingeschränkter Myokardinsuffizienz durch Etomidate.

Koronarinsuffizienz

Betrachten wir das Herz während der Anästhesie, so ist neben der Myokardinsuffizienz die Koronarinsuffizienz ein weiterer Risikofaktor. Sie tritt statistisch gesehen häufiger auf als die massive Herzinsuffizienz. Die epidemiologische Bedeutung dieser Erkrankung geht daraus hervor, daß ca. 5% der erwachsenen Bevölkerung in den Industrieländern an dieser Erkrankung leiden. Dies ist in folgender Übersicht aufgeführt, die sich nach Angaben des Statistischen Bundesamtes der Bundesrepublik Deutschland in Wiesbaden für das Jahr 1982 aufstellen läßt [19]:

Todesfälle:	715900
Todesursache:	
- Herz-Kreislauf-Erkrankungen	360500
- ischämische Herzerkrankungen	131900
- direkte Folge eines Myokardinfarkts	82700

Danach sind die häufigsten Todesursachen Herz-Kreislauf-Erkrankungen. Unter diesen ist die Myokardischämie zu mehr als einem Drittel für den Tod verantwortlich. Die anästhesiologische Betreuung solcherart vorerkrankter Patienten ist durch 2 wesentliche Punkte erschwert:

1) Es ist bisher nicht möglich, Myokardischämien rechtzeitig und sicher in der perioperativen Phase zu entdecken.
2) Die Kenntnisse über den Einfluß von Anästhetika auf die Koronardurchblutung sind nicht ausreichend.

Es wurde lange Zeit davon ausgegangen, daß kurze Episoden einer Myokardischämie nach ausreichender Reperfusion zur schnellen Wiederherstellung der Herzfunktion und zur Wiederauffüllung der intrazellulären ATP-Spiegel führen. Neuere klinische und experimentelle Untersuchungen zeigen jedoch sehr klar, daß diese Annahme korrigiert werden muß [2, 4, 7, 10]. Kurzfristige, intermittierende Perioden von Myokardischämien haben einen kummulativen Effekt, der bis hin zur Myokardnekrose führen kann. Die Erholung der Myokardfunktion und der ATP-Speicher nach kurzzeitigen Myokardischämien kann bis zu Tagen dauern. Diese Annahme wird durch Untersuchungen von Slogoff u. Keats [16] unterstützt. Diese Autoren konnten zeigen, daß bei Patienten, die sich einer koronaren Bypass-Operation unterziehen mußten, unmittelbar präoperativ auftretende Episoden von Myokardischämie, dokumentiert durch EKG-Veränderungen, verbunden waren mit einer 3fach höheren intraoperativen und postoperativen Rate an Myokardinfarkten. Auch die Beobachtung, daß der Gipfelpunkt der Häufigkeit von Myokardinfarkten am 3. Tag nach der Operation liegt, könnte in dem kumulativen Effekt von Myokardischämien seinen Ursprung haben. Daher muß es unser Ziel sein, bei der Betreuung dieser Patienten auch kurzfristige Myokardischämien zu vermeiden. Dies kann nur dadurch geschehen, daß wir zunächst die Myokardischämien während der anästhesiologischen Betreuung rechtzeitig entdecken, nach Möglichkeit schon in ihrer frühen Phase, und entsprechend therapieren können. Die Diagnose einer Myokardischämie zeigt jedoch unter perioperativen Bedingungen nach wie vor nichtgelöste Schwierigkeiten. Eine Myokardischämie kann ausgelöst werden durch Veränderungen des Kreislaufs, etwa einen zu hohen oder zu niedrigen Blutdruck. Bei einem zu hohen Blutdruck muß sich das Herz gegen einen erhöhten Widerstand entleeren. Dazu muß es eine vermehrte Wandspannung aufbringen. Die Wandspannung ist ein entscheidender Parameter des myokardialen O_2-Verbrauchs. Bei eingeschränkter Myokardreserve kann jedoch der benötigte Sauerstoff nicht mehr an das Herz herantransportiert werden. Es kommt zu einer Myokardischämie. Bei einem zu niedrigen Blutdruck kann der Perfusionsdruck für das Koronargefäß kritisch erniedrigt sein. In einem stenosierten Myokardgebiet herrscht aufgrund des O_2-Mangels eine massive Dilatation der Gefäße. In diesen dilatierten Gefäßen hängt die Durchblutung linear vom Perfusionsdruck ab. Solche Blutdruckveränderungen lassen sich jedoch beobachten und exakt messen. Eine Myokardischämie wird aber auch durch einen Gefäßspasmus des Koronargefäßes hervorgerufen. Dies ist nicht durch hämodynamisches Messen von Kreislaufgrößen (Blutdruck oder Füllungsdruck) frühzeitig zu erkennen. Damit besteht auch keine therapeutische Möglichkeit, wie bei Blutdruckaberrationen, Myokardischämien durch rechtzeitige Behandlung der Blutdruckveränderungen zu verhindern. Vielleicht können bildgebende Verfahren wie die Echokardiographie, speziell die zweidimensionale transösophageale Echokardiographie, die in der Lage ist, begrenzte Ausschnitte der Wand des linken Ventrikels zu erfassen, hier einen Fortschritt bringen. Dieses Monitoring erscheint deshalb sinnvoll, weil Myokardischämien eng mit Veränderungen der Herzwandkontraktion einhergehen.

Kreislauf

Die Einflüsse von Anästhetika auf den Kreislauf sind dann von besonderem Interesse, wenn die Kreislaufregulation pathologisch gestört ist, etwa bei der Hypertonie oder wenn Änderungen des Kreislaufs die Herzfunktion beeinflussen, wie etwa ein zu hoher oder zu niedriger Blutdruck bei der koronaren Herzinsuffizienz.

Die entscheidenden physikalischen Größen für den Kreislauf sind das transportierte Volumen und der arterielle Druck. Der für das arterielle System charakteristisch hohe intravasale Druck wird im wesentlichen durch die Pumpleistung des Herzens und die Widerstände, gegen die das Herzzeitvolumen gefördert wird, bestimmt. Dieses läßt sich auch in der mathematischen Formel ausdrücken: Mittlerer arterieller Druck = HZV · totaler peripherer Widerstand. Gehen wir davon aus, daß die Pumpleistung des Herzens unter normalen klinischen Bedingungen nicht kritisch eingeschränkt wird, so bleibt die Frage, welche Einflüsse Anästhetika auf den peripheren Widerstand, d.h. auf die glatte Gefäßmuskulatur haben.

Die Mechanismen, die den Tonus der Gefäßmuskulatur regulieren, sind vielfältig. Sie lassen sich grob schematisch unterteilen in zentralnervöse, periphernervöse sowie lokale. Für die volatilen Substanzen Halothan, Enfluran und Isofluran sind diese Einflüsse z.T. gut untersucht und sollen deshalb im folgenden als Beispiel für den Einfluß von Anästhetika auf die periphere Zirkulation dargestellt werden. Alle 3 Substanzen zeigen einen mehr oder weniger deutlichen, in weiten Bereichen dosisabhängigen Abfall des arteriellen Druckes.

Reaktion der Barorezeptoren

Einer der Gründe hierfür ist die Sensibilisierung der Barorezeptoren. Barorezeptoren sind Dehnungsrezeptoren, die hauptsächlich im Sinus caroticus und im Aortenbogen lokalisiert sind. Bei normalem Blutdruck ist die elektrische Entladungsfrequenz dieser Rezeptoren gering. Wenn der Druck steigt, werden die Strukturen des Rezeptors gedehnt, und es erfolgt eine höhere Entladungsfrequenz. Über medulläre Kreislaufzentren wird dadurch die efferente Sympathikusaktivität gehemmt, so daß der periphere Widerstand abnimmt und einer Druckerhöhung entgegengewirkt wird. Bei Abnahme des Blutdrucks sinkt entsprechend die Aktivität der Barorezeptoren. Seit den grundlegenden Untersuchungen von Price u. Widdicombe 1962 [13] und Biscoe u. Millar 1966 [3] ist bekannt, daß die Inhalationsanästhetika Chloroform, Äther, Zyklopropan und Halothan die Barorezeptoren sensibilisieren. Der gleiche Effekt konnte für Enfluran von Arndt et al. 1973 [1]

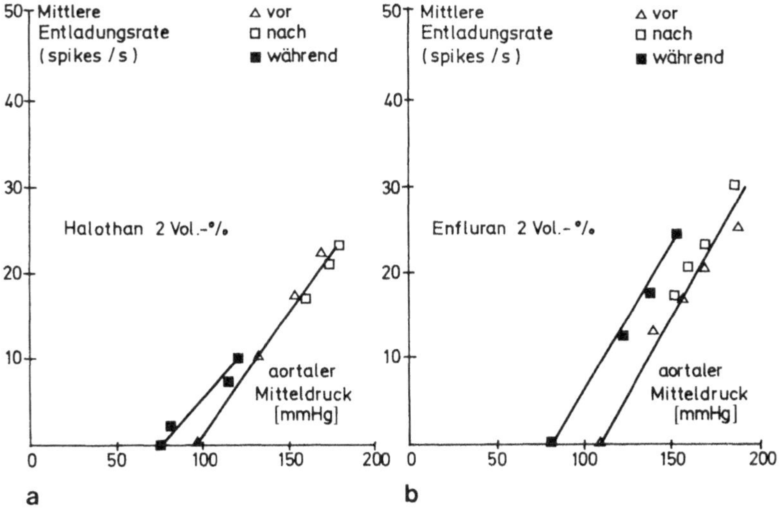

Abb. 2. Einfluß von **a** Halothan und **b** Enfluran auf die mittlere Entladungsfrequenz von Barorezeptoren im Aortenbogen der Katze [1]. Je höher die Dosis der volatilen Anästhetika ist, um so niedriger wird die Erregungsschwelle der Rezeptoren: Sensibilisierung der Barorezeptoren

und Skovstedt u. Price 1972 [15] und für Isofluran von Seagard et al. 1983 [14] nachgewiesen werden. In Abb. 2 ist der Einfluß von Halothan und Enfluran auf die Barorezeptoren aus der Untersuchung von Arndt et al. dargestellt. Die Autoren untersuchten den Einfluß dieser Substanzen auf die Entladungsfrequenz von Barorezeptoren des Aortenbogens von Katzen. Es ist sehr deutlich ein signifikanter Anstieg der Entladungsfrequenz bei schon niedrigeren Blutdrucken zu erkennen. Sensibilisierung der Barorezeptoren bedeutet, daß unter dem Einfluß von Halothan, Enfluran und auch Isofluran die Barorezeptoren schon bei niedrigeren Drücken aktiviert werden und somit dem Zentralnervensystem einen höheren Druck signalisieren, als er in Wirklichkeit vorliegt. Dieses bedeutet, daß der Blutdruck unter dem Einfluß der volatilen Substanzen auf einem niedrigeren Niveau reguliert wird.

Beeinflussung des zentralen Nervensystems

Die Applikation von Halothan, Enfluran und Isofluran setzt den zentralen sympathischen Tonus herab. Millar et al. [12] konnten nachweisen, daß Halothan die Übertragung in den sympathischen Ganglien blockiert. Dieses konnte Goethert [8] auch für Enfluran nachweisen. Adrenalin- und Noradrenalinsekretion, hervorgerufen durch Stimulation des N. splanchnicus, werden unter Enfluran und Halothan ebenfalls vermindert. Die Ergebnisse zeigen, daß die volatilen Substanzen auch einen direkten Einfluß auf die Synapse zwischen den Fasern des N. splanchnicus und den chromaffinen Zellen des Nebennierenmarkes haben. Seagard et al. [14] fanden, daß Isofluran ebenfalls die Aktivität der sympathischen Ganglien herabsetzt. Dabei ist die Hemmung der postganglionären Nervenfasern stärker ausgebildet als die der präganglionären. Die Autoren konnten auch eine Hemmung der ganglionären Transmission zeigen. Halothan, Enfluran und Isofluran hemmen demnach die sympathikoadrenerge Funktion auf 3 Ebenen: Der Ebene des zentralen Nervensystems, der sympathischen Ganglien und, für Halothan und Enfluran nachgewiesen, auch der des Nebennierenmarks selbst.

Direkter Einfluß auf die glatte Gefäßmuskulatur

Untersuchungen über den direkten Einfluß von Anästhetika auf die glatte Muskulatur und die Mikrozirkulation zeigen große meßmethodische Schwierigkeiten. Deshalb liegen nur begrenzte Angaben in der Literatur vor. Aus Untersuchungen an isolierten Gefäßpräparationen ist bekannt, daß Halothan und Enfluran die spontane Vasomotion aufheben sowie die Spannungsentwicklung nach elektrischer Stimulation dieser Präparation herabsetzen [11]. Auch bei intaktem Kreislauf konnte im Tierexperiment gezeigt werden, daß durch Halothan und Enfluran die spontane Vasomotion aufgehoben wird und die Gefäße im Mikrozirkulationsgebiet dilatiert sind [6]. Ähnliches konnte auch für Isofluran gezeigt werden [9].

Demnach läßt sich feststellen, daß der hypotensive Effekt der volatilen Substanzen Halothan, Enfluran und Isofluran auf 3 grundliegenden Mechanismen beruht:

1) Sensibilisierung von Barorezeptoren,
2) Hemmung der sympathikoadrenergen Funktion auf der Ebene des zentralen Nervensystems, der sympathischen Ganglien und des Nebennierenmarks,
3) direkter Effekt auf die glatte Gefäßmuskulatur, gekennzeichnet durch Relaxierung, Aufhebung der spontanen Vasomotion und Dilatation der Gefäße im Mikrozirkulationsgebiet.

Therapeutische Ausnutzung der Nebenwirkungen

Die Nebenwirkungen von Anästhetika auf Herz und Kreislauf müssen jedoch nicht ausschließlich negativ beurteilt werden. Sie können bei bestimmten Erkrankungen bzw. perioperativ auftretenden hämodynamischen Veränderungen therapeutisch genutzt werden. Patienten mit Hypertonie und koronarer Herzerkrankung sind in der perioperativen Phase besonders gefährdet. Die Hypertonie führt zu einer erhöhten Wandspannung des linken Ventrikels. Wie in Abb. 3 dargestellt, zeigen Patienten im Endstadium einer Hypertonie bei hoher systolischer Wandspannung die höchsten Werte für den myokardialen O_2-Verbrauch unter den verschiedenen Krankheitszuständen, die mit einer erhöhten Wandspannung einhergehen [17]. Verminderung der Wandspannung durch Vasodilatation kann bei einem insuffizienten Herzen die verminderte Auswurfleistung steigern, wie in Abb. 4 dargestellt [5]. Die Steigerung wird erreicht bei vermindertem myokardialen

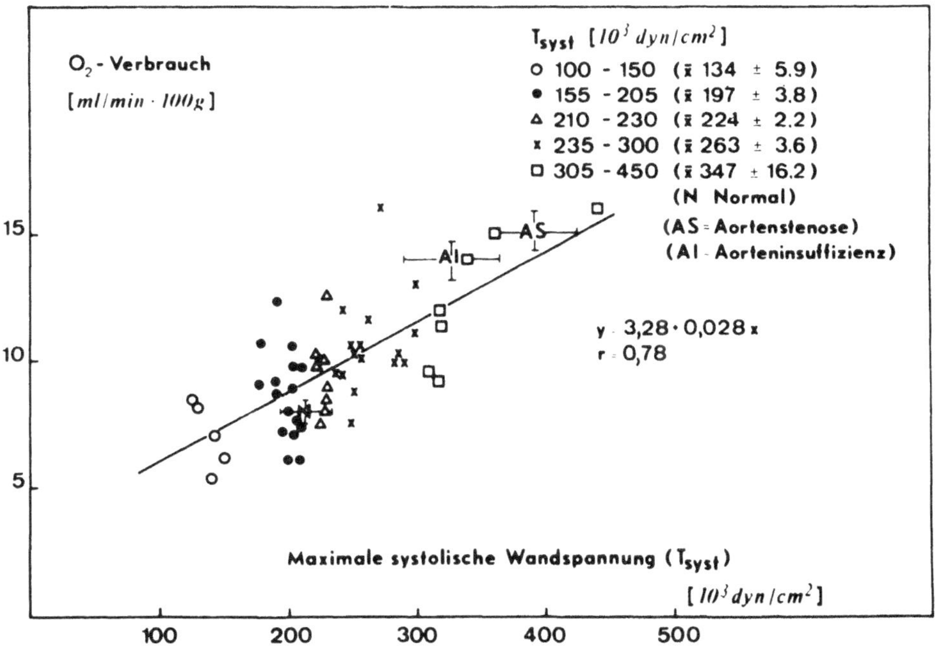

Abb. 3. Beziehung zwischen maximaler systolischer Wandspannung (T_{syst}) mit O_2-Verbrauch des linken Ventrikels bei verschiedenen Erkrankungen im Vergleich zu Normalwerten [17]

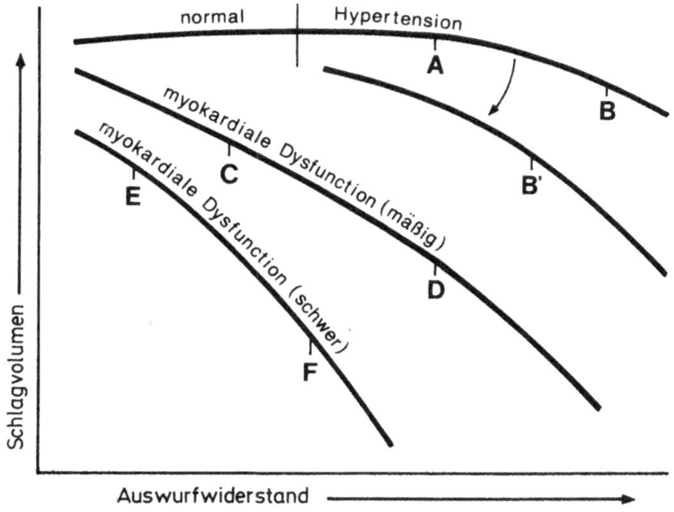

Abb. 4. Verhältnis von linksventrikulärem Schlagvolumen und systemischem Auswurfwiderstand [5]. Die Kurven beschreiben verschiedene Zustände des Myokards. Bei gesundem Herzen vermindert ein erhöhter Widerstand durch Hypertension das Auswurfvolumen des linken Ventrikels kaum. Bei insuffizientem Herzen jedoch führt eine Hypertension, abhängig vom Ausmaß der Schädigung, zu einem verminderten Schlagvolumen. Dieses ist am ausgeprägtesten in der unteren Kurve dargestellt: Erhöhung des Widerstands führt zu einem Abfall des Schlagvolumens von Punkt E zu Punkt F. Umgekehrt kann eine Verminderung des Widerstands von Punkt F zu Punkt E die Auswurfleistung steigern

O_2-Verbrauch. Dieses therapeutische Prinzip soll an einem klinischen Beispiel dargestellt werden [20]. Untersucht wurden 12 Patienten mit Hypertonie und koronarer Herzerkrankung, die sich einer aortokoronaren Bypass-Operation unterzogen. Wenn bei diesen Patienten unter einer modifizierten Neuroleptanalgesie der systolische Druck über 150 mm Hg anstieg, wurde durch weitere Applikation von 0,5 mg Fentanyl zunächst eine sicher ausreichende Analgesie hergestellt. Da die Patienten üblicherweise postoperativ beatmet werden, ist die atemdepressive Wirkung des Fentanyls zu vernachlässigen. Führte die so sichergestellte Analgesie nicht zu einer Normalisierung des erhöhten Druckes, wurde Enfluran in einer Dosierung zwischen 1,2–1,8 Vol% solange dem O_2-N_2O-Gemisch der Einatmungsluft hinzugegeben, bis ein systolischer Druck von etwa 120 mm Hg erreicht war. Der systolische Druck fiel von im Mittel von 172 auf 115 mm Hg ab (Abb. 5). Der „cardiac index" blieb unter Enfluran unverändert, der periphere Widerstand sank wie erwünscht ab (Abb. 6). Bei 5 dieser 12 Patienten wurde der O_2-Gehalt im arteriellen und koronarvenösen Blut gemessen und die arteriokoronarvenöse O_2-Gehaltsdifferenz berechnet (Abb. 7). Bei jedem der Patienten fiel dieser Parameter um mindestens 1 Vol% ab.

Damit konnte gezeigt werden, daß durch Senkung des erhöhten peripheren Widerstands durch ein volatiles Anästhetikum, dessen Nebenwirkung auf den Kreislauf in einer Gefäßdilatation und Abnahme des peripheren Widerstands besteht, der myokardiale Sauerstoffverbrauch therapeutisch gesenkt werden konnte.

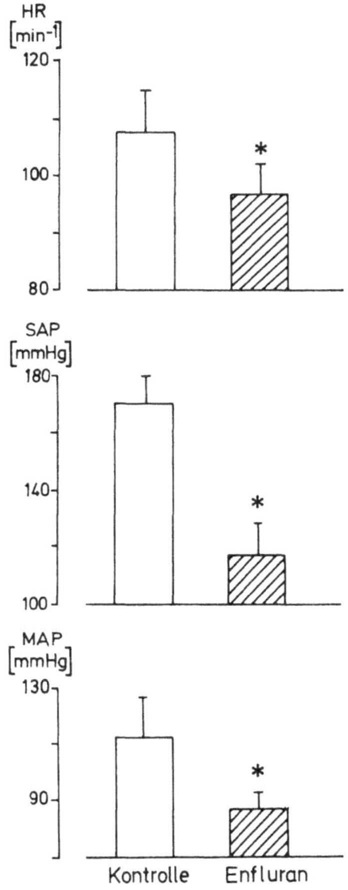

Abb. 5

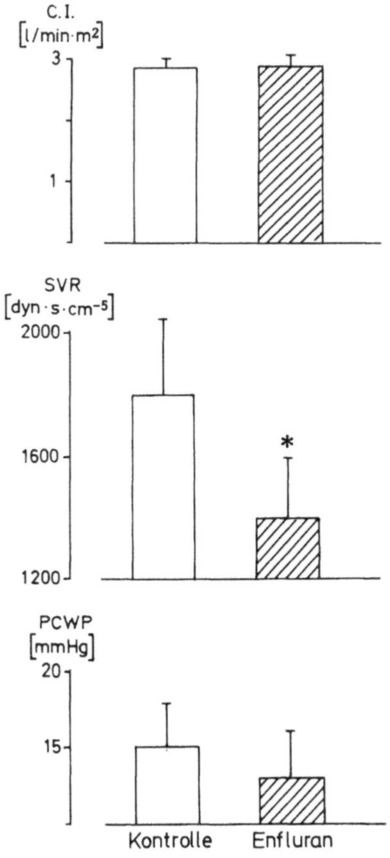

Abb. 6

Abb. 5. Mittelwerte von Herzfrequenz *(HR)*, systolischem arteriellem Druck *(SAP)* und mittlerem arteriellem Druck *(MAP)* während intraoperativer Hypertension vor *(Kontrolle)* und nach Applikation von Enfluran ($*p < 0{,}05$; [20])

Abb. 6. Cardiac index *(C.I.)*, gesamtperipherer Widerstand *(SVR)* und pulmonal-kapillärer Verschlußdruck *(PCWP)* vor und nach Enfluranapplikation bei intraoperativer Hypertension ($*p < 0{,}05$; [20])

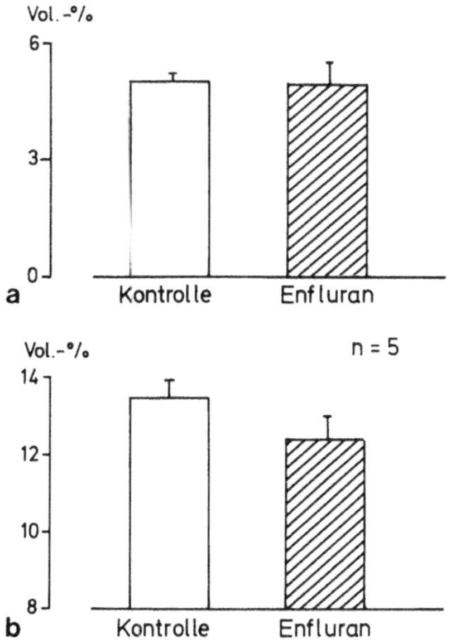

Abb. 7. **a** Arteriovenöse O_2-Gehaltsdifferenz (D_{av} O_2) **b** Sauerstoffgehaltsdifferenz zwischen arteriellem Blut und Blut aus dem Sinus coronarius ($D_{av(sin)}$ O_2) vor und nach Enfluranapplikation während intraoperativer Hypertension [20]

Literatur

1. Arndt JO, Krzossa M, Müller A (1973) Der Einfluß von Ethrane und Halothane auf die Aktivität der Barorezeptoren des Aortenbogens von Katzen. In: Lawin P, Beer R (Hrsg) Ethrane. Springer, Berlin Heidelberg New York, S 115-122
2. Biagini A, Carpeggiani C, Mazzei G et al. (1980) Myocardial cell damage during vasospastic anginal attacks with promptly reversible electrocardiographic changes. Am J Cardiol 45: 455
3. Biscoe TJ, Millar RA (1966) The effects of cyclopropane, halothane and ether on central baroreceptor pathways. J Physiol 184: 535-559
4. Braunwald E, Kloner RA (1982) The stunned myocardium: Prolonged, postischemic ventricular dysfunction. Circulation 66: 1146-1149
5. Cohn JN, Franciosa J (1977) Vasodilator therapy of cardiac failure. N Engl J Med 297: 27-31
6. Franke N, Endrich B, Meßmer K (1982) Einfluß von Halothan und Enfluran auf die Mikrozirkulation. In: Peter K, Jesch F (Hrsg) Inhalationsanästhesie heute und morgen. Springer, Berlin Heidelberg New York, S 135-142
7. Geft IL, Fisben MC, Ninomiya et al. (1982) Intermittent periods of ischemia have a cummulative effect and may cause myocardial necrosis. Circulation 66: 1151-1158
8. Göthert MC (1982) Einfluß von Inhalationsanästhetika auf das autonome Nervensystem. In: Peter K, Jesch F (Hrsg) Inhalationsanästhesie heute und morgen. Springer, Berlin Heidelberg New York, S 101-112
9. Götz A, Schmidt A, Brendel W (1986) Arteriolar vasodilatation with isofluran. Beitr Anaesth Intensivmed 18: 250
10. Kloner RA, De Boer LWV, Darsee JR et al. (1981) Recovery of cardiac function and adenosine triphosphate requiring 7 days of reperfusion following 15 minutes of ischemia. Clin Res 29: 562A
11. Lundberg D, Biber B, Henriksson BA, Martner J, Ponten J (1986) Aspekte der Wirkung von Enfluran auf die kardiovaskuläre Kontrolle. In: Peter K, Brown BR, Martin E, Norlander O (Hrsg) Inhalationsanästhetika. Neue Aspekte. Springer, Berlin Heidelberg New York Tokyo, S 135-138
12. Millar RA, Warden JC, Cooperman LH, Price HL (1970) Further studies of sympathetic actions of anaesthetics in intact and spinal animals. Br J Anaesth 42: 366-378

13. Price HL, Widdicombe J (1962) Actions of cyclopropane on carotid sinus baroreceptors and carotid body chemoreceptors. J Pharmacol Exp Ther 135: 233-239
14. Seagard JL, Elegbe EO, Hopp FA et al. (1983) Effects of isoflurane on the baroreceptor reflex. Anesthesiology 59: 511-520
15. Skovstedt P, Price HL (1972) The effects of ethrane on arterial pressure, preganglionic sympathetic activity and barostatic reflexes. Anesthesiology 36: 257-262
16. Slogoff S, Keats AS (1985) Does perioperative myocardial ischemia lead to postoperative myocardial infarction? Anesthesiology 62: 107-114
17. Strauer BE (1983) Das Hochdruckherz. Springer, Berlin Heidelberg New York Tokyo
18. Van Ackern K (1975) Beeinflussung der Kontraktilität des Warmblütermyokards durch verschiedene Narkotika. Habilitationsschrift, Universität Heidelberg
19. Van Ackern K (1983) Anaesthesiologische Betreuung von Patienten mit Hypertonie und koronarer Herzerkrankung. Anästh Intensivmed 24: 246-253
20. Van Ackern K, Franke N, Schmucker P (1979) Enflurane in patients with coronary artery disease. Acta Anaesthesiol Scand Suppl 71: 71-76

Art und Umfang der Diagnostik zur Erfassung des kardiovaskulären Operations- und Narkoserisikos

B. Höfling

Definition des Operationsrisikos

Das „Gesamtoperationsrisiko" (Tabelle 1) resultiert aus einer Reihe von Faktoren, die durch den Patienten, den Chirurgen und den Anästhesisten [3, 10] bestimmt werden: Im einzelnen spielen die Art der Erkrankung, die notwendigen anästhesiologischen Maßnahmen und nicht zuletzt die Erfahrung der beteiligten Teams eine entscheidende Rolle für das Auftreten von Komplikationen. Aus großen Statistiken geht dementsprechend hervor, daß die Komplikationshäufigkeit in erster Linie von der Art des Eingriffs abhängt, wie dies in der Letalitätsstatistik in Abb. 1 zum Ausdruck kommt [3]. Das *kardiovaskuläre* Operations- und Narkoserisiko stellt wohl die entscheidende Determinante des „Gesamtoperationsrisikos" dar, welches seinerseits vorwiegend von den kardialen Vor- und Begleiterkrankungen abhängt und natürlich von der Schwere des Eingriffs mitbestimmt wird.

Tabelle 1. Faktoren des „Gesamtoperationsrisikos"

Risiken der Operation		
Patient	Chirurgie	Anästhesie
- jetzige Erkrankung - Begleiterkrankungen - Vorerkrankungen - Alter - AZ	- Eingriff - Erfahrung - Dringlichkeit	- Narkoseart - Erfahrung - anästhesiespezifische Komplikationen - Monitoring

Als wesentliche kardiale Vor- und Begleitkrankheiten sind anzuführen:

- Herzinsuffizienz,
- koronare Herzkrankheit,
- Herzrhythmusstörungen,
- Herzklappenerkrankungen,
- entzündliche Herzerkrankungen,
- arterielle Hypertonie,
- Erkrankungen der großen - insbesondere der hirnversorgenden - Gefäße.

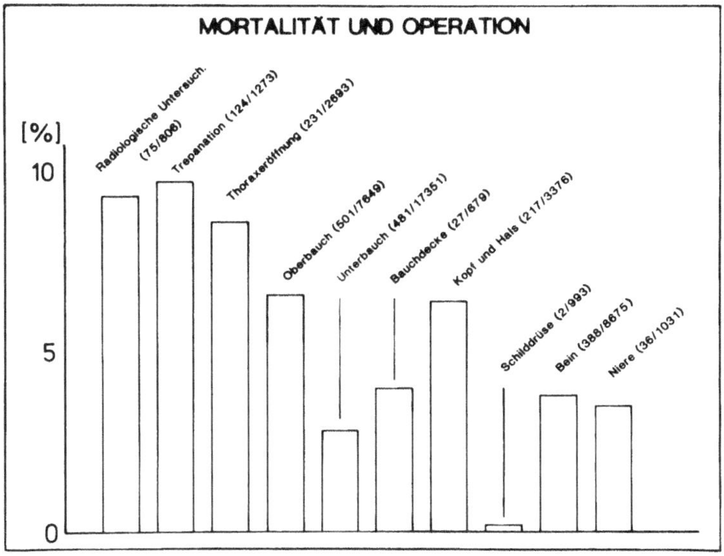

Abb. 1. Prozentuale perioperative Letalität in Abhängigkeit von der Art der Operation. (Nach [3])

Häufigkeit der perioperativen kardiovaskulären Komplikationen

In Abb. 2 zeigt die Häufigkeit der verschiedenen kardiovaskulären Komplikationen und andere Ursachen der perioperativen Letalität an einem großen Patientengut dargestellt [3]. Aus dieser Zusammenstellung erkennt man eine gewisse Komplikationshierarchie in Abhängigkeit von der kardiovaskulären Zusatzerkrankung.

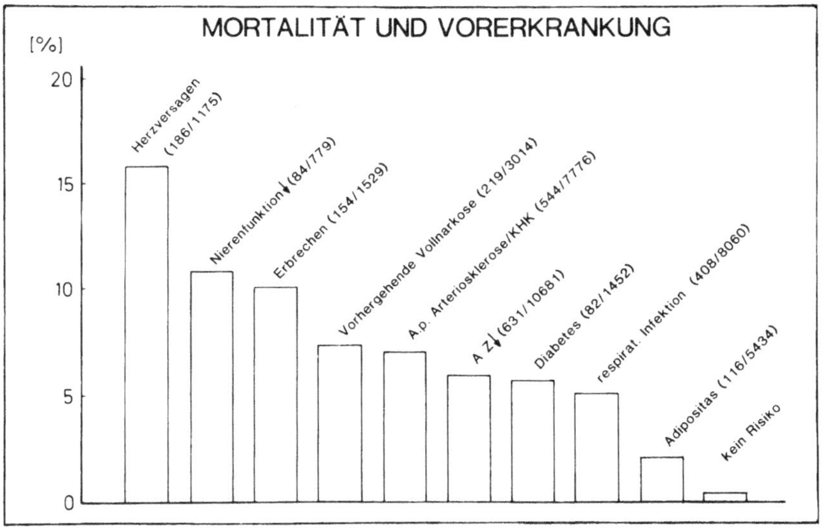

Abb. 2. Prozentuale perioperative Letalität in Abhängigkeit von der Vorerkrankung. (Nach [3])

Risikofaktoren für die perioperativen kardiovaskulären Komplikationen

Herzinsuffizienz

Das Risiko, daß während der Operation bei herzinsuffizienten Patienten ein Herzversagen auftritt, ist hoch [3, 8] und variiert zwischen ca. 3% und 30% je nach Schweregrad der Herzinsuffizienz [5, 17]. Es drohen dann schwerwiegende Folgekomplikationen wie Schock, Nierenversagen, respiratorische Insuffizienz bei Lungenödem, längere Beatmungszeit, Pneumonie und letztendlich Multiorganversagen mit häufig letalem Ausgang. Um diesen Risiken entgegenzuwirken, muß die präoperative Diagnostik eine eventuelle Herzinsuffizienz erkennen und ihren Schweregrad abschätzen. Ferner ist die Differenzierung nach myogenen, vaskulären und anderen Ursachen eine entscheidende Voraussetzung der adäquaten Differentialtherapie mit Digitalis, Diuretika, Vasodilatantien oder deren Kombinationen.

Heute stehen zusätzlich besonders wirksame therapeutische Maßnahmen für den Akutfall zur Verfügung, wie Katecholamininfusionen oder in besonders schweren Fällen die intraaortale Gegenpulsation. In chronischen Fällen kann in der präoperativen Phase die Herzinsuffizienz durch den Einsatz von Diuretika, Digitalis und Vasodilatantien gebessert werden. Allerdings darf man die Gefahren einer unnötigen und unsachgemäßen Digitalisierung oder Diuretikabehandlung nicht unterschätzen.

Die adäquate präoperative Einschätzung der Herzinsuffizienz, evtl. therapeutische Maßnahmen und die vorbereitende Strategie für den Fall einer akuten perioperativen Verschlechterung stellen also ein komplexes und oft schwieriges Problem für die präoperative Visite dar.

Koronare Herzkrankheit

Die koronare Herzkrankheit gehört zu den häufigsten Erkrankungen im mittleren Lebensalter, oft bleibt sie asymptomatisch, insbesondere bei Diabeteskranken oder Patienten mit terminaler Niereninsuffizienz [6, 7]. Dies bedeutet, daß mitunter Infarkte abgelaufen sein können oder schwerste Stenosen vorliegen, ohne daß die Patienten die Anzeichen einer Angina pectoris verspüren. Besonders gefährdet scheinen Patienten zu sein, die innerhalb der letzten 3-6 Monate vor einem operativen Eingriff einen Infarkt durchgemacht haben (vgl. Abb. 3) [1, 5, 14, 15, 16].

Allerdings fragt man sich, ob diese hohen Komplikationszahlen aus den 60er und 70er Jahren heute noch Gültigkeit besitzen, nachdem die antianginösen Medikamente in den letzten Jahren deutlich verbessert werden konnten und wirksame Interventionsmöglichkeiten (PTCA, Bypass-Operation) bestehen. Dies gilt nicht nur bezüglich der Einführung von β-Blockern und Kalziumantagonisten, sondern auch mit Blick auf die Entwicklung neuer Nitrate mit unterschiedlichen pharmakologischen Eigenschaften sowie verschiedenen Applikationsformen. Nitrate können z. B. perioperativ als Nitropflaster oder Nitratinfusion angewendet werden. Ferner ist die Bypass-Chirurgie sicherer geworden, und für bestimmte Patientengruppen stellt die Ballondilatation eine Alternative dar. Es kann in einzelnen Fäl-

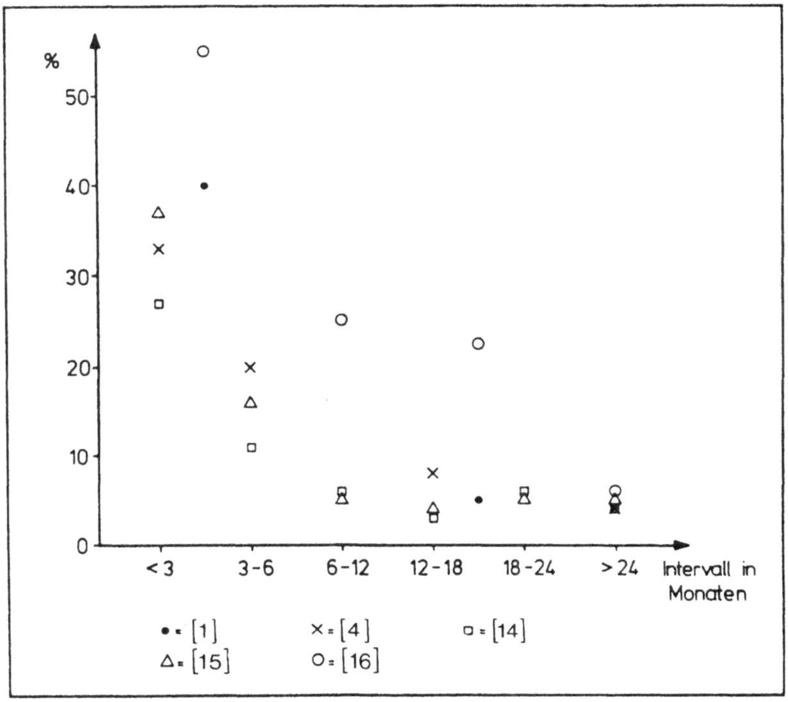

Abb. 3. Häufigkeit der postoperativen Myokardinfarkte in Abhängigkeit vom Intervall zwischen Infarkt und Operation.
(•: [1], ×: [4], □: [14], △: [15], ○: [16])

len ratsam erscheinen, vor einer elektiven Allgemeinoperation Koronarstenosen zu beseitigen. Solche Eingriffe im großen Stil und aus prophylaktischer Überlegung heraus durchzuführen, wie dies manchmal in Erwägung gezogen wird, erscheint uns nicht ratsam; zumindest fehlen diesbezüglich kontrollierte Studien.

Dennoch treten wir für eine umfassende - mitunter invasive - präoperative KHK-Diagnostik ein, und zwar aus folgenden Gründen:

- Es ist bekannt, daß die perioperativen Infarkte nur in ca. 20% der Fälle intraoperativ und in 80% postoperativ auftreten [17], sich in der Regel durch Symptome ankündigen und in 50% der Fälle letal verlaufen.
- Im instabilen Stadium oder in der frühen Infarktphase kann es heute gelingen, durch akute Ballondilatation oder Bypass-Operation die Infarktentwicklung aufzuhalten oder sogar reversibel zu beeinflussen.

In der Regel kann die Entscheidung zu derart invasiven und akuten Eingriffen nur auf der Basis eines bekannten Koronarangiogramms gestellt werden.

Es ist auch erwähnenswert, daß die Gruppe um Rao [13] eine beträchtliche Herabsetzung des Infarktrisikos durch optimiertes Monitoring beschreibt.

Existenz und Schweregrad von Herzklappenerkrankungen sind klinisch und durch nichtinvasive Maßnahmen i. allg. gut zu erfassen. Ist der Schweregrad hoch (d. h. III oder IV), so steigt das operative Risiko, insbesondere bei der Aorten- und Mitralstenose, und die Indikation zum Klappenersatz ist ehedem gegeben. In solchen Fällen bleibt es der spezialistischen Abwägung im Einzelfall überlassen, welche Reihenfolge der Operationen zu wählen ist.

In diesem Zusammenhang ist die *neue Methode der perkutanen Valvuloplastie* zu erwähnen, mit der es gelingen kann, gerade hochgradige Stenosen ohne herzchirurgischen Eingriff in ihrem Stenosegrad zu verringern (Abb. 4a–c). Sicher gehört es zu den Vorteilen der letztgenannten Methode, daß sie akut anwendbar ist und im Gegensatz zu der Klappenoperation keine Rekonvaleszenzphase abgewartet werden muß. Somit läßt sich eine limitierende kardiale Vorerkrankung beseitigen,

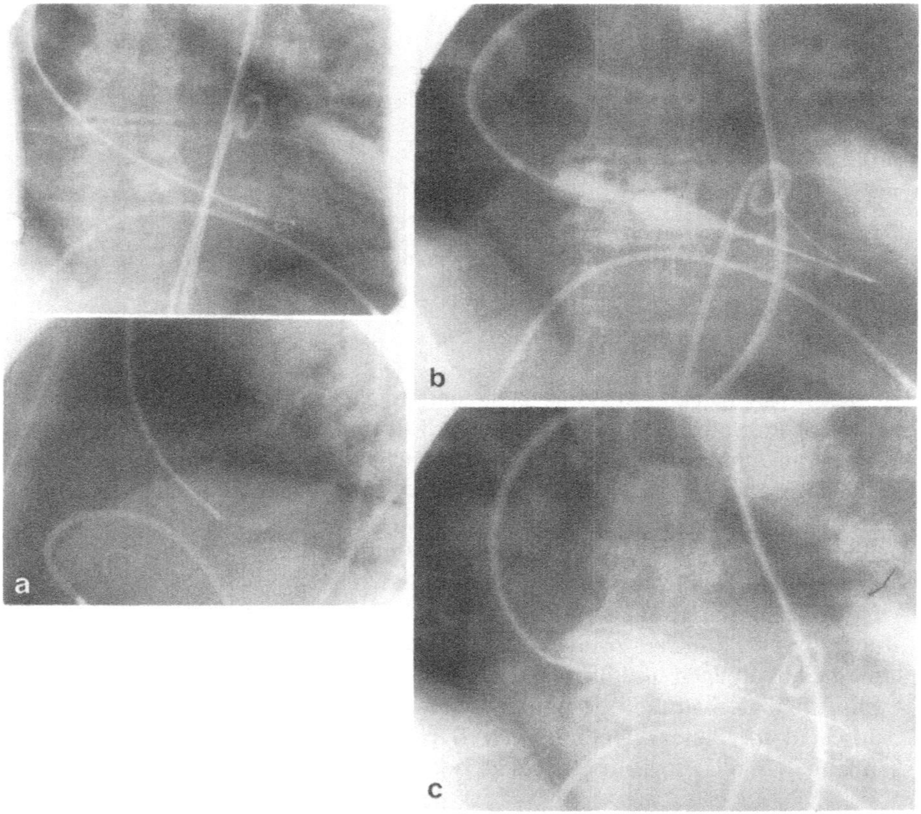

Abb. 4a–c. 55jähriger Patient mit dekompensierter Aortenstenose. Der Druckgradient an der Aortenklappe lag bei 160 mm Hg und konnte durch perkutane Valvuloplastie auf ca. 50 mm Hg gesenkt werden. **a** Ballon liegt in der Aortenklappe; **b** Ballon ist inflatiert und zeigt eine deutliche Taillierung im Bereich der Klappenstenose; **c** Ballon ist vollkommen inflatiert und hat die Klappenstenose partiell aufgeweitet

ohne eine anstehende Operation nennenswert zu verzögern. Wichtig ist die perioperative Antibiotikaprophylaxe bei Patienten mit vorbestehenden Vitien und nach Klappenersatz.

Herzrhythmusstörungen

Herzrhythmusstörungen treten relativ häufig auf und kündigen sich meist im präoperativen Elektrokardiogramm an. Einzelne supraventrikuläre oder ventrikuläre, nichtsymptomatische Extrasystolen sind ungefährlich und nicht behandlungsbedürftig. Erst multiple und früh einfallende sowie polytope Extrasystolen und Couplets oder Salven können Gegenmaßnahmen mit Medikamenten oder Elektrostimulation erfordern [4, 17].

Hypertonie

Die Hypertonie ist ein besonders häufiges Krankheitsbild, und man muß bei mindestens 20-40% der Operationskandidaten mit dieser Erkrankung rechnen. Bei bestimmten Krankheitsbildern, wie z.B. bei Patienten aus gefäßchirurgischen Abteilungen, liegt der Prozentsatz deutlich höher, nämlich bei ca. 70% [2]. Sowohl die hypertensive Krise und noch viel mehr die intraoperative Hypotension - die nicht selten erst durch antihypertensive Maßnahmen entsteht - stellen wesentliche Risikofaktoren dar, insbesondere bei begleitenden Herzerkrankungen wie Herzinsuffizienz und koronarer Herzkrankheit. So steigt die kardiovaskuläre Letalität

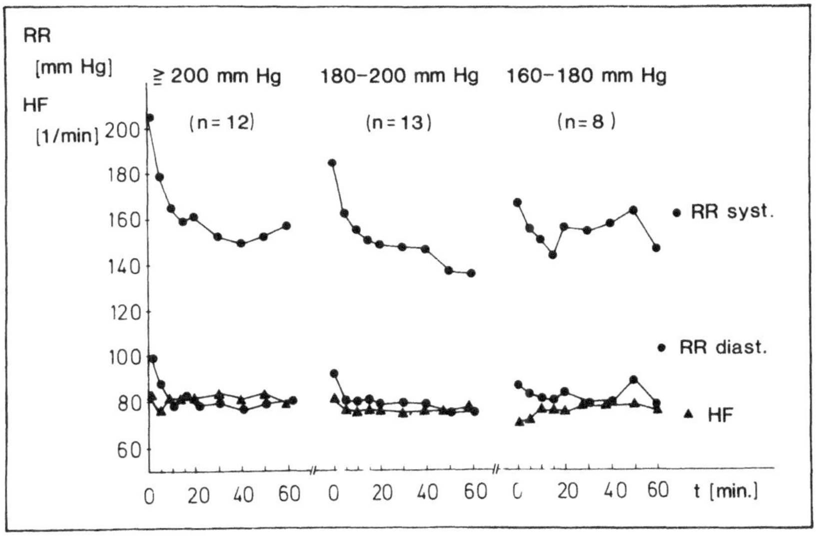

Abb. 5. Behandlung intraoperativer Hypertensionen bei 33 Patienten mit Nifedipin parenteral (Adalat pro infusione). Zu beachten ist die gut steuerbare Senkung des systolischen Blutdruckes in den Bereich der oberen Norm, ohne wesentliche Veränderung der Herzfrequenz

um den Faktor 5 an, wenn ein 33%iger Blutdruckabfall über 10 min oder länger anhält [17].

Gerade die Hypertonie ist durch eine präoperative Diagnostik besonders einfach zu erfassen. Geeignete therapeutische Konzepte fallen hingegen nicht immer leicht, insbesondere weil die gewohnte orale Medikation perioperativ nicht verabreicht werden kann. Neuere und gut steuerbare Antihypertensiva, z. B. Nifedipin pro infusione® erleichtern die adäquate perioperative Behandlung hypertoniekranker Patienten, wie Abb. 5 zeigt. Die untersuchten Patienten wurden bei uns konsiliarisch präoperativ gesehen und die intraoperative Infusionstherapie mit den Anästhesiologen vereinbart.

Systematik der Risikoerfassung

Art und Umfang der Diagnostik

Legt man Art und Umfang der Diagnostik zur Erfassung des kardiovaskulären Risikos fest, so dürfen Gesichtspunkte der Praktikabilität und Realisierbarkeit nicht unberücksichtigt bleiben: die Daten sollen relativ schnell und mit möglichst geringem Aufwand verfügbar sein. Dennoch müssen die Determinanten der Komplikationen erfaßt werden. Eine gewisse Vereinheitlichung der präoperativen Diagnostik ist unvermeidlich, auch wenn das Spektrum der Eingriffe in sehr weiten Grenzen variiert.

Aus internistisch-kardiologischer Sicht schlagen wir eine obligate Basisdiagnostik vor, die einer internistischen Allgemeinuntersuchung entspricht und in den ersten 5 Punkten der folgenden Übersicht (Tabelle 2) zum Ausdruck kommt: Je nach Art des Eingriffs, Schwere der kardialen Begleiterkrankung sowie Dringlichkeit und Sicherheit der Indikationsstellung kann die kardiovaskuläre Diagnostik erweitert werden.

Tabelle 2. Obligate (+) und fakultative (−) präoperative Diagnostik

Präoperative Diagnostik:
1) Anamneseerhebung (+)
2) Körperliche Untersuchung (+)
3) Labordiagnostik (+)
4) EKG (+)
5) Thoraxröntgen (+)
6) Sonstiges (−): Ergometrie, Herzecho, Nuklearkardiologie, Herzkatheter

Selbstverständlich gelten bei *Notfalleingriffen* andere Regeln, und der sofortige Zugriff ohne jede Vordiagnostik kann sogar 1. Gebot werden. Ob man bei sog. Banaleingriffen auf die Vollständigkeit des präoperativen Basisprogramms teilweise verzichten soll, bleibt der Verantwortlichkeit des behandelnden Teams überlassen. So erscheint uns z. B. die schnelle Beseitigung einer schmerzhaften Fehlstellung bei Traumen im Bereich der Extremitäten ohne jegliche Vordiagnostik natürlich nicht nur vertretbar, sondern sogar geboten. Wir wären aber nicht einverstanden, wenn man beim wenig dringlichen sog. Banaleingriff beim scheinbar gesunden Patienten ohne Not auf leicht verfügbare Untersuchungen wie Elektrokardiogramm und Röntgenuntersuchung des Thorax verzichtet. Nicht nur, daß sich in der interventionellen Medizin die strikte Einhaltung gewisser Abläufe bewährt hat, es sind durchaus auch risikobehaftete, asymptomatische kardiovaskuläre Begleiterkrankungen denkbar, die sich bei Anamneseerhebung und körperlicher Untersuchung nicht äußern. Erst im Routine-EKG erkennt man ggf. Abnormalitäten mit bekannter Neigung zu tachykarden Rhythmusstörungen (z.B. WPW-Syndrom). Bei der Röntgenuntersuchung des Thorax kann beispielsweise ein bisher asymptomatischer Perikarderguß mit wesentlicher Einschränkung der kardialen Leistungsreserve auffallen.

Es ist aber auch hervorzuheben, daß nicht die oben erwähnten technischen Untersuchungen, sondern die Anamneseerhebung das Kernstück der präoperativen kardiovaskulären Risikobeurteilung darstellt:

Anamneseerhebung zur Erfassung des perioperativen kardiovaskulären Risikos:

- Art der jetzigen Operation,
- Vorerkrankungen und Begleitkrankheiten:
  Familienerkrankungen,
  Herzinsuffizienzzeichen,
  durchgemachte Infarkte,
  Angina-pectoris-Symptome,
  Hypertonie,
  Stoffwechselkrankheiten,
  Lungenerkrankungen,
  Ulkusleiden,
  Hepatitis,
  frühere Operationen;
- Schweregrad der Erkrankung (körperliche Leistungsfähigkeit),
- Medikamentenanamnese,
- sonstige Noxen (Alkohol, Nikotin),

→evtl. weitere Spezialisten.

Meist können die kardiovaskulären Begleiterkrankungen durch Befragung des Patienten nicht nur erkannt, sondern auch hinsichtlich ihres Schweregrades beurteilt werden. Dies ist deshalb so wichtig, weil nicht nur die Begleiterkrankung, z.B. KHK oder Herzinsuffizienz, sondern noch viel mehr ihr Schweregrad den Stellenwert des Risikos ausmacht. So muß man nach Goldman et al. [5] bei Patienten mit Herzinsuffizienz I in 3% der Fälle mit Lungenödem und daraus resultierender Mortalität rechnen, bei Schweregrad IV steigt das entsprechende Mortalitätsrisiko auf 25% an. Die stabile, gering symptomatische und gut traktable Angina pectoris ist weniger gefährlich als die schwer traktable oder instabile Angina, wo nach Möglichkeit präoperativ sogar eine Herzkatheteruntersuchung angestrebt werden sollte, evtl. mit dem Ziel einer präoperativen Intervention oder auch nur, um den Patienten perioperativ möglichst adäquat überwachen zu können.

Um bei Risikogruppen individuell zu einer konkreten Einschätzung zu kommen, wäre eine präoperative Herzkatheteruntersuchung beispielsweise bei Patienten im frühen Postinfarktstadium oder bei multiplen koronaren Risikofaktoren überlegenswert. Sie wird sogar empfehlenswert oder obligat, wenn eine Postinfarktangina persistiert, die Ergometrie oder Thalliumszintigraphie objektive Ischämiekriterien nachweist oder wenn im akuten Infarktstadium eine erfolgreiche Lysetherapie durchgeführt worden war. Gerade die letztgenannte Patientengruppe weist häufig hochgradige Restenosen auf und ist sogar ohne operative Maßnahmen Reinfarkt-gefährdet [11].

Quantifizierung des operativen Risikos

Um die Kommunikation zwischen allen an der Patientenversorgung beteiligten Ärzten (Internist, Anästhesist, Chirurg) zu erleichtern, sollte das „gesamte operative Risiko“ quantifiziert werden. Es hat sich gezeigt, daß schon der grobe Begriff „Allgemeinzustand“ gut mit dem Operationsrisiko korreliert [9]. Dies hat zur Festlegung und häufigen Verwendung der „ASA-Kriterien“ geführt. Wir meinen allerdings, daß die ASA-Klassifikation zu einfach ist, weil der Begriff des Allgemeinzustands nicht exakt definiert ist bzw. nur wenig differenziert wird. So versteht man gut, daß die Mortalitätskurve nach dem „ASA-Index“ bei 2 vergleichbaren Patientenkollektiven zwar tendenziell übereinstimmt, hinsichtlich der genauen Einschätzung aber erheblich differiert [9].

Die von Peter et al. [12] vorgeschlagene differenzierte „Risikocheckliste“ erscheint uns wesentlich geeigneter zur quantitativen Einschätzung des Operationsrisikos. Sie berücksichtigt neben der Charakterisierung des Allgemeinzustands auch die Statusuntersuchung, Anamnesedaten, Angaben zum Elektrokardiogramm, zur Röntgenuntersuchung des Thorax und bezüglich der Laboruntersuchungen. Die vorgeschlagene Checkliste, die sich weitgehend mit unseren Aufzählungen deckt, bewertet damit umfassend die eingangs dargestellten Determinanten des gesamtoperativen Risikos.

Literatur

1. Arkins R, Smessaert AA, Hicks RG (1964) Mortality and morbidity in surgical patients with coronary artery disease. JAMA 190: 485-488
2. Erdmann E, Klein A, Hacker H (1985) Die internistische präoperative Beurteilung und Therapie des Gefäßpatienten. In: Martin E, Jesch F, Peter K (Hrsg) Anaesthesiologische Probleme in der Gefäßchirurgie. Springer, Berlin Heidelberg New York, S 55-73
3. Farrow SC, Fowkes FGR, Lunn JN, Robertson IB, Samuel P (1982) Epidemiology in anaesthesia II: Factors affecting mortality in hospital. Br J Anaesth 54: 811-817
4. Goldman L, Caldera DL, Nussbaum SR et al. (1977) Multifactorial index of cardiac risk in noncardiac surgical procedures. N Engl J Med 297: 845-850
5. Goldman L, Caldera DL, Southwick FS et al. (1978) Cardiac risk factors and complications in non-cardiac surgery. Medicine (Baltimore) 57: 357-370
6. Höfling B, Bolte HD, Castro LA, Erdmann E, Gurland HJ, Hillebrand G, Land W (1984) Invasive Diagnostik zur Beurteilung des kardiovaskulären Risikos vor Nierentransplantation. In: Albert FW, Seybold-Epting W, Kreiter H (Hrsg) Praxis der Nierentransplantation II. Schattauer, Stuttgart New York, S 125-132
7. Höfling B, Häßler R, Castro LA, Hillebrand G, Gurland HJ, Land W, Erdmann E (1985) Häufigkeit und prognostische Bedeutung von koronarer Herzkrankheit und Herzklappenerkrankungen bei Dialysepatienten. Klin Wochenschr [Suppl] 69: 114-115
8. Howat DDC (1971) Cardiac disease, anesthesia and operation for noncardiac conditions. Br J Anaesth 43: 288

9. Keats AS (1978) The ASA classification of physical status - a recapitulation. Anesthesiology 49: 233
10. Lutz H, Osswald PM, Bender HJ (1982) Risiken der Anaesthesie. Anaesthesist 31: 1-5
11. Meyer J, Merx W, Schmitz H et al. (1982) Percutaneous transluminal coronary angioplasty immediately after intracoronary streptolysis of transmural myocardial infarction. Circulation 66: 905
12. Peter K, Unertl K, Henrich G, Mai N, Brunner F (1980) Das Anästhesierisiko. Anästh Intensivmed 21: 240-248
13. Rao TLK, Jacobs KH, El-Etr AA (1983) Reinfarction following anesthesia in patients with myocardial infarction. Anesthesiology 59: 499-505
14. Steen PA, Tinker JH, Tarhan S (1978) Myocardial reinfarction after anesthesia and surgery. JAMA 239: 2566-2570
15. Tarhan S, Moffitt EA, Taylor WF, Giuliani ER (1972) Myocardial infarction after general anesthesia. JAMA 220: 1451-1454
16. Topkins MJ, Artusio JF (1964) Myocardial infarction and surgery: A five year study. Anesth Analg 43: 716-720
17. Vandam LD (ed) (1984) To make the patient ready for anesthesia: Medical care of the surgical patient, 2nd edn. Addison-Wesley, Menlo Park

Präoperative Therapie bei Herzinsuffizienz und Rhythmusstörungen

E. Erdmann

Einleitung

Patienten mit Symptomen und Zeichen der Herzinsuffizienz sowie mit Herzrhythmusstörungen haben nach übereinstimmender Ansicht vieler Untersucher [1-5] ein besonders hohes perioperatives Risiko. So betrug die Mortalität bei über 40jährigen, prospektiv untersuchten Patienten, die sich einer größeren, nichtkardialen Operation unterzogen, etwa 20% bei Vorliegen einer Herzinsuffizienz (III und IV NYHA) mit III. Herzton oder Halsvenenstauung und 9-14% bei Arrhythmie bzw. mehr als 5 VES/min präoperativ [2]. Da sich sowohl die Diagnostik als auch die Therapie in den letzten Jahren für herzinsuffiziente Kranke als auch für Patienten mit Herzrhythmusstörungen wesentlich geändert haben, soll im folgenden auf einige neuere Aspekte dazu etwas näher eingegangen werden. Daß Herzinsuffizienz und Rhythmusstörungen relativ häufige Probleme bei der zunehmenden Operationsfrequenz bei älteren Kranken darstellen, haben wir in einer kürzlich durchgeführten, sehr genauen internistischen, präoperativen Untersuchung an Gefäßpatienten gesehen [5]. Von 388 konsekutiv operierten Patienten (Alter: 31-84 Jahre, $\bar{x}=65$ Jahre) wiesen 33% Zeichen bzw. Symptome einer manifesten Herzinsuffizienz und 29% im präoperativen Routine-EKG Rhythmusstörungen auf. Auch wenn diese hohe Inzidenz nicht für alle Krankenhäuser typisch sein mag, so verdeutlicht sie doch die Probleme der heute mehr und mehr durchgeführten chirurgischen Eingriffe bei Patienten in fortgeschrittenem Alter.

Herzinsuffizienz

Die gebräuchliche Einteilung der Herzinsuffizienz nach der New York Heart Association (NYHA) beruht auf der vom Patienten mitgeteilten Symptomatik.

Einteilung der klinischen Schweregrade von Herzkrankheiten. (Nach New York Heart Association 1945)

Grad I:	Herzkranke ohne Einschränkung der körperlichen Leistungsfähigkeit. Bei gewohnter körperlicher Tätigkeit kommt es nicht zum Auftreten von Dyspnoe, anginösem Schmerz oder Palpationen.
Grad II:	Patienten mit leichter Einschränkung der körperlichen Leistung. Diese Kranken fühlen sich in Ruhe und bei leichter Tätigkeit wohl. Beschwerden machen sich erst bei stärkeren Graden der gewohnten Tätigkeit bemerkbar.

Grad III:	Patienten mit starker Beschränkung der körperlichen Leistung. Die Kranken fühlen sich in Ruhe wohl, haben aber schon bei leichten Graden der gewohnten Tätigkeit Beschwerden.
Grad IV:	Patienten, die keine körperliche Tätigkeit ausüben können, ohne daß Beschwerden auftreten. Die Symptome der Herzinsuffizienz können sogar in Ruhe auftreten und werden durch körperliche Tätigkeit verstärkt.

Sie mag ihre Schwachstellen haben (Indolenz, Nichtübereinstimmung mit hämodynamischen Befunden etc.), genügt aber in der Regel unseren Ansprüchen in Hinsicht auf die perioperative Prognose und die einzuschlagende Therapie. Das Stufenschema der Herzinsuffizienzbehandlung umfaßt die kausale Therapie, Diuretika, Herzglykoside und Vasodilatantien.

Kausale Therapie

Die Ursachen der Herzinsuffizienzzeichen bzw. -symptome müssen bei der präoperativen Untersuchung unbedingt geklärt werden, da daraus häufig eine spezielle Behandlung erfolgen muß: Senkung des Blutdrucks, primäre Diagnostik und entsprechende Therapie des angeborenen oder erworbenen Vitium cordis, Behandlung der Hyperthyreose etc.

Ursachen der Herzinsuffizienz

1) *Drucküberlastung:*
   Hypertonie und koronare Herzerkrankung
   (etwa 70% aller Fälle!),
   Aortenstenose;
2) *Volumenüberlastung:*
   Aorteninsuffizienz,
   Mitralinsuffizienz,
   angeborene Vitien;
3) *Füllungsbehinderung:*
   Mitralstenose,
   restriktive Kardiomyopathie,
   konstriktive Perikarditis;
4) *Erkrankung der Herzmuskelzelle:*
   primär: hypertrophe Kardiomyopathie,
   dilative Kardiomyopathie,
   Myokarditis;
   sekundär: toxische Herzschädigung,
   metabolische Herzerkrankung,
   endokrine Herzerkrankung;
5) *Abnahme der kontraktilen Muskelmasse:*
   Zustand nach Herzinfarkt, Aneurysma, koronare Herzerkrankung.

Einige Patienten mit einer eigentlich kompensierten Herzerkrankung geben an, daß sie in letzter Zeit, gelegentlich trotz konstanter Medikamenteneinnahme, eine Zunahme ihrer Insuffizienzsymptome bemerkt haben. Dann muß daran gedacht werden, daß zusätzlich auftretende Erkrankungen die myokardiale Funktion beeinträchtigen können.

Eine kompensierte Herzinsuffizienz kann dekompensieren bei:

1) nicht ausreichend behandelter Hypertonie,
2) zusätzlichen Infekten (z. B. Pneumonie),
3) pulmonalen Embolien,
4) Myokarditis,
5) Vaskulitis (LE etc.),
6) akuter Ischämie,
7) Rhythmusstörungen,
8) Viskositätsänderungen,
9) Überwässerung bei Niereninsuffizienz,
10) Anämie.

In diesen Fällen wäre eine lediglich symptomatische Herzinsuffizienzbehandlung wenig erfolgreich, die herzinsuffizienzauslösende Ursache muß erkannt und entsprechend kausal therapiert werden.

Wenn ein Herzfehler bereits zur manifesten Herzinsuffizienz (III und IV NYHA) geführt hat, muß dieser vor einer elektiven Operation abgeklärt und nach Möglichkeit vorher kardiochirurgisch behandelt werden. Spezielle Aspekte der Mitralvitien mit ihrem oft langen Verlauf bei konservativer Therapie sollen hier nicht behandelt werden. Eine Aortenstenose muß schon beim ersten Auftreten von Symptomen - also vor den ersten Herzinsuffizienzzeichen - invasiv untersucht und dann evtl. dem Herzchirurgen oder der Ballondilatation (38) zugeführt werden.

Diuretika

Die diuretische Therapie der chronischen hydropischen Herzinsuffizienz ist bei Sinusrhythmus meistens rascher erfolgreich als die Behandlung mit Herzglykosiden. Durch Ausschwemmung der Ödeme, Senkung der Vor- und der Nachlast des Herzens mit der Folge einer Reduktion der Wandspannung (Abnahme des myokardialen O_2-Verbrauchs!) wird das Herz entlastet. Es arbeitet mit niedrigeren Füllungsdrücken [28, 36]. Natürlich steigt bei alleiniger diuretischer Therapie das Herzminutenvolumen nicht an. Die haemodynamisch günstigere Situation (niedrigere Füllungsdrücke etc.) findet sich aber sowohl bei hydropischer [36] als auch bei nichthydropischer, chronischer Herzinsuffizienz [28] nach diuretischer Behandlung. Es ist selbstverständlich, daß diese unter Beachtung der Elektrolyte (eventuelle Substitution) zu erfolgen hat und nicht mit hohen Dosen in kurzer Zeit durchgeführt werden darf. Die Dringlichkeit der geplanten Operation bestimmt das genaue Vorgehen. Bei eingeschränkter Nierenfunktion (Kreatinin über 1,8 mg/100 ml) ist von kaliumretinierenden Diuretika (auch in Kombinationspräparaten) abzusehen. Die Thiazide wirken dann nicht mehr, deshalb sind Schleifendiuretika indiziert. Bei längerdauernder stationärer diuretischer Therapie einer chronischen Herzinsuffizienz hat sich die prophylaktische Antikoagulation mit Heparin (z. B. 2 mal 10000 E s. c.) bewährt.

Wir behandeln Patienten mit hydropischer Herzinsuffizienz, bis die klinisch feststellbaren Zeichen der Wassereinlagerungen verschwunden sind, ohne daß eine Dehydrierung vorliegt (Hautturgor, RR, Hämatokrit etc.). Diskrete Knöchelödeme sind keine Kontraindikation gegen eine Operation bei sonst ausreichendem körperlichem Zustand.

Digitalis

Die Indikationen für eine präoperative Digitalistherapie sind tachyarrhythmisches Vorhofflimmern, Vorhofflattern und eine manifeste Herzinsuffizienz (III und IV NYHA) [6]. Auch beim paroxysmalen Vorhofflimmern geben wir Herzglykoside, ohne daß die günstige prophylaktische Wirkung bei dieser Indikation bewiesen ist.

Wahrscheinlich ist beim paroxysmalen Vorhofflimmern eine Kombinationstherapie mit Digitalis und Chinidin bzw. Flecainid (oder Propafenon) effektiver [13]. Eigene Untersuchungen zu diesem Problem zeigten, daß die alleinige Digitalisgabe die Inzidenz des perioperativen paroxysmalen Vorhofflimmerns nicht beeinflußte [10]. Allerdings sind beim herzglykosidbehandelten Patienten die Kammerfrequenzen deutlich niedriger, wenn Vorhofflimmern auftritt. Das ist ein wichtiger Vorteil.

Der Nutzen einer prophylaktischen Glykosidgabe bei Patienten ohne manifeste Herzinsuffizienz wird seit Jahren kontrovers diskutiert [1, 2, 16, 19, 20, 23, 31, 32]. Wir meinen, daß die perioperativen Elektrolytstörungen, Hypoxie, erhöhten Katecholaminspiegel und das gelegentlich auftretende postoperative Nierenversagen die Pharmakokinetik und Pharmakodynamik verändern, die Digitalisempfindlichkeit ungünstig beeinflussen und damit die Situation unübersichtlicher machen. Sollten perioperativ Rhythmusstörungen auftreten, ist unsicher, ob sie digitalisinduziert oder anderer Genese sind. Deshalb geben wir Glykoside nur bei strenger Indikation. Es empfiehlt sich, Digitalis - außer, wenn es zur Frequenzkontrolle beim Vorhofflimmern dient (optimale Kammerfrequenz etwa 70-90/min) - 1-2 Tage präoperativ abzusetzen und erst 1-2 Tage postoperativ erneut zu geben. Intra- und postoperativ auftretende Zeichen des myokardialen Versagens lassen sich regelhaft durch Dobutamin und/oder Dopamin besser beherrschen. Diese Katecholamine sind auch besser steuerbar.

Kein Nutzen ist bei Cor pulmonale (ohne gleichzeitige Linksherzinsuffizienz) [21, 29], bei restriktiven Kardiomyopathien, bei der konstriktiven Perikarditis und bei der Amyloidose des Herzens von einer Glykosidtherapie zu erwarten. Folgende Kontraindikationen gegen Herzglykoside müssen beachtet werden:

---

1) AV-Block II°,
2) Sick-Sinus-Syndrom,
3) WPW-Syndrom,
4) Kammertachykardie,
5) Aortenaneurysma,
6) obstruktive Kardiomyopathie,
7) Karotissinussyndrom.

Wenn eine Herzinsuffizienztherapie begonnen wird, sollten nie Diuretika und Digitalis gleich zusammen gegeben werden. Die Nebenwirkungsrate ist dann deutlich höher. Auch rasche Gaben hoher Digitalisdosen - „zur schnellen Aufsättigung" - sind heute kaum noch indiziert. Diese Behandlungsart ist sehr nebenwirkungsbelastet.

Vasodilatanzien

Die klassischen Indikationen für eine Vasodilatanzientherapie sind die Aorteninsuffizienz, die Mitralinsuffizienz und Shuntvitien mit Links-rechts-Shunt. Häufig gelingt es damit, den Patienten bis zur notwendigen Herzoperation kompensiert zu halten. Bei der chronischen Herzinsuffizienz werden ebenfalls Vasodilatanzien gegeben, wenn trotz Diuretika und Digitalis die Herzinsuffizienz nicht oder nicht ausreichend kompensiert ist. Dies ist eigentlich eine logische Therapie, da der erhöhte periphere Widerstand das Schlagvolumen noch weiter vermindert. Allerdings haben prospektive, kontrollierte Untersuchungen der letzten Jahre eindeutig gezeigt, daß wegen reaktiver Wassereinlagerungen, erhöhter Katecholaminspiegel und einer Stimulation des Renin-Angiotensin-Aldosteron-Systems bei fast allen Vasodilatanzien der Langzeiteffekt gering oder gar nicht nachweisbar ist. Etwas unscharf wurden diese Reaktionen des Organismus als „Toleranz" beschrieben. Lediglich für eine Kombinationsbehandlung mit Dihydralazin und Isosorbiddinitrat wurde bislang eine Lebensverlängerung für herzinsuffiziente Patienten nachgewiesen [3]. Dasselbe scheint für ACE-Hemmer zu gelten (39). Eine damit eingeleitete Vasodilatanzientherapie sollte perioperativ fortgeführt werden, wobei der intra- und postoperativen Blutdruckkontrolle erhöhte Aufmerksamkeit gewidmet werden muß. Da diese Medikamente ebenso zu Therapie der Hypertonie gegeben und auch bei dieser Indikation perioperativ weitergeführt werden, ergeben sich prinzipiell keine wesentlichen neuen Gesichtspunkte.

Neuere positiv inotrope Pharmaka

Der Wert der neueren positiv inotropen Pharmaka (Amrinon, Milrinon, Sulmazol, Pimobendan etc.) ist bei der Herzinsuffizienztherapie noch weitgehend unklar [7]. Für eine präoperative Behandlung eignen sie sich in der Regel nicht, da sie als Phosphodiesterasehemmstoffe alle das intrazelluläre cAMP erhöhen und arrhythmogen sind.

Rhythmusstörungen

Herzrhythmusstörungen prä- und perioperativ sind häufig [10] und führen relativ oft zu bedrohlichen Situationen [13]. Andererseits wird manchmal den zugrundeliegenden Ursachen - Elektrolytstörungen, Medikamenteninteraktionen (Digitalis!), Herzinsuffizienz, Hypoxie, koronare Herzkrankheit etc. - nicht genügend Aufmerksamkeit zuteil. Die kausale Therapie, also die Beseitigung oder effektive

Behandlung dieser Ursachen, ist meist wirkungsvoller und dauerhafter als eine rein symptomatische Gabe eines Antiarrhythmikums.

Es ist bekannt, daß praktisch alle im präoperativen EKG feststellbaren Rhythmusstörungen mit erhöhter perioperativer Mortalität einhergehen. Einige sollen im folgenden näher besprochen werden.

Vorhofflimmern

Über das Vorhofflimmern wurde auf S. 195 in Hinsicht auf die Digitalistherapie bereits gesprochen. Wichtig ist aber bei der präoperativen internistischen Beurteilung des Patienten, daß man gelegentlich bei stabilem Vorhofflimmern trotz hoher Glykosiddosen (und auch Digitalisspiegel) die Kammerfrequenz nicht ausreichend senken kann [15]. Dann sollten weitere hohe Glykosiddosen vermieden werden und stattdessen kleine Dosen eines Betarezeptorenblockers (z. B. 2 mal 20 mg Propranolol p. o.) oder Kalziumantagonisten (z. B. 3 mal 40 mg Verapamil p. o.) zusätzlich gegeben werden.

Wenn intra- oder kurz postoperativ Vorhofflimmern auftritt, ist Verapamil i. v. schneller und effektiver wirksam als Digitalis. Beide sind beim WPW-Syndrom auch in dieser Situation aber kontraindiziert.

Vorgehen bei tachyarrhythmischem Vorhofflimmern

1) Ursache klären (Hypoxie, Hypokaliämie, Digitalis etc.),
2) Verapamil (Isoptin) i. v.,
   (Ausnahme : WPW-Syndrom),
3) Digoxin 0,25 mg langsam i. v. (später mehr),
   (Ausnahme: WPW-Syndrom),
4) wenn perioperativ aufgetreten:
   zuwarten! (in 40% spontan reversibel).

Es sollte bedacht werden, daß dieses plötzlich auftretende Vorhofflimmern in 40% der Fälle spontan reversibel ist. Beim WPW-Syndrom ist Ajmalin (25–50 mg i. v.) als Therapie der ersten Wahl anzusehen.

Bifaszikuläre Blöcke

Wenn im präoperativen EKG ein bifaszikulärer Block (z. B. linksanteriorer Hemiblock bei komplettem Rechtsschenkelblock) festgestellt wird, stellt sich sofort die Frage nach einer Schrittmacherindikation. Nach übereinstimmender Erfahrung ergibt sich nur bei Vorliegen eines zusätzlichen AV-Blocks I° eine Indikation für eine passagere Schrittmachersonde [8, 25]. Die dazu vorliegenden Untersuchungen mit dem Ergebnis eines relativ selten auftretenden totalen AV-Blocks (0,6–4,5%) besagen wenig im Einzelfall, den es zumeist zu behandeln gilt [4]. Bei präoperativ bestehendem bifaszikulären Block und anamnestischen Synkopen, Angina pectoris oder kürzlich zurückliegendem Myokardinfarkt sollte jedoch auf jeden Fall eine passagere Schrittmachersonde gelegt werden [25].

Wenn eine Medikamentennebenwirkung (β-Blocker, Digitalis) ausgeschlossen ist, werden alle bradykarden, mit Symptomen einhergehenden Rhythmusstörungen mit einem Schrittmachersystem behandelt, da die chronische Gabe von Katecholaminen (Orciprenalin) oder Parasympatholytika (Atropin oder Ipratropiumbromid) in der Regel ineffektiv ist oder wegen erheblicher Nebenwirkungen nicht lange toleriert wird. Die Indikationen für die passagere Schrittmachertherapie können heute etwas großzügig gestellt werden, da Einschwemmkatheter mit Stimulationsmöglichkeiten leicht zu plazieren sind und wenige Nebenwirkungen haben:

Indikation zur passageren Schrittmachertherapie

1) symptomatische Bradykardie:
   AV-Block II° (Mobitz), III°,
   Herzinfarkt,
   Sinusknoten-Syndrom,
   Carotissinus-Syndrom,
   Digitalisüberdosierung;
2) prophylaktische Indikation (z. B. präoperativ):
   AV-Blockierungen I°, II°,
   SA-Blockierungen II°,
   bifaszikuläre Blöcke (z. B. Bayley-Block).

Wichtig ist, daß die häufigste Komplikation der passageren Schrittmacher, die flottierende oder dislozierte Sonde durch mehrmaliges, sorgfältiges Überprüfen der Lage und Funktion vermieden wird, da derartige Probleme intraoperativ deletär ausgehen können.

Komplikationen der passageren Schrittmachertherapie. (Nach [8])

1) Flottierende Sonde (8-10%),
2) Arrhythmien (2-5%),
3) Infektionen (zeitabhängig!) (2-5%),
4) Perforationen (2%),
5) Schlingen bzw. Knoten (1%),
6) Fehlpositionierung (Sinus coronarius) (1%),
7) Thrombusbildungen/Embolien (?),
8) Fehlbedienung des Impulsgenerators (?).

Nach unseren Erfahrungen ist die nichtinvasive transkutane Stimulation des Herzens [24] nicht immer geeignet, da unter intensivmedizinischen Bedingungen (z. B. Reanimation) wegen der dabei erfolgenden Kontraktionen der Skelettmuskulatur ein gleichzeitiges Tasten des arteriellen Pulses nicht möglich ist. Da diese nichtinvasiven Schrittmacher aber im Stand-by-Betrieb gerade bei prophylaktischen Indikationen leicht und ungefährlich zu handhaben sind, werden sie sich wohl durchsetzen.

Vorgehen bei Schrittmacherpatienten

Bei der heutigen Vielzahl von Schrittmacherpatienten sind die wesentlichen Probleme den meisten Kollegen wohl vertraut, deshalb soll nur kurz auf das notwendige Vorgehen eingegangen werden.

Präoperatives Vorgehen beim Schrittmacherpatienten

1) Anamnese (Rhythmusstörung, Laufdauer),
2) EKG (Eigen- bzw. Schrittmacherrhythmus),
3) bei Eigenrhythmus:
   Valsalva,
   Carotissinusdruck,
   Magnettest,
4) Schrittmacherrhythmus:
   Eigenrhythmus durch Brustwandstimulation provozierbar,
5) intraoperativ: Magnet bereithalten.

Man sollte sich grundsätzlich den Schrittmacherausweis zeigen lassen, um die Laufdauer des Aggregats zu kennen. Wenn die dort angegebene Frequenz um 5-10% von der im EKG festgestellten abweicht, muß man eine Batterieerschöpfung gedacht werden. Man muß aber beachten, daß bei manchen Schrittmachern (Siemens u.a.) nur die Magnetfrequenz mit zunehmender Batterieentladung abfällt. Das sollte also bei bereits langer Laufdauer überprüft werden. Das aktuelle EKG ist unbedingt erforderlich, da sich praktisch nur damit die Schrittmacherfunktion beurteilen läßt. Hat der Patient einen schnelleren Eigenrhythmus, so kann durch Valsalva-Manöver, Karotissinusdruck oder die Magnetauflage die Schrittmacherfunktion trotzdem überprüft werden. Falls Interesse daran besteht, bei Schrittmacherrhythmus des Patienten den Eigenrhythmus zu erfahren, kann durch Brustwandstimulation mit einem anderen Schrittmacher eine Unterdrükkung der Schrittmacherimpulse hervorgerufen werden.

Daß die Elektroden des Elektrokauters intraoperativ soweit wie möglich vom Schrittmacher entfernt angebracht werden müssen, ist bekannt. Am besten in dieser Hinsicht ist die bipolare Kauterung, da dabei das elektrische Feld um den Schrittmacher kleiner ist. Außerdem sollte ein Magnet für evtl. doch auftretende Störungen zur Verfügung stehen, damit der Schrittmacher auf Fixfrequenz geschaltet werden kann. Seltene, unvorhersehbare Schrittmacherdefekte sind beim Gebrauch des Elektrokauters möglich (Kammerflimmern, unbeabsichtigte Umprogrammierung, Exitblock, Zerstörung des Schrittmachers etc.) [18]. Deshalb ist die postoperative Kontrolle der Schrittmacherfunktion unbedingt notwendig. Für diese seltenen Fälle sind das bereitliegende passagere Schrittmachersystem und die Möglichkeit zur Umprogrammierung im Operationssaal vorteilhaft.

Tachykarde Herzrhythmusstörungen

Anhand des EKG muß sofort entschieden werden, ob es sich um eine supraventrikuläre oder ventrikuläre Tachykardie handelt, da das Vorgehen different ist. Folgende Übersicht zeigt die rationale Differentialtherapie der supraventrikulären Tachykardien:

1) Behandlung der Grundkrankheit,
2) Vagusstimulation,
3) Medikamentös:
   - atriale Tachykardie (Verapamil),
   - Vorhofflattern (Digitalis, Elektrostimulation),
   - Vorhofflimmern (Digitalis, β-Blocker, Verapamil, Chinidin, Propafenon),
   - av-Knoten-Tachykardie (Verapamil, β-Blocker),
   - WPW-Syndrom (Ajmalin, Propafenon).

Wichtig ist für alle Herzrhythmusstörungen die korrekte präoperative Diagnose und entsprechende langfristige Einstellung bis eine stabile Situation eingetreten ist. Es wäre gefährlich, eine „rasche Rhythmisierung" am Vorabend des Operationstages erzielen zu wollen, ohne daß man sich von der Konstanz des Erfolgs überzeugt hat. Ventrikuläre Tachykardien gehen regelhaft mit schenkelblockartig deformierten Kammerkomplexen im EKG einher. Sie sind meist Ausdruck einer ernsthaften kardialen Grunderkrankung [34]. Als therapeutische Vorgehen empfehlen sich:

1) allgemeine Maßnahmen (kausal),
2) Lidocain (Xylocain) 100 mg i. v.,
3) Ajmalin (Gilurytmal) 50 mg i. v.,
4) andere Antiarrhythmika,
5) Defibrillation (anfangs geringe Stromstärke).

Lidocain ist als Mittel der ersten Wahl bei symptomatischen ventrikulären Tachykardien anzusehen. Die intravenöse Gabe von β-Rezeptorenblockern halten wir wegen schlechter Erfahrungen besonders bei älteren Patienten für unangebracht.

Wir behandeln auch präoperativ nur tachykarde Herzrhythmusstörungen, die Krankheitswert haben, also Symptome verursachen. Der kritiklose Gebrauch von Antiarrhythmika kann wegen ebenfalls möglicher Aggravationen von Herzrhythmusstörungen mehr schaden als nutzen [17, 26]. Insbesondere ist darauf hinzuweisen, daß eine Hypokaliämie wesentlich zur Auslösung von Arrhythmien beiträgt [11] und speziell in Verbindung mit einer Sotaloltherapie lebensgefährdende Kammertachykardien zur Folge haben kann [22]. Das gilt ebenfalls für Chinidin und Amiodarone [9]. Deshalb ist bei damit behandelten Patienten eine sehr genaue Untersuchung bzw. Elektrolytsubstitution angebracht. Die chronische Therapie mit Amiodarone soll das Auftreten einer perioperativen Herzinsuffizienz auch bei kardialen Operationen (Bypass-Operation, Aneurysmektomie etc.) begünstigen. Die Indikationen müssen dementsprechend praeoperativ erneut geprüft werden.

Die spezielle Therapie von Rhythmusstörungen in Notfallsituationen ist beschrieben in [27, 30].

Literatur

1. Ackern K van, Frey L, Bardenheuer H (1986) Cardiac glycosides in anaesthesia. In: Erdmann E, Greeff K, Skou J (eds) Cardiac glycosides 1785-1985. Steinkopff, Darmstadt, S 477-486
2. Burman SO (1965) Digitalis and thoracic surgery. J Thorac Cardiovasc Surg 50: 873-881
3. Cohn J, Archibald HD, Ziersche S et al (1986) Effect of vasodilator therapy on mortality in chronic heart failure. N Engl J Med 314: 1547-1552
4. Dhingra RC, Palileo E, Strasberg B, Swiryn S, Bauernfeind RA (1981) Significance of the HV interval in 517 patients with chronic bifascicular block. Circulation 64: 1265-1271
5. DiBianco R, Morganroth J, Freitag JA et al (1984) Effects of nadolol on the spontaneous and exercise-provoked heart rate of patients with chronic atrial fibrillation receiving stable dosages of digoxin. Am Heart J 108: 1121-1127
6. Erdmann E (1985) Indikationen für die Digitalistherapie. MMW 127: 942-945
7. Erdmann E (1986) Therapie der chronischen Herzinsuffizienz mit positiv inotropen Pharmaka. Internist 27: 298-305
8. Erdmann E (1986) Der passagere Schrittmacher - Indikation, Komplikation und Art der Stimulation. Anästh Intensivmed 27: 304-307
9. Erdmann E (1987) Medikamentös bedingte Vitalstörungen. Internist (Berlin) 28: 116-122
10. Erdmann E, Klein A, Hacker H (1985) Die internistische präoperative Beurteilung und Therapie des Gefäßpatienten. Eine Untersuchung an 300 konsekutiv operierten Patienten. In: Martin E, Jesch F, Peter K (Hrsg) Anaesthesiologische Probleme in der Gefäßchirurgie. Springer, Berlin Heidelberg New York Tokyo, S 55-73
11. Fisch C (1973) Relation of electrolyte disturbances to cardiac arrhythmias. Circulation 47: 408-419
12. Franciosa JA, Wilen MM, Jordan RA (1985) Effects of enalapril, a new angiotensin-converting enzyme inhibitor, in a controlled trial in heart failure. Am J Coll Cardiol 5: 101-107
13. Goldman L, Caldera DL, Nussbaum SR et al (1977) Multifactorial index of cardiac risk in noncardiac surgical procedures. N Engl J Med 297: 845-850
14. Goldman L, Caldera DL, Southwick SR et al (1978) Cardiac risk factors and complications in non-cardiac surgery. Medicine (Baltimore) 57: 357-370
15. Hurst JW, Paulk EA, Proctor HD, Schlant RC (1964) Management of patients with atrial fibrillation. Am J Med 37: 728-741
16. Johnson LW, Dickstein RA, Fruehan CT, Kane P, Potts JL, Smulyan H (1976) Prophylactic digitalization for coronary artery bypass surgery. Circulation 53: 819-822
17. Kumana CR, Tanser P, Eydt J (1985) Life-threatening ventricular arrhythmias provoked by amiodarone treatment. Hum Toxicol 4: 169-176
18. Levine PA, Balady GJ, Lazar HL, Belott PH, Roberts AJ (1986) Electrocautery and pacemakers: Management of the paced patient subject to electrocautery. Ann Thorac Surg 41: 313-317
19. Löllgen H, Meuret G, Wiemers K, Just H (1983) Zur perioperativen Digitalistherapie. Med Welt 34: 1340-1343
20. Maier Ch, Knippenberg W (1986) Effects of preoperative digitalisation on postoperative left heart performance and incidence of complications following hip surgery. In: Erdmann E, Greeff K, Skou J (eds) Cardiac glycosides 1785-1985. Steinkopff, Darmstadt, S 487-492
21. Mathur PN, Powles ACP, Pugsley SO, McEwan MP, Campbell EJM (1981) Effect of digoxin on right ventricular function in severe chronic airflow obstruction. Ann Intern Med 95: 283-288
22. McKibbin JK, Pocock WA, Barlow JB, Millar RNS, Obel IWP (1984) Sotalol, hypokalaemia, syncope, and torsade de pointes. Br Heart J 51: 157-162
23. Morrison J, Killip T (1973) Serum digitalis and arrhythmia in patients undergoing cardiopulmonary bypass. Circulation 47: 341-352
24. Naumann d'Alnoncourt C, Becht I, Haase H-J von, Helwing H-P (1986) Nichtinvasive transkutane Stimulation des Herzens. Herzschrittmacher 6: 5-9
25. Pastore JO, Yurchak PM, Janis KM, Murphy JD, Zir LM (1978) The risk of advanced heart block in surgical patients with right bundle branch block and left axis deviation. Circulation 57: 677-680

26. Podrid PJ (1985) Aggravation of ventricular arrhythmia - A drug-induced complication. Drugs 29: 33-44
27. Pop T (1986) Therapie mit Antiarrhythmika. Arzneimitteltherapie 4: 9-20
28. Schäfer GE, Sievert H (1983) Behandlung der chronischen Herzinsuffizienz: Der Einfluß von Hydrochlorothiazid und Triamteren auf die Hämodynamik. Herz-Kreislauf 5: 235-239
29. Schüren KP, Hüttemann U (1974) Chronisch obstruktive Lungenerkrankungen: Die hämodynamische Wirkung von Digitalis beim chronischen Cor pulmonale in Ruhe und unter Belastung. Klin Wochenschr 52: 736-746
30. Seissinger L, Lindemeier B (1985) Klassifizierung der Antiarrhythmika und die Indikation des Einsatzes im Notfall. Herzmedizin 8: 58-61
31. Selzer A, Cohn KE (1970) Some thoughts concerning the prophylactic use of digitalis. Am J Cardiol 26: 214-216
32. Selzer S, Kelly JJ, Gerbode F, Kerth WJ, Osborn JJ, Popper RW (1966) Case against routine use of digitalis in patients undergoing cardiac surgery. JAMA 195: 549-553
33. Steinbeck G, Doliwa R, Bach P (1986) Cardiac glycosides for paroxysmal atrial fibrillation? In: Erdmann E, Greef K, Skou J (eds) Cardiac glycosides 1785-1985. Steinkopff, Darmstadt, pp 471-475
34. Steinbeck G, Manz M, Lüderitz B (1984) Neue Möglichkeiten in der Therapie bedrohlicher tachykarder Rhythmusstörungen: Medikamentös - elektrisch - operativ. Internist (Berlin) 25: 351-358
35. Wells PH, Kaplan JA (1981) Optimal management of patients with ischemic heart disease for noncardiac surgery by complementary anesthesiologist and cardiologist interaction. Am Heart J 102: 1029-1037
36. Wilson JR, Reichek N, Dunkman WB, Goldberg S (1981) Effect of diuresis on the performance of the failing left ventricle in man. Am J Med 70: 234-239
37. Wolf M, Braunwald E (1980) General anesthesia and noncardiac surgery in patients with heart disease. In: Braunwald E (ed) Heart disease. Saunders, Philadelphia, pp 1911-1922
38. Erdmann E (1987) Perkutane transfemorale Valvuloplastie der verkalkten und nicht verkalkten Aortenklappe. Dtsch Med Wochenschr 112: 1067-1072
39. The consensus study group (1987) Effects of enalapril on mortality in severe congestive heart failure. N Engl J Med 316: 1429-1435

Präoperative Therapie der koronaren Herzkrankheit und der Hypertonie

K. D. Grosser

Einleitung

Typische Veränderungen der Herzkranzgefäße in Form von Stenosen oder Okklusionen sind charakteristische Zeichen für die koronare Herzkrankheit. Erst wenn die Stenosierung eine Lumeneinengung von mehr als 60-70% erreicht hat, kommt es zu typischen Beschwerden, die als Angina pectoris bezeichnet werden. Das bedeutet, daß zum Zeitpunkt des Auftretens klinischer Symptome bereits eine oder mehrere höhergradige Stenosierungen des Gefäßsystems vorliegen, die jederzeit zu einem Infarkt, d.h. zum vollständigen Verschluß führen können.

Über den Gefährdungsgrad bei Kranken mit Angina pectoris ohne Infarkt liegen nur wenige Untersuchungen vor. Von Skinner u. Pearce [8] wird das Infarktrisiko mit 1-3% angegeben. Diese Angaben helfen jedoch im Einzelfall nicht viel. Vielmehr sollten heute bei Kranken mit Angina pectoris diagnostische Schritte unternommen werden, die das individuelle Risiko erkennen lassen:

Diagnostik der Kranken mit stabiler Angina pectoris (Reihenfolge der Untersuchungen; auf jeden Fall sollte bis zum EKG bzw. bis zur Pulmonalisdruckmessung die Diagnostik erfolgen)

1) Anamnese (Risikofaktoren, Belastbarkeit, Medikamente),
2) klinische Untersuchung (Links- oder Rechtsherzinsuffizienz, Arrhythmie, Hypertonie),
3) Ruhe- und Belastungs-EKG,
4) Pulmonalisdruckmessung (mit Belastung),
5) Koronarangiographie.

Nach Anamnese und klinischer Untersuchung kann bereits die klinische Diagnose Angina pectoris weitgehend erkannt und der Schweregrad beurteilt werden (Bei welchen Belastungen kommt es z.B. zu Beschwerden?). Die EKG-Registrierung bei Belastung gibt danach gute Beurteilungskriterien, wobei gesagt werden kann, daß leichtgradige Durchblutungsstörungen Belastungen über 100 W/5 min ohne Schmerzen und schwerwiegende EKG-Veränderungen zulassen. Bei schon vorher auftretenden Beschwerden und EKG-Veränderungen sollte die Pulmonalisdruckmessung mit Ergometrie angeschlossen werden. Eine höhergradige Durchblutungsstörung zeigt sich dann, wenn bei niedriger Belastungsstufe höhere Pulmonalarterienmitteldrücke erreicht werden, d.h. höhere Drücke als 40 mm Hg. Für diese Kranken sollte vor großen Eingriffen eine Koronarangiographie empfohlen werden, da dieser Befund zu der Entscheidung führen kann, ob zunächst nicht ein koronarchirurgischer Eingriff erforderlich ist.

1) Bei Indikation zur Bypass-Operation: zunächst die koronarchirurgische Versorgung, danach im individuell festzulegenden Abstand die andere Operation.

Ist keine Bypass-Operation indiziert oder möglich, so wird, wenn noch nicht durchgeführt, eine Behandlung nach den heutigen Richtlinien eingeleitet:

2) Wenn eine Bypass-Operation nicht indiziert oder nicht möglich ist:
   a) Nitropräparate: z. B. Isosorbiddinitrat oder Isosorbidmononitrat,
      zusätzlich bei Schmerzen: Nitrolingualkapseln;
   b) β-Rezeptorenblocker:
      besonders bei Hypertonie oder Rhythmusstörungen;
   c) Kalziumantagonisten:
      bei Verdacht auf Koronarspasmen,
      bei Hypertonie,
      bei Unverträglichkeit von a oder b.

Durch diese Behandlung sollte eine weitgehende Schmerzfreiheit und eine Verbesserung der EKG-Veränderungen unter Belastung erreicht werden. Besteht eine Myokardinsuffizienz mit den klinischen Zeichen von Links- oder Rechtsherzinsuffizienz, so werden nicht β-Blocker verabreicht, sondern zusätzlich zu der Nitrobehandlung und Kalziumantagonistenbehandlung Digitalis.

3) Keine Bypass-Operationsindikation mit Herzinsuffizienz:
   a) Nitropräparate,
   b) Digitalis (intravenös),
   c) Kalziumantagonisten.

In jedem Fall sollte die präoperative Behandlung so eingerichtet sein, daß ein direkter Übergang der Behandlung in die intraoperative Phase gewährleistet ist.

1) Präoperative Behandlung bis zum Beginn der Anästhesie,
2) Fortsetzung der Nitrobehandlung:
   Nitroglyzerininfusionen: beginnend mit 3 mg/h i. v.
   bei Hypertonie alternativ:
   Adalatinfusionen: 1 Amp. = 5 mg; Dosis nach Wirkung,
3) Überwachung des Pulmonalarteriendruckes bei Kranken
   a) mit präoperativ pathologischem Ruhedruck,
   b) mit präoperativ zusätzlichem Nitrobedarf.

Durch die Infusionsbehandlung mit Nitroglyzerin oder bei Hypertonien mit Adalat kann mit Hilfe des arteriellen Druckes eine gute Steuerung vorgenommen werden, wobei der arterielle Druck systolisch nicht unter 100 mm Hg absinken sollte. Eine Pulmonalarteriendrucküberwachung ist bei Kranken vorzunehmen, bei denen präoperativ bereits in Ruhe ein pathologisch erhöhter Druck gemessen wurde oder die bei sehr geringer Belastung erhöhte Druckwerte zeigen, oder bei

Kranken, die trotz der regelmäßig eingenommenen Medikamente noch Angina-pectoris-Anfälle verspüren und zusätzlich Nitrokapseln einnehmen müssen.

Die instabile Angina pectoris liegt vor bei Schmerzen in Ruhe oder wenn sich die Schmerzen in Dauer, Intensität und Ausstrahlung ändern. Die Bezeichnung Präinfarktsyndrom, die auch dafür verwendet wird, weist auf das hohe Infarktrisiko dieser Patientengruppe hin. Entsprechende EKG-Veränderung und typische Schmerzsymptomatik erfordert vor der Diagnostik zunächst die Akutbehandlung:

Behandlungsziel: Schmerzfreiheit,
stabile Kreislaufverhältnisse.

1) Behandlung erfolgt unter Kontrolle des Pulmonalarteriendruckes und des arteriellen Blutdruckes,
2) Nitroglyzerininfusion: 2-6 mg/h i.v.,
3) Kalziumantagonist (Adalat): 4mal 10 mg-3mal 20 mg p.o.,
4) Evtl. β-Rezeptorenblocker (z.B. Dociton),
5) [Plättchenaggregationshemmer (z.B. ASS)]
6) Valium im Abstand von 6 h: 5 mg i.v.

Die Behandlung muß auf einer Intensivstation erfolgen und hat das Ziel, Schmerzfreiheit und Kreislaufstabilität zu erreichen:

---

1) Verlaufskontrolle: Ruhe-EKG,
2) Verlaufskontrolle: Pulmonalarteriendruckmessung,
3) Verlaufskontrolle: CK-MB,
4) nach eingetretener Schmerzfreiheit (oder spätestens nach 3 Tagen): *Koronarangiographie*,
5) wenn technisch möglich: Bypass-Operation,
6) danach in entsprechendem Abstand: elektive Operation.

Sofort, jedoch spätestens nach 2-3 Tagen, sollte bei diesen Patienten eine Koronarangiographie durchgeführt werden. Ein Beispiel soll die Gefährdung dieser Kranken dokumentieren (Abb. 1). Meist handelt es sich um filiforme Stenosen, die durch den geringsten Anlaß verschlossen werden können. Bei den Kranken, bei denen keine Bypass-Operation notwendig ist, sollte intraoperativ die Pulmonalarteriendruckmessung und die intraarterielle Druckmessung erfolgen:

---

1) Wenn möglich: Pulmonalarteriendruckmessung und intravasale arterielle Druckmessung,
2) Nitroglyzerininfusion: beginnend mit 3 mg/h i.v.,
bei Normotonie oder Hypertonie
alternativ oder zusätzlich:
Adalatinfusion: 1 Amp. = 5 mg; Dosierung nach Wirkung.

Bei der Behandlung mit Nitroinfusionen, evtl. mit zusätzlichen Adalatinfusionen, kann heute durch die Druckmessung die Therapie gut gesteuert werden.

Insgesamt beträgt das präoperative Infarktrisiko bei Kranken mit vorausgegangenem Myokardinfarkt bei großen, allgemeinchirurgischen Eingriffen 6% [9, 10].

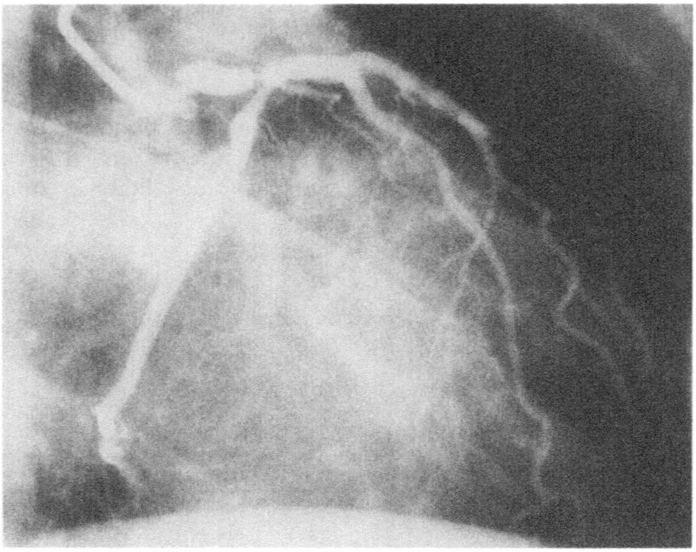

Abb. 1. Beispiel einer hochgradigen Stenose des Stammes der linken Herzkranzarterie, die dem klinischen Bild einer instabilen Angina pectoris entspricht

Innerhalb der ersten 3 Monate nach Infarkt kam es in der Studie von Steen et al. [9] in 27% zu postoperativen Reinfarkten. 4-6 Monate nach akutem Infarkt wurde ein Infarktrisiko von 11% festgestellt. Nach 6 Monaten wurde ein postoperatives Risiko bei dieser Gruppe mit 5% Reinfarkten angegeben.

Von Interesse ist die Beobachtung, daß 20% der Infarkte am 1. postoperativen Tag und 30% am 3. postoperativen Tag auftreten [4]. In einer anderen Studie war die Letalität mit 70% sehr hoch angegeben [1]. Bei einer neueren Studie war die Reinfarkthäufigkeit bei der Gruppe innerhalb von 3 Monaten bei 36%, bei der 2. Gruppe 26%; in einer Vergleichsstudie von 1977-82 in der 1. Phase 5,7% und der 2. 2,3% [7]. Die deutliche Verbesserung wird von den Autoren auf die konsequente hämodynamische Kontrolle von Pulmonariendruck (PAD), Herzzeitvolumen (HZV) und zentralem Venendruck (ZVD) und den daraus errechneten Größen peripherer Widerstand und pulmonaler Widerstand zurückgeführt. Allerdings sollten die in dieser Zeit erheblich verbesserten präoperativen diagnostischen Maßnahmen und die entsprechende Selektion der Kranken für elektive Eingriffe nicht unberücksichtigt bleiben. Auch in diesen Studien hatten Kranke mit Hypertonie, Arrhythmien und Herzinsuffizienz den größeren Anteil von Reinfarkten [1]. Aus der Beobachtung, daß am 2. und 3. Tag am häufigsten Reinfarkte auftreten, ergibt sich die dringende Empfehlung, die für die intraoperative Phase vorgeschlagene hämodynamische Überwachung auch in den nächsten 4-5 Tagen fortzusetzen.

Bei den oben erwähnten Angaben über die Reinfarkthäufigkeit in den ersten 3 Monaten und in den nachfolgenden Monaten handelt es sich um eine Globalbeurteilung. Die daraus abgeleiteten Empfehlungen sind jedoch nur dann anwendbar, wenn keine spezifischen Kenntnisse über das koronare Gefäßsystem vorliegen. Durch zahlreiche koronarangiographische Untersuchungen an Patienten nach Herzinfarkt konnte gezeigt werden, daß ⅓ bis ¼ der Kranken eine Eingefäßerkrankung haben, d.h. bei diesen Kranken kann sich kein Reinfarkt ereignen. Bei den restlichen Kranken liegt eine Mehrgefäßerkrankung vor, wobei zwischen 30 und 40% der Patienten hämodynamisch wirksame Stenosen haben. Dies bedeutet, daß die angegebene Zahl der Reinfarkte nahezu mit der Zahl der Kranken übereinstimmt, bei denen zusätzlich zum Infarkt hämodynamisch wirksame Stenosen nachgewiesen werden konnten. Daraus folgt, daß durch die koronarangiographische Untersuchung die rund 30% gefährdeten Kranken ermittelt werden können. Bei den heutigen Untersuchungsmöglichkeiten sollte deshalb diese Untersuchung vor elektiven großen Eingriffen durchgeführt werden.

So steht bei dieser Gruppe die Untersuchung an erster Stelle, wobei die Fahndung nach Arrhythmien und die Feststellung von latenter oder manifester Herzinsuffizienz ebenfalls Berücksichtigung finden muß.

Erst nach Ablauf von mindestens 4 Wochen nach Akutereignis sind folgende Untersuchungen angebracht:

1) EKG (Belastungs-EKG),
2) Röntgenuntersuchung der Thoraxorgane,
3) 24-h-Langzeit-EKG,
4) Druckmessung in der A. pulmonalis (mit Belastung),
5) Koronarangiographie.

Zur präoperativen Behandlung ist zu unterscheiden, ob es sich um eine Eingefäß- oder Mehrgefäßerkrankung handelt. Bei der Eingefäßerkrankung werden bei großen Infarkten bzw. bei Aneurysmen eine Herzinsuffizienz, Arrhythmien oder eine Hypertonie behandelt werden müssen:

Bei Eingefäßkrankheit:

a) evtl. Behandlung der Myokardinsuffizienz:
   (vergrößertes Herz, Lungenstauung) Digitalisbehandlung,
b) evtl. Behandlung von Arrhythmien: entsprechende Antiarrhythmika,
c) evtl. Behandlung von Hypertonie: z.B. Adalat.

Bei der Mehrgefäßerkrankung, die nicht zu einer Bypass-Operation geführt hat, sollte die übliche Behandlung, die auch bei der Angina pectoris besprochen wurde, eingesetzt werden.

Bei Mehrgefäßkrankheit:

a) evtl. bei entsprechender Indikation: Bypass-Operation,
b) Nitrobehandlung: oral oder als Infusion,
   Kalziumantagonist (bei Verdacht auf Koronarspasmen),
   evtl. β-Rezeptorenblocker (bei Hypertonie, bei Arrhythmie),
   evtl. Behandlung der Herzinsuffizienz: Digitalis,
   (Plättchenaggregationshemmer).

Bei ausgedehnten Befunden sollte prä- und intraoperativ die hämodynamische Befunderhebung als Kontrolle zur Therapie unbedingt eingesetzt werden.

Bei ausgedehntem Befund:

1) Druckmessung in der A. pulmonalis,
2) Nitrobehandlung: Nitroglyzerininfusion 3-6 mg/h i. v.,
3) evtl. Kalziumantagonist (Adalat): Adalatinfusion 5 mg,
   (Hypertonie) Dosierung nach Effekt,
4) bei erhöhtem linksventrikulären Füllungsdruck und Hypotonie:
   Dobutamininfusion 4-8 µg/kg/min i. v.

Auch bei den Kranken muß empfohlen werden, diese Untersuchungen für 3-5 Tage nach der Operation weiter beizubehalten.

Nach wie vor bleibt das Problem der hochgradigen Gefährdung der Koronarkranken bei Noteingriffen bestehen. Im folgenden sind die heute anzuwendenden diagnostischen Maßnahmen aufgeführt:

Sofortdiagnostik bei Noteingriffen:

bei stabiler Angina pectoris,
bei instabiler Angina pectoris
bei vorausgegangenem Myokardinfarkt:
1) EKG,
2) Röntgenthoraxaufnahme,
3) arterieller Blutdruck (invasiv),
4) arterielle Blutgasanalyse,
5) Pulmonalarteriendruckmessung (HZV-Bestimmung),
6) zentralvenöse Druckmessung.

Es kann kein Zweifel bestehen, daß dadurch die besondere Gefährdung erkannt wird. Die hämodynamischen Kontrollen während und nach der Operation gewährleisten den Einsatz von spezifischen Maßnahmen. Folgende Übersicht zeigt die Untersuchungsergebnisse einer Hypovolämie. Bei diesen Patienten wird dann eine Volumensubstitution erforderlich:

Prä- und intraoperative Behandlung bei Noteingriffen (I):

Richtlinien entsprechend der Hämodynamik (Hypovolämie)
- Herzzeitvolumen erniedrigt,
- ZVD erniedrigt,
- Pulmonalarteriendruck erniedrigt:
  arterieller Druck normal oder erniedrigt: Volumensubstitution.

Die Konstellation bei einer Linksherzinsuffizienz bzw. einer Ischämie und die dafür erforderlichen Behandlungsmaßnahmen sind nachfolgend dargestellt:

Prä- und intraoperative Behandlung bei Noteingriffen (II):

Richtlinien entsprechend der Hämodynamik (Linksherzinsuffizienz)
- Herzzeitvolumen normal,
- Pulmonalarteriendruck erhöht
- arterieller Druck normal: Vasodilatation (Nitroglyzerininfusion 3-6 mg/h i. v.,
  evtl. Diuretika, z. B. Lasix 1 Amp. i. v.).

Erniedrigtes HZV, erniedrigter arterieller Druck und erhöhter Pulmonalarteriendruck und damit eine Angabe der Schockentwicklung sind in folgender Übersicht dargestellt:

Prä- und intraoperative Behandlung bei Noteingriffen (III):

Richtlinien entsprechend der Hämodynamik (kardiogene Schockentwicklung)
- Herzzeitvolumen erniedrigt,
- Pulmonalarteriendruck erhöht,
- arterieller Druck erniedrigt: inotrope Substanzen (z. B. Dobutamininfusion 6-8 µg/kg/min i. v.), nach Stabilisierung des arteriellen Druckes und weiterhin erhöhtem PA-Druck: Nitroglyzerininfusion 2-4 mg/h i. v.

Hierfür sollte für die Behandlung mit inotropen Substanzen (z. B. Dobutamin) zur Verfügung stehen. Bei stabilem arteriellem Druck und weiterhin erhöhtem Pulmonalarteriendruck sollte zusätzlich Nitroglyzerin verabreicht werden. Auch hier muß dieses diagnostisch-therapeutische Konzept für die nächsten Tage auf der Intensivstation beibehalten werden, ergänzt durch EKG-Registrierungen im Abstand von 8-12 h, da über die Hälfte der Kranken bei Reinfarkt keine Angina-pectoris-Beschwerden empfinden. Weiterhin ist eine gute Arrhythmieüberwachung notwendig, da 30% der Kranken mit Reinfarkt einen Herzstillstand erleiden, der sich nicht selten durch Warnarrhythmien ankündigt.

Eine isolierte Hypertonie mäßigen Schweregrades belastet das Risiko einer Narkose bzw. einer Operation kaum [2]. Die präoperative Diagnostik umfaßt die Feststellung des Blutdruckverhaltens durch häufige Kontrollen. Außerdem sollten Untersuchungen vorgenommen werden, die die wichtigsten Komplikationen erfassen, wie z. B. eine Herzerkrankung, eine Nierenerkrankung oder zerebrovaskuläre Erkrankungen. Bei jedem Kranken mit Hypertonie sollte außerdem ein Elektrokardiogramm in Ruhe und nach Möglichkeit bei Belastung durchgeführt werden. Dabei kann auch gleichzeitig das Blutdruckverhalten unter Belastungsbedingungen geprüft werden. Eine präoperative Behandlungsbedürftigkeit liegt vor bei systolischen Druckwerten über 170 mm Hg und diastolischen Werten über 100 mm Hg. Zur Behandlung stehen folgende Möglichkeiten zur Verfügung:

Präoperative Behandlung der Kranken mit Hypertonie:

1) Kalziumantagonist (z. B. Adalat 3mal 10 mg oral bis 3mal 20 mg),
2) β-Rezeptorenblocker (z. B. Dociton 3mal 10 mg oral bis 3mal 40 mg),
3) Diuretikum (z. B. Dityde H 1 Tbl./Tag),
4) Catapresan (3mal 150 µg oral),
5) bei Zeichen latenter Herzinsuffizienz: Digitalis.

Merke: Reserpinhaltige Medikamente sollen durch andere Substanzen ersetzt werden!

Bei Hypertonikern mit stark erhöhten Blutdruckwerten um 200 systolisch und um 110 diastolisch und mit Hypertrophiezeichen im EKG sind häufig postoperative Komplikationen zu erwarten. Besteht gleichzeitig eine Herzerkrankung [9], eine zerebrovaskuläre oder renovaskuläre Erkrankung [2], so erhöht sich das Risiko. Eine präoperative behandlungsbedürftige Hypertonie liegt bei Kranken mit Druckwerten über 170 systolisch und 110 diastolisch vor. Über die Notwendigkeit, Antihypertensiva präoperativ abzusetzen, gehen die Meinungen auseinander. Die einen Autoren ziehen es vor, die blutdrucksenkende Therapie vor der Operation abzusetzen [3], da Hypertoniker während der Einleitung der Anästhesie zu ausgeprägtem Blutdruckabfall, aber auch zu überschießendem Blutdruckanstieg neigen. Diese ausgeprägten Blutdruckschwankungen treten aber unabhängig davon auf, ob eine Medikation abgesetzt oder weitergeführt wurde. Im Hinblick auf die gute intravenöse Steuerung durch Adalatinfusionen sollte die Therapie deshalb bis zum Operationsbeginn fortgesetzt werden und dann durch intravenöse Infusionen weiter gesteuert werden.

Intraoperative Behandlung der Kranken mit Hypertonie:

Alle Medikamente einschließlich β-Rezeptorenblocker sind bis zum Anästhesiebeginn zu verabreichen.
Während der Operation und postoperativ:

- Adalatinfusion (1 Amp. ≙ 5 mg, Dosis nach Wirkung),
  oder
- Nitroglycerininfusion (4–6 mg/h i.v.),
- Hydralazininfusion: (5 Amp. à 25 mg + 5 Amp. Lösungsmittel, Dosis nach Wirkung).

Wenn ohne Erfolg, bei sehr hohen Werten in Ausnahmefällen: Natriumnitroprussid (Nipruss).

Reserpinhaltige Medikamente sollten wegen der katecholaminverarmenden Wirkung 1–2 Wochen vorher abgesetzt werden. Abgesehen davon, daß kaum noch mit Reserpin behandelt wird, hat sich auch hier keine Verschlechterung bei Beibehaltung von Reserpin gezeigt. Eine Behandlung mit Natriumnitroprussid sollte nur bei therapierefraktären exzessiven Hypertonien angewendet werden, da bei dieser Substanz die Gefahr der zu raschen Erniedrigung des Blutdrucks sehr hoch ist. Viel diskutiert wurde die Frage der Behandlung mit β-Blockern. Theoretisch könnte die Kombination β-Blocker mit Anästhesie zu einer negativ inotropen Wirkung führen, mit der Folge der Myokardinsuffizienz. Untersuchungen von Prys-Roberts [5, 6] haben gezeigt, daß diese Wirkungen nicht zu beobachten sind, daß jedoch das Auftreten von Arrhythmien und sogar von Myokardischämien reduziert wurde. Zusätzlich muß man bedenken, daß bei einem plötzlichen Absetzen von β-Blockern gefährliche Reaktionen bis zum Schock bei diesen Patienten auftreten können. So wird weitgehend die Empfehlung erteilt, daß die Behandlung mit β-Blockern bis zum Operationsbeginn fortzusetzen ist. In der Regel hält die Wirkung dieser Substanzen über den gesamten Zeitraum der Operation an, anschließend kann dann entweder oral, aber auch intravenös dieses Medikament verabreicht werden.

Literatur

1. Eerola M, Eerola R, Kaukinen S, Kaukinen L (1980) Risk factors in surgical patients with verified preoperative myocardial infarction. Acta Anaesthesiol Scand 24: 219
2. Hickle RB (1970) Hypertension. Anaesthesiology 33: 214
3. Logue RB, Kaplan J (1982) The cardiac and non-cardiac surgery. Curr Probl Cardiol 7/2
4. Mauny FM, Ebert PA, Sabiston PC (1970) Postoperative myocardial infarction. Ann Surg 172: 497
5. Prys-Roberts C, Greene LT Meloche R, Foëx P (1971) Studies of anaesthesia in relation to hypertension. II. Haemodynamic consequences of induction and endotracheal intubation. Br J Anaesth 43: 531

6. Prys-Roberts C, Meloche R, Foëx P (1971) Studies of anaesthesia in relation to hypertension. I. Cardiovascular responses of treated and untreated patients. Br J Anaesth 43: 122
7. Rao TLK, Jacobs KH, El-Etr M (1983) Reinfarction following anesthesia in patients with myocardial infarction. Anaesthesiology 59: 499
8. Skinner JF, Pearce ML (1964) Surgical risk in the cardiac patient. J Chronic Dis 17: 57
9. Steen PA, Tinber JH, Tarhan S (1978) Myocardial infarction after anesthesia and surgery. JAMA 239: 2566
10. Tarhan S, Maffitt EA, Taylor WF, Giulioni ER (1972) Myocardial infarction after general anesthesia. JAMA 220: 1451

Zusammenfassung der Diskussion zu Teil 5

Frage: Unzweifelhaft steht zur Erfassung von Herz-Kreislauf-Vorerkrankungen die genaue Befragung und die klinische Untersuchung des Patienten an erster Stelle, auf beides darf niemals verzichtet werden. Inwieweit sonstige Verfahren routinemäßig bei allen Patienten präoperativ eingesetzt werden müssen, wird immer wieder kontrovers diskutiert. Das typische Fallbeispiel ist der klinisch unauffällige Patient im mittleren Lebensalter zwischen 40 und 50 Jahren. Ist bei diesem in jedem Fall ein EKG und ein Röntgenbild des Thorax anzufertigen?

Antwort: Über den Stellenwert der Thoraxröntgenaufnahme ist relativ schnell Einigkeit zu erzielen: Sie ist bei Patienten im mittleren und jungen Lebensalter nur bei entsprechendem klinischen Verdacht indiziert. Diese Ansicht wird durch Publikationen gestützt [5]. Über die Notwendigkeit des EKG sind sich auch die Kardiologen nicht voll einig. Sie plädieren aber dafür, immer ein EKG zu schreiben, wenn dem nicht unüberwindliche organisatorische bzw. technische Hindernisse entgegenstehen (z. B. nachts). Etwa vom 35. Lebensjahr ab muß mit einer nicht bekannten koronaren Herzkrankheit gerechnet werden, was für die Notwendigkeit eines EKG schon in dieser Altersgruppe spricht. Das gleiche gilt selbstverständlich bei Risikofaktoren wie hohem Zigarettenkonsum oder erhöhtem Blutdruck. Aber selbst bei jüngeren Patienten ist gelegentlich mit pathologischen Befunden zu rechnen (vgl. Beitr. Dick) wie beispielsweise Rhythmusanomalien, Myokarditis oder Klappenfehler. Hier ist allerdings davon auszugehen, daß sich solche Störungen in der Vorgeschichte oder der klinischen Untersuchung entdekken lassen, falls sie anästhesierelevant sind.

Frage: Ist bei ventrikulärer Extrasystolie eine präoperative Therapie zu empfehlen?

Antwort: Hier ist zunächst die Anamnese bedeutsam. Wenn der Patient symptomfrei ist, also v. a. keine Synkopen oder kurzzeitigen Schwindelanfälle zeigt, ist keine Therapie nötig. Der Kaliumspiegel sollte kontrolliert und erforderlichenfalls korrigiert werden. Wenn die Patienten erheblichen subjektiven Leidensdruck durch ihre Extrasystolie haben, kann man einen Betablocker in niedriger Dosierung geben.

Wichtig ist in jedem Fall eine diagnostische Abklärung. Bei jungen Patienten mit ventrikulären Extrasystolen muß zur Klärung der Ursache auf jeden Fall ein Belastungs-EKG und eine Echokardiographie (zum Ausschluß eines Mitralklappenprolaps) durchgeführt werden.

Frage: Wie sind ventrikuläre Extrasystolen zu bewerten und zu behandeln, v.a. wenn sie heterotrop sind?

Antwort: War der präoperative EKG-Befund unauffällig, sind solche Rhythmusstörungen in der überwiegenden Zahl der Fälle symptomatischer Art. Zu überprüfen sind v.a. der Serumkaliumspiegel, der Säure-Basen-Status und die arteriellen Blutgase. Die Kaliumsubstitution kann zunächst blind erfolgen, wobei die Regel zu beachten ist, daß die Höchstdosis 15–20 mmol/h beträgt. Der nächste Schritt ist die Gabe von Lidocain (0,5–1,0 mg/kg). Das weitere Vorgehen richtet sich dann zweckmäßigerweise nach dem Stufenschema, das von Finlayson [2] empfohlen worden ist.

Frage: Über lange Jahre ist die prophylaktische Digitalisierung des operativen Patienten empfohlen worden, meistens nach der von Deutsch u. Dalen [1] inaugurierten Indikationsliste. Welche Empfehlung wird heute gegeben?

Antwort: Heute besteht weitgehende Übereinstimmung, daß eine prophylaktische Digitalisierung nicht stattfinden soll. Indikationen für Digitalis sind eine manifeste Herzinsuffizienz (Grad III und IV der NYHA) und Vorhofflimmern oder -flattern mit schneller Überleitung (Tachyarrhythmia absoluta). Einschränkend ist allerdings festzuhalten, daß Maier u. Knippenberg [3] in einer kontrollierten Studie zu anderen Schlüssen gekommen sind. Nach ihren Ergebnissen ist die perioperative Herzinsuffizienz bei digitalisierten Patienten seltener als in der Kontrollgruppe.

Frage: Neuerdings sind externe Schrittmacher mit großflächigen Elektroden verfügbar. Hat dies zu einer Einschränkung der Notwendigkeit passagerer intravenöser Schrittmacher geführt?

Antwort: Nach den bisher vorliegenden Erfahrungen ist die Stimulation mit externen Elektroden im Notfall ein hinreichend sicheres Verfahren, insbesondere bei narkotisierten oder bewußtlosen Patienten, bei denen reizbedingte Schmerzempfindungen keine Rolle spielen. Problematisch kann die Auslösung von Zuckungen der quergestreiften Muskulatur bei Mikroeingriffen werden. Als Beispiel seien ophthalmologische Eingriffe bei alten Patienten genannt.

Frage: Ist bei allen Patienten, bei denen ein Herzinfarkt weniger als sechs Monate vor der Operation zurückliegt, eine invasive Diagnostik mit Koronarangiographie und Lävokardiographie indiziert und muß bei ihnen eine invasive Überwachung mit Pulmonaliskatheter intra- und postoperativ durchgeführt werden?

Antwort: Die Reinfarkthäufigkeit ist in den ersten 6 Monaten nach einem Myokardinfarkt höher als in späteren Phasen, die Letalität des postoperativen Reinfarktes liegt bei 50% und mehr. Deshalb sollte in diesen Fällen eine invasive Diagnostik stattfinden, wenn belastende Eingriffe geplant sind. Hierzu zählen v.a. solche, deren Dauer mehr als 3 h beträgt. Dann ist auch ein invasives Monitoring mit Arterien- und Pulmonaliskatheterisierung nützlich und verringert wahrscheinlich die Mortalität, wie aus der Untersuchung von Rao et al. [4] abgeleitet werden kann. Eine Differenzierung zwischen Ein- und Mehrgefäßerkrankungen ist unergiebig, weil sie vor der invasiven Diagnostik gar nicht möglich ist. Diesen von Grosser geäußerten Standpunkt modifiziert Höfling in der Diskussion insofern, als eine invasive präoperative Diagnostik nur dann sinnvoll ist, wenn sie Konsequenzen hat, also die Indikation zur koronaren Bypass-Operation nach sich zieht. Diese ist aber nur dann gegeben, wenn Koronarstenosen und Angina pectoris vorhanden sind.

Frage: Gibt es Anästhestika, die bei bestimmten Erkrankungen des Herzens oder des Kreislaufs kontraindiziert sind? Hier ist v. a. an die symptomatische Herzinsuffizienz und die koronare Herzkrankheit zu denken.

Antwort: Es gibt gegenwärtig keine Gründe, die irgendein Anästhetikum bei einer bestimmten Herz-Kreislauf-Erkrankung grundsätzlich verbieten. Von entscheidender Bedeutung ist vielmehr, daß die Anästhesie als ganzes eine größtmögliche kardiovaskuläre Stabilität gewährleistet. Das bedeutet, daß starke Blutdruckanstiege mit der Gefahr des Pumpversagens und des zu hohen O_2-Bedarfs des Myokards, Blutdruckabfälle mit der Gefahr der koronaren Minderperfusion und starke Rhythmusstörungen zu verhüten sind. Dabei ist zu bedenken, daß dieses Postulat in der postoperativen Phase wesentlich schwerer zu erfüllen ist als intraoperativ.

Literatur

1. Deutsch S, Dalen JE (1969) Indications for prophylactic digitalization. Anesthesiology 30: 648
2. Finlayson DC (1979) Postoperative intensive care. In: Kaplan JA (ed) Cardiac anesthesia. Grune & Stratton, New York London Toronto Sydney San Francisco, p 473
3. Maier C, Knippenberg W (1986) Effects of preoperative digitalisation on postoperative left heart performance and incidence of complications following hip surgery. First results of a prospective study. In: Erdmann E, Greeff K, Skou JC (eds) Cardiac glycosides 1785-1985. Steinkopff, Darmstadt, p 487
4. Rao TLK, Jacobs KH, El-Etr AA (1983) Reinfarction following anesthesia in patients with myocardial infarction. Anesthesiology 59: 499
5. Rucker L, Frye EB, Staten MA (1983) Usefulness of screening chest roentgenograms in preoperative patientes. JAMA 250: 3209

Teil 6

Schock, Blut, Niere

Risikoerfassung und optimierende Therapie bei hämorrhagischem und/oder traumatischem Schock

H. Laubenthal

Einleitung

Das akute Trauma und/oder der plötzliche Blutverlust lösen bei ausreichender Schwere im individuellen Organismus die komplexe systemische Reaktion des Schocksyndroms aus. Wesentliche Folge ist die akute nutritive Perfusionsstörung lebenswichtiger Organe mit nachfolgender Hypoxie und zunächst reversibler, dann irreversibler Funktionsstörung der Zellen [41, 50]. Auch bei unverzüglicher Behandlung stellt das Schocksyndrom eine äußerst vitale Bedrohung für den Patienten dar: Bei hämorrhagisch-traumatischer Ursache ist die Letalität mit 25% noch vergleichsweise niedrig gegenüber 50% beim septischen und ca. 65% beim kardiogenen Schock [51]. Die Kenntnis der grundlegenden Pathophysiologie des Volumenmangelschocks ist Voraussetzung zur Durchführung einer raschen, effizienten Therapie.

Pathophysiologie

Die akute Hämorrhagie bewirkt über eine Abnahme des venösen Rückflusses zum Herzen und ein dadurch reduziertes Herzschlagvolumen eine verminderte Anstiegssteilheit der Kurve des mittleren arteriellen Druckes. Dadurch nimmt die Entladungsfrequenz der Barorezeptoren vornehmlich von Karotissinus und Aortenbogen und der Pressorezeptoren in den Vorhöfen, den Ventrikeln und der A. pulmonalis ab und signalisiert so dem Vasomotorenzentrum die intravasale Hypovolämie und Hypotension. Unter zusätzlicher Entladung nozizeptiver Rezeptoren aus dem traumatisierten Gewebe werden Katecholamine postganglionär und aus der Nebenniere freigesetzt und stimulieren die adrenergen Rezeptoren von Herz- und Gefäßsystem. Im Rahmen dieser sog. sympathikoadrenergen Reaktion erfolgt in Abhängigkeit von der Dichte α-adrenerger Rezeptoren die Konstriktion präkapillärer Arteriolen und - in geringerem Grad - postkapillärer Venolen. Organe mit einer hohen Dichte α-adrenerger Rezeptoren - Skelettmuskulatur, Splanchnikusgebiet, Haut, Niere - werden vermindert durchblutet zugunsten von Herz und Gehirn, die mit einem absolut erniedrigten, relativ aber erhöhten Anteil des Herzminutenvolumens versorgt werden. Durch die arterioläre Vasokonstriktion steigt der totale periphere Widerstand an, es kommt zur sog. Zentralisation des Kreislaufs. Die Stimulation der kardialen β-1-Rezeptoren führt zur Tachykardie und Erhöhung der myokardialen Kontraktilität, damit aber auch zur Erhöhung des myokardialen O_2-Verbrauchs.

Die sympathikoadrenerge Reaktion ermöglicht zunächst die sog „frühe Kompensation" des hypovolämischen Schocks [40, 64]: Die Vasokonstriktion arteriell, aber auch venös und die Volumenmobilisation venös, v.a. aber intrakapillär durch einen dort verminderten hydrostatischen Druck ermöglichen es, den systolischen Blutdruck in der frühen Phase im Normbereich zu halten bei allerdings verkleinerter Blutdruckamplitude. Unter diesen Bedingungen werden normale Durchblutungsverhältnisse vorgetäuscht bei massiv eingeschränkter nutritiver Gewebeversorgung. Im traumatisierten Gewebe versagt diese frühe Kompensation des Schocks: Vasodilatation, Hämatomausbreitung oder Aktivierung vasoaktiver Substanzen führen eher zur Verstärkung der Schocksymptomatik [39].

Die „sympathikoadrenerge Reaktion" hat auch vasodilatative Effekte über die β-2-Rezeptoren: Eröffnung von arteriovenösen Shunts in der Lunge und Blutpooling im Splanchnikusgebiet [40].

Unter normalen Kreislaufverhältnissen läßt sich ein kontinuierlicher rhythmischer Wechsel von Kontraktion und Dilatation der Arteriolen beobachten. Diese sog. „spontane arterioläre Vasomotion" [40] ist offensichtlich von wesentlicher Bedeutung für die Homogenität der Perfusion der Endstrombahn, die Sicherung der Fluidität des Blutes und für den transkapillären Flüssigkeitsaustausch. Durch die sympathikoadrenerge Reaktion tritt nun an die Stelle der „spontanen arteriolären Vasomotion" die „schockspezifische Vasomotion" mit ihren Charakteristika: inhomogene Kapillardurchströmung und Einschränkung der Austauschvorgänge auf Kapillarebene für Sauerstoff, Kohlendioxyd, Substrate und Metabolite.

In dieser *1. Phase* der „schockspezifischen Vasomotion" wird durch prä- und postkapilläre Vasokonstriktion der hydrostatische Druck intrakapillär drastisch gesenkt. Resultat ist die enorm erleichterte Resorption von interstitieller Flüssigkeit in den Intravasalraum und damit die Vergrößerung des intravasalen Blutvolumens [41].

Können durch diese Mobilisation interstitieller Flüssigkeit oder durch eine Therapie von außen jedoch normale Herzminutenvolumina und Perfusionsdrucke nicht wiederhergestellt werden, dann folgt die *2. Phase* der „schockspezifischen Vasomotion": Die fortbestehende Blutstase verstärkt in den Zellen die Azidose und die Verarmung an energiereichen Phosphaten. Dadurch kommt es zum Verlust des präkapillären Gefäßtonus, während postkapillär Blutstase und Hämokonzentration fortbestehen. Diese arterioläre Dilatation führt nun bei unverminderter postkapillärer Stase zu einem enormen Anstieg des intrakapillären Druckes; Flüssigkeit, die zuvor erst aus dem interstitiellen Raum in den Intravasalraum resorbiert worden war, wird nun wieder aus der Kapillare abfiltriert; Hypovolämie, Blutviskosität und Blutstase nehmen jetzt im Sinne eines Circulus vitiosus zu (Abb. 1). Nur massive Volumenzufuhr kann diesen deletären Mechanismus noch durchbrechen.

Ein Blutverlust unterschiedlichen Ausmaßes wird nach Collins [8] von Herz und Kreislauf in folgender Weise beantwortet:

- Bis zu einem Verlust von 15% des zirkulierenden Blutvolumens erfolgt eine gute Kompensation über eine Konstriktion des venösen Systems [64].
- Ein Blutverlust bis zu 30% wird durch Arteriolenkonstriktion, Einschränkung der Durchblutung nicht vitaler Organe (Muskulatur, Haut, Niere) aber noch

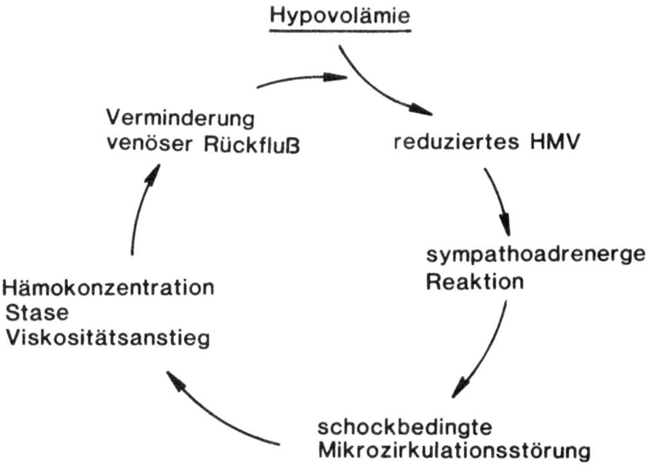

Abb. 1. Circulus vitiosus der Reaktionen im großen Kreislauf und in der Mikrozirkulation beim unbehandelten hypovolämischen Schock

guter Versorgung des Splanchnikusgebietes beantwortet. Schlagvolumen und Füllungsdrücke des Herzens sind vermindert.

- Ein Verlust des Blutvolumens von 40% und mehr führt trotz Ausschöpfung aller Kompensationsmechanismen zur massiven Hypotension; auch die Darmdurchblutung nimmt ab, die arteriovenöse O_2-Druckdifferenz (D_{AV}-O_2) steigt an; der Patient zeigt deutlichen Lufthunger.

Beim prolongierten, hämorrhagisch-traumatischen Schock sind neben Herz und Kreislauf auch die anderen Homöostasesysteme des Organismus beeinträchtigt. Blutstase, Hypoxie und Azidose aktivieren das Gerinnungssystem und die Thrombozyten, so daß die Inhibitoren (Antithrombin, Antithrombinkinase, Fibrinolysesystem) und die Klärfunktion des retikuloendothelialen Systems (RES) schnell überfordert sind; die disseminierte intravasale Koagulopathie (DIC) droht. Die Freisetzung von Endotoxinen, die Produktion von O_2- und Hydroxylradikalen - v.a. bei Reperfusion - und die Generation bzw. der verminderte Abbau von Prostanoiden bewirken Zell- und Membranschäden; die Freisetzung von Proteasen, vasoaktiven und opioiden Peptiden, biogenen Aminen und wiederum von Prostanoiden ist die Folge [29, 39]. Die im hämorrhagischen Schock beobachtete myokardiale depressive Aktivität [14, 17] wird möglicherweise von 2 niedermolekularen Substanzen hervorgerufen, die möglicherweise sowohl positiv- wie auch negativ-inotrope Aktivität haben [17]. Die verminderte Migration und Funktion neutrophiler Granulozyten [9] ist wahrscheinlich ein Grund für das erhöhte Infektionsrisiko; die deprimierte Lymphozytenfunktion [1] bedeutet eine Schwächung der immunologischen Abwehrkraft.

Die mit der Dauer des Schockgeschehens zunehmende akute respiratorische Insuffizienz bzw. ein daraus entstehendes ARDS („acute respiratory distress syndrome“) [65] kann viele Ursachen haben, wie nachstehende Aufstellung (nach [65]) zeigt:

- direktes Zelltrauma,
- intrapulmonale Hämorrhagie,
- pulmonale Hypertension,
- vasoaktive Substanzen: Histamin, Serotonin, Thromboxan A_2,
- Mikroembolisation, Fibrinopeptide (?),
- freie Fettsäuren,
- Leukozyten-, Thrombozytenaggregate,
- „low cardiac output",
- Surfactantmangel.

Im hämorrhagischen Schock ist eine erhöhte Plasmakonzentration von Histamin nicht unbedingt negativ zu bewerten [48]: Die vasodilatierenden (Koronarien!) und positiv inotropen Effekte von Histamin verbessern möglicherweise die Therapie- und Überlebenschancen.

Diagnostik

Wird der hämorrhagisch-traumatische Schock frühzeitig erkannt, dann besteht bei unverzüglicher und effizienter Therapie meistens eine gute Prognose für den Patienten. Behindern allerdings die vorbestehende Schockursache - weiterhin Blutung in das traumatisierte Gewebe - oder zeitliche Verzögerungen eine wirksame Therapie, dann werden die zirkulatorischen und metabolischen Homöostasemechanismen exzessiv aktiviert und das sekundäre Organversagen und der Tod des Patienten sind unausweichlich. Am raschesten zu erfassen ist das klinische Bild: kalte, blasse, feuchte Haut, Kaltschweiß, Tachykardie, Tachypnoe, blasse Skleren, Unruhe, Benommenheit und ängstlicher Blick sind untrügliche Zeichen. Besonders wichtig ist sodann die Erfassung der grundlegenden Kreislaufparameter Blutdruck und Puls zum frühestmöglichen Zeitpunkt; deren ständige Kontrolle und Bewertung in Abhängigkeit von der Therapie sind erste Richtlinien für die weitere Behandlung des Patienten. Wie erwähnt, kann der systolische Blutdruck initial aufgrund der sympathikoadrenergen Reaktion noch normal sein; bei Pulswerten deutlich über 100/min wird jedoch der Schockindex (Verhältnis von Puls zu systolischem Blutdruck) über 1 liegen und damit den Schock signalisieren.

Während der Erstbehandlung in der Klinik sind beim schockierten Patienten ein EKG, zentralvenöser Katheter, arterielle Verweilkanüle, Blasenkatheter und wiederholte Laborkontrollen (Blutgasanalyse, Hb, Hkt, Elektrolyte, Kontrolle der Blutgerinnung mit Fibrinogenkonzentration, Thromboplastin- und Prothrombinzeit sowie Thrombozytenzahl) unverzichtbar. Die arterielle Verweilkanüle ist wichtig sowohl zur kontinuierlichen direkten Blutdruckmessung wie zur Ermöglichung wiederholter Blutgasanalysen. Der Blasenkatheter ist von Beginn der Therapie an absolut indiziert zur Kontrolle der Urinausscheidung, die mindestens Werte um 0,5-1 ml/kg KG/h erreichen soll. Bei der Analyse der Blutgaswerte ist zu beachten, daß möglicherweise erst nach erfolgreicher Behandlung des Schocks die sauren Metabolite der „verborgenen Azidose" im Blut erscheinen und erkannt werden.

Bei Patienten mit kardialem oder pulmonalem Risiko oder schwerem Trauma und großem Volumenaustausch und bei weiterhin notwendiger Intensivbehandlung des schockierten Patienten sollte auf die Plazierung eines pulmonal-arteriellen Einschwemmkatheters nicht verzichtet werden. Die Messung des pulmonalarteriellen Druckes (PAP), des pulmonal-kapillären Verschlußdruckes (PCWP), des Herzminutenvolumens (HMV) und der gemischten zentralvenösen Blutgaswerte ermöglichen die differenzierte Unterscheidung zwischen Volumenmangel, Pumpversagen, pulmonaler Insuffizienz und eventuell Obstruktion der pulmonalen Strombahn. PCWP-Werte unter 10–18 mm Hg signalisieren Volumenmangel. Hohe PCWP-Werte und niedrige zentralvenöse O_2-Druckwerte zeigen ein Linksherzversagen und die Notwendigkeit inotroper Medikamente an. Hohe zentralvenöse Drücke (ZVD) und hohe PAP-Werte verbunden mit niedrigen PCWP-Werten und niedriger arterieller O_2-Sättigung müssen an eine fortbestehende linksventrikuläre Hypovolämie bei Durchstrombehinderung der Pulmonalgefäße denken lassen [39]. Über die Bestimmung des HMV, des arteriellen und des zentral-gemischtvenösen O_2-Gehaltes kann der O_2-Verbrauch des Gesamtkörpers erfaßt werden. Die Normalisierung des O_2-Verbrauchs im gesamten Organismus ist jedoch das wichtigste Ziel der Schocktherapie.

Besonders wichtig zur Erfassung des Risikos des hämorrhagisch-traumatisch schockierten Patienten ist jedoch nicht nur die Erfassung und Kontrolle von Meßwerten. Auch das Wissen um bestimmte regelhafte Verläufe des Schocks nach Trauma und die Anwendung dieses Wissens verbessern die Behandlung des Patienten. So muß nach einer Fraktur des Beckens oder einer Oberschenkelfraktur oder einem schweren stumpfen Bauchtrauma unbedingt mit großen Volumenverlusten gerechnet werden, auch wenn die Kreislaufparameter dies zu Beginn noch nicht anzeigen. Ebenso entwickelt sich nach diesen Traumata regelhaft eine akute respiratorische Insuffizienz, auch wenn dies aus den Blutgaswerten noch nicht abzulesen ist. Die frühzeitige Intubation ermöglicht dann die Therapie zum frühestmöglichen Zeitpunkt.

Therapie

Wichtige Erstmaßnahmen am Unfallort sind die Schocklagerung, die Blutstillung – soweit vital indiziert und möglich –, das Anlegen möglichst mehrerer großlumiger periphervenöser Zugänge und die O_2-Zufuhr mit Sicherung der pulmonalen Funktion (z. B. Therapie eines Pneumothorax).

Sodann ist die wichtigste therapeutische Maßnahme jedoch die Wiederherstellung des normalen intravasalen Blutvolumens.

Volumentherapie

Bei Patienten ohne wesentliche spezielle Vorerkrankungen kann der Verlust von z. B. 75% der Thrombozyten, von 50–60% der Gerinnungsfaktoren und von ca. 25% der Erythrozyten toleriert werden, ohne daß eine Substitution dieser Blutbestandteile unverzüglich erforderlich ist [36]. Das intravasale Blutvolumen jedoch sollte nicht wesentlich unter 100% des Normalvolumens abfallen. Bei bestehendem Schocktrauma sollte sogar möglichst eine Wiederauffüllung bis zum vorbestehenden Normalvolumen erfolgen; durch die sympathikoadrenergen Kompensationsmechanismen besteht ansonsten einerseits das Risiko der Umverteilung des Herzminutenvolumens und der inhomogenen Durchströmung im Bereich der Mikrozirkulation, andererseits wäre bei Verlust von z. B. 20–25 % der Erythrozyten und bei intravasaler Hypovolämie eine normale O_2-Transportkapazität, d.h. ein normales O_2-Angebot an die Zellen, nicht gewährleistet. Dieses Wissen entstammt v.a. den zahlreichen tierexperimentellen Untersuchungen zur normovolämischen Hämodilution während der letzten 2 Jahrzehnte und den Anwendungen der Hämodilution beim Menschen [41, 59]. Die Untersuchungen zur Hämodilution haben gezeigt, daß bis zu Hkt-Werten von 30–25 % beim kardial nicht vorgeschädigten Patienten eine normale O_2-Versorgung der Organe bei erhöhtem Herzminutenvolumen, aber nicht wesentlich erhöhtem myokardialen Sauerstoffverbrauch gewährleistet ist, solange das Intravasalvolumen im Normbereich bleibt [59]. Unter dem zusätzlichen Gesichtspunkt der Infektionsrisiken von Bluttransfusionen (Hepatits, AIDS) ist aus diesen Gründen in der initialen Schocktherapie die Infusion erythrozytenfreier Lösungen der Transfusion von Blutkonserven vorzuziehen, solange Hkt-Werte um 25 % bei Normovolämie nicht wesentlich unterschritten werden.

Weitgehend Einigkeit besteht heute darüber, daß der initiale Volumenersatz beim hypovolämisch-schockierten Patienten durch erythrozytenfreie Lösungen erfolgen sollte. Zur Verfügung stehen dafür kolloidale und kristalloide Lösungen. Aufgrund ihres Wirkmechanismus als effektive Volumenersatzmittel mit deutlich längerer Wirkdauer wäre den Kolloiden im Vergleich zu den Kristalloiden eindeutig der Vorzug zu geben.

$$Jv = Kfc[(p_c - p_t) - \delta(\pi_c - \pi_t)]$$

Jv Nettovolumenbewegung
Kfc Filtrationskoeffizient
p_c hydrostatischer Druck Kapillare
p_t hydrostatischer Druck Interstitium
π_c kolloidosmotischer Druck Kapillare
π_t kolloidosmotischer Druck Interstitium
δ Reflektionskoeffizient der Kapillarmembran für Proteine

Starling [58] hat vor 90 Jahren die Kräfte beschrieben, die die Flüssigkeitsbewegungen zwischen intra- und extravasalem Raum bestimmen; heute wie damals gilt, daß unter den hydrostatischen und kolloidosmotischen Kräften von Intravasalraum und Interstitium der kolloidosmotische Druck des Plasmas die wesentliche Kraft ist, die das Plasmavolumen im Intravasalraum hält und die intravasale Normovolämie garantiert (siehe obige Gleichung). Auch in den Untersuchungen zur normovolämischen Hämodilution [59] hatten sich die länger wirksamen Kolloide – z. B. Dextran 60 – im Vergleich zu kürzer wirksamen Kolloiden – z. B. die harnstoffvernetzte Gelatine – als deutlich überlegen erwiesen in der Sicherung der Normovolämie und einer guten O_2-Transportkapazität. Trotz dieser theoretischen Überlegenheit der Kolloide wird seit vielen Jahren unvermindert heftig die Kontroverse diskutiert: „Kristalloide oder Kolloide zum primären Volumenersatz [49]?" Zur Standortbestimmung seien einige der Argumente dieser Kontroverse und der Studien, die sie stützen sollen, diskutiert.

Unterschiedliche Behandlungssituationen
In angloamerikanischen Studien werden häufig Volumenersatz beim Polytrauma und Schock einerseits und beim intraoperativen Volumenverlust andererseits gleichwertig nebeneinander diskutiert [4, 47, 57, 62]. Es ist heute unbestritten, daß die Volumentherapie intraoperativ mit den Möglichkeiten guter Überwachung von Kreislauf und Atmung (invasiv-arteriell gemessener Blutdruck, zentralvenöser Druck, pulmonalarterieller Druck und pulmonalkapillärer Verschlußdruck, Bestimmung der Blutgase) in weiten Bereichen gut mit kristallinen Lösungen durchgeführt werden kann [6, 7, 47, 57, 66]. Selbst relativ große Volumina infundierter Kristalloide führen häufig nicht zu einer Beeinträchtigung der Lungenfunktion; über eine Steigerung des Lymphflusses und die Aufrechterhaltung des onkotischen Druckgradienten von intravasal nach interstitiell bei absolut verminderten onkotischen Druckwerten ist eine ausreichende Flüssigkeitsdrainage gewährleistet [66]. Bluttransfusionen stehen intraoperativ dann bei Bedarf ohne Zeitverlust zur Verfügung. Hingegen muß im hypovolämischen Schock unter Notfallbedingungen der Volumenersatz einerseits rasch und effektiv erfolgen, andererseits soll die intravasale Verweildauer der Volumenersatzmittel ausreichend lang sein, um ein adäquates Blutvolumen unverzüglich, aber auch für die Dauer der Erstbehandlungsmaßnahmen stabil sicherzustellen. Die schockspezifische massive Störung der Homöostase kann so frühzeitig beeinflußt, die Entwicklung der schockspezifischen Mikrozirkulationsstörung verhindert, zumindest rechtzeitig therapiert werden [4, 10, 12, 29, 39, 52, 63].

Nicht diskutiert werden kann und soll hier der Volumenersatz beim intensivmedizinisch behandelten Patienten, beim Patienten mit akutem Atemnotsyndrom des Erwachsenen (ARDS) mit evtl. erhöhter Kapillarpermeabilität. Bei diesen Patienten ist wegen der möglicherweise nachteiligen Wirkungen kolloidaler Lösungen durch eine Ansammlung im Interstitium nur eine individuelle Flüssigkeitstherapie möglich; sowohl kolloidale wie kristalloide Lösungen werden zu unterschiedlichen Zeitpunkten sinnvoll sein. In der Initialphase des hypovolämischen Schocks jedoch ist eine erhöhte Kapillarpermeabilität noch nicht relevant und erfordert daher keine gesonderte Beachtung [13].

Natürliche und künstliche Kolloide
Die 2. wesentliche Differenz in der europäisch-angloamerikanischen Diskussion „Kristalloide vs. Kolloide" resultiert aus dem unterschiedlichen Gebrauch und Verständnis des Begriffs „kolloidale Lösungen". Im angloamerikanischen Schrifttum steht der Begriff „Kolloide" nahezu synonym für die natürlichen Kolloide Humanalbumin bzw. Plasmaprotein [31-35, 46, 49, 61]. Künstliche kolloidale Lösungen - Präparationen von Gelatine, Dextran und Hydroxyäthylstärke - sind dort weniger gebräuchlich. In Europa hingegen haben die künstlichen Kolloide gerade zum primären Volumenersatz bei akutem Blutverlust seit langem ihren festen Platz [28, 29, 39, 41].

Lösungen auf der Basis von Humanalbumin besitzen zwar hervorragende Volumeneigenschaften, bedingt durch die Monodispersität der Lösung mit einem einheitlichen Molekulargewicht des Albumins von 69000. Das Molekulargewicht von Albumin liegt damit genau über der Nierenschwelle. Andererseits haben sich einige Lösungen künstlicher Kolloide bislang trotz der durch die industrielle Herstellung bedingten breiteren Molekulargewichtsstreuung (Polydispersität) als vergleichbar volumenwirksam erwiesen wie Albumin; es sind dies die 6%igen Lösungen von Dextran 60 und 70, von Hydroxyäthylstärke (HÄS) 450/0,7 und wohl auch von HÄS 200/0,5. In Tabelle 1 sind einige der wesentlichen Charakteristika der Lösungen künstlicher Kolloide aufgeführt. Zudem weisen die Lösungen künstlicher Kolloide die eindeutigen Vorteile billiger Herstellungskosten, der unbegrenzten Verfügbarkeit, der einfacheren Lagerhaltung und des primären Fehlens jeglicher Infektiösität auf; für künstliche Kolloide sind keine menschlichen Spender erforderlich.

Tabelle 1. Künstliche kolloidale Lösungen und wesentliche Parameter ihrer intravasalen Volumenwirksamkeit

Präparation	Kolloidgehalt [%]	Gew.mittel des Molekulargewichts $\overline{M}w$	Intravasale Volumenwirkung [h]
Dx 40	10	40000	~4
Dx 60	6	60000	6
Dx 70	6	70000	6
Harnstoffvernetzte Gelatine	3,5	35000	2-3
Oxypolygelatine	5,5	30000	2-3
Modifizierte flüssige Gelatine	4	35000	2-3
HÄS 450/0,7	6	450000	6-10
HÄS 200/0,5	10 und 6	200000	4-6
HÄS 40/0,5	6	40000	2-3

Tabelle 2. Extremwerte der Häufigkeiten von Unverträglichkeitsreaktionen bei Infusion kolloidaler Lösungen. Angaben über Art der Erfassung und der Bezugsgrößen sowie eine Spezifizierung der verwandten Präparationen sind nicht berücksichtigt [28]

Kolloid	Häufigkeiten [%]	Autoren
Plasmaproteine	0,001-1,05	Seiler et al. (1980), Schneider u. Köster (1966)
Dextran	0,009-4,7	Beez u. Dietl (1979), Schöning u. Koch (1975)
Gelatine-präparationen	0,064-21,3	Lundsgaard-Hansen u. Tschirren (1980) Schöning u. Koch (1975)
Hydroxyäthylstärke	0,005-2,7	Beez u. Dietl (1979), Schöning u. Koch (1975)

Beez M, Dietl H (1979) Retrospektive Betrachtung der Häufigkeit anaphylaktoider Reaktionen nach Plasmasteril® und Longasteril®. Infusionstherapie 6: 23-26

Lundsgaard-Hansen P, Tschirren B (1980) Anaphylaktoide Reaktionen auf 102787 Einheiten Gelatine. Allergologie 3: 76-78

Schneider W, Köster HJ (1966) Zur Beurteilung von Transfusionsreaktionen. Konsequenzen für die Praxis. MMW 108: 1478-1482

Schöning B, Koch A (1975) Pathergiequote verschiedener Plasmasubstitute an Haut und Respirationstrakt orthopädischer Patienten. Anaesthesist 24: 507-516

Seiler FR, Quast U, Sedlacek HH, Schneider H, Hammer R (1980) Humanalbumin als Plasmaersatzmittel. Intensivbehandlung 5: 93-99

Als wesentlicher Nachteil künstlicher kolloidaler Lösungen wird häufig deren höhere Rate v.a. schwerer Nebenwirkungen im Vergleich zu Albumin angeführt [4, 7]. Einen Nachweis dafür, daß eine bestimmte Präparation einer Lösung natürlicher oder künstlicher Kolloide häufiger oder schwerere Unverträglichkeitsreaktionen verursacht als eine der übrigen kolloidalen Lösungen, haben die in der Literatur dazu bislang verfügbaren Studien nicht erbracht [28]. In Tabelle 2 sind die Extremwerte der Häufigkeiten von Unverträglichkeitsreaktionen kolloidaler Lösungen aufgeführt, wie sie derzeit der Literatur entnommen werden können [28]. Die Studien zur Ermittlung dieser Häufigkeiten wiesen jedoch extreme Unterschiede im Design auf. Vergleichbare prospektive Untersuchungen, durchgeführt an einer ausreichenden Anzahl von Patienten mit Bezug der Unverträglichkeitsreaktionen auf die Zahl dieser Patienten, gibt es bislang nur wenige.

Selbst wenn man der Meinung ist, daß Lösungen von Dextran relativ häufig schwere Unverträglichkeitsreaktionen verursachen, so bietet sich heute bei prophylaktischer Verabreichung von monovalentem Haptendextran kein Anhaltspunkt mehr für die Annahme, daß Dextranlösungen im Vergleich zu anderen Kolloiden mit einem größeren Nebenwirkungsrisiko für die Patienten behaftet seien [28, 39].

Aus den vorstehenden Ausführungen ergibt sich für uns, daß die Lösungen künstlicher Kolloide in der primären Therapie des hämorrhagischen Schocks den Vorzug verdienen und zusammen mit Kristalloiden infundiert werden sollten.

Studien zur Volumentherapie

Von den klinischen Studien, die in den letzten Jahren zur Überprüfung der Wirksamkeit kristalloider und kolloidaler Lösungen in der Primärtherapie des hypovolämischen Schocks durchgeführt wurden, sollen hier 4 typische und bekannte vorgestellt werden. In den letzten Jahren haben 3 Studien aus dem amerikanischen Raum große Aufmerksamkeit erhalten. Eine 4. Studie aus Skandinavien soll ihnen gegenübergestellt werden.

In ihrer vielzitierten Studie sprechen Virgilio et al. [62] zwar von „resuscitation", sie beschäftigen sich jedoch nicht mit der Therapie schockierter Patienten; es wird der normale Volumenersatz bei elektiven, operativen Eingriffen mit allen Möglichkeiten guter Diagnostik und Therapie erfaßt. Wie bereits angeführt, ist es heute unbestritten, daß bei elektiven Eingriffen und exzellentem Monitoring eine Therapie unter Verwendung großer Volumina von Kristalloiden mit gutem Erfolg möglich ist. Es ist bekannt, daß gerade in der Lunge der kolloidosmotische Druck des Plasmas auch auf Werte unter 10 mm Hg abfallen kann [31, 49, 66], ohne daß ein Lungenödem auftreten muß: als Sicherheitsmechanismen wirken ein besonders in diesem Organ sehr steigerungsfähiger Lymphfluß, begleitet von einer synchronen Abnahme des kolloidosmotischen Gewebedruckes [49, 66]. In der Studie von Virgilio et al. [62] verzeichneten zudem alle Patienten deutliche Gewichtszunahmen in Form peripherer Gewebsödeme. Ödeme dieser Gewebe werden zwar häufig erstaunlich gut toleriert, bieten aber wohl keine Vorteile für die Patienten und beeinflussen die O_2-Versorgung der Gewebe und die Wundheilung erwiesenermaßen nachteilig [24]. Die Studie von Moss et al. [46, 47] umfaßt 36 Patienten mit Schock und Trauma, die einer Laparotomie unterzogen werden mußten, und die in der einen Gruppe nur mit Kristalloiden, in der anderen Gruppe zusätzlich mit

Albumin therapiert wurden. Die Patienten beider Gruppen erhielten ungefähr das gleiche Infusionsvolumen (ca. 8 l) zur Kreislaufstabilisierung, obwohl diese Infusionen in der Patientengruppe mit Albumintherapie zur Hälfte 5%igen Albuminlösungen entsprachen. Die Autoren vermuteten daher selbst, daß entweder in der Albumingruppe überinfundiert oder in der Kristalloidgruppe unterinfundiert worden sei. Eine Überlegenheit einer Therapieform wurde nicht festgestellt. Als wesentlicher Nachteil der Therapie mit Albuminlösungen wurden deren hohe Kosten herausgestellt.

Lucas et al. schließlich haben in ihrer Studie 94 schwerverletzte Patienten erfaßt, die während einer durchschnittlichen Erstbehandlungsphase von 9 h alle für eine unterschiedlich lange Zeitspanne hypovolämisch schockiert waren [32, 33, 34]. Die Patienten erhielten während der Notfallaufnahme und der Erstoperation durchschnittlich 14,5 Einheiten an Bluttransfusionen, 9,2 l Kristalloide und 0,9 l Plasma. Zusätzlich zur Standardtherapie wurde 46 Patienten Albumin transfundiert: sie erhielten dadurch in den ersten 5 Behandlungstagen durchschnittlich insgesamt 481 g Albumin, entsprechend ca. 9600 ml Albumin 5%. Aber auch den 48 Patienten der sog. Kristalloidgruppe wurden in diesen Tagen ca. 300 g natürliche Kolloide in Transfusionen und „fresh frozen plasma", entsprechend 6000 ml einer 5%igen Albuminlösung, transfundiert. Die ausgewiesenen Daten zeigen nicht, daß die 46 Patienten der Albumingruppe die 181 g Albumin zusätzlich zu den 300 g Kolloiden, die alle Patienten erhielten, auch wirklich benötigt hätten. Die zusätzlich mit Albumin behandelten Patienten bedurften durchschnittlich 7,7 Tage lang einer maschinellen Beatmungstherapie gegenüber 2,9 Tagen bei den Patienten, die nur die Standardtherapie erhielten. Es muß vermutet werden, daß auch in dieser Studie eine nichtindizierte Übertransfusion von Albumin in der einen Gruppe einen möglichen Beitrag zur Lungenfunktionsstörung geleistet hat.

Als Kritik an den vorgestellten Studien bleibt festzuhalten:

1) In diesen Studien werden z.T. keine Patienten unter Schockeinwirkung, sondern Patienten während der Operation von elektiven Eingriffen behandelt. Eine Kristalloidtherapie bei diesen Patienten ist gut möglich.
2) Meist werden alle Patienten mit natürlichen Kolloiden therapiert, allerdings erhalten die Vergleichsgruppen unterschiedliche Mengen dieser Kolloide. Es besteht der Verdacht, daß die Patienten der Kolloidgruppen oft zu viel an natürlichen Kolloiden erhalten.
3) Als Kolloid wird generell das relativ teuere und beschränkt verfügbare Albumin anstatt eines preisgünstigeren und unbeschränkt verfügbaren künstlichen Kolloids verwendet.

Ganz andere Ergebnisse erhielt hingegen Modig [45] in einer prospektiven, kontrollierten Studie an 31 Patienten mit schweren Becken- und Femurfrakturen und Schock. Diese Studie war bereits 1983 in einer Vorinformation publiziert worden [44]. Von den Patienten erhielten 14 initial 1000–1500 ml Dextran 70 und 2000–3000 ml Ringer-Lösung im Vergleich zu den 17 anderen Patienten, die nur mit Ringer-Lösung (5000–8000 ml) therapiert wurden. Nach der Erstbehandlungsphase erhielt die 1. Gruppe der Patienten in den folgenden 6 Tagen täglich 500 ml Dextran 70 und zusätzlich so viel an Ringer-Lösung, daß Kreislauf und Urinausscheidung (>50 ml/h) normal blieben. Die 2. Gruppe erhielt zu diesem Zweck nur Ringer-Lösung.

Ergebnisse:

1) Die Patienten der Kolloidgruppe erreichten in hochsignifikant kürzerer Zeit Kreislaufstabilität im Vergleich zu den Patienten der Kristalloidgruppe.
2) Die Häufigkeit des „adult respiratory distress syndrome" (ARDS) war in der Dextrangruppe signifikant geringer (0 von 14) im Vergleich zur Ringer-Gruppe (5 von 17).

Diese Studie von Modig [45] bestätigt nachdrücklich die von uns seit Jahren praktizierte Primärtherapie des Volumenmangelschocks mit Verwendung sowohl kolloidaler wie kristalloider Lösungen: kolloidale Lösungen sind erforderlich zur Stabilisierung des intravasalen Volumens, kristalloide Lösungen zum Ersatz intra- wie extravasaler Flüssigkeitsverluste. Experimentelle Untersuchungen zeigten zudem, daß durch Infusion kolloidaler Lösungen der pulmonale Gefäßwiderstand signifikant tiefer abfiel im Vergleich zur Infusion kristalloider Lösungen [52].

Schlußfolgerung zur Volumentherapie

In der Initialtherapie des hämorrhagisch-traumatisch schockierten Patienten sollten zunächst kolloidale und kristalloide Lösungen im Verhältnis 1:1 bis 1:3 infundiert werden. Künstliche langwirkende Kolloide sind den natürlichen Kolloiden Albumin und Plasmaprotein entschieden vorzuziehen. Bei Verwendung von Dextran 60 oder 70 sind als mögliche weitere positive Effekte eine verminderte Fibrinolysehemmung, damit eine reduzierte Fibrinablagerung in der Lunge und eine geringere Aggregation von Thrombozyten und evtl. Granulozyten zu diskutieren [45].

Hypertone Kochsalzlösungen - z.B. NaCl 7,5% - zeigten in Tierexperimenten und Fallberichten beim Menschen bei Reanimation in der Schocktherapie erstaunlich positive und rasche Kreislaufeffekte [11, 53]. Vor einer allgemeinen Anwendung und Empfehlung dieser Therapie sind jedoch noch weitere ausgedehnte Untersuchungen erforderlich.

Respiratorische Insuffizienz

Wie aus der Übersicht S. 220 ersichtlich, kann sich beim hämorrhagisch-traumatisch schockierten Patienten aus vielen Gründen eine akute respiratorische Insuffizienz bzw. ein ARDS („acute respiratory distress syndrome") entwickeln.

Eine Unterstützung des Gasaustausches - O_2-Zufuhr in höheren Konzentrationen, assistierte oder kontrollierte Beatmung, evtl. positiv endexpiratorischer Druck (PEEP) - sollte daher so früh wie möglich erfolgen. Bei schwersten Traumen - Kopf, Thorax, Becken, Oberschenkel - wird eine frühzeitige Beatmung bereits indiziert sein, bevor die Werte der Blutgasanalyse oder eine Röntgenaufnahme der Lunge dies anzeigen.

Pharmakotherapie von Herz und Kreislauf

Die Stützung der myokardialen Pumpfunktion (s. „myocardial depressant factor" [14, 17, 30]) wie auch der peripheren Vasokonstriktion ist häufig erforderlich, sei es aus Gründen einer verzögerten Therapie, eines vorbestehenden Volumenverlustes oder auch nur der Schockbeeinträchtigung eines kardial vorerkrankten Patienten. Dopamin wird sehr oft das Katecholamin der 1. Wahl sein [21, 30]: In niedriger Dosierung ist neben der positiven Inotropie die Förderung der renalen Durchblutung erwünscht, während Herzfrequenz und peripherer Widerstand nicht wesentlich beeinträchtigt werden. Bei schwerster Hypovolämie und Azidose wird auch hier wie bei der Reanimation Adrenalin sinnvoll sein, nicht zuletzt zur Sicherung der Koronarperfusion! Eine passagere Hypokalzämie bei hypovolämischen Schock kann beobachtet werden [18]; die intravenöse Substitution von Kalzium wirkt dann positiv inotrop und steigernd auf das HMV. Der Einsatz von Kalziumantagonisten, möglicherweise bei Reanimation nach Herzstillstand wertvoll, kann zur Therapie des hämorrhagischen Schocks noch nicht empfohlen werden [23, 43]. Bei erfolgreicher Volumentherapie und stabilem Kreislauf wird die Antagonisierung der peripheren Vasokonstriktion durch α-Rezeptorenblocker (Hydergin, Dehydrobenzperidol) oder Vasodilatanzien erforderlich.

Steroide

In vielen Untersuchungen ließen sich verschiedene erwünschte Wirkungen einer Kortikosteroidtherapie beim hypovolämischen Schock nachweisen:

Eine Steroidtherapie im Schock bewirkt:

- Erhöhung des HMV (Vargish et al. 1974),
- periphere Vasodilatation } (Altura u. Altura 1974),
- Stützung der Phagozytenfunktion }
- Stabilisierung lysosomaler Enzyme (Tanaka u. Iizuka 1968),
- Verminderung der Thrombozytenaggregation } (Sladen 1976),
- Verminderung des ARDS }
- Verbesserung der O_2-Abgabe (Bryan-Brown 1975).

Altura BM, Altura BT (1974) Peripheral vascular actions of glucocorticoids and their relationship to protection in circulatory shock. J Pharmacol Exp Ther 190: 300-315

Bryan-Brown CW (1975) Tissue blood flow and oxygen transport in critically ill patients. Crit Care Med 3: 103-108

Sladen A (1976) Methylprednisolone - pharmacological doses in shock lung syndrome. J Thorac Cardiovasc Surg 71: 800-806

Tanaka K, Iizuka Y (1968) Suppression of enzyme released from isolated rat liver lysosomes by nonsteroidal noninflammatory drugs. Biochem Pharmacol 17: 2023-2032

Vargish T, Shircliffe A, James PM (1974) Effects of steroids on cardiac function. Ann Surg 40: 688-696

Der nachdrückliche Nachweis einer klinischen Relevanz dieser Therapie steht noch aus, insbesondere unter dem Gesichtspunkt, daß dadurch das Infektionsrisiko erhöht wird.

Thromboxaninhibitoren

Thromboxan TXA_2 ist ein Prostaglandin, das auf dem Zyklooxygenaseweg im Rahmen des Arachidonsäuremetabolismus entsteht.

Im Schock kann Arachidonsäure durch verschiedene Stimuli aus dem Membranstoffwechsel vermehrt freigesetzt werden. Neben anderen Mechanismen wird derzeit der Wirkung von Thromboxan - aber auch von PGF_2 - die Erhöhung des pulmonalvaskulären Strömungswiderstandes und nachfolgend die Ausbildung einer respiratorischen Insuffizienz und eines ARDS zugeschrieben [22, 25, 30]. Die erfolgreiche Anwendung eines Thromboxansynthetaseinhibitors im tierexperimentellen traumatischen Schock [25] eröffnet möglicherweise einen neuen Weg der Therapie auch beim Menschen.

Opiatantagonisten

Von den endogen freigesetzten Endorphinen ist z. B. β-Endorphin ein potentes hypotensives Agens, das den Blutdruck zentral über einen serotoninergen „pathway" senkt. Experimentelle Studien haben folgerichtig bei Tieren im traumatischen Schock und Anwendung des Opiatantagonisten Naloxone eine deutliche Verlängerung der Überlebenszeiten registriert [2, 16, 26]. Trotz Berichten über eine positive Wirkung der Therapie auch beim Menschen steht eine Sicherung dieser Befunde in einer großen prospektiven, klinischen Doppelblindstudie noch aus [16].

O_2-Radikale

Organ- und Zellschäden sind im Schock nicht nur die Folge von Hypoxie und Ischämie, sondern können nach Wiederherstellung der Organdurchblutung auch durch die Reperfusion - das ist die Wiederdurchströmung der vorher minderperfundierten Gewebeareale - hervorgerufen werden. So wird z. B. unter Ischämiebedingungen in der Zelle die Xanthindehydrogenase zu Xanthinoxydase konformiert. Bei erneuter Durchblutung und Zufuhr von Sauerstoff baut diese Xanthinoxydase nun Hypoxanthin zu Harnsäure ab, wobei gleichzeitig große Mengen von O_2-abgeleiteten Radikalen gebildet werden. Die zytotoxische Wirkung dieser Radikale konnte tierexperimentell bislang auf 2 Wegen verhindert werden [37, 55]:

1) Allopurinol - allerdings prophylaktisch gegeben - hemmt die Xanthinoxydase.
2) Superoxyddismutase, intravenös zugeführt, bewirkt einen Abbau der O_2-Radikale [55].

Bislang fehlen noch Befunde eindeutig protektiver Wirkungen durch diese Substanzen beim Patienten im Schock. Möglicherweise überwiegen häufig die reinen Ischämieschäden die später auftretenden Reperfusionsschäden. Eine Prophylaxe vor Reperfusion hätte dann höchstens einen geringen Effekt. Zudem reagieren die einzelnen Organe sehr unterschiedlich auf einerseits Ischämie/Hypoxie und andererseits Reperfusion [37, 55].

Zusammenfassung

Zur optimalen Beurteilung des Risikos eines Patienten im hämorrhagisch-traumatischen Schock ist die kontinuierliche Registrierung des klinischen Bildes und wichtiger Atmungs- und Kreislaufparameter, verbunden mit der Verlaufsbeobachtung der wichtigsten Labordaten (Basislabor, Blutgaswerte, Nierenfunktion) erste Voraussetzung. Die wesentlichste primäre Therapiemaßnahme ist die Normalisierung des intravasalen Volumens. Die Kenntnis der regelhaften Krankheitsverläufe von Patienten mit schwersten Traumen sollte zu einer eher großzügigen Volumentherapie mit initialer Anwendung künstlicher kolloidaler Lösungen und von Kristalloiden und zur frühzeitigen maschinellen Atmungsunterstützung dieser Patienten stimulieren. Die Verwendung von Dextran 60 oder 70 zur Volumentherapie mag über die Verbesserung der Fluidität des Blutes hinaus noch die zusätzlichen Effekte einer verminderten Fibrinablagerung und der reduzierten Aggregation von Thrombozyten und Leukozyten haben. Auch bei guter Volumentherapie wird die passagere Stützung von Herz und Kreislauf durch rasch wirksame Katecholamine nicht selten erforderlich sein. Weitergehende und neuere Ansätze zur Optimierung der Schocktherapie - Steroide, Opiatantagonisten, Hemmung oder Zufuhr von Prostaglandinen, Hemmung von O_2-Radikalen - bedürfen noch des Nachweises ihrer Wirksamkeit in ausgedehnteren klinischen Untersuchungen.

Literatur

1. Abraham E, Chang Y-H (1986) Cellular and humoral bases of hemorrhage-induced depression of lymphocyte function. Crit Care Med 14: 81-86
2. Beamer KC, Vargish T (1986) Effect of methylprednisolone on naloxone's hemodynamic response in canine hypovolemic shock. Crit Care Med 14: 115-119
3. Bihari DJ, Tinker J (1983) The management of shock. In: Tinker J, Rapin M (eds) Care of the critically ill patient. Springer, Berlin Heidelberg New York, pp 189-222
4. Brinkmeyer SD (1983) Fluid resuscitation: An overview. J Am Osteopath Assoc 82: 326-330
5. Canizaro PC, Shires GT (1973) Fluid resuscitation in injured patients. Surg Clin North Am 53: 1341-1366
6. Carrico CJ, Maier RV (1983) Balanced salt solutions in massive trauma. In: Brown BR (ed) Fluid and blood therapy in anesthesia. Davis, Philadelphia (Contemporary anesthesia practice, vol 6, pp 56-83)
7. Carrico CJ, Canizaro PC, Shires T (1976) Fluid resuscitation following injury: Rationale for the use of balanced salt solutions. Crit Care Med 4: 46-54
8. Collins JA (1982) The pathophysiology of hemorrhagic shock. In: Collins JA, Murawski K, Shafer AW (eds) Massive transfusion in surgery and trauma. Liss, New York (Progress in clinical and biological research, vol 108, pp 5-29)
9. Davis JM, Stevens JM, Peitzman A, Corbett WA, Illner H, Shires III GT, Shires GT (1983) Neutrophil migratory activity in severe hemorrhagic shock. Circ Shock 10: 199-204
10. Dawidson I, Gelin LE, Haglind E (1980) Plasma volume, intravascular protein content, hemodynamic and oxygen transport changes during intestinal shock in dogs. Crit Care Med 8: 73-80
11. De Felippe J, Timoner J, Velasco IT, Lopes OU, Rocha-e-Silva M (1980) Treatment of refractory hypovolaemic shock by 7.5% sodium chloride injections. Lancet II: 1002-1004
12. Demling RH (1982) Animal research on hypovolemic shock and resuscitation: An update. In: Collins JA, Murawski K, Shafer AW (eds) Massive transfusion in surgery and trauma. Liss, New York (Progress in clinical and biological research, vol 108, pp 31-50)
13. Gabel JC, Drake RE (1979) Pulmonary capillary pressure and permeability. Crit Care Med 7: 91-97
14. Goldfarb RD (1982) Cardiac dynamics following shock: Role of circulating cardiodepressant substances. Circ Shock 9: 317-334
15. Greenberg R, Matsumoto T (1982) Alteration of pulmonary vascular resistance in hemorrhagic shock following resuscitation with crystalloid vs. colloid solution. Am Surg 48: 525-527
16. Groeger JS (1986) Opioid antagonists in circulatory shock. Crit Care Med 14: 170-171
17. Hallström S, Vogel C, Krösl P, Redl H, Schlag G (1986) The occurence of low molecular weight inotropic plasma factors in severe hypovolemic traumatic shock. Circ Shock 19: 116

18. Harrigan C, Lucas CE, Ledgerwood AM (1983) Significance of hypocalcemia following hypovolemic shock. J Trauma 23: 488-493
19. Haupt MT, Rackow EC (1982) Colloidosmotic pressure and fluid resuscitation with hetastarch, albumin and saline solutions. Crit Care Med 10: 159-162
20. Hempelmann G, Trentz OA, Trentz O, Müller H, Oestern HJ, Sturm J (1981) Behandlung des polytraumatischen Schocks. Unfallchirurgie 7: 116-121
21. Herbert P, Tinker J (1980) Inotropic drugs in acute circulatory failure. Intensive Care Med 6: 101-111
22. Hess ML, Warner M, Okabe E (1983) Hemorrhagic shock. In: Altura BM, Lefer AM, Schumer W (eds) Handbook of shock and trauma. Raven, New York, pp 393-412
23. Hess ML, Warner MF, Smith JM, Manson NH, Greenfield LJ (1983) Improved myocardial hemodynamic and cellular function with calcium channel blockade (verapamil) during canine hemorrhagic shock. Circ Shock 10: 119-130
24. Heughan C, Niinikoski J, Hunt TK (1972) Effect of excessive infusion of saline solution on tissue oxygen transport. Surg Gynecol Obstet 135: 257-260
25. Hock CE, Lefer AM (1984) Beneficial effect of a thromboxane synthetase inhibitor in traumatic shock. Circ Shock 14: 159-168
26. Isojama T, Tanaka J, Sato T, Shatney CH (1982) Effects of naloxone and morphine in hemorrhagic shock. Circ Shock 9: 375-382
27. Larsson M, Ware I (1983) Effects of isotonic fluid load on plasma water and extracellular fluid volumes in the rat. Eur Surg Res 15: 262-267
28. Laubenthal H, Peter K, Messmer K (1982) Unverträglichkeitsreaktionen auf kolloidale Plasmaersatzlösungen. Anästh Intensivmed 23: 26-33
29. Ledingham McA, Ramsey G (1986) Hypovolemic shock. Br J Anaesth 58: 169-189
30. Lefer AM (1983) Role of prostaglandins and thromboxanes in shock states. In: Altura BM, Lefer AM, Schumer W (eds) Basic science. Raven, New York (Handbook of shock and trauma, vol 1, p 355)
31. Lowe RJ, Moss GS, Jilek J, Levine HD (1979) Crystalloid versus colloid in the ethiology of pulmonary failure after trauma - a randomized trial in man. Crit Care Med 7: 107-112
32. Lucas CE, Ledgerwood AM, Higgins RF (1979) Impaired salt and water excretion after albumin resuscitation for hypovolemic shock. Surgery 86: 544-549
33. Lucas CE, Ledgerwood AM, Higgins RF, Weaver DW (1980) Impaired pulmonary function after albumin resuscitation from shock. J Trauma 20: 446-451
34. Lucas CE, Bouwman DL, Ledgerwood AM, Higgins RC (1980) Differential serum protein changes following supplemental albumin resuscitation for hypovolemic shock. J Trauma 20: 47-51
35. Lucas CE, Martin DJ, Ledgerwood AM, Huschner J, McGonigal MD, Kithier K, Sardesai VM (1986) Effect of fresh-frozen plasma resuscitation on cardio-pulmonary function and serum protein flux. Arch Surg 121: 559-563
36. Lundsgaard-Hansen P (1982) Das Komponentenkonzept in der chirurgischen Hämotherapie. Diagn Intensivther 15: 297-310
37. McCord JM (1985) Oxygen-derived free radicals in postischemic tissue injury. N Engl J Med 312: 159-163
38. McIntosh TK, Palter M, Grasberger R, Vezina R, Gerstein L, Yeston N, Egdahl RH (1986) Endorphins in primate hemorrhagic shock: Beneficial action of opiate antagonists. J Surg Res 40: 265-275
40. Meßmer K (1985) Pathophysiologie des Volumenmangels. In: Rügheimer E, Pasch T (Hrsg) Notwendiges und nützliches Messen in Anästhesie und Intensivmedizin. Springer, Berlin Heidelberg New York Tokyo, S 289-294
39. Meßmer K (1983) Traumatic shock in polytrauma: Circulatory parameters, biochemistry, and resuscitation. World J Surg 7: 26-30
41. Meßmer K, Sunder-Plassmann L (1975) Schock. In: Lindenschmidt TO (Hrsg) Pathophysiologische Grundlagen der Chirurgie, 2. Aufl. Thieme, Stuttgart New York, S 159-196
42. Metildi LA, Shackford SR, Virgilio RW, Peters RM (1984) Crystalloid versus colloid in fluid resuscitation of patients with serve pulmonary insufficiency. Surg Gynecol Obstet 158: 207-212

43. Meuret GH, Schindler HFO (1983) Calcium-Antagonismus - ein neues pharmakologisches Prinzip in der Reanimation. Schweiz Med Wochenschr 113: 1153-1157
44. Modig J (1983) Advantages of dextran 70 over Ringer acetate solution in shock treatment and in prevention of adult respiratory distress syndrome. A randomized study in man after traumatic haemorrhagic shock. Resuscitation 10: 219-226
45. Modig J (1986) Effectiveness of dextran 70 versus Ringer's acetate in traumatic shock and adult respiratory distress syndrome. Crit Care Med 14: 454-457
46. Moss GS, Lowe RJ, Jilek J, Levine HD (1981) Colloid or crystalloid in the resuscitation of hemorrhagic shock: A controlled clinical trial. Surgery 89: 434-438
47. Moss GS, Lowe RJ, Jilek J, Levine HD (1982) Fluid therapy in shock. In: Collins JA, Murawski K, Shafer AW (eds) Massive transfusion in surgery and trauma. Liss, New York (Progress in clinical and biological research, vol 108, pp 51-63)
48. Nagy S, Nagy A, Adamicza A, Szabo I, Tarnoky K, Traub A (1986) Histamine level changes in the plasma and tissues in hemorrhagic shock. Circ Shock 18: 227-239
49. Poole GV, Meredith JW, Pennell T, Mill SA (1982) Comparison of colloids and crystalloids in resuscitation from hemorrhagic shock. Surg Gynecol Obstet 154: 577-586
50. Riecker G (1984) Schock. In: Schwiegk H (Hrsg) Herz und Kreislauf, 5. neu bearb. Aufl. Springer, Berlin Heidelberg New York Tokyo (Handbuch der inneren Medizin, Bd 9/2)
51. Riecker G, Lasch HG (1981) Schock. Kollaps. Akute Kreislaufinsuffizienz. In: Riecker G (Hrsg) Therapie innerer Krankheiten. Springer, Berlin Heidelberg New York, S 27
52. Risberg B, Miller E, Hughes J (1981) Comparison on the pulmonary effects of rapid infusion of a crystalloid and a colloid solution. Acta Chir Scand 147: 613-618
53. Rocha-e-Silva M, Negraes GA, Soares AM, Pontieri V, Loppnow L (1986) Hypertonic resuscitation from severe hemorrhagic shock: Patterns of regional circulation. Circ Shock 19: 165-175
54. Rosen P (1986) Hypovolemic shock. In: Schwartz GR, Safar P, Stone JH, Storey PB, Wagner DK (eds) Principles and practice of emergency medicine, 2nd edn. Saunders, Philadelphia London Tokyo, pp 820-828
55. Schoenberg M, Younes M, Muhl E, Sellin D, Fredholm B, Schildberg FW (1983) Free radical involvement in ischemic damage of the small intestine. In: Greenwald R, Cohen G (eds) Oxy radicals and their scavenger systems, vol 2: Cellular and molecular aspects. Elsevier, New York, pp 154-157
56. Schwartz GR, Price D (1986) The critically ill patient. Initial evaluation of acutely injured patients. In: Schwartz GR, Safar P, Stone JH, Storey PB, Wagner DK (eds) Principles and practice of emergency medicine, 2nd edn. Saunders, Philadelphia London Tokyo, pp 1276-1287
57. Shine KI, Kuhn M, Young LS, Tillisch JH (1980) Aspects of the management of shock. Ann Int Med 93: 723-734
58. Starling EH (1896) On the absorption of fluids from the connective tissue spaces. J Physiol 19: 312-326
59. Sunder-Plassmann L, Klövekorn WP, Meßmer K (1976) Präoperative Hämodilution: Grundlagen, Adaptationsmechanismen und Grenzen klinischer Anwendung. Anaesthesist 25: 124-130
60. Twigley AJ, Hillman KM (1985) The end of the crystalloid era? Review article. Anaesthesia 40: 860-871
61. Virgilio RW, Rice CL, Smith DE, James DR, Zarins CK, Hobelmann CF, Peters RM (1979) Crystalloid versus colloid resuscitation: Is one better? Surgery 85: 129-139
62. Virgilio RW, Smith DE, Zarins CK (1979) Balanced electrolyte solutions: Experimental and clinical studies. Crit Care Med 7: 98-106
63. Weil MH, Rackow EC (1986) Cardiovascular system failure. In: Schwartz GR, Safar P, Stone JH, Storey PB, Wagner DK (eds) Principles and practice of emergency medicine, 2nd edn. Saunders, Philadelphia London Tokyo, pp 86-103
64. Wilson RF (1980) The pathophysiology of shock. Intensive Care Med 6: 89-100
65. Zapol WM, Trelstad RL, Snider MT, Pontoppidan H, Lemaire F (1983) Pathophysiologic pathways of the adult respiratory distress syndrome. In: Tinker J, Rapin M (eds) Care of the critically ill patient. Springer, Berlin Heidelberg New York, pp 341-358
66. Zarins CK, Rice CL, Peters RM, Virgilio RW (1978) Lymph and pulmonary response to isobaric reduction in plasma oncotic pressure in baboons. Circ Res 43: 925-930

Vorbereitung des Patienten zu Anästhesie und Operation: hämatologische Störungen

B. Blauhut, P. Lundsgaard-Hansen

Einleitung

Bei hämatologischen Störungen, einschließlich der Hämostase, umfassen präoperative Risikoerfassung und optimierende Therapie für dem Anästhesisten sozusagen alle Patientenkategorien vom scheinbar Gesunden, der sich mit einer bislang latenten Störung einem Routineeingriff zu unterziehen hat, bis hin zum Schwerstkranken, der mit einem manifesten hämatologischen Leiden einer Notintervention bedarf. Als weitere Klassifikationsmerkmale lassen sich die Begriffspaare „angeboren/erworben", „akut/chronisch", „uni-/multifaktoriell" sowie „Defizit/Überschuß" relativ zu einem Normbereich anführen [12, 17].

Bei derart vielfältigen Bedrohungen reichen meist weder Fachwissen noch Zeit des Anästhesisten aus, um endgültige Diagnosen zu stellen oder kausale Maßnahmen zu ergreifen. Für die Erfassung eines hämatologischen Risikos behalten Anamnese und klinische Untersuchung ihren unbestreitbaren Wert; sie vermitteln aber oft eher allgemeine Hinweise auf ein „Kranksein" als eine spezifisch diagnostische Information; den Schlüssel zur Diagnose liefert meist das Labor. Ein ermitteltes hämatologsiches Risiko ist sodann als Teil des Gesamtrisikos bzw. der Kompensationsfähigkeit des Kranken zu evaluieren. Das Ziel der auf dieser Grundlage geplanten optimierenden Therapie ist im anästhesiologisch-operativen Bereich die Einregulierung des Kranken auf die Normbereiche bzw. die Sicherung noch zu definierender „kritischer Schwellen". Wesentlich für den erreichbaren Grad der *prä*operativen Optimierung ist die Dringlichkeit der chirurgischen Intervention; nötigenfalls ist als Zielpunkt das *Ende* von Operation und Narkose ins Auge zu fassen.

Bis zu diesem Augenblick haben die Erythrozyten als O_2-Träger des Körpers gemeinsam mit den Thrombozyten und dem plasmatischen Gerinnungssystem als Garanten der Hämostase 1. Priorität. Die zellulären und humoralen Elemente der Infektabwehr sind eine Cura posterior und sollen hier nicht besprochen werden; desgleichen verweisen wir auf die Problematik von Albuminhaushalt und kolloidosmotischem Druck auf anderweitige Darstellungen [3, 4, 27]. Den nachfolgenden Ausführungen liegt die Annahme einer präoperativen Optimierung zugrunde.

Störungen im erythrozytären System

Anamnese und klinischer Befund sind im Prinzip unspezifisch, wichtig ist die Fahndung nach Anzeichen einer *Hämolyse* (Ikterus, Hämoglobinurie).

Die Laboruntersuchungen zur Erfassung von Risiken seitens des erythrozytären Systems sind in Tabelle 1 zusammengestellt.

Im Vordergrund stehen der Hämoglobingehalt als unmittelbar bestimmend für die O_2-Transportkapazität, der Hämatokrit als praktisches, auch im Operationssaal leicht erhältliches Maß für den zellulären Volumenanteil des Blutes sowie die Erythrozytenzahl. Der in der Regel mit dem Coulter-Zähler mitbestimmte Gehalt bzw. die Konzentration an Hämoglobin im einzelnen Erythrozyten sowie dessen mittleres Volumen geben Hinweise auf einen Eisen- bzw. Wassermangel. Sind die letztgenannten Parameter normal, so gilt als praktische Faustregel 1 g Hb/dl ≙ 3 % Hämatokrit. Die in Tabelle 1 als „ergänzend" aufgeführten Meßgrößen vermitteln Einblicke in die Umsatzrate der roten Zellen einschließlich einer erfaßbaren Hämolyse. Da Ausmaß und Entwicklungstempo einer hämatologischen Störung oft für die vordergründige, unspezifische Symptomatik maßgebend sind, haben die als „flankierend" bezeichneten Untersuchungen ggf. gleichrangige Bedeutung.

Tabelle 1. Laboruntersuchungen zur Risikoerfassung im erythrozytären System. (Nach [32])

Untersuchungen	Normalbereiche	
	m.	w.
A. Obligat		
Coulter-Zähler:		
Erythrozytenzahl · $10^6/\mu l$ bzw. $10^{12}/l$	5,4 ± 0,9	4,8 ± 0,6
Hämoglobin (Hb) [g/dl]	16,0 ± 2,0	14,0 ± 2,0
Hämatokrit (Hkt) [%]	45 ± 7	41 ± 5
Hb-Gehalt der Erythrozyten [pg]	32 ± 4	
Hb-Konzentration der Erythrozyten [g/dl]	34 ± 2	
Erythrozytenvolumen/Zelle [μm^3]	84 ± 7	
Blutgruppe AB0/Rh, Antikörpersuchtest	–	
B. Ergänzend		
Retikulozyten [‰]	7–15	
Eisen [mg/l]	0,7–1,5	0,6–1,2
Eisenbindungskapazität [mg/l]	2,0–3,0	1,0–2,5
freies Plasma-Hb [mg/l]	20	
Bilirubin: gesamt [mg/dl]	0,20–1,00	
indirekt [mg/dl]	0,10–0,64	
direkt [mg/dl]	0,10–0,36	
Laktatdehydrogenase [E/l]	56–144	
C. Flankierend		
Blutbild komplett		
Blutgasanalyse		
Serumionogramm (K^+, Na^+, Ca^{++}, Cl^-)		
BUN, Kreatinin, Gesamteiweiß		
Blutzucker		

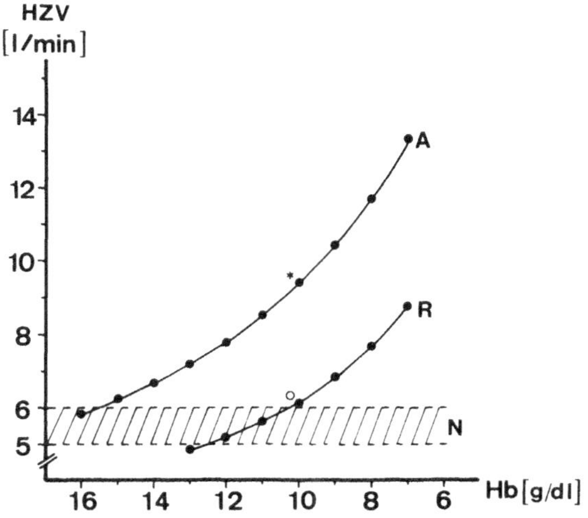

Abb. 1. Beziehung zwischen Hämoglobingehalt des Blutes (Hb) und Herzzeitvolumen (HZV): *R* in Ruhe, (1,2 kcal/min ≙ 5,02 kJ/min), *A* bei dem (bescheidenen) Arbeitsniveau von 2,4 kcal/min (≙ 10,04 kJ/min). *N* Normbereich des HZV; * und ○ bezeichnen konkret gemessene Werte, die mit den berechneten Kurven gut übereinstimmen. (Nach [24])

Anämie

Der häufigste Risikofaktor seitens des erythrozytären Systems ist die *Anämie*, die sich trotz der Geschlechtsunterschiede der Normbereiche gemäß Tabelle 1 generell als Hämoglobingehalt <12 g/dl bzw. Hämatokritwert <35% definieren läßt [23, 24, 25]. Von den seltenen Ausnahmen bzw. Notfällen abgesehen, gilt als Operabilitätsgrenze ein Hb von 10 g/dl [19]. Die in Abb. 1 dargestellte Beziehung zwischen Hämoglobingehalt und Herzzeitvolumen unter basalen und gesteigerten Stoffwechselbedürfnissen zeigt jedoch, daß bei einem Hb-Gehalt von 10 g/dl keine „Pufferkapazität" mehr gegen zusätzliche Gefährdungen der zellulären O_2-Versorgung verbleibt bzw. eine solche nur durch eine Kreislaufbelastung erreichbar ist [24]. Diese Belastung ist für den Patienten mit koronarer und/oder zerebrovaskulärer Insuffizienz gefährlich.

Die in Tabelle 2 gegebene Zusammenfassung der Anämieformen ist v. a. den Häufigkeiten nach vereinfacht und soll als bloße Orientierungshilfe dienen; darin nicht aufgenommen haben wir die im anästhesiologisch-chirurgischen Gedächtnis stets präsente Blutungsanämie, insbesondere verursacht durch okkulte gastrointestinale Blutungen oder eine Hypermenorrhö. Für differenziertere Angaben verweisen wir auf die Spezialliteratur [20, 32].

Die *hämolytischen Anämieformen* gemäß Tabelle 2 haben auch in der präoperativen Phase ihre besonderen Tücken und verdienen entsprechende Beachtung: Es gibt

- *„Spontankrisen"* mit Auskristallisierung abnormer Hämoglobine und diagnostisch irreführenden, abdominellen Schmerzkrisen;

Tabelle 2. Vereinfachte Liste der Anämieursachen. (Nach [32])

1) Hyporegenerative Anämien (Retikulozyten vermindert):		
	Erworben	Angeboren
Normochrom	Malignome, insbesondere bei Knochenmarkbefall, Infektionen einschließlich rheumatischer Leiden, Urämie, toxisch/medikamentös diverse Blutungsstörungen	seltene Syndrome, einschließlich abnormer Hämoglobine
Hypochrom	Eisenmangel toxische Formen	Thalassämiesyndrome einschließlich Cooley-Anämie (abnorme Hämoglobine)
Hyperchrom	B_{12}-/Folsäuremangel Zytostatika, Antiepileptika	div. Enzymdefekte
2) Hyperregenerative = hämolytische Anämien (Retikulozyten erhöht):		
	Erworben	Angeboren
Unterschiedliche Morphologie und Eisengehalt	endogen: diverse hämolytische Formen z.T. mit Hämoglobinurie und Hypersplenismus exogen: toxisch, z.T. mit Methämoglobinbildung	abnorme Hämoglobine Enzymdefekte Sphärozytose (Kugelzellikterus)

- *exogene, toxisch-allergische Krisen* (rein deskriptiv mit einer hämolytischen Transfusionsreaktion vergleichbar) durch Einwirkungen von Chemikalien in Industrie *und* Haushalt sowie nach Ertrinken in Süßwasser;
- *iatrogen, durch Arzneimittel ausgelöste Krisen* bei angeborenen Enzymdefekten und auf immunologischer Grundlage (Übersicht bei [22]). Stichwortartig seien an anästhesiologisch-operativ besonders aktuellen Medikamenten erwähnt: etliche Antibiotika und Sulfonamide, Analgetika und Antipyretika, gewisse Diuretika wie auch Tranquilizer, Chinidin und Vitamin K.

Solcherart ausgelöste hämolytische Krisen können - v.a. im Hinblick auf ein mögliches Nierenversagen - den Einsatz eines Blutreinigungsverfahrens (Hämodialyse, Plasmaaustausch) erforderlich machen. Ergeben sich im Rahmen der Vorbereitung auf Narkose und Operation Anhaltspunkte für eine hämolytische Anämie, so sollte, wenn immer möglich, der geplante Eingriff bis zur Klärung und Durchführung gezielter Maßnahmen (u.U. vorausgehende Splenektomie!) in enger Zusammenarbeit mit dem Spezialisten aufgeschoben werden.

Die präoperative Optimierung der O_2-Transportkapazität besteht in der Sicherung 2er kritischer Schwellen: das Blutvolumen des Patienten sollte seinem Normwert (=100%) entsprechen, und der Hämoglobingehalt bzw. Hämatokritwert sollte nicht unter 11-12 g/dl bzw. 35% betragen.

Die geläufige Schätzformel für das Blutvolumen Erwachsener „70 kg·7% des Körpergewichtes=5000 ml" ist für viele Patienten mit einem Fehler von minde-

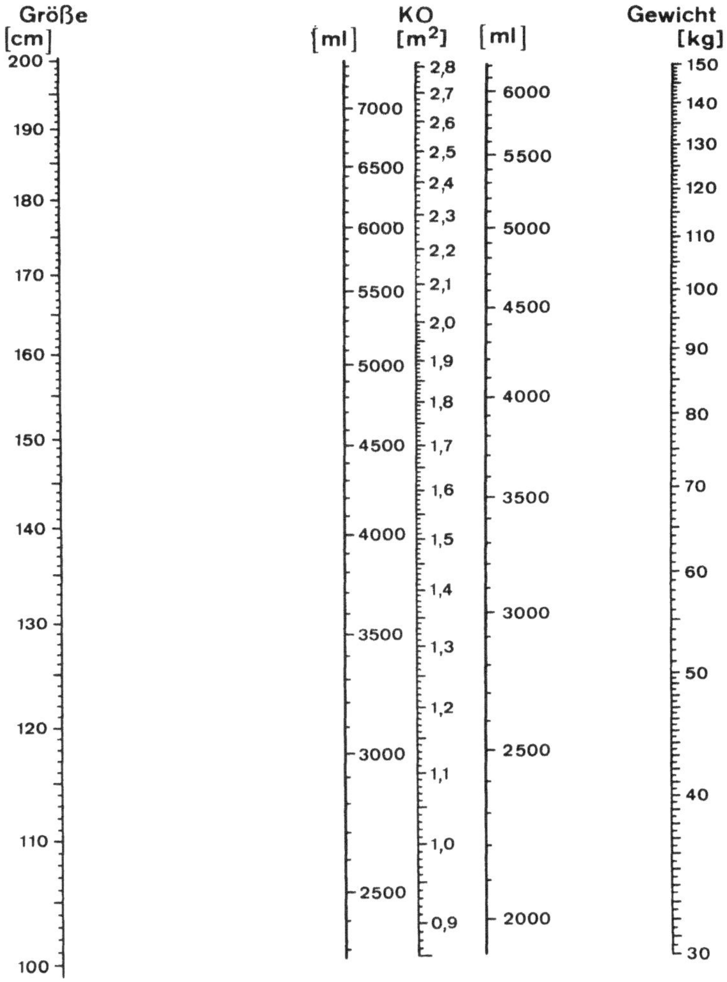

Abb. 2. Nomogramm zur Ermittlung des Soll-Blutvolumens *(SBV)* bei Erwachsenen. (Nach [5, 6]). Vorgehen: 1) Die lineare Interpolation der zutreffenden Größe in cm und des Gewichts in kg ergibt die Körperoberfläche *(KO)* in m². 2) Von dem so gefundenen Punkt aus wird das SBV durch *waagrechte* Ablesung nach links oder rechts ermittelt

stens ±20% behaftet. Eine genauere und präoperativ leicht durchführbare Schätzung ermöglicht das in Abb. 2 gezeigte Nomogramm [5, 6].

Die Hypovolämie wird im Beitrag Laubenthal, S. 217, besprochen. Da der anämische Patient zumeist ein normales oder leicht subnormales Gesamtblutvolumen, d.h. ein kompensatorisch erhöhtes Plasmavolumen hat [31], empfiehlt sich die präoperative Anwendung von Erythrozytenkonzentraten, deren Hämatokritwert je nach örtlichen Gegebenheiten zwischen 50% und 90% variiert [6]. Bei einem Hämatokritwert um 90% des gelagerten Präparates erfolgt vor der Transfusion eine Verdünnung aus einem Satellitenbeutel mit einer Elektrolytlösung ohne

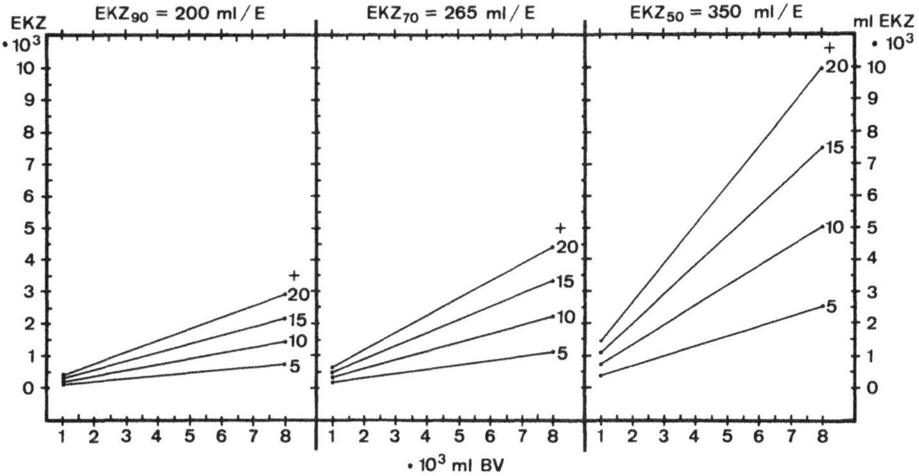

Abb. 3. Dosierungsrichtlinien für Erythrozyteneinheiten mit einem Hämatokrit von 90, 70 und 50%. Die Abbildung zeigt als Funktion des Empfängerblutvolumens (BV) *(Abszisse)*, wieviel ml der betreffenden Einheiten *(Ordinate)* zu verabreichen sind, um die dargestellten Anstiege von Hämatokrit in % zu bewirken (1 E = 180 ml Erythrozyten (450 · 0,4), Verlust : Gewinn = 1 : 1)

nennenswerte intravasale Volumenwirkung. Durch Umrechnung einer andernorts gezeigten Dosis-Wirkungs-Beziehung als Funktion des Empfängervolumens [5] erhält man die in Abb. 3 gezeigten Dosierungsdiagramme als Richtlinien für eine präoperative Optimierung des Hämatokritwertes.

Wie man sieht, beträgt der Hämatokritanstieg pro EKZ 70 im Blutvolumenbereich von 5000 ml etwa 2%. Für einen Anstieg um 10% wären mit dem EKZ 90 800 ml, mit dem EKZ 50 dagegen rund 3000 ml nötig, woraus sich die Differentialindikation für eine normo- bzw. hypovolämische Anämie unschwer ableiten läßt.

Polyglobulie

Die *Polyglobulie* oder *Erythrozytose,* einschließlich der Polycythaemia rubra vera mit einer simultanen Leuko- und Thrombozytose bei etwa 50% der Patienten, ist definiert als Hämoglobingehalt > 18 g/dl bzw. Hämatokrit > 55%. Bei diesen Kranken ist der zirkulatorische O_2-Transport ebenfalls schlechter als normal, weil die Viskosität des Blutes schneller ansteigt als die Transportkapazität [30]. Zudem besteht häufig eine Hypertonie, die den linken Ventrikel ebenfalls belastet, sowie generell ein erhöhtes Thromboserisiko.

Die Polycythaemia rubra vera ist als myeloproliferative Erkrankung längerfristig ein „semimalignes" Leiden, auf dessen spezifische Therapie hier nicht eingegangen werden soll. Die Polyglobulie ist nebst seltenen Ursachen grundsätzlich die Folge entweder einer Nierenerkrankung mit vermehrter Erythropoetinbildung, oder – häufiger – einer chronischen arteriellen Hypoxämie im Gefolge anderer

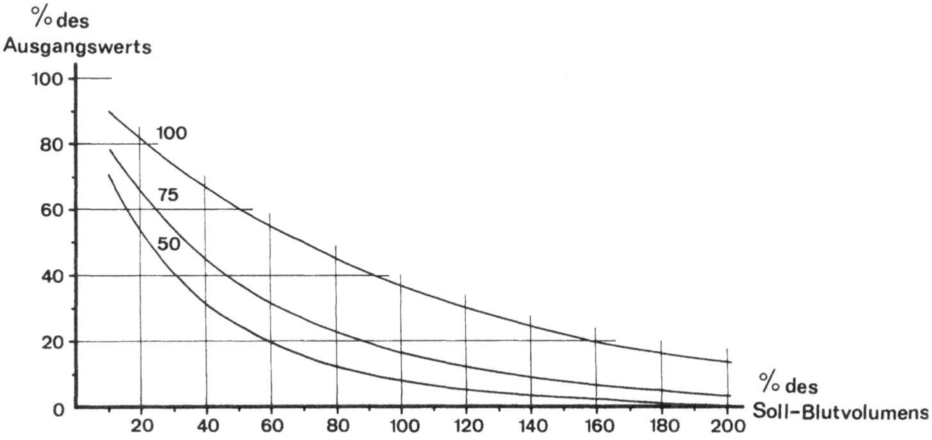

Abb. 4. Auswasch- und Verdünnungskurve für nichtsubstituierte Blutbestandteile. Verlust: Gewinn = 1:1. (Mod. nach Collins [6, 11])

Risikofaktoren wie kardiopulmonaler Grundleiden oder einer Hämoglobinopathie, einschließlich der CO-Inhalation des Kettenrauchers.

Die Einregulierung eines übernormalen Hämoglobins bzw. Hämatokrits auf den Schwellenwert von 11-12 g/dl bzw. 35% kann durch einen präoperativen Austausch von Erythrozyten mit einem Humaneiweiß- oder Plasmaersatzpräparat erfolgen, oder indem man im Rahmen einer intraoperativ gestuften Therapie mit Blutkomponenten [5, 6, 27] die Anfangsstufe „Plasmaersatz" angemessen erweitert. Die Grundlage hierfür bietet die mit „100" markierte Kurve in Abb. 4.

Diese Kurve charakterisiert die von der Austauschtransfusion bzw. dem Plasmaaustausch her bekannte Eliminationskinetik eines nichtersetzten Blutbestandteils und besagt im Sinne der e-Funktion, daß z. B. nach Austauschvolumina von 50% bzw. 100% des Patientenblutvolumens 60% bzw. 38% jenes Bestandteils im Kreislauf verbleiben. Die mit „75" und „50" markierten Kurven in Abb. 4 beschreiben nach Collins [11] dieselben Zusammenhänge für den Fall von Verlust und Ersatz (d. h. Austausch) auf dem Niveau von 75% bzw 50% des Soll-Blutvolumens, wie sie bei Massenblutungen und -transfusionen vorkommen können.

Diese Kurve läßt sich nun auch für einen Therapieplan bei *abnormen* Ausgangswerten sehr einfach verwenden: man errechnet den Quotienten „Schwellenwert/*aktueller* Ausgangswert" in %, geht mit diesem Wert von der Ordinate her waagerecht auf die Kurve „100" ein und erhält durch senkrechte Projektion des Schnittpunkts auf die Abszisse den entsprechenden Anteil des Blutvolumens. Bei einem Polyzythämiker mit 60% Hämatokrit ergäbe sich z. B. 35/60 = 58%, d. h. ein Abszissenwert von 55% des Soll-Blutvolumens (SBV). So betrachtet, ließen sich also 55% seines SBV z. B. mit einem Plasmasubstitut ersetzen. Hätte aber derselbe Patient einen Ausgangswert des Fibrinogens von 200 mg/dl und möchten wir ihn zunächst nicht unter 150 mg/dl absenken, so ergäben sich 150/200 = 75% bzw. auf der Abszisse etwa 30% des SBV. Die Strecke von 30% bis 55% des SBV müßten wir demnach im Sinne der Optimierung z. B. mittels „fresh frozen plasma" (FFP) überbrücken.

Störungen des hämostatischen Systems

Allgemeine Bemerkungen

Das hämostatische System umfaßt 3 Hauptelemente: Gefäße, Blutplättchen und plasmatisches Gerinnungssystem. Da Angiopathien, mit Ausnahme einiger an sich schon seltener Kollagenosen [32], kaum je intra- oder postoperative Hämostasestörungen verursachen [13], konzentriert sich das Interesse auf die Thrombozyten und das plasmatische Gerinnungssystem, deren funktionelle Einheit die Voraussetzung einer einwandfreien Hämostase bildet. Die präoperative Risikoerfassung und eine optimierende Vorbehandlung sind hier nach Deutsch und Niessner [13] deshalb besonders wichtig, weil

- eine leichte, aber verkannte Störung wegen der blinden Therapie größere Risiken bietet als ein schwerer, jedoch definierter Defekt;
- eine einmal (insbesondere blind) begonnene Therapie die diagnostischen Spuren verwischt.

Die Anamnese ist differentialdiagnostisch potentiell ergiebiger als bei den Anämien [13]. Für die thrombozytären Störungen oder hämorrhagischen Diathesen charakteristisch sind die Petechien bzw. Spontanblutungen in Haut oder Schleimhäuten, Nasenbluten, Meläna, Hämaturie, Menorrhagie sowie - als gefährliche Variante - Blutungen ins ZNS. Im Gegensatz hierzu gehen die plasmatischen Gerinnungsstörungen oder Koagulopathien typischerweise mit flächenhaften Blutungen nach geringfügigen Traumen einher, d.h. mit Weichteilhämatomen, Blutungen in Gelenke oder Körperhöhlen hinein sowie - verdächtig auf Hämophilie A - intramuskulär. In dem Zusammenhang ist bemerkenswert, daß rund 30% der Patienten mit einer Hämophilie A, d.h. der weitaus häufigsten angeborenen Koagulopathie (etwa 1:5000, dauernd therapiebedürftig etwa 1: 20000 Einwohner) offenbar Neumutationen repräsentieren und deshalb eine stumme Familienanamnese haben [32]. Die Kombination von hämorrhagischer Diathese und Koagulopathie tritt bei Hämoblastosen, M. Waldenström, schweren Lebererkrankungen einschließlich Zirrhose und urämischer Niereninsuffizienz in Erscheinung. Schließlich kann eine erhöhte Thromboseneigung auf einer (meist passageren) Thrombozytose sowie (dann oft rezidivierend) auf einem angeborenen [14, 18] oder erworbenen [33] Mangel an Antithrombin III sowie Protein C [15, 16, 29] beruhen.

Thrombozytäre Störungen

Die Laboruntersuchungen zur - unerläßlichen! - Präzisierung vermuteter Störungen im thrombozytären System sind in Tabelle 3 zusammengefaßt.

In Übereinstimmung mit dem Normbereich in Tabelle 3 definiert man eine Thrombopenie als Plättchenzahl $<150000/\mu l$, und zwar in den Bereichen $150-100 \cdot 10^3$ als „leicht", $100-50 \cdot 10^3$ als „mittel", und $<50 \cdot 10^3/\mu l$ als „schwer" [21]. Als anästhesiologisch-chirurgisch kritische Schwelle gelten zumeist 50000 Trombozyten/μl, obschon die Angaben zwischen 10^4 und 10^5 differieren [6].

Von den Thrombo*penien* grundsätzlich zu unterscheiden, dennoch aber nicht selten gleichzeitig vorliegend, sind die Thrombo*pathien*, d.h. Fälle, in denen die

Tabelle 3. Laboruntersuchungen zur Risikoerfassung im thrombozytären System (Nach [2, 21, 32])

Untersuchungen	Normalbereiche	
A. Obligat		
Zahl der Thrombozyten	$150–350 \cdot 10^3/\mu l$	
Funktion der Thrombozyten	Empfindlichkeit	
Blutungszeit nach Duke [a]	≤4 min	+
" nach Ivy [a]	≤4 min	++
" nach Borchgrevink [a]	≤8 min	+++
B. Ergänzend (Speziallabors)		
Funktion: Aggregation (ADP, Kollagen, Ristocetin, Thrombin)		
Adhäsion:		
- Retentionstest nach Hellem II		
- Ausbreitungstest (PAT)		
Thrombozytenantikörper		
Thrombozytenfaktoren		
C. Flankierend		
wie bei Erythrozyten (s. Tabelle 1)		

[a] Die Blutungszeiten werden - außer nach Dextran - von den Aggregationshemmern (s. S. 246 ff.) meist *nicht* beeinflußt.

Plättchenfunktion beeinträchtigt ist, die sich auch schwieriger erfassen läßt. Äußerst selten sind angeborene Thrombopenien, etwas häufiger die kongenitalen Thrombopathien in Gestalt des Glanzmann-Naegeli-Syndroms (Thrombasthenie, gestörte Aggregation) sowie des Willebrand-Jürgens-Syndroms (gestörte Adhäsion infolge eines Faktor-VIII-Defekts), die beide eine Inzidenz um 1:10000 Einwohner aufweisen [32]. Nachfolgende Übersicht zeigt die Ursachen erworbener thrombozytärer Störungen (vereinfachte Liste, nach [32]):

1) Thrombopenien:

Umsatzbeschleunigung:
- immunologisch: Antikörper, Immunkomplexe einschließlich *medikamentös!*
- nichtimmunologisch: Verbrauch/Verlust bei DIG, Massivtransfusion, Herz-Lungen-Maschine,

Bildungshemmung: Knochenmarkinsuffizienz bei maligner Infiltration, Suppression durch immunologische oder onkologische Therapien, Vitaminmangel: B_{12}/Folsäure, Vitamin C,

Sequestrierung: Splenomegalien verschiedenen Ursprungs.

2) Thrombopathien:

v. a. medikamentös, d. h. durch Aggregationshemmer[1]
- (Acetylsalicylsäure, nichtsteroidale Antirheumatika) Lokalanästhetika
- Dextran (Hydroxyäthylstärke?),

bei DIG, durch abnorme Fibrinpolymerisations- oder -spaltprodukte.

[1] Heute die häufigste Ursache okkulter gastrointestinaler Blutungen!

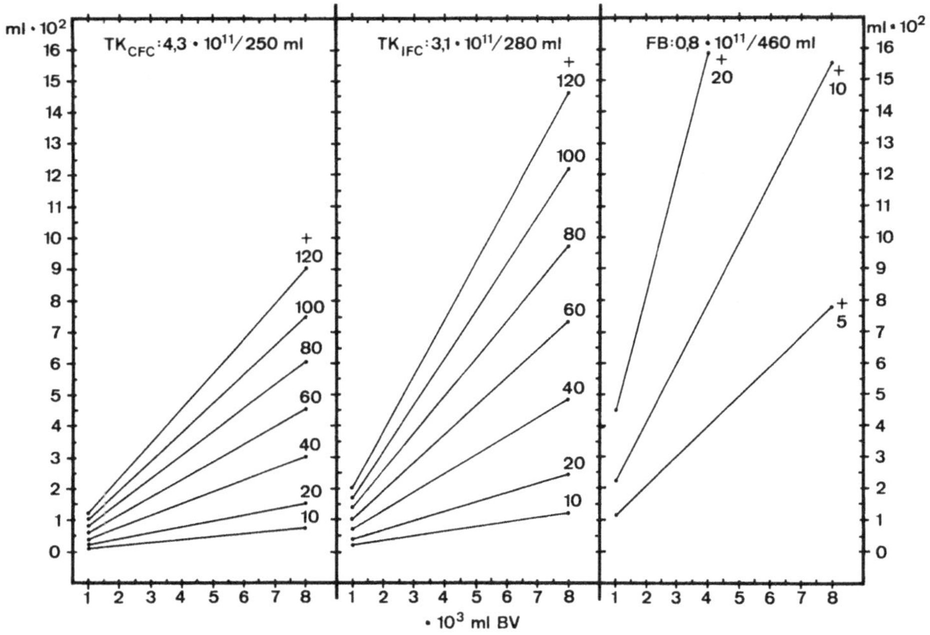

Abb. 5. Dosierungsrichtlinien aufgrund der *durchschnittlichen* Thrombozytenzahlen pro Einheit Frischblut *(FB)* bzw. Thrombozytenkonzentrat *(TK)*, gewonnen durch intermittierende bzw. kontinuierliche Zellseparation *(IFC* bzw. *CFC)*; Verlust : Gewinn = 1 : 1

Derzeit kommen als Ursache erworbener Thrombopenien oder -pathien mindestens 50 verschiedene Arzneimittel in Frage, wovon rund ⅓ als „Standardmedikamente" zu bezeichnen sind. Bei entsprechendem Befund ist deshalb der Patient sorgfältig nach dem Medikamentenkonsum zu befragen und die Spezialliteratur [22, 32] zu konsultieren. Da eine quantitative oder qualitative Plättchenanomalie stets ein erhebliches Operationsrisiko darstellt, sollte, wenn möglich, der Eingriff verschoben werden. Liegt das Problem in einer erhöhten Destruktionsrate der Plättchen, so kann – wie bei den hämolytischen Anämien – die Splenektomie als Vorausoperation angezeigt sein.

Gegebenenfalls müssen Thrombozyten substituiert werden. Dabei ist bei hämatologischen Erkrankungen unmittelbar postoperativ eine Plättchenzahl von mindestens 100000/μl anzustreben. Analog zu Abb. 3 zeigt Abb. 5 3 Dosierungsdiagramme als Richtlinien für die präoperative Optimierung der Thrombozyten.

Wie aus dem rechten Feld dieser Abbildung hervorgeht, läßt sich mit Frischblut (FB) kaum eine Zunahme, sondern lediglich eine Stabilisierung der Thrombozytenzahl, z. B. bei Massivtransfusionen, erreichen [5, 6]. Weitaus am wirksamsten ist das links gezeigte, durch kontinuierliche Zellseparation gewonnene Thrombozytenkonzentrat (TK) mit der durchschnittlichen Plättchenzahl von $4{,}3 \cdot 10^{11}$ in 250 ml nach den Daten der Linzer Blutzentrale [5, 6]. Bei einem Blutvolumen des Patienten von 5000 ml sollten 2 solcher Konzentrate, d. h. 500 ml, im Mittel einen Thrombozytenanstieg von 100–120000/μl ergeben; das Ergebnis ist aber stets mit einer Nachzählung zu überprüfen. Bei dieser kritischen Patientenkategorie ist die

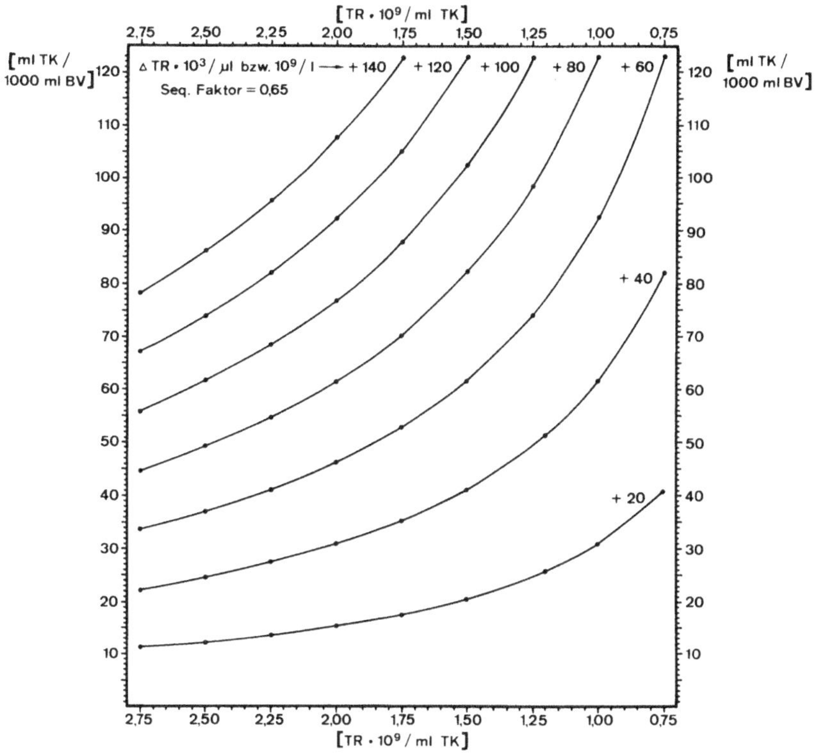

Tabellarisches Beispiel.
(Nach Nemes et al. [31 a]):

Alter	Gewicht [kg]	BV [ml/kg KG]
24 h	3	83
3 Monate	4,5- 5,5	87
6 Monate	7,0- 7,5	86
1-5 Jahre	10 -20	80
10 Jahre	30	75

Anschluß DuBois-Nomogramm für Erwachsene. Untere Grenze: 30 kg/200 cm/0,86 m² Körperoberfläche; Skala m. bis Pubertät

Abb. 6. Dosierungsschema für *einzelne* Thrombozytenkonzentrate mit bekannter Plättchenzahl pro ml, unter Berücksichtigung des Sequestrierungsfaktors (Milz!) von 0,65 (Berechnung s. Text). Die Werte für den TR-Gehalt auf der Abszisse entsprechen nach unseren Daten (n = 60) dem Bereich $\bar{x} \pm 2$ SD für ein mittels kontinuierlicher Zellseparation gewonnenes TK von 250 ml. (Nach [31 a])

gleichzeitige Normalisierung der plasmatischen Gerinnung sowie aller übrigen Laborparameter Voraussetzung für einen günstigen Verlauf. Auch ist mit Deutsch u. Niessner [13] die Notwendigkeit einer normalen Hämostase während der *1. Wundheilungsphase,* d.h. der 1. postoperativen Woche, zu unterstreichen.

In praxi sind die in Abb. 5 aufgeführten durchschnittlichen Thrombozytengehalte auch bei standardisiertem Herstellungsverfahren infolge der Spendervariabilität in den einzelnen Konzentraten doch recht unterschiedlich, was v.a. bei einem kleinen Blutvolumen des Empfängers eine exaktere Dosierung als wünschenswert erscheinen läßt. Diesem Zweck dient Abb. 6, aus der sich bei bekannter Zellzahl im *einzelnen* Konzentrat die erforderliche Dosis in ml/1000 ml Blutvolumen ermitteln läßt. Das Blutvolumen des Patienten und damit die Gesamtdosis Plättchenkonzentrat, errechnet sich dann leicht aus Gewicht und Blutvolumen in ml/kg für die angegebenen Alterstufen.

Zur Operationsvorbereitung bei einem 10 kg schweren, unter massiver Chemotherapie stehenden Leukämiekind benötigen wir z.B. einen Thrombozytenanstieg von 100000/μl. Bereit steht ein gemäß Abb. 5 „durchschnittliches" Konzentrat mit $4{,}3 \cdot 10^{11}$ oder $430 \cdot 10^9$ Plättchen in 250 ml Volumen, d.h. *pro ml* $(430/250) = 1{,}72 \cdot 10^9$ Thrombozyten. Von diesem Wert auf der Abszisse gehen wir senkrecht nach oben und treffen die Kurve „+100" bei einem Ordinatenwert „ml TK/1000 ml BV" von 90 ml. Für ein 10 kg schweres Kind können wir ein Blutvolumen von

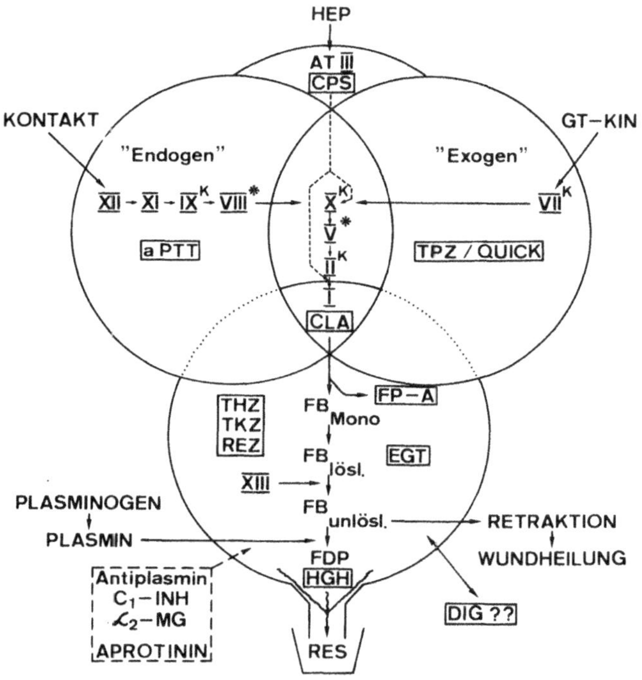

Abb. 7. Plasmatisches Gerinnungsssytem mit endogenem und exogenem Anteil, gemeinsamer Endstrecke und den Stufen der Fibrinpolymerisation. Eingerahmt sind die Tests zur Erfassung der entsprechenden Vorgänge. *CPS* chromogener Peptidsubstrattest auf AT III, *TPZ/QUICK* Thromboplastinzeit nach Quick, *aPTT* aktivierte partielle Thromboplastinzeit, *CLA* Fibrinogenbestimmung nach Clauss, *Fp-A* Test zur Messung von Fibrinopeptid A, *THZ/TKZ/REZ* Thrombinzeit (heparinempfindlich!), Thrombinkoagulasezeit und Reptilasezeit (beide nicht heparinempfindlich) zur Erfassung von Fibrinspaltprodukten, *EGT* Äthanolgelierungstest auf lösliches Fibrin, *HGH* Hämagglutinationshemmtest auf Fibrindegradationsprodukte, *DIG* disseminierte intravasale Gerinnung, *RES* retikuloendotheliales System als „Kläranlage" für Gerinnungsabbauprodukte, ✱: lagerungslabile Faktoren, *K* Vitamin-K-abhängige Faktoren; Verlust : Gewinn = 1 : 1

80 ml/kg, d.h. 800 ml rechnen. Das benötigte Volumen vom bereitstehenden Konzentrat beträgt demnach 90 ml·(800/1000) = 72 ml.

Eine *Thrombozytose*, definiert als $> 350 \cdot 10^3$ Plättchen/µl, ist meist vorübergehend, oft im Nachgang zu einer Thrombopenie bei verschiedenen Grundkrankheiten. Eine echte Thrombozythämie kommt als Teilerscheinung einer chronischen myeloischen Leukämie vor. Bei solcherart erhöhten Plättchenzahlen sind thromboembolische Komplikationen möglich. Prophylaktisch angezeigt sind grundsätzlich die Aggregationshemmer (s. S.246ff.), die aber etwa 1 Woche vor der Operation abzusetzen sind. Gegebenenfalls läßt sich ein erweiterter „Anfangsspielraum" für einen zellfreien Volumenersatz intra operationem gemäß Abb.4 ausnützen, evtl. auch die Hemmung der Thrombozytenfunktion durch Dextran [26].

Plasmatische Gerinnungsstörungen

Die Funktion des plasmatischen Gerinnungssystems ist, wie erwähnt, in engster Beziehung mit jener der Thrombozyten und des Gefäßsystems zu sehen. Abbildung 7 vermittelt eine vereinfachte Übersicht der plasmatischen Gerinnung einschließlich des „Standorts" der Methoden zur Risikoerfassung; diese sind sodann mit ihren Normbereichen in Tabelle 4 zusammengefaßt.

Aus Abb.7 ebenfalls ersichtlich ist die Gruppierung in prokoagulatorische, d.h. zur Fibrinbildung führende Faktoren, fibrinolytische Faktoren und Inhibitoren.

Tabelle 4. Laboruntersuchungen zur Risikoerafssung im plasmatischen Gerinnungssystem. (Nach [1, 2, 21], s. auch Abb.7)

Untersuchung	Normalbereiche
A. Obligat	
Prothrombinzeit (Thromboplastinzeit nach Quick)	70–120%
Aktivierte partielle Thromboplastinzeit (aPTT)	34– 44 s
Fibrinogen nach Clauss (CLA)	250–550 mg/dl
B. Ergänzend	
Thrombinzeit (THZ)	17– 22 s
Thrombinkoagulasezeit (TKZ) oder Reptilasezeit (REZ)	17– 22 s
Äthanolgelierungstest (EGT)	negativ
Hämagglutinationshemmtest (HGH) nach Merskey	≤ 10 µg/ml
Antithrombin III funktionell mit chromogenem Peptidsubstrat (CPS)	80–120%
Einzelfaktoren nach Bedarf und Möglichkeit	
C. Flankierend	
Wie bei Erythrozyten (s. Tabelle 1)	

Außer Faktor VIII sind alle Faktoren Exportproteine der Leber und somit von deren Syntheseleistung stark abhängig; auch haben sie - mit Ausnahme von Fibrinogen und dem fibrinvernetzenden Faktor XIII - alle normale intravasale Halbwertszeiten von <72 h [2, 21], verglichen z. B. mit etwa 18 Tagen für Albumin. Die plasmatische Gerinnung ist deshalb ein hochgradig dynamisches Kaskadensystem, das bei Störungsverdacht engmaschiger Kontrollen bedarf.

Aus Tabelle 4 geht die Priorität der Bestimmungen hervor. Unter den als „ergänzend" bezeichneten Methoden zur Erfassung einer abnormen Fibrinbildung bzw. einer Fibrinolyse ist die Bestimmung von Fibrinopeptid A zwar am empfindlichsten, zugleich aber mit einer hohen Inzidenz falsch positiver Ergebnisse schon bei unsachgemäßer Blutentnahme behaftet. Thrombinzeit, Thrombinkoagulasezeit und Reptilasezeit erfassen die Spaltprodukte, wobei die beiden letztgenannten Methoden auf Heparin in der Probe unempfindlich sind. Der Hämagglutinationshemmtest nach Merskey ist empfindlicher als der Äthanolgelierungstest, hat aber den Nachteil einer 24stündigen Laufzeit. Die Messung des funktionellen Antithrombin III (Heparinkofaktoraktivität) mit chromogenem Peptidsubstrat hat erheblichen Stellenwert und kann in jedem Labor durchgeführt werden, während die Bestimmung einzelner prokoagulatorischer Faktoren eher eine Spezialaufgabe ist.

Die möglichen Ursachen plasmatischer Koagulopathien sind, wiederum in vereinfachter Form, in folgender Übersicht (nach [21], [32]) zusammengefaßt:

1) Angeboren (meist unifaktoriell):

Bildungsstörungen:	Hämophilie A und B (1:5000-1:20000), Willebrand-Jürgens-Syndrom (1:10000), seltene Faktorendefizite (etwa 1 pro 100 Hämophilie A!),
Funktionsdefekte:	Dysfibrinogenämie;

2) erworben (meist multifaktoriell):

Umsatzbeschleunigung:	DIG→Verbrauchskoagulopathie, endogene oder medikamentöse Hyperfibrinolyse,
Bildungshemmung: v. a. bei Leberinsuffizienz!	Fibrinogen, „Vitamin-K-Komplex" bei Vitamin-K-Mangel, oraler Antikoagulation, Leberinsuffizienz, unreife Neugeborenenleber,
Polymerisationsstörungen:	Fibrinspaltprodukte, (DIG/Hyperfibrinolyse!), Paraproteinämie,

Hemmkörper- oder Immunkoagulopathien:
am häufigsten Faktor-VIII-bezogen (Substitutionsfolge!), diverse Einzelfaktorinhibitoren,

Medikamente:
Heparin,
Dextran,
Hydroxyäthylstärke (?),
Asparaginase
(Leukämiebehandlung).

Bei den meist multifaktoriellen, erworbenen Koagulopathien sind außer bei den Bildungsstörungen häufig auch die Thrombozyten beteiligt (vgl. S.240f.). Einen Problemkreis für sich bildet die aktivierte oder disseminierte intravasale Gerinnung (DIG) mit gesteigertem Umsatz sowohl der Plättchen als auch der plasmatischen Gerinnungsfaktoren. Sie ist prinzipiell ein Symptom einer Grundkrankheit und kann akut, subakut oder chronisch bzw. kompensiert oder dekompensiert sein. Grundsätzlich sollte die Diagnose DIG nie aufgrund von Laborbefunden allein, sondern nur im klinischen Kontext gestellt werden [21], und zwar insbesondere dann, wenn es entweder zur faßbaren Mikrothrombosierung oder zur Verbrauchskoagulopathie im Sinne der abnormen Blutungstendenz kommt. Da die Kausaltherapie des Grundleidens oft eine operative ist, kommt der vorbeugenden Optimierung der Hämostase erhebliche Bedeutung zu. Im folgenden sind jene Grundsituationen zusammengefaßt, aufgrund derer Laboruntersuchungen gemäß Tabellen 3 und 4 veranlaßt werden sollten:

1) Infektionen:
Gram*negative* Sepsis/Endotoxinämie; gram*positive* Sepsis, Virusinfektionen, Malaria;
2) Geburtshilfe/Frauenheilkunde:
verhaltener Abort,
vorzeitige Plazentalösung, Fruchtwasserembolie, Gestose, Blasenmole, Uterusoperationen;
3) Chirurgie:
Polytraumata, extrakorporaler Kreislauf, Lungen- und Prostataoperationen;
4) Kinderheilkunde:
neonatale Komplikationen inklusive Atemnotsyndrom, Purpura fulminans, Purpura Schönlein-Henoch, hämolytisch-urämisches Syndrom;
5) hämolytische Transfusionszwischenfälle;
6) Schock bei Trauma und Sepsis (RES-Blockade);
7) Malignome:
hypergranuläre Promyelozytenleukämie, Tumorzerfall (Lunge, Pankreas), Knochenmarkkarzinose;
8) unspezifische Proteolysen:
Leukämien, Pankreatitis, Schlangengifte.

In klinisch-diagnostisch klarer und unmittelbar lebensbedrohlicher Lage kann der Soforteingriff ohne Laborunterlagen angezeigt sein; als klassisches Beispiel mag der eingeklemmte Choledochusstein mit septischer Cholangitis und hämostatischem Zusammenbruch dienen. Parallelfälle aus der Geburtshilfe sind oben aufgeführt.

Eine *erhöhte Thromboseneigung* aus hämatologischer Ursache kommt (außer bei der Polyglobulie, vgl. S.238), bei der meist vorübergehenden, „reaktiven" Thrombozytose vor. Ebenfalls bekannt ist die Thromboseneigung beim kongenitalen (mit positiver Familienanamnese) sowie beim erworbenen Antithrombin-III-Mangel infolge renaler Eiweißverluste. Die Antithrombin-III-Aktivitäten dieser Patienten (vgl. Tabelle 4) liegen um 50-70% [14, 18, 33]. Ebenfalls thrombogen ist ein kongenitaler Mangel an Protein C mit ähnlichen Aktivitäten relativ zur Norm [15, 16, 29]; dieses Eiweiß ist nicht mit dem „acute phase reactant" C-reaktives Protein (CRP) zu verwechseln.

Als generelle perioperative *kritische Schwelle* für die plasmatische Gerinnungsaktivität gelten etwa 35% der als 100% angesehenen Norm (Übersicht bei [5, 6]). Auf die optimierende Therapie der angeborenen Einzelfaktordefekte, insbeson-

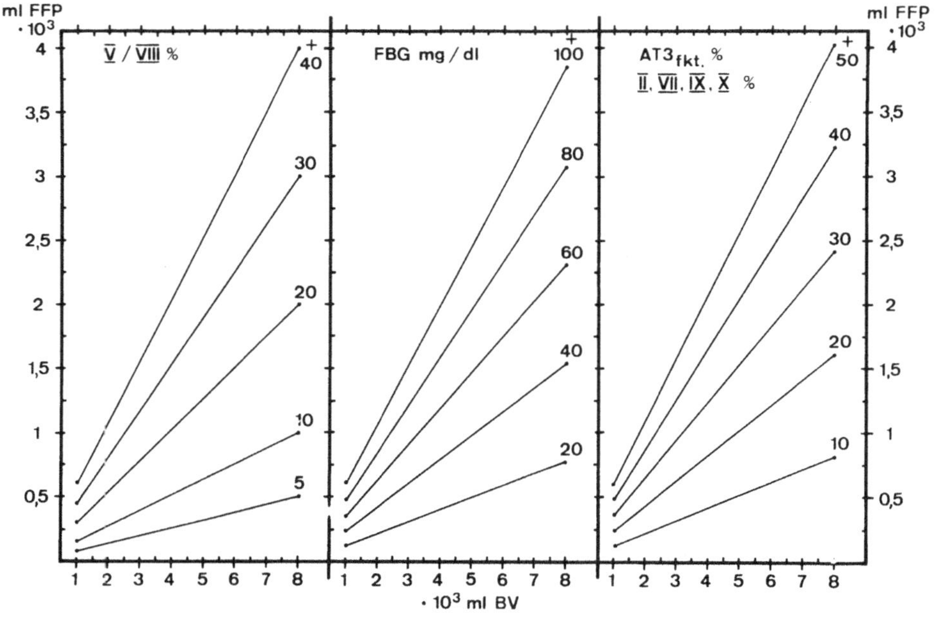

Abb. 8. Dosierungsrichtlinien für FFP bezüglich der angeführten Faktoren, in ml · 10^3 als Funktion des Patientenblutvolumens und für die angegebenen zu erzielenden Anstiege im Empfängerkreislauf (vgl. Abb. 3 und 5)

dere der Hämophilie A und B, soll hier nicht eingegangen werden. Ihres individuellen Verhaltens wegen sollten diese Patienten bei operativen Eingriffen, wenn immer möglich, in Zusammenarbeit mit ihrem bisherigen Spezialisten betreut werden; im Notfall behelfe man sich mit den - je nach Präparat ebenfalls sehr variablen - Dosierungsangaben auf den Beipackzetteln der verfügbaren Konzentrate.

Zur optimierenden Substitution der erworbenen, multifaktoriellen Koagulopathien eignet sich v. a. FFP. Nach eigenen Untersuchungen [28] sind die lagerungslabilen Faktoren V und VIII zu 80%, die stabilen prokoagulatorischen Faktoren sowie Antithrombin III zu 100% in korrekt hergestelltem FFP vorhanden. Wie anderenorts gezeigt [5], liegt dementsprechend im Standardvolumenbereich von 4000-6000 ml das Inkrement pro Einheit FFP im Empfängerkreislauf für die Faktoren V und VIII um 4-5%, für die übrigen Faktoren um 5-6%. Analog zu Abb. 3 und 5 bringt Abb. 8 Dosierungsrichtlinien für die Optimierung der genannten Faktoren mittels FFP in Abhängigkeit vom Blutvolumen des Patienten.

Wie daraus ersichtlich, erreicht man im Blutvolumenbereich um 5000 ml mit 1000 ml FFP, d. h. 4 Einheiten, einen Anstieg der Faktoren V und VIII um rund 15%, von den stabilen prokoagulatorischen Faktoren (insbesondere dem „Vitamin-K-Komplex“ der Faktoren II, VII, IX und X) sowie von Antithrombin III einen solchen um 20%. Bei der relativ niedrigen Faktorenschwelle von etwa 35% ist FFP daher auch bei Patienten unter oraler Antikoagulation ein geeignetes Therapeutikum, hingegen reicht es zur Substitution von Antithrombin III mit seiner Schwelle von 70-80% (s. Tabelle 4 und nachfolgende Übersichten) nicht aus.

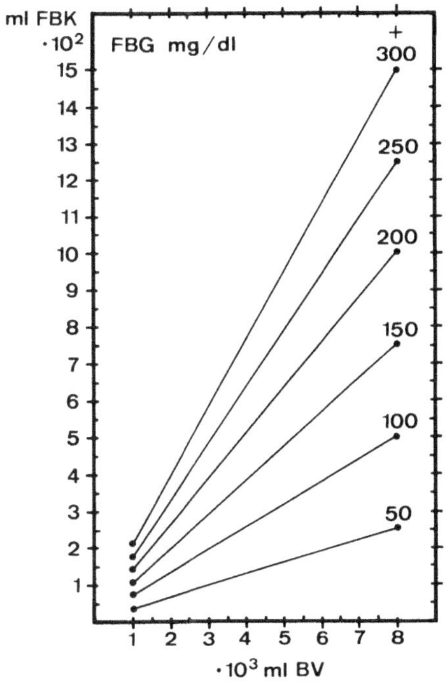

Abb. 9. Dosierungsrichtlinien für Fibrinogenkonzentrat mit 1 g FBG/100 ml, als Funktion des Empfängerblutvolumens. Man beachte den deutlichen Wirkungsunterschied gegenüber FFP gemäß Abb. 8

Nach dem mittleren Feld von Abb. 8 ergäbe sich pro Einheit FFP ein Anstieg des Fibrinogens (FBG) von etwa 10 mg/dl. Setzt man die hämostatisch wirksame Mindestkonzentration von FBG auf 150 mg/dl, so ist bei einer gemessenen Konzentration von z. B. 100 mg/dl, unter Vernachlässigung einer möglichen endogenen Mobilisation [28] einerseits und einer Hyperfibrinolyse andererseits, FFP in Übereinstimmung mit der klinischen Erfahrung kaum wirksam genug. Dagegen enthält das in Abb. 9 gezeigte Konzentrat mit 1 g FBG in 100 ml Volumen pro ml 4mal mehr Fibrinogen als FFP [5]. Wie Abb. 9 zeigt, führt dementsprechend die Gabe von 500 ml Konzentrat als optimierende Therapie zu einem FBG-Anstieg von ca. 150 mg/dl, d. h. beim Ausgangswert von 100 mg/dl bis an den Normbereich heran. Im Falle einer Hyperfibrinolyse sollte Aprotinin einer Fibrinogenzufuhr vorausgehen.

Nach den Ergebnissen einer eigenen, prospektiv-randomisierten Studie [10] besteht kein Zweifel mehr, daß Antithrombin-III-Konzentrat (AT-III-Konzentrat) die Restitution des hämostatischen Gleichgewichts bei einer DIG zu beschleunigen vermag, was auch präoperativ aktuell sein kann. Dabei liegt der zu erwartende Aktivitätsanstieg von AT III um 1%/E AT III/kg KG, die intravasale Halbwertszeit bei etwa 4 h [8, 9]. Ohne DIG, z. B. bei einem hereditären AT-III-Mangel, ist der Aktivitätsanstieg etwa doppelt so groß, die Halbwertszeit 4- bis 5mal länger. Das therapeutische Ziel einer AT-III-Aktivität von etwa 80% (nicht 100%!) ist im Labor zu verifizieren. Schließlich ist die – als Grundlage der „Low-dose-Heparin-Prophylaxe" der postoperativen Thrombose bekannte – Potenzierung der AT-III-

Wirkung durch Heparin noch in zweierlei Hinsicht bedeutsam: erstens ist bei der Therapie einer DIG mittels AT-III-Konzentrat die Kombination mit Heparin zu vermeiden, da sie den Blutverlust mindestens verdoppelt [10]. Zweitens ist ohne Substitution die lineare Wirkungsabhängigkeit einer Thromboseprophylaxe mit Heparin von der AT-III-Aktivität im Blut des Patienten zu beachten. Anders ausgedrückt ist die Minimalkonzentration von Heparin, welche die Thrombinkoagulasezeit bzw. die aPTT verlängert (s. Abb. 7 und Tabelle 4) der AT-III-Aktivität umgekehrt proportional. In unserer diesbezüglichen Studie (die exakte Beziehung ist u. U. präparateabhängig) fanden wir bei 100% AT-III-Aktivität 0,1 IE Heparin/ml Plasma, bei 40% AT-III waren dagegen 0,7 IE/ml erforderlich [7].

Zusammenfassung

Präoperative Risikoerfassung und optimierende Therapie bei hämatologischen Störungen werden bestimmt von:

1) der Dringlichkeit, Art und mutmaßlichen Größe des Eingriffs mit den daraus folgenden Grenzen und Möglichkeiten von prä- und intraoperativer Diagnostik und Therapie;
2) dem Ergebnis der als „obligat" bezeichneten Laboruntersuchungen gemäß Tabellen 1, 3 und 4, im äußersten Falle zur nachstehenden *hämatologischen Laborcheckliste* kondensiert:
   - Blutgruppe AB0/Rh,
   - Hämoglobin/Hämatokrit,
   - Thrombozyten,
   - Blutungszeit,
   - Quick-Wert, aPTT, Fibrinogen;
3) der Quantität und Qualität (bekannte Zusammensetzung!) der verfügbaren transfusionsmedizinischen Präparationen,
4) dem Vermögen des Anästhesisten, unter bestmöglicher Nutzung der Umstände gemäß Punkt 1-3 prä- und intraoperativ die in Tabelle 5 summierten *kritischen Schwellen* verlaufsentscheidender Parameter zu sichern.

Tabelle 5. „Kritische Schwellen" (KS) verlaufsentscheidender hämatologischer Parameter während chirurgischer Eingriffe [5, 6]

Parameter	Norm	KS	
		[% der Norm]	Absolutwert
Blutvolumen	100%	100%	(nach Größe und Gewicht, s. Abb. 2)
Hämatokrit	43%	80%	35%
Fibrinogen	~300 mg/dl	50%	(100-) 150 mg/dl
Plasmatische Gerinnungsfaktoren	100%	35%	35%
Thrombozyten	~200000/μl	25%	50000/μl

Literatur

1. Abdulla B, Frey R, Witzke G (1979) Bluttransfusion und Blutgerinnung. Fischer, Stuttgart New York
2. Blauhut B (1980) Die Therapie mit Blutkomponenten im Bereich der Intensivmedizin. In: Ahnefeld FW, Bergmann H, Burri C, Dick W, Halmagyi M, Hossli G, Rügheimer E (Hrsg) Therapie mit Blutkomponenten. Springer, Berlin Heidelberg New York (Klinische Anästhesiologie und Intensivtherapie, Bd 21, S 152-168)
3. Blauhut B (1985) Zur Therapie des hypoproteinämischen Oedems. Untersuchungen mit Albumin und Furosemid. Maudrich, Wien München Bern (Beitrag zur Anaesthesie und Intensivmedizin, Bd 10)
4. Blauhut B, Lundsgaard-Hansen P (eds) (1986) Albumin and the systemic circulation. Karger, Basel (Current studies of hematology and blood transfusion, no 53)
5. Blauhut B, Lundsgaard-Hansen P (im Druck) Rationale Therapie mit Blut und Blutbestandteilen in der Intensivmedizin. V. Internationales Heidelberger Anästhesie-Symposion, 6.-7. Juni 1986. In: Lawin P et al. (Hrsg) Intensivmedizin, Notfallmedizin, Anästhesiologie. Thieme, Stuttgart New York
6. Blauhut B, Lundsgaard-Hansen P (1987) Akuter Blutverlust, Verbrennungen, spezielle chirurgische Indikationen. In: Mueller-Eckhardt C (Hrsg) Lehrbuch der Transfusionsmedizin. Springer, Berlin Heidelberg New York Tokyo
7. Blauhut B, Necek S, Kramar H, Vinazzer H and Bergmann H (1980) Acitivity of antithrombin III and effect of heparin on coagulation in shock. Thromb Res 19: 775-782
8. Blauhut B, Necek S, Vinazzer H, Bergmann H (1982) Substitution von Antithrombin III bei Schockpatienten. Anaesthesist 31: 349-352
9. Blauhut B, Necek S, Vinazzer H, Bergmann H (1982) Substitution therapy with an antithrombin III concentrate in shock and DIC. Thromb Res 27: 271-278
10. Blauhut B, Kramar H, Vinazzer H, Bergmann H (1985) Substitution of antithrombin III in shock and DIC: A randomized study. Thromb Res 39: 81-89
11. Collins JA (1976) Massive blood transfusion. Clin Haemat 5: 201-222
12. Colvin BT (1986) Problems of haemostasis. In: Stevens J (ed) Preparation of anaesthesia. Saunders, London Philadelphia Toronto (Clinics in anaesthesiology, vol 4, pp 667-686)
13. Deutsch E und Niessner H (1981) Störungen der Blutgerinnung. In: Kremer K, Kümmerle F, Kunz H, Nissen R, Schreiber HW (Hrsg) Intra- und postoperative Zwischenfälle, 2. Aufl, Bd 1. Thieme, Stuttgart New York, S 89-111
14. Egeberg O (1965) Inherited antithrombin III deficiency causing thrombophilia. Thromb Diath Haemorrh 13: 516-530
15. Griffin JH, Evatt B, Zimmerman TS, Kleiss AJ, Wideman C (1981) Deficiency of protein C in congenital thrombotic disease. J Clin Invest 40: 1370-1373
16. Griffin JH, Mosher DF, Zimmerman TS, Kleiss AJ (1982) Protein C, an antithrombotic protein, is reduced in hospitalized patients with intravascular coagulation. Blood 60: 261-264
17. Jenkins GC (1986) Haematologic disorders. In: Stevens J (ed) Preparation for anaesthesia. Saunders, London Philadelphia Toronto (Clinics in anaesthesiology, vol 4, pp 651-666)
18. Johansson L, Hedner U, Nilsson IM (1978) Familial antithrombin III deficiency as pathogenesis of deep venous thrombosis. Acta Med Scand 204: 491-495
19. Kowalyshyn TJ, Prager D, Young J (1972) A review of the present status of preoperative hemoglobin requirements. Anesth Analg 51: 75-79
20. Kubanek B (1987) Anämien. In: Mueller-Eckhardt C (Hrsg) Lehrbuch der Transfusionsmedizin. Springer, Berlin Heidelberg New York Tokyo
21. Lechner K (1982) Blutgerinnungsstörungen. Laboratoriumsdiagnose hämatologischer Erkrankungen, Bd 2. Springer, Berlin Heidelberg New York
22. Linemayr G, Stacher A (1984) Hämatopoetisches System. In: Kuemmerle HP, Goossens N (Hrsg) Klinik und Therapie der Nebenwirkungen, 3. Aufl. Thieme, Stuttgart New York, S 113-141
23. Lundsgaard-Hansen P (1975) Blood transfusion and capillary function. In: Ikkala E, Nykänen A (eds) Transfusion and immunology, plenary session lectures of the XIV. Congress of the International Society of Blood Transfusion. Vammalan Kirjapaino Oy, Helsinki, pp 121-163

24. Lundsgaard-Hansen P (1979) Hemodilution - new clothes for an anemic emperor. Vox Sang 36: 321-336
25. Lundsgaard-Hansen P (1981) Bluttransfusion. In: Kremer K, Kümmerle F, Kunz H, Nissen R, Schreiber HW (Hrsg) Intra- und postoperative Zwischenfälle, 2. Aufl, Bd I. Thieme, Stuttgart New York, S 63-87
26. Lundsgaard-Hansen P (1984) Blutersatzmittel. In: Kümmerle HP, Goossens N (Hrsg) Klinik und Therapie der Nebenwirkungen, 3. Aufl. Thieme, Stuttgart New York, S 1107-1125
27. Lundsgaard-Hansen P, Tschirren B (1980) Die Verwendung von Plasmaersatzmitteln und Albumin im Rahmen der Komponententherapie. In: Ahnefeld FW, Bergmann H, Burri C, Dick W, Halmagyi M, Hossli G, Rügheimer E (Hrsg) Therapie mit Blutkomponenten. Springer, Berlin Heidelberg New York (Klinische Anaesthesiologie und Intensivtherapie, Bd 21, S 120-135)
28. Lundsgaard-Hansen P, Ehrengruber E, Frei E, Papp E, Senn A, Tschirren B (1983) Antithrombin III and related parameters in surgical patients receiving blood components. Vox Sang 46: 19-28
29. Marlar RA, Endres-Brooks J, Miller C (1985) Serial studies of protein C and its plasma inhibitor in patients with disseminated intravascular coagulation. Blood 66: 59-63
30. Merrill EW (1969) Rheology of blood. Physiol Rev 49: 863-888
31. Moore FD (1959) Metabolic care of the surgical patient. Saunders, Philadelphia
31a. Nemes C, Niemer M, Noack G (Hrsg) (1985) Datenbuch Anästhesiologie, 3. Aufl. Fischer, Stuttgart New York
32. Pralle HB (1985) Checkliste Hämatologie. Thieme, Stuttgart New York
33. Thaler E, Lechner K (1978) Thrombophilie bei erworbenem Antithrombin III-Mangel von Patienten mit nephrotischem Syndrom. In: Marx R, Thies HA (Hrsg) Niere, Blutgerinnung und Hämostase. Schattauer, Stuttgart, S 123-129

Risikoerfassung und optimierende Therapie bei Störungen der Nierenfunktion

G. G. Braun

Einleitung

Die hervorragende Aufgabe der Nieren ist die Sicherstellung des Gesamtkörperwasserbestands und die Regulierung der Zusammensetzung dieser Flüssigkeit. In einer Statistik aus den Jahren 1973-1980, die 118000 Narkosen untersucht, sind im Gesamtkollektiv 2,1% der Patienten mit Nierenkrankheiten behaftet. Die Zahl erscheint relativ gering, mit zunehmendem Alter steigt sie jedoch deutlich an, bei über 70jährigen Patienten liegt sie bereits bei 5,2% [19].

Da begleitende Nierenerkrankungen die perioperative Morbidität und Mortalität in relevantem Umfang beeinflussen [36], sind folgende Fragen im Hinblick auf eine Risikoerfassung und präoperative Therapie zu klären:

- Gibt es Hinweise für eine Einschränkung der Nierenfunktion?
- Wie ist eine eingeschränkte Nierenfunktion zu diagnostizieren?
- Welche Veränderungen der Homöostase hat eine gestörte Nierenfunktion bewirkt?
- Welche präoperative Therapie ist angezeigt?
- Welches Narkoseverfahren ist zu wählen?

Gibt es Hinweise für eine eingeschränkte Nierenfunktion?

Hinweise für das Vorliegen einer eingeschränkten Nierenfunktion ergeben sich häufig bereits aus der Anamnese.

- Sind bei dem Patienten oder in seiner Familie Nierenkrankheiten bekannt?
- Wurden über längere Zeit nephrotoxische Medikamente eingenommen (z. B. Antibiotika, Zytostatika, nicht steroidale Antiphlogistika, Gold als Antirheumatikum)?
- Kam der Patient mit Nephrotoxinen in Berührung (z. B. Schwermetalle, organische Lösungsmittel)?
- Liegen Krankheiten vor, die häufig mit einer verminderten Nierenfunktion einhergehen (z. B. Diabetes mellitus, Gicht, Hypertonie, Herzinsuffizienz, Systemerkrankungen oder Autoimmunerkrankungen) [47]?

Liegen akute Krankheiten vor, die häufig zur Entwicklung eines akuten Nierenversagens führen (z. B. Schock, Trauma, Verbrennung, Sepsis, Pankreatitis)?

Die klinische Untersuchung ist meist unergiebig, es sei denn, es liegt eine fortgeschrittene Niereninsuffizienz oder ein nephrotisches Syndrom vor. Auf Zeichen von Volumenmangel, Elektrolytstörungen oder Anämie ist besonders zu achten: Gewichtsveränderungen, Ödeme, veränderter Hautturgor, orthostatische Hypotension, Tachykardie, trockene oder blasse Schleimhäute, Hautfarbe [36].

Wie ist eine eingeschränkte Nierenfunktion zu diagnostizieren?

In aller Regel ergeben sich Hinweise für eine eingeschränkte Nierenfunktion erst durch die routinemäßig durchgeführten blutchemischen bzw. Laborparameter. Jedoch sind auch Routinetests keine empfindlichen Parameter für Funktionsstörungen leichten bis mittleren Grades [24, 29]. Gerade hier können jedoch, wenn sie unbekannt sind, perioperativ Probleme auftreten.

Serumharnstoff

Der Serumharnstoffspiegel ändert sich zwar mit der glomerulären Filtrationsrate (GFR), er ist jedoch kein sensibler Parameter. Seine Höhe wird vom Stickstoffmetabolismus und dem Hydratationszustand des Patienten bestimmt. Die Produktion hängt vom Eiweißgehalt der Nahrung und dem Ausmaß der Katabolie ab. Bei Gesunden beträgt die tubuläre Rückresorbtion im Mittel 40%, bei Dehydratation nimmt sie auf 60-70% zu, der Harnstoffspiegel ist erhöht. Bei proteinarmer Diät und eingeschränkter Nierenfunktion kann er noch normal sein, auch bewirkt eine Volumenzufuhr durch Erhöhung des tubulären Flows eine Abnahme der Rückresorbtion [34].

Bei fortschreitender Reduzierung der intakten Nierenanteile nimmt die tubuläre Reabsorbtion ab, da die noch funktionsfähigen Nephrone sich in osmotischer Diurese befinden, die Harnstoffclearance nähert sich der Kreatininclearance. Ein sicher pathologischer Wert von über 100 mg/dl entspricht einer GFR von weniger als 50 ml/min [13, 41].

Serumkreatinin

Der Serumkreatininspiegel ist im Gegensatz dazu ein spezifischer Indikator für die GFR [13, 28]. Er wird nicht durch den Eiweißmetabolismus beeinflußt, das filtrierte Kreatinin wird nur in geringer Menge tubulär sezerniert und nicht reabsorbiert. Die täglich aus dem Skelettmuskel (aus Kreatinphosphat) freigesetzte Menge ist relativ konstant, der Spiegel wird von der Muskelmasse (Alter, Geschlecht, Ernährungszustand) beeinflußt [43]. Ein normales Serumkreatinin bei alten Patienten (die GFR nimmt um 5% je Dekade nach dem 20. Lebensjahr ab) ist Ausdruck einer verminderten Produktion, ein hochnormaler Wert kann mit einer bereits deutlich geschädigten Nierenfunktion einhergehen. Bei Kenntnis der Vorwerte entspricht eine ca. 50%ige Erhöhung des Serumwertes einer Reduzierung der GFR auf die Hälfte (Tabelle 1). Bei fehlender Hydration wird das Serumkreatininplateau von der Produktion und der nichtrenalen Ausscheidung bestimmt [34, 41].

Tabelle 1. Schätzung der Nierenfunktion nach dem Serumkreatinin

Serumkreatinin [mg/dl]	Nierenfunktion [% der Norm]
<1,3	>50
1,3-2,5	25-50
2,5-10	10-25
>10	<10

Kreatininclearance

Sie mißt die Fähigkeit der Glomeruli, Kreatinin pro Zeiteinheit auszuscheiden und ist in der Praxis der zuverlässigste Parameter für die GFR [13, 33, 43]. Wert von 50-80 ml/min zeigen eine beginnende Störung an, Werte von 25-30 ml/min bergen das Risiko einer deutlich verlängerten bzw. ausgeprägten Reaktion auf Medikamente. Patienten mit einer GFR unter 10 ml/min sind auf extrakorporale Blutreinigungsverfahren angewiesen.

Urinanalyse

Sie umfaßt die Bestimmung von Erythrozyten, Leukozyten, Zylindern, Sediment, Protein und Bakterien und dient der Diagnose akut entzündlicher Prozesse bzw. nephrotischer Syndrome.

Thoraxröntgen

Auf kardiale Insuffizienzzeichen (Herzvergrößerung durch Hypertension, Volumenüberladung, Koronarinsuffizienz), auf pulmonale Stauungszeichen oder einen Perikarderguß ist zu achten.

EKG

Eine koronare Mangeldurchblutung, Rhythmusstörungen, Elektrolytstörungen, Hypertrophiezeichen und Hinweise für eine Perikarditis zeigen sich im EKG.

Im Idealfall liegen neben der Anamnese und der klinischen Untersuchung Laborwerte (Blutbild, Serumkreatinin, Serum-Harnstoff, Elektrolyte, Urinanalyse), eine Röntgenaufnahme des Thorax sowie ein EKG vor.

Bei Verdacht auf Niereninsuffizienz sind die Kreatininclearance, Gerinnung, Blutgasanalyse und Gesamteiweiß erwünscht. Die Bestimmung weiterer Parameter, wie der Free-water-Clearance oder der fraktionellen Natriumexkretion, auch der Serum- und Urinosmolarität sind für die Routine nicht erforderlich.

Welche Veränderungen der Homöostase hat eine gestörte Nierenfunktion bewirkt

Ein gesunder Mensch wird mit ungefähr 2 Mio. Nephronen geboren. Nimmt die Anzahl ab, so fällt den verbleibenden Restnephronen deren Aufgabe zu. Ein Überleben ist mit ca. 20000 Nephronen noch möglich, mit zunehmenden Störungen der Homöostase [13, 14, 35, 39, 44] ist zu rechnen. Die Häufigkeit ist in Tabelle 2 dargestellt.

Wasser und Elektrolyte

Wenn die Zahl der funktionstüchtigen Nephrone unter 50% abfällt wird die Wasserbalance durch eine zunehmende Wasserdiurese (Hyposthenurie) mit verminderter Konzentrierfähigkeit bestimmt. Die Konzentrier- und Verdünnungsfähigkeit sowie die Möglichkeit, rasch Elektrolyte auszuscheiden, ist herabgesetzt [18].

Eine Hyponatriämie zeigt eine relative Zunahme an freiem Wasser an. Das Gesamtkörpernatrium kann dabei erhöht, normal oder niedrig sein [29]. Entwickelt sie sich langsam, erzeugt sie wenig Symptome: Zur Kompensation werden im Austausch intrazelluläre, osmotisch wirksame Teilchen ausgetauscht. Eine akute Hyponatriämie kann (bereits bei Werten unter 130 mmol/l) zu einem Hirnödem mit Krämpfen und Koma [29] sowie zu einer Reihe von kardiovaskulären Symptomen führen. Die häufigste Ursache ist die Überhydratation, selten liegt tatsächlich ein Natriummangel (z. B. nach aggressiver Diuretikatherapie) vor.

Tabelle 2. Urämiebedingte Symptome bei Patienten mit terminaler Niereninsuffizienz (ESRD)

Betroffene Organe	Symptom	[%]
Herz/Kreislauf	Hypertonie	85
	Arrhythmie	45
	Perikarderguß	11
Lunge	Bronchitis	15
	Pleuritis	15
	Ateminsuffizienz	25
	Lungenstauung	
Neurologischer Bereich	Schwäche	100
	Sopor	18
	Verwirrtheit	48
	Krämpfe	5
	Neuropathie	16
Gastrointestinalbereich	Nausea	66
	Erbrechen	10
	Aszites	10
	Diarrhö	3
Blut	Anämie	100
	Koagulopathie	
Wasser-/Säure-Basen-Haushalt	Elektrolytstörungen	100
	Azidose	
	Volumenveränderungen	

Hypernatriämien sind seltener und häufig iatrogen. Auch sie können mit hohem, normalem oder niedrigem Gesamtkörpernatrium einhergehen und werden durch zu geringe Wasserzufuhr oder durch zu hohe Natriumzufuhr verursacht.

Sowohl Hyperkaliämien als auch Hypokaliämien können auftreten. Erstere sind jedoch erst bei akutem Nierenversagen oder terminaler Niereninsuffizienz zu erwarten [24]. In der Folge verändern sich elektrische Vorgänge am Myokard mit Störungen des Ruhe- und Aktionspotentials [46]. Hohe T-Wellen, ein frühes, jedoch unspezifisches Zeichen und verbreiterte QRS-Komplexe zeigen sich im EKG [36].

Magnesium ist erst bei einer GFR unter 10 ml/min erhöht. Erhöhte Werte können zu Hypotension und Atemdepression führen, die Wirkung von Muskelrelaxanzien ist erhöht.

Anämie

Eine manifeste Anämie tritt bei Serumkreatininwerten über 3,5 mg/dl auf, bei Urämie stellt sich ein Hämoglobinwert von 6-8 mg/dl ein [39]. Die Ursachen sind in Abb. 1 dargestellt. Bei einem verminderten O_2-Gehalt wird die O_2-Transportkapazität über ein erhöhtes Herzminutenvolumen aufrechterhalten [16, 41].

Eine Rechtsverschiebung der O_2-Dissoziationskurve (infolge direkter Erhöhung des 2-3 DPG-Spiegels) führt zu einer verminderten O_2-Affinität des Hämoglobins mit verbesserter O_2-Freisetzung im Gewebe. Eine begleitende Azidose führt zwar indirekt über eine Verminderung des 2-3 DPGs zu einer Linksverschiebung (Verlangsamung der Glykolyse und Abnahme des 2-3 DPG-Spiegels infolge verminderter Phosphorfructokinaseaktivität), eine direkte Wirkung der H-Ionen auf das

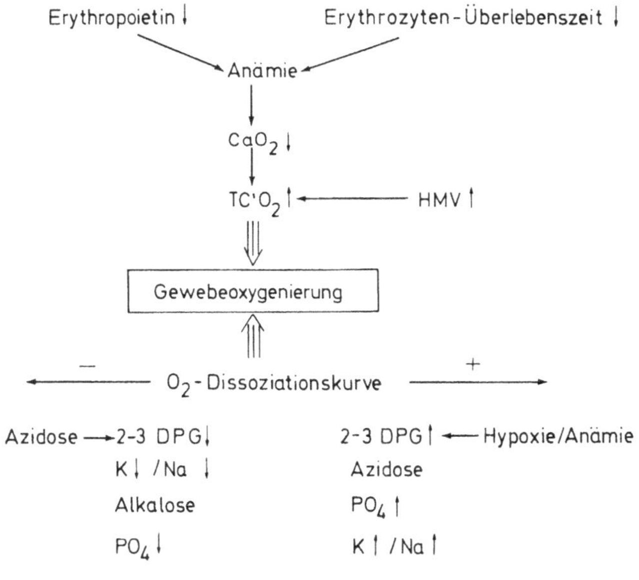

Abb. 1. Anämie und Niereninsuffizienz

Hb-Molekül bewirkt eine Verschiebung nach rechts. Elektrolytveränderungen (Salzeffekt) beeinflussen ebenfalls die Dissoziationskurve (Abb. 1; [3, 28]).

Koagulopathie

Eine Plättchendysfunktion bei normaler Thrombozytenzahl ist bei Kreatininwerten über 6 mg/dl zu erwarten. Eine verlängerte Blutungszeit ist hier der beste präoperative Test. Die Ursachen sind in folgender Übersicht dargestellt [3, 35, 36]:

Thrombozytenzahl: normal

Adhäsivität
Aggregation
PF-3-Freisetzung } vermindert.

⇓

Blutungszeit verlängert,
PTT normal, TZ normal.

Metabolische Azidose

Eine gesunde Niere scheidet pro Tag 40-60 mmol H-Ionen aus. Chronische Nierenkrankheiten führen zu einer verminderten H-Ionen-Sekretion, Natriumbikarbonat wird vermindert reabsorbiert, die Ammoniakproduktion und die Sekretion titrierbarer Säuren ist vermindert [24]. Das aktuelle Bikarbonat ist reduziert.

Hypertension

Von den Patienten mit chronischer Niereninsuffizienz leiden 60-90% an einer Hypertension. Der pathogenetische Mechanismus ist in Abb. 2 dargestellt.

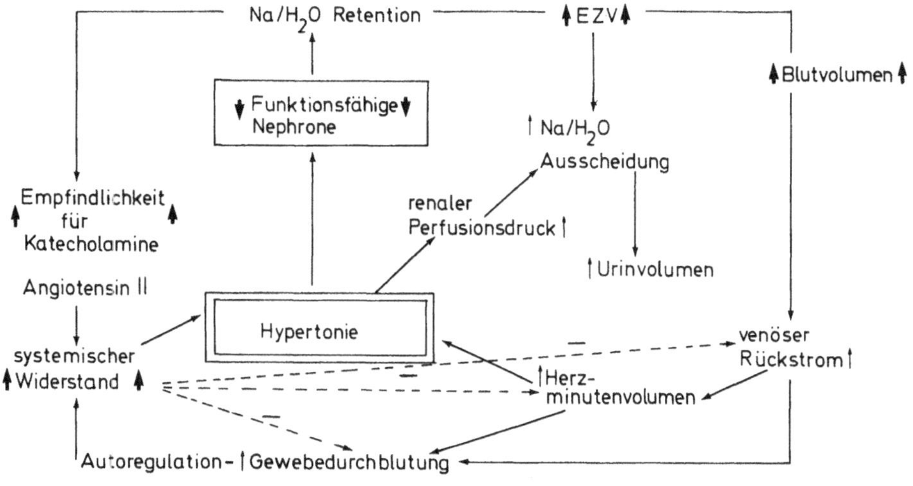

Abb. 2. Pathogenese der Hypertonie bei Niereninsuffizienz

Herz

Eine Herzinsuffizienz, besonders deren episodisches Auftreten, ist bei Niereninsuffizienz (Urämie) häufig. Eine Perikarditis findet sich in ca. 10–15% aller Fälle [18].

Lunge

Infolge Herzinsuffizienz oder nach Volumenüberladung treten pulmonale Störungen auf, die in der Urämie durch eine Störung der Kapillarpermeabilität mit verursacht sein können [18].

Neuropathie

Sie betrifft häufig die Sensibilität der unteren Extremitäten, kann aber auch motorisch sein. Eine autonome Neuropathie, die eine sympathische Gegenregulation verhindert, kann die Ursache für drastische und bedrohliche Blutdruckabfälle sein [18, 35].

Welche präoperative Therapie ist angezeigt?

Volumen

Das intravasale Volumen kann vermindert oder vermehrt sein. Die Volumenüberladung wird mit Verminderung der Zufuhr oder im akuten Fall durch Gabe von Diuretika behandelt. Sollte unter Diuretikagabe keine ausreichende Ausscheidung erzielt werden, kann dies ein Hinweis für eine begleitende Herzinsuffizienz sein. In diesem Fall wird Dopamin zu einer vermehrten Ausscheidung führen. Eine akute, lebensbedrohliche Überwässerung ist mit spontaner arteriovenöser Hämofiltration oder Dialyse rasch zu beheben. In jedem Falle sollte eine Urinausscheidung von 0,5–1 ml/kg KG/h erzielt werden. Eine rückläufige Ausscheidung kann ein Hinweis für eine beginnende Hypovolämie, die eine bereits eingeschränkte Nierenfunktion weiter verschlechtern kann, sein. Zur Volumensubstitution sind physiologische Kochsalzlösungen geeignet, auf negative Reaktionen von Seiten des Herzens und der Lunge muß jedoch streng geachtet werden.

Bei Niereninsuffizienz wird auch, wenn keine Kontraindikation vorliegt, die prophylaktische Gabe von NaCl vorgeschlagen. Dabei werden über 3 Tage lang je 10 g NaCl verabreicht. Es kommt zu einer Steigerung des Glomerulumfiltrates, als mögliche Ursache wird eine Volumenexpansion und eine Wirkung auf den juxtaglomerulären Apparat mit Reninverminderung diskutiert [38].

Einer Natriumausscheidung von über 200 mmol/Tag wird eine prophylaktische Wirkung zugeschrieben. Der Nutzen einer Natriumbikarbonatgabe ist nicht belegt [38].

Bei einer stabilen Niereninsuffizienz hat somit eine vorsichtige und kontrollierte Hydratation mit Kochsalzgabe möglicherweise eine schützende Wirkung auf die renale Restfunktion [42].

Elektrolytkorrektur

Die Ursache einer Hypernatriämie ist in aller Regel eine Dehydratation, sie wird mit Glukose (ggf. mit NaCl, 60 mmol/l) ausgeglichen. Besondere Vorsicht ist beim Ausgleich einer lange bestehenden Hypertonizität geboten. In ihrer Folge kommt es im Gehirn kopensatorisch zur Bildung sog. „idiogener Osmole", bei zu raschem Ausgleich kann ein Hirnödem entstehen. Da die häufigste Ursache einer Hyponatriämie eine relative Zunahme an freiem Wasser ist, wird die Therapie in erster Linie in einer Verminderung der Zufuhr und in akuten Fällen in der Gabe von Diuretika bestehen. Serumnatriumwerte zwischen 130 und 150 mmol/l sind anzustreben.

Trotz der kontroversen Ansicht, ob mäßige Hypokaliämien überhaupt klinisch relevant sind, sollte ein Serumkaliumwert über 3,5 mmol/l angestrebt werden. Zur Substitution sollte nicht mehr als 250 mmol/Tag gegeben werden [46]. Das hypokaliämische Myokard ist gegen rasche und hohe Kaliumgaben außerordentlich empfindlich, sie können, wie der Kaliummangel selbst, zu Arrhythmien führen [36]. Die rasche Senkung einer bedrohlichen Hyperkaliämie gelingt mit den aufgezeigten Substanzen (Tabelle 3), eine definitive Korrektur ist bei anurischen Patienten jedoch nur mit Dialyse möglich [28, 46].

Substitution von Blut

Wenn eine kardiopulmonale Dysfunktion einen Patienten in seiner Leistungsbreite deutlich einschränkt sollte die Gabe von O_2-Trägern erwogen werden [41]. Die chronische Anämie wird zwar gut toleriert, bei Patienten mit koronarer Herzkrankheit ist ein Hämatokrit von über 30% anzustreben. Zur Substitution sind Erythrozytenkonzentrate vorzuziehen, da die Volumen- und Kaliumbelastung (1-2 mmol/l) im Gegensatz zu Vollblutkonserven (20-25 mmol Kalium/l) geringer ist.

Tabelle 3. Therapie der Hyperkaliämie

Substanz	Verabreichungsart/ Konzentration	Dosis
Glukose-Insulin	Glukose 40% + 50 IE Alt	500 ml
Natriumbicarbonat	8,4%	40-80 ml
Natriumchlorid	20%	20 ml
Kalziumglukonat	10%	10-20 ml
Ionenaustauscher (Resonium/Serdolit)	oral/rektal	
Hyperventilation	Beatmung	
► Dialyse		

Die präoperative medikamentöse Therapie umfaßt in erster Linie positiv inotrope Substanzen, Antihypertensiva und Diuretika. Mögliche Veränderungen der Pharmakokinetik und in der Pharmakodynamik sind zu beachten [3, 15, 32, 36, 37].

Digoxin wird zu 70% renal ausgeschieden, die Dosierung muß der Clearance angepaßt werden. Die Bestimmung von Serumspiegeln ist angezeigt. Bei Digitoxin spielt die renale Ausscheidung eine geringe Rolle [11]. Dopamin ist im Akutfall wegen seiner renalen und positiv-inotropen Effekte die Substanz der Wahl. Antihypertensive Medikamente werden bis zum Operationstag beibehalten. Zur Behebung akuter Blutdruckkrisen eignen sich Diazoxid, Hydralazin, Nitroglycerin, Kalziumantagonisten [24]. Kaliumsparende Diuretika sollten bei einer Kreatininclearance von weniger als 50 ml/min nicht mehr verabreicht werden. Schleifendiuretika (Furosemid) sind gelegentlich noch bei einer Clearance unter 10 ml/min wirksam.

Bei terminaler Niereninsuffizienz (ESRD) ist in den nachfolgend dargestellten Befunden eine Narkosefähigkeit gegeben [28, 47]:

- Hb > 6–7 mg/dl,
- Serumkalium < 6 mmol/l,
- Azidose: BE < −15 mmol/l,
- keine gravierende Arrhythmie,
- kein Lungenödem,
- kein Hirnödem.

Welches Narkoseverfahren ist zu wählen?

Perioperativ werden renale Ausscheidungsmechanismen durch physiologische Regulationsvorgänge, die durch Angst, Streß, Schmerzen und chirurgischen Stimulus ausgelöst werden [23], sowie durch die medikamentöse Therapie selbst beeinflußt. Beide Faktoren können eine bereits präoperativ eingeschränkte Nierenfunktion weiter verschlechtern (Abb. 3).

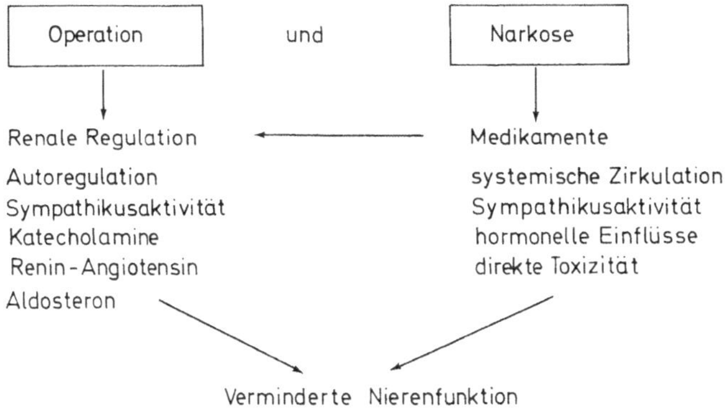

Abb. 3. Beeinflussung der Nierenfunktion durch Operation und Narkose

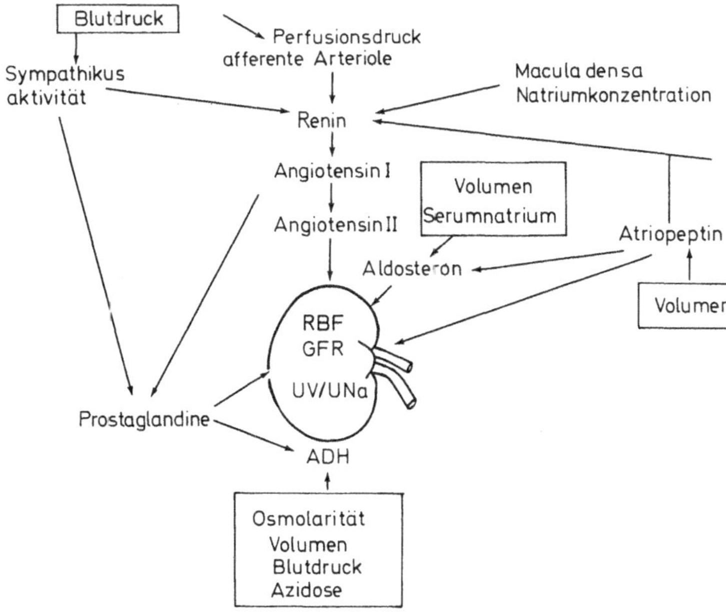

Abb. 4. Beeinflussung renaler Regulationsmechanismen

Physiologische Regulationsmechanismen

Autoregulatorische Vorgänge halten den renalen Blutfluß zwischen 80 und 180 mm Hg systolisch konstant [1, 2, 5, 14, 23, 33]. Sympathische Fasern von T_4-L_1 (-L_3) vermindern, wie die Katecholamine, über eine arterioläre Vasokonstriktion den renalen Blutfluß und die glomeruläre Filtration [23]. Angiotensin II als potenter Vasokonstriktor wird durch Anästhetika, Katecholamine, Sympathikusaktivität und verändertem Natriumgehalt im Tubulus erhöht. Eine Fülle komplexer Regelkreise, die z. T. in Abb. 4 dargestellt sind, beeinflussen die Nierenfunktion [14, 33, 43].

Narkoseverfahren

Alle Anästhesieverfahren bewirken eine temporäre Veränderung der Urinproduktion, der glomerulären Filtration, des renalen Blutflusses und der Elektrolytexkretion. Sie verändern die renale Funktion über die systemische Zirkulation, über die Sympathikusaktivität [41], über hormonelle Einflüsse und (selten) durch direkte Toxizität (Abb. 4, [2, 8, 14, 23, 26, 44].

Inhalationsanästhetika

Inhalationsanästhetika verändern den renalvaskulären Widerstand (RVR), den renalen Blutfluß (RBF), die glomeruläre Filtrationsrate (GFR), die Urinausscheidung (U-A) und die Natriumausscheidung im Urin (U-Na) (Tabelle 4; [7, 21, 23,

Tabelle 4. Wirkung von Inhalationsnarkotika auf die Nierenfunktion (Änderung in % gegenüber dem Ausgangswert): renal-vaskulärer Widerstand *(RVR)*, renaler Blutfluß *(RBF)*, glomeruläre Filtrationsrate *(GFR)*, Urinausscheidung *(U-A)*, Urinnatrium *(U-Na)*. (Nach [7, 21, 24, 33])

Narkotikum	Veränderung [%]				
	RVR	RBF	GFR	U-A	U-Na
Halothan	+78/−44[a]	+16/−69	−10/−56	+52/−63	−53/−64
Enfluran	0/−30	−23/−32	−21	−33	-
Isofluran	−29	−16/−49	−36	−34/−66	-

[a] Doppelwerte geben die Streubreite der in der Literatur beschriebenen Veränderungen an.

Tabelle 5. Serumfluoridkonzentrationen nach Inhalationsanästhetika

Narkotikum	Dosis [MAC/h]	Maximaler Fluoridwert [μmol/l]
Methoxyfluran	2,5	61
Enfluran	2,5	22
Isofluran	4,5	4,4
Halothan	4,5	-

Tabelle 6. Wirkung von i.v.-Narkotika auf die Nierenfunktion: renal-vaskulärer Widerstand *(RVR)*, renaler Blutfluß *(RBF)*, glomeruläre Filtrationsrate *(GFR)*, Urinausscheidung *(U-A)*, Urinnatrium *(U-Na)*. (Nach [21, 24, 33])

Narkotikum	Veränderung [%]				
	RVR	RBF	GFR	U-A	U-Na
Thiopental	−29	−16/−49[a]	−32/−36	−52/−59	−61/70
Diazepam	+10	−10/−26	−17/−30	-	-
Fentanyl	+10/+65	−18/−65	−20/−66	−39/−81	-
Ketamin	+20/−10	+25/−10	-	−20	-

[a] Doppelwerte geben die Streubreite der in der Literatur beschriebenen Veränderungen an.

33]). Nicht direkte Effekte, sondern hämodynamische Faktoren sowie Gegenregulationsmechanismen spielen hier die Hauptrolle [23]. Eine adäquate präanästhetische Volumengabe reduziert diese Effekte deutlich [5, 14].

Ausgenommen davon ist die direkte dosisbezogene Nephrotoxizität anorganischer Fluoride, die zu einer verminderten Konzentrierleistung und Polyurie führt [40]. Die Fluoridkonzentrationen liegen in aller Regel, außer bei Methoxyfluoran, deutlich unter der toxischen Schwelle (50 μmol/l, Tabelle 5; [6, 9, 25, 45]). Es liegen jedoch auch Berichte über die Nephrotoxizität von Enfluran, besonders bei eingeschränkter Nierenfunktion vor [9, 10, 20, 22].

Anästhetika, die i. v. appliziert werden

Die Veränderungen der renalen Funktionen ist in Tabelle 6 dargestellt [21, 23, 33]. Die Dosis von Barbituraten kann in der Urämie um 50-66% reduziert werden [24]. Durch die verminderte Albuminbildung ist die freie Fraktion erhöht. Nach Benzodiazepinen kann die Schlafdauer bis um das 3fache verlängert sein. So sind Verteilungsraum, Clearance und Eliminationhalbwertszeit von Midazolam bei Nierenkranken signifikant größer, die Clearance und der Verteilungsraum für die ungebundene Substanz sind jedoch geringer [24]. Trotz Metabolisierung in der Leber und geringer Plasmabindung wird nach Opiaten eine deutlich verlängerte Atemdepression beobachtet. Auch sind sie nicht in der Lage, hypertensive Phasen zu beherrschen. Nach Ketamin treten geringe Veränderungen im renalen Blutfluß mit Abfall der renalkortikalen Durchblutung auf. Die Substanz sollte nicht bei hypertensiven Patienten oder Patienten mit koronarer Herzkrankheit verwendet werden.

Succinylcholin kann auch bei anephrischen Patienten gefahrlos verwendet werden, sofern keine manifeste Hyperkaliämie vorliegt [31]. Bei hochnormalem Serumkalium bzw. bei Repetitionsdosen ist Vorsicht geboten. Pancuronium und Alcuronium können zu Kreislaufreaktionen führen. Vecuronium, die Substanz der Wahl, wird in erster Linie biliär eliminiert und nur zu einem geringen Teil renal ausgeschieden. Wirkungsdauer, Anschlagszeit und Erholungszeit bei Niereninsuffizienten sind nicht relevant verändert. Atracurium bietet keine Vorteile, Pipecuroniumbromid verhält sich wie Pancuronium, hat jedoch weniger kardiovaskuläre Nebenwirkungen. Die renale Elimination der Muskelrelaxanzien ist in Tabelle 7 dargestellt [4, 27].

Regional- und Leitungsanästhesie

Die Wirkung der rückenmarknahen Leitungsanästhesien auf die Nierenfunktion ist in Tabelle 8 dargestellt [33, 44]. Solange die Grenze der Autoregulation nicht unterschritten wird und keine Hypovolämie vorliegt, ist nur mit einer geringen Reduktion der glomerulären Filtration zu rechnen. Drastische und gelegentlich bedrohliche Blutdruckabfälle haben ihre Ursache in der Hypovolämie, der präoperativen Therapie mit Antihypertensiva, in einer autonomen Neuropathie bzw. in den verminderten kardiovaskulären Kompensationsmöglichkeiten.

Die Dauer von Plexusblockaden ist bei chronisch nierenkranken Patienten infolge der erhöhten Gewebeperfusion um bis zu 40% verkürzt [4].

Tabelle 7. Renale Exkretion von Muskelrelaxanzien

Relaxans	Ausgeschiedene Menge [%]
Gallamin, Decamethonium	> 95
Pancuronium, Metocurin, Alcuronium	60–90
d-Tubocurarin, Fazadinium	25–60
Vecuronium, Atracurium	< 25

Tabelle 8. Wirkung der Regionalanästhesie auf die Nierenfunktion: renal-vaskulärer Widerstand *(RVR)*, renaler Blutfluß *(RBF)*, glomeruläre Filtrationsrate *(GFR)*, mittlerer Blutdruck *(MBP)*. (Nach [33, 44])

Anästhesieform	Veränderung [%]			
	RVR	RBF	GFR	MBP
Epiduralanästhesie	+13/−12[a]	−7/−31	−9	−4/−34
Spinalanästhesie	− 4/−43	+15/− 5	−8/−10	−11/−21

[a] Doppelwerte geben die Streubreite der in der Literatur beschriebenen Veränderungen an.

Beatmung: Inhalationsanästhetika und ein reduzierter Lachgasanteil werden empfohlen [47]. Intraoperative hypertensive Phasen werden auf diese Weise beherrscht, die erforderliche Relaxansmenge ist geringer. Normokapnie ist anzustreben: Eine respiratorische Alkalose verschiebt die O_2-Dissoziationskurve nach links, eine Azidose kann zu einer Erhöhung des Serumkaliumwertes führen. Erhöhte intrathorakale Drücke wirken negativ auf die Nierenfunktion [14, 34].

Literatur

1. Bastron RD, Perkins FM, Pyne JL (1977) Autoregulation of renal blood flow during halothane anesthesia. Anesthesiology 46: 142
2. Baston RD (1980) Renal haemodynamics and the effects of anesthesia. In: Prys-Roberts (ed) The circulation in anesthesia. Blackwell, Oxford Edinbourgh Melbourne, p 227
3. Baston RD (1984) Anesthetic considerations for patients with endstage renal disease. 35th Annual refresher course lectures. American Society of Anesthesiologists, New Orleans, p 242
4. Bromage PR, Gertel M (1972) Brachial plexus anesthesia in chronic renal failure. Anesthesiology 36: 488
5. Cousins M (1986) Anästhesie und Niere. In: Peter K, Brown BR, Martin E, Norlander O (Hrsg) Inhalationsanästhetika. Springer, Berlin Heidelberg New York Tokyo (Anaesthesiologie und Intensivmedizin Bd 184, S 76)
6. Cousins MJ, Greenstein LR, Hitt BA, Mazze RJ (1976) Metabolism and renal effects on enflurane in man. Anesthesiology 44: 44
7. Deutsch S, Goldberg MD, Stephen GW (1966) Effects of halothane anesthesia on renal function in normal man. Anesthesiology 27: 793
8. Deutsch S, Bastron RD, Pierce EC (1969) The effects of anesthesia with thiopentane, nitrous oxide, narcotics and neuromuscular blocking drugs on renal function in normal man. Br J Anesth 41: 807
9. Eichhorn JH, Hedley-Whyte J, Steinmann TJ (1986) Renal failure following enflurane anesthesia. Anesthesiology 45: 557
10. Finsterer U, Rothfritz F (1981) Wirkung von Inhalationsanästhetika auf die Nierenfunktion. Anästh Intensivmed 32: 219
11. Grabensee B, Peters U (1981) Digitalisglycoside und Niereninsuffizienz. Internist (Berlin) 22: 622
12. Halperlin BD, Feeley TW (1984) The effect of anesthesia and surgery on renal function. In: Priebe HJ (ed) The kidney in anesthesia. Little, Brown, Boston, p 157
13. Harris JD (1986) Evaluation of renal function. In: Hershey SG (ed) Refresher courses in anesthesiology, vol 4. Lippincott, Philadelphia, p 39
14. Hilgenberg JC (1983) Renal diseases. In: Stoelting RK, Dierdorf SF (eds) Anesthesia and coexisting disease. Churchill Livingstone, New York Edinburgh London Melbourne, p 379
15. Höffler D (1981) Die Dosierung wichtiger Antibiotika und Tuberkulostotika bei Niereninsuffizienz. Internist (Berlin) 22: 601
16. Gestrichen
17. Kindler J, Schulz V (1981) Pharmakokinetik der Diuretika und Antihypertensiva bei Niereninsuffizienz. Internist (Berlin) 22: 607
18. Kuruvila KC, Schrier RW (1984) Chronic renal failure. In: Priebe HJ (ed) The kidney in anesthesia. Little, Brown, Boston, p 101
19. Link J (1985) Das Anästhesierisiko. VCH Verlagsgesellschaft, Weinheim
20. Loehning RW, Mazze RI (1974) Possible nephrotoxicity from enflurane in a patient with severe renal disease. Anesthesiology 40: 203
21. Mazze RT (1973) Renal toxicity of anesthetics. In: Hershey SG (ed) Regional refresher courses in anesthesiology, vol 1. Lippincott, Philadelphia, p 85
22. Mazze RI (1977) Inorganic fluoride nephrotoxicity: Prolonged enflurane and halothane anesthesia in volunteers. Anesthesiology 46: 265

23. Mazze RI (1986) Renal physiology and the effects of anesthesia. In: Miller RD (ed) Anesthesia, 2nd edn, vol 2. Churchill Livingstone, New York Edinburgh London Melbourne, p 1223
24. Mazze RI (1986) Anesthesia for patients with abnormal renal function and genitourinary operations. In: Miller RD (ed) Anesthesia, 2nd edn, vol 3. Churchill Livingstone, New York Edinburgh London Melbourne, p 1643
25. Mazze RI, Sievenpiper TS, Stevenson JAA (1984) Renal effects of enflurane in patients with abnormal renal function. Anesthesiology 60: 161
26. Miller ED (1980) Anesthetic agents, renin and the sympathetic nervous system. Anesthesiology 53: 94
27. Miller RD (1985) Effects of renal disease. In: Norman J (ed) Neuromuscular blockade. Saunders, London Philadelphia Toronto (Clinics in anesthesiology, vol 3, p 307)
28. Morgan RNW (1986) The patient with renal disease. In: Stevens J (ed) Preparation for anaesthesia. Saunders, London Philadelphia Toronto (Clinics in anaesthesiology, vol 4, p 735)
29. Narins RG, Lazarus JM (1984) Renal system. In: Vandam LD (ed) To make the patient ready for anesthesia: Medical care of the surgical patient. Addison-Wesley, Menlo Park London Amsterdam Ontario Sydney, p 67
30. Niemer M, Nemes C (1979) Datenbuch Intensivmedizin. Fischer, Stuttgart New York, S 327
31. Powell DR, Miller RD (1975) The effect of repeated doses of succinylcholine on serum potassium in patients with renal failure. Anesth Analg 54: 746
32. Prescott LF (1972) Mechanisms of renal excretions of drug (with special reference to drugs used by anaesthesists). Br J Anaesth 44: 246
33. Priano LL (1984) The effects of anesthesia on renal blood flow and function. 35th Annual refresher cource lectures. American Society of Anesthesiologists, New Orleans, p 240
34. Priebe HJ, Hedley-Whyte J (1984) Respiratory support on renal function. In: Priebe HJ (ed) The kidney in anesthesia. Little, Brown, Boston p 203
35. Roizen MF (1981) Renal disease, infectious diseases and disorders of electrolytes. In: Miller RD (ed) Anesthesia, vol 2. Churchill Livingstone, New York Edinburgh London Melbourne, p 55
36. Roizen MF (1986) Anesthetic implications of current diseases. In: Miller RD (ed) Anesthesia, 2nd edn, vol 1. Churchill Livingstone, New York Edinburgh London Melbourne, p 255
37. Sieberth HG (1981) Einführung zum Thema: Medikamentendosierung bei Niereninsuffizienz. Internist (Berlin) 22: 597
38. Sieberth HG (1984) Auswirkungen der akuten und chronischen Niereninsuffizienz auf die Homoiostase, ihre Diagnose und Therapie. In: Halmagyi M, Beyer J, Schuster HP (Hrsg) Der Risikopatient in der Anästhesie. 3. Stoffwechselstörungen. Springer, Berlin Heidelberg New York Tokyo (Klinische Anästhesiologie und Intensivtherapie, Bd 28, S 252)
39. Slawson KB (1972) Anesthesia for the patient in renal failure. Br J Anaesth 44: 277
40. Stoelting RK, Miller RD (1984) Basics of anesthesia, ch 5. Churchill Livingstone, New York Edinburgh London Melbourne, p 57
41. Stoelting RK, Miller RD (1984) Basics of anesthesia, ch 22. Churchill Livingstone, New York Edinburgh London Melbourne, p 305
42. Tasker PRW (1984) Prophylactic use of intravenous saline in patients with chronic renal failure undergoing major surgery. Lancet 3: 911
43. Tonnesen AS (1985) Monitoring the kidney and urine. In: Blitt CD (ed) Monitoring in anesthesia and critical care medicine. Churchill Livingstone, New York Edinburgh London Melbourne, p 459
44. Utting JE (1985) Anaesthesia and the kidney. In: Gray TC, Nunn JF, Utting JE (eds) General anaesthesia, 4th edn, vol 1. Butterworths, London Boston Singapore Sydney Wellington Durban Toronto, p 763
45. Weiss V, De Carlini CH (1977) Enflurane metabolism and postoperative renal function. Anaesthesist 26: 130
46. Wong KC (1978) Electrolyte disturbance and anesthetic considerations. In: Hershey SG (ed) Refresher courses in anesthesiology, vol 6. Lippincott, Philadelphia, p 187
47. Yao FSF (1983) Kidney transplant. In: Yao FSF (ed) Anesthesiology. Lippincott, Philadelphia London Mexico City New York St Louis Sao Paulo Sydney, p 272

Zusammenfassung der Diskussion zu Teil 6

Frage: Daß zur Beurteilung des Patienten im hämorrhagischen bzw. traumatischen Schock EKG-Registrierung mit Herzfrequenzzählung, Blutdruckmessung, Blasenkatheter und nach Möglichkeit die Messung des zentralvenösen Drucks gehören, ist unbestritten. Schwieriger ist die Entscheidung über die Notwendigkeit weitergehender diagnostischer Maßnahmen. Angesprochen wird hier beispielsweise oft der Pulmonaliskatheter, gelegentlich der kolloidosmotische Druck. Gehören auch solche Maßnahmen zum Routineprogramm beim hämorrhagischen oder traumatischen Schock?

Antwort: Hierüber gibt es verschiedene Auffassungen, für die sich jeweils gute Gründe ins Feld führen lassen. Generell ist festzustellen, daß die Schwere des Schockzustands, die Beherrschbarkeit der zugrundeliegenden Blutung und die zur Verfügung stehende Zeit berücksichtigt werden müssen. Einigkeit bestand in der Diskussion darüber, daß der kolloidosmotische Druck in der Frühphase nicht hilfreich ist. Weiterhin waren die meisten Diskutanten der Auffassung, daß ein Pulmonaliskatheter in der Frühphase nicht zum Routineprogramm gehört und nur dann indiziert ist, wenn durch Volumengabe und chirurgische Blutstillung kurzfristig keine stabilen Kreislaufverhältnisse erreicht werden können. Keinesfalls darf das Legen eines Swan-Ganz-Katheters die dringende Volumensubstitution und die chirurgische Blutstillung verzögern.

Frage: Ist die Volumentherapie mit Humanalbuminlösungen grundsätzlich sicherer als die mit künstlichen Kolloiden?

Antwort: Es ist als gesichert anzusehen, daß die Nebenwirkungsrate moderner Albuminlösungen deutlich niedriger ist als diejenige von künstlichen Kolloiden. Hier sind die Probleme der Hepatitisübertragung und der Auslösung anaphylaktoider Reaktionen eingeschlossen. Dem steht natürlich entgegen, daß die Verfügbarkeit humaner Serumproteinlösungen begrenzt ist und daß sie im Preis höher als künstliche Kolloidlösungen liegen.

Frage: Ist auch im Schock bei der Anwendung von Dextranlösungen die Vorgabe von monovalentem Haptendextran (Promit) notwendig?

Antwort: Im Schock muß man sehr schnell infundieren, wodurch die Bildung großer Antigen-Antikörper-Komplexe verhindert wird. Außerdem schützt die starke sympathikoadrenerge Aktivierung vor dem Auftreten einer anaphylaktoiden Reaktion. Aus diesen Gründen ist die Vorgabe des monovalenten Haptens nicht erforderlich.

Frage: Während sich der Verlust plasmatischer Gerinnungsfaktoren durch Gefrierplasma gut kompensieren läßt, stellt die Abnahme der Thrombozyten bei massiver Hämorrhagie immer wieder ein therapeutisches Problem dar. Ab welcher Grenze muß substituiert werden, und welche Präparate sind hierfür am besten geeignet?

Antwort: Im Notfall kann man zwar versuchen, mit frisch gespendetem Blut („Warmblut") zu substituieren, vorzuziehen ist aber der Ersatz mit Thrombozytenkonzentraten, die durch Zellseparation gewonnen worden sind. Hierbei ist allerdings der Zeitfaktor zu berücksichtigen: es vergeht einige Zeit, bis das Präparat zur Verfügung steht. Als untere tolerierbare Grenze für die Plättchenzahl gelten beim blutenden Patienten $50\,000/mm^3$. Ansonsten gilt die Regel, daß eine Thrombozytopenie dann substitutionspflichtig wird, wenn eine Blutungsneigung auftritt. Betragen die Thrombozyten weniger als $10\,000/mm^3$, kommt es immer zur Blutungsneigung.

Ist bei schwersten Blutungen ein Thrombozytenersatz indiziert, aber aus organisatorisch-technischen Gründen nicht in der gebotenen Zeit realisierbar, kann versucht werden, durch intravenöse Applikation von 50–100 ml Fibraccel eine Besserung zu erreichen. Hierbei handelt es sich um einen gerinnungsaktiven, homologen Phospholipidkomplex (partielles Thromboplastin). Die Effektivität ist zwar nicht durch kontrollierte Studien belegt, aber es gibt klinische Hinweise für eine Wirksamkeit.

Frage: Ist die renale Anämie des Patienten mit terminaler Niereninsuffizienz für sich allein schon eine Indikation zur Transfusion?

Antwort: Das hängt selbstverständlich davon ab, in welchem Zeitraum sich diese Anämie entwickelt hat. Ist der Patient an seinen Hb-Wert von 6–8 g/dl adaptiert, kann dieser Wert auch unter operativen Bedingungen toleriert werden. Jeder weitere zusätzliche Blutverlust muß dann allerdings sorgfältig ausgeglichen werden, zumal diese Patienten häufig eine arterielle Hypertonie und eine koronare Herzkrankheit haben.

Frage: Ist die Regionalanästhesie bei Patienten mit Niereninsuffizienz generell einer Allgemeinanästhesie vorzuziehen, oder müssen Einschränkungen berücksichtigt werden?

Antwort: Vor allem bei rückenmarknahen Regionalanästhesien mahnt die erhöhte Kreislauflabilität der Patienten mit terminaler Niereninsuffizienz zur Vorsicht. Diese Patienten sind oft mit Antihypertensiva vorbehandelt, haben häufig eine Hypovolämie, und es muß mit einer autonomen Neuropathie gerechnet werden, welche die Bandbreite der sympathischen Gegenregulation deutlich einengt. Dies muß insbesondere bei mittleren und hohen rückenmarksnahen Blockaden berücksichtigt werden, eine geringere Rolle spielt das sicher bei der Anästhesie des Plexus brachialis.

Teil 7

Endokrines System

Risikoerfassung und optimierende Therapie bei Diabetes mellitus

B. Knick

Einleitung

Die 1980 durch die World Health Organization (WHO) veröffentlichte Klassifikation des Diabetes mellitus unterscheidet die beiden klassischen Diabetestypen auch nach den Kriterien der Behandlung:

1) Typ I: insulinabhängiger Diabetes mellitus
   (IDDM: insulin-dependent diabetes mellitus),
2) Typ II: nichtinsulinabhängiger Diabetes mellitus
   (NIDDM: non-insulin-dependent diabetes mellitus)
   a) ohne Übergewicht,
   b) mit Übergewicht.

Der Typ-I-Diabetes ist primär insulinbedürftig. Der Typ-II-Diabetes wird als nichtinsulinbedürftiger Diabetes eingestuft, kann jedoch durch Spätversagen des endokrinen Pankreas und mangelnde Tablettenansprechbarkeit insulinbedürftig werden.

Die durch verbesserte Insulinbehandlung eingetretene Lebensverlängerung des insulinbedürftigen Typ-I-Diabetikers und das häufige Auftreten eines manifesten Typ-II-Diabetes bei allgemein höherer Lebenserwartung erklären, daß Chirurg und Anästhesist verhältnismäßig häufig mit operativen Eingriffen bei Diabetikern zu tun haben.

Auswirkungen der Operationsbelastung auf den Stoffwechsel

Für Typ-I- und Typ-II-Diabetiker stellen operative Eingriffe besondere Belastungen dar, die zu Stoffwechselentgleisungen und Insulinmehrbedarf führen können. Daraus ergibt sich das Problem der gleichmäßigen perioperativen Stoffwechselführung. Vorbestehende und nicht erkannte, diabetesbedingte Organfunktionsminderungen können das Risiko eines operativen Eingriffs bei Diabetikern erhöhen und den postoperativen Verlauf komplizieren. Neuere Untersuchungen entkräften die allgemeine Auffassung, daß der Diabetes per se das chirurgische Risiko erhöht.

Die perioperative Stoffwechselkontrolle hat bei Diabetikern den operativen Eingriff, die Belastung der Narkose („Operationsstreß“) und metabolische Veränderungen unter der operativen Ausnahmesituation zu berücksichtigen (Abb. 1).

In der postoperativen Phase kommt es durch ein Überwiegen antiinsulinärer Hormone (Katecholamine, Glukagon, Kortisol, STH) zu einer Störung der norma-

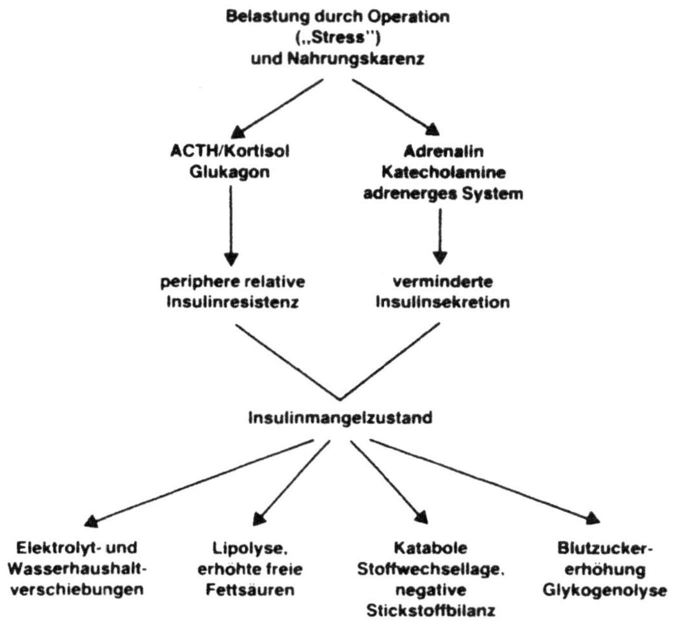

Abb. 1. Mögliche metabolische Veränderungen bei Typ-I- und Typ-II-Diabetes unter Operationsbelastung

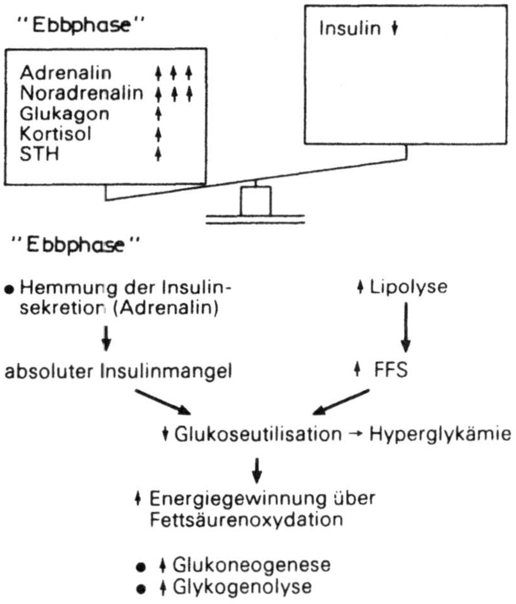

Abb. 2. Postoperative Stoffwechselveränderungen in der Ebbphase

len Blutzuckerhomöostase. Die ersten postoperativen 6–24 h kennzeichnet man als sog. „Ebbphase“ mit massiver peripherer Glukoseverwertungsstörung, die gleichzeitig mit gesteigerter Glykogenolyse und Glukoneogenese zu einer Hyperglykämie führt (Abb. 2). Die anschließende „Flowphase“ ist trotz erhöhter Insulinsekretion beim Stoffwechselgesunden wie beim insulinabhängigen Diabetiker durch einen relativen Insulinmangel charakterisiert.

Sowohl beim Stoffwechselgesunden wie auch beim Diabetiker sind post operationem extreme Blutzuckersenkungen, Blutzuckererhöhungen und katabole Stoffwechsellage, Azidose, Elektrolyt- und Wasserhaushaltverschiebungen zu vermeiden. Die modernen Möglichkeiten einer anpassenden Glukoseinsulininfusionstherapie erleichtern die Stoffwechselführung.

Voraussetzungen für eine optimale perioperative Versorgung

Für eine optimale perioperative Versorgung eines insulinbedürftigen Diabetespatienten mit relativ erhöhtem Operationsrisiko bei nicht optimaler Stoffwechseleinstellung ergeben sich unter Hospitalbedingungen folgende Voraussetzungen:

1) von Prestigedenken freie, fachlich integrierte Zusammenarbeit der operativen Einheit, des Anästhesistenteams und der stationären Abteilung (Intensivstation) und dem präoperativ betreuenden Diabetologen;
2) konstante Blutzuckerkontrolle auf der operativen Abteilung (Teststreifenmethoden),
3) Sicherung der diätetischen und parenteralen Ernährungsmaßnahmen mit Berücksichtigung der diabetologisch notwendigen Insulin-Mahlzeiten-Abstimmung bzw. Infusionssteuerung,
4) Überwachung aller notwendigen Parameter zur Anpassung der Insulinbehandlung an den intra- und postoperativ veränderten Insulinbedarf.

Ein gut geschulter insulinbedürftiger Diabetiker kann an der Stoffwechselselbstkontrolle wie zuvor bis zum Operationszeitpunkt teilnehmen und auch an der postoperativen Neueinstellung durch Blutzuckerselbstkontrollen beteiligt werden. Der nichtinformierte Patient bedarf postoperativ einer intensiven diabetologischen Schulung.

Präoperativer Organstatus und gute Stoffwechseleinstellung

Es ist Aufgabe des Anästhesisten, in Zusammenarbeit mit den behandelnden Internisten und Chirurgen, in der intra- und postoperativen Phase eine ausgeglichene Stoffwechsellage bei diabetischen Patienten aufrecht zu erhalten. Doch ist die Normalisierung des Stoffwechsels nicht das einzige Problem. Man muß vielmehr davon ausgehen, daß der Diabetiker mit zunehmender Krankheitsdauer eine „Systemerkrankung“ hat, aufgrund deren die Durchführung einer Anästhesie ein gewisses Risiko bedeuten kann. Dieses nimmt mit dem Alter der Patienten, der Dauer des Diabetes sowie jahrelang unzureichender Stoffwechseleinstellung zu. Die Probleme der diabetischen „Systemerkrankung“ sind in folgender Übersicht aufgeführt:

Diabetische „Systemerkrankung":
- Spätschäden an Herz, Gefäßen, Niere, Nerven,
- diabetische Makroangiopathie: koronare Herzkrankheit,
- Periphere arterielle Verschlußkrankheit,
- Stenosierung oder Verschluß extrakranieller Hirngefäße, Insultgefährdung, Emboliegefahr,
- diabetische Begleiterkrankungen (z. B. Pyelonephritis).

Besonderer Berücksichtigung bedürfen die verschiedenen Formen der diabetischen Mikroangiopathie:

- proliferierende Retinopathie,
- diabetische Nephropathie mit oder ohne Niereninsuffizienz,
- diabetische Polyneuropathie,
- autonome Neuropathie (EKG mit Valsalva-Versuch: Frequenzstarre?).

Nichtbeachtung oder Verkennung diabetischer Spätschäden an Herz, Gefäßen, Niere, Nervensystem können zu schwerwiegenden intra- und postoperativen Zwischenfällen mit kardialer oder zerebraler Ischämie, deletärer Schädigung des Nervensystems oder Herz-Kreislauf-Stillstand führen.

Zur Vermeidung durch die Grundkrankheit konditionierter Komplikationen ist eine sorgfältige präoperative Beurteilung des Organstatus und die Herstellung einer ausgeglichenen Stoffwechselsituation des Diabetikers ausschlaggebend.

Anästhesierisiken bei diabetischen Begleiterkrankungen

Das spezielle Risiko des Diabetikers ist in seiner Disposition zu Komplikationen begründet. Die Anästhesierisiken des Diabetikers sind:
- Hypoglykämie- oder Hyperglykämieneigung,
- renale oder kardiovaskuläre Funktionsstörungen bei autonomer Neuropathie,
- Infektionsgefährdung,
- verzögerte Wundheilung,
- Hämostasestörungen (bei Hyperlipoproteinämie).

Unter Anwendung aller modernen technischen Mittel zur Optimierung der Diabeteseinstellung und bei guter Zusammenarbeit der Fachdisziplinen kann die Gefahr einer Stoffwechselentgleisung auf ein Minimum reduziert werden.

Diabetische Begleiterkrankungen sind vom Anästhesisten zu berücksichtigen. Es handelt sich in erster Linie um vorzeitige Sklerose der Koronararterien und der Hirngefäße mit der Gefahr einer kardialen oder zerebralen Ischämie während des Anästhesieverlaufs.

Bei vorbekannter proliferativer diabetischer Retinopathie kann eine schnelle, zu straffe Besserung der Stoffwechsellage zu einer zusätzlichen Verschlechterung führen. Bei Patienten mit Stadium einer proliferativen diabetischen Retinopathie kann eine nicht optimale Stoffwechseleinstellung in der perioperativen Phase in Kauf genommen werden. Vor einer drastischen Optimierung in der Diabeteseinstellung ist eher zu warnen.

Limitierend zu berücksichtigen sind ferner proliferative Retinopathien mit Gefahr einer Glaskörperblutung bei Hypertension.

Eine diabetische Nephropathie mit ausgeprägter Einschränkung der Nierenfunktion kann zur Kumulation von Medikamenten und damit zum Narkoseüberhang führen.

Beim Intubieren oder bei der Gefäßpunktion ist wegen der Infektionsgefährdung besonders sorgfältig und sauber vorzugehen.

Bei langjährigem Typ-I-Diabetes wie auch bei Typ-II-Diabetikern sind wegen der Gefahr einer kardialen und zerebralen Ischämie starke Blutdruckabfälle, wie sie zu Beginn der Anästhesie auftreten können, durch zurückhaltende Medikamentendosierung zu vermeiden. Als Richtwert ist ein diastolischer Blutdruck von 60 mm Hg bzw. ein arterieller Mitteldruck von mindestens 70–80 mm Hg anzusehen. Dieser sollte nicht unterschritten werden. Bei Beatmung ist eine Hyperventilation zu vermeiden, da diese durch Verminderung des arteriellen CO_2-Partialdruckes zur zerebralen Vasokontriktion führen kann.

Die autonome Neuropathie kann bei Diabetikern zu ernsten Gefährdungen führen. Anamnestische Hinweise sind orthostatische Hypotension, Urinretention, gustatorisches Schwitzen, gastrointestinale Störungen mit verzögerter Magenentleerung und erhöhter Aspirationsgefahr. Herzinfarkte können bei viszeraler Neuropathie infolge Denervation schmerzfrei verlaufen, verspätet erkannt oder übersehen werden.

Schwerwiegendste Folgen einer nicht berücksichtigten autonomen Neuropathie des Diabetikers können kardiorespiratorische Stillstände während und nach Narkosen darstellen. Diesen liegen Störungen der respiratorischen Reflexmechanismen mit fehlender adäquater Reizantwort auf einen CO_2-Anstieg oder eine Hypoxie zugrunde. Bei allen Patienten mit Hinweis auf autonome Neuropathie ist ein elektrokardiographisches Monitoring während des Anästhesieverlaufs und der Aufwachphase selbstverständlich. Bereits eine leichte Atemdepression kann fatale Folgen haben.

Notwendige präoperative Untersuchungen

Die präoperativ notwendigen Informationen wird man bei Notfalleingriffen auf das Unabdingbare beschränken, bei zeitlich planbaren fakultativen Operationen sollte von einem extensiven Checkkatalog des präoperativen Untersuchungsprogramms - auch aus rechtlich-medizinischen Gründen - nicht abgegangen werden.

Präoperatives Untersuchungsprogramm bei Notfalloperationen

Anamnestische Daten: Diabetestyp, bisherige Therapieform, Insulindosierung? Einstellungsqualität, Diabetesdauer, bekannte diabetesspezifische Komplikationen, Vorlage des Diabetikerselbstkontrolltagebuches? Letzte Insulingabe? Erbrechen? Letzte Nahrungsaufnahme?

Klinische Untersuchung: Internistischer Herz- bzw. Kreislaufstatus, Blutdruckwerte, angiologischer Status, neurologischer Status, Zusatzuntersuchungen: Ruhe-EKG, wenn möglich Thoraxröntgen, abdominale Sonographie.

Laboruntersuchungen: präoperativer Gerinnungsstatus, Blutgruppenbestimmung, aktueller Blutzuckerwert, evtl. mehrfache Blutzuckerkontrollen (Teststreifenmethode) Serumkreatinin, Harnstatus, Serumelektrolyte (Kalium, Natrium), pH-Wert und Ketonkörperuntersuchung bei Verdacht auf Azidose, Blutbild mit Hk-Wert.

Präoperatives Untersuchungsprogramm bei zeitlich planbaren operativen Eingriffen

Anamnestische Daten: Diabetestyp? Diabetesdauer? Bisherige Therapieform? Einstellungsqualität? Hinweise auf diabetesspezifische Komplikationen? Vorlage des Diabetesselbstkontrolltagebuches? Bisherige Diätführung? Vormedikation? Begleitkrankheit?

Diabetologisch-internistische Untersuchung: Untersuchung des Herz-Kreislauf-Systems, Blutdruck, angiologischer und neurologischer Status, Fundoskopie.

Zusatzuntersuchungen: Ruhe-EKG, Thoraxröntgen, bei urochirurgischen und gynäkologischen Eingriffen i.v.-Urographie (Ureterlage, Anomalien?), bei abdominalen Operationen Sonographie.

Laboruntersuchungen: Präoperativer Gerinnungsstatus, Blutbild mit Hk und Thrombozytenzahl, Quick-Wert, Serumkreatinin, Serumelektrolyte (Natrium, Kalium), Blutzuckertagesprofil, Hb-A1-Meßwert, Harnstatus mit Sediment und Eiweiß sowie Ketonkörperuntersuchung, Harnantibiogramm und bei Verdacht auf eingeschränkte Nierenfunktion Kreatininclearance.

Anästhesieverfahren

Die gebräuchlichen Anästhetika beeinflussen den Kohlenhydratstoffwechsel nicht oder nur geringfügig. Ein signifikanter Blutzuckeranstieg ist nach Äther möglich, eine Äthernarkose deshalb zu vermeiden, Ketamin sollte wegen insulinantagonistisch wirkender Katecholaminfreisetzung mit Vorsicht angewandt werden.

Vorteile gegenüber der Allgemeinanästhesie bieten die Verfahren der Regionalanästhesie, wie Plexus-brachialis-Blockaden, Spinal- oder Epiduralanästhesie. Dabei kann eine frühzeitige Umstellung auf orale Ernährung und Medikamenteneinnahme postoperativ die Stoffwechselführung beim Diabetiker vereinfachen. Auf eine Regionalanästhesie wird - mehr aus forensischen Gründen - bei Patienten mit schwerer diabetischer Neuropathie verzichtet, da eine zusätzliche Nervenschädigung nicht auszuschließen ist. Bei vorgeschädigtem Nervensystem liegt eine erhöhte Empfindlichkeit gegen Überlagerungs- und Druckschädigung vor.

Vasokonstriktorische Zusätze in den Lokalanästhetika sind zu vermeiden, da bei Mikroangiopathien des Diabetikers die Gefahr überschießender Vasokonstriktion mit der Folge lokaler Rückenmarksischämie besteht.

Operative Eingriffe unterschiedlicher Schweregrade

Im folgenden wird ein Überblick über Therapieformen und Therapieumstellung bei operativen Eingriffen verschiedener Schweregrade gegeben.

Die folgende Übersicht stellt die Therapieform und notwendige Therapieumstellung bei schweren operativen Eingriffen mit mehrtägiger parenteraler Ernährung dar:

Schwere operative Eingriffe

Therapieform	Therapieumstellung
Diätetisch eingestellter Typ-II-Diabetes,	Infusions- und Insulintherapie gemäß Blutzucker,
Typ-II-Diabetes (Diät und Tbl.),	Antidiabetika absetzen, postoperativ Normal- (Alt)insulin,
Insulinabhängiger Typ-I-/II-Diabetes.	Insulininfusionstherapie (Perfusor 5%ige Glukoselösung).

Folgende Richtlinien für die Therapieumstellung bei operativen Eingriffen mittelschweren Grades (z. B. Amputation, Mamma-PE) unter Berücksichtigung von Diabetestyp und Therapieform sind zu beachten:

Operative Eingriffe mittelschweren Grades

Therapieform	Therapieumstellung
diätetisch eingestellter Typ-II-Diabetes,	5%ige Glukoseinfusion, Insulintherapie gemäß Blutzucker,
Typ-II-Diabetes (Diät und Tbl.),	anpassende Normal- (Alt-)insulintherapie, 5%ige Glukoseinfusion,
insulinabhängiger Typ-I-/II-Diabetes	am Vorabend 50% der Insulindosis (Abenddosis), 5%ige Glukoseinfusion am Op-Tag; bei Operationsende reduzierte Insulindosis, wenn Nahrungsaufnahme bald möglich, sonst anpassende Normal- (Alt-)Insulintherapie.

Anhaltspunkte für die Therapieumstellung unter Berücksichtigung der vorangewandten Therapieform und des Diabetestyps bei operativen Eingriffen leichteren Grades (z. B. Implantation einer Insulinpumpe, eines Schrittmachers, HNO-ärztliche Operation):

Operative Eingriffe leichteren Grades

Therapieform	Therapieumstellung
diätetisch eingestellter Typ-II-Diabetes,	Fortführung der diätetischen Therapie,
Typ-II-Diabetes (Diät und Tbl.),	diätetische Behandlung, orale Antidiabetika, wenn nötig,
Insulinabhängiger Typ-I-/II-Diabetes.	am Vorabend 50% der vorherigen Insulindosis, am Operationstag 5%ige Glukoseinfusion, anpassende Insulintherapie mit Normal- (Alt-) oder Intermediärinsulin.

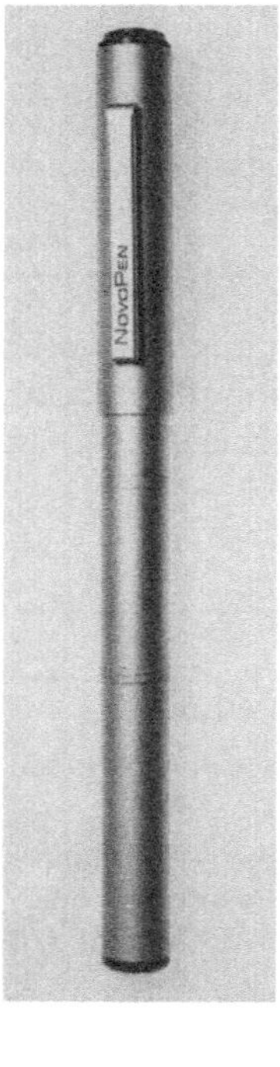
NovoPen

Injektor [„NovoPen" mit Normal-(Alt-)insulinpatrone Penfill] jeweils auf die Mahlzeiten bezogen variable Normal-(Alt-)insulindosen. Das Injektionsgerät „NovoPen" gibt durch Knopfdruck eine konstante Insulinmenge (2 E) ab. Die Penfillpatrone enthält eine Normal-(Alt-)insulinkonzentration von 100 E/ml. Damit ist eine Liberalisierung des Tageslaufs für den Patienten, auch die Möglichkeit einer zeitlichen Verlegung von Mahlzeiten verbunden (Abb. 3).

Bei Basis-Bolus-Insulin-Regime soll das annähernd 24 h wirkende Langzeitinsulin Ultratard HM noch am Vorabend vor der Operation in einer um 50% reduzierten Dosis verabreicht werden. Bei Patienten, die auf Insuline mit langer Wirkungsdauer eingestellt sind, ist von einer Weiterverabreichung der Langzeitinsuline in der operativen Phase unbedingt abzuraten. Der Insulinbedarf kann ohne Schwierigkeiten durch schnellsteuerbare Normal-(Alt-)insulingaben gesichert werden.

Nach Stabilisierung der Stoffwechselsituation in der postoperativen Phase und sobald der Patient sein Ernährungsregime wieder aufnehmen kann, läßt sich das Basis-Bolus-Insulin-Regime neu aufbauen.

In der operativen Phase besteht die Grundtherapie in einer differenzierten Flüssigkeitszufuhr, die den stündlichen Glukosebedarf von 5-10 g berücksichtigt. Er kann mit 100-200 ml 5%iger Glukoselösung gedeckt werden. Die gesamte Flüssigkeitszufuhr ist unabhängig davon zu berechnen. Bei größeren abdominalen Eingriffen sollte der höhere Flüssigkeitsbedarf durch eine glukosefreie Elektrolytlösung gedeckt werden.

Bei Patienten mit überhöhten Blutzuckerwerten oder primär unter Insulintherapie zur Operation gelangenden Diabetikern muß die dosisangepaßte intraoperative Glukoseinsulintherapie durchgeführt werden.

Die dosisanpassende Insulinbehandlung wird nach Maßgabe der Blutzuckerkontrollen mit 4-8 E Normal-(Alt-)insulin alle 1-2 h gesteuert. Postoperativ sind stündliche Blutzuckerkontrollen mit Blutzuckerschnellteststreifen erforderlich.

Die bei operativen Eingriffen notwendige i. v.-Insulinzufuhr kann mit Perfusorspritze oder durch Insulinzugabe zur i. v.-Infusionslösung (5%ige Glukose) erfolgen.

Bei kataboler Stoffwechsellage und Kaliumverlustsituation ist eine Kaliumzufuhr von 10 mmol/500 ml 5-10%iger Glukoselösung bei gleichzeitiger i. v. Insulingabe notwendig.

Perfusorfüllung (40 ml): entsprechend einer Einheit Insulin/ml Infusionslösung werden 40 Einheiten Normal-(Alt-)insulin in der Perfusorspritze mit 10 ml Humanalbumin (20%ig) und 0,9%iger NaCL-Lösung auf 40 ml aufgefüllt.

Die Perfusorinsulinabgabe kann bedarfsabhängig eingestellt werden.

Ein Zusatz von Humanalbumin zur Insulinlösung wird bei Perfusorverwendung empfohlen, weil damit auch bei unterschiedlichen Infusionssystemen annähernd gleiche Insulineffekte zu erwarten sind. Bei Zugabe von Insulin in die i. v.-Infusionslösung erfolgt ein gewisser Insulinverlust durch Insulinabsorption an das Plastik- oder Glasmaterial (Verlust 20-30%). Wir verzichten aus Kostengründen auf Humanalbumin und dosieren lieber Normal-(Alt-)insulin etwas höher.

Die Infusionsgeschwindigkeit ist auf etwa 1-2 E/h, bei Kindern auf 0,5-1 E/h einzustellen.

Bei Perfusorinsulinzufuhr ist immer gleichzeitig 5%ige Glukoselösung mit zu infundieren, um eine bessere Steuerbarkeit nach Blutzuckerverlauf zu ermöglichen.

Intermittierende, zeitlich begrenzte Insulinbehandlungen im Zusammenhang mit operativen Eingriffen sind heute bei dem hohen Reinheitsgrad der verwendeten Insulinpräparate unbedenklich. Es ist besser, einen Patienten mit Insulin gut zu führen als eine schlechte postoperative Diabeteseinstellung in Kauf zu nehmen. Unter Verwendung von hochgereinigtem Schweine- und Humaninsulin sind keine immunologischen Folgeerscheinungen (Boostereffekt) zu erwarten.

Bei mittelschweren oder leichteren Operationen kann bei insulinbedürftigen Diabetikern auch postoperativ die bisherige Verzögerungsinsulindosis, abhängig von den Möglichkeiten der Nahrungsaufnahme, in verminderter Dosis den Blutzuckerwerten nachfolgend verabreicht werden. Reicht die Verzögerungsinsulindosis nicht aus, ist zusätzlich Normal-(Alt-)insulin zu injizieren.

Grundsätzlich stellt eine intraoperative Hypoglykämie die gefährlichste Stoffwechselentgleisung dar. Sie ist gefährlicher als die Hyperglykämie, zumal charakteristische Vorzeichen wie Tachykardie, Schweißausbruch und Tremor während der Allgemeinanästhesie fehlen. Unerkannt und unbehandelt kann die Hypoglykämie zu einem irreversiblen Hirnschaden führen. Prä-, intra- und postoperativ soll deshalb keine zu scharfe Blutzuckereinstellung erfolgen. Blutzuckerkontrollen sind 1- bis 2stündlich zu wiederholen. Die Anwendung von Teststreifenmethoden stellt eine hilfreiche Vereinfachung für den Anästhesisten und das Anästhesiepersonal dar. Ziel des Anästhesisten muß es sein, durch optimale Blutzuckersteuerung und Diabetesführung das Risiko von Anästhesie und Operation für den Diabetiker gegenüber dem Gesunden nicht zu erhöhen.

Literatur

Hjortrup A, Sorensen C, Dyremose E et al. (1985) Influence of diabetes mellitus on operative risk. Br J Surg 72: 783-784

Irsigler K (1977) Endokrinologie und Stoffwechsel. In: Benzer H, Frey R, Hügin W, Mayrhofer O (Hrsg) Lehrbuch der Anästhesiologie, Reanimation und Intensivtherapie, 4. Aufl. Springer, Berlin Heidelberg New York Tokyo, S 120-122

Kasper H, Müller JM (Hrsg) (1986) Klinische Ernährung, Bd 20. Zuckschwerdt, München Bern Wien

Knick B, Knick J (1985) Diabetologie für praktische Ärzte und Kliniker. Kohlhammer, Stuttgart Berlin Köln Mainz, S 396-403

Larson R (1985) Anästhesie. Urban & Schwarzenberg, München Wien Baltimore, S 7-9

Lee JA, Atkinson RS (1978) Synopsis der Anästhesie. Thieme, Stuttgart New York, S 660-662

Lutz H (1984) Anästhesiologische Praxis. Springer, Berlin Heidelberg New York Tokyo, S 237-239

Smith RJ, Dluhy RG, Williams GH (1984) Diabetes mellitus. In: Vandam LD (ed) To make the patient ready for anesthesia: Medical care of the surgical patient, 2nd edn. Addison-Wesley, Menslo Park London Amsterdam, pp 115-124

Risikoerfassung und optimierende Therapie bei Hyperthyreose und Hyperkalzämiesyndrom

W. Seeling

Erkrankungen von Schilddrüse und Nebenschilddrüsen

Die Zusammenfassung dieser beiden Organe in einem Referat, nämlich Schilddrüse und Nebenschilddrüse, ergibt sich wohl nur aus ihrer engen anatomischen Nachbarschaft am Hals. Ansonsten haben beide Drüsen mit innerer Sekretion - wenn man den klassischen Hormonbegriff noch verwendet - ganz unterschiedliche Aufgaben.

Es werden folgende Hormone gebildet:

1) In der Schilddrüse (Follikelzellen):
   Thyroxin (T_4); Trijodthyronin (T_3) und reverses Trijodthyronin (rT_3) entstehen zum größten Teil als Folgeprodukte des T_4 in den Zielzellen.
2) In der Schilddrüse (parafollikuläre Zellen, C-Zellen):
   Calzitonin. Dieses Hormon des Kalziumstoffwechsels hat beim Menschen nur eine untergeordnete Bedeutung.
3) In den Epithelkörperchen:
   Parathormon.

Eine weitere Gemeinsamkeit beider Organe ist es, daß Unter- oder Überfunktionen zu schweren Stoffwechselstörungen führen können [1, 10, 11, 12, 16]:

- Primäre Hyperthyreose:
  Immunhyperthyreose (M. Basedow),
  thyreoidale Autonomien (autonomes Adenom, disseminierte thyreoidale Autonomie);
- sekundäre Hyperthyreose (TSH-Exzeß);
- tertiäre Hyperthyreose (TRH-Exzeß);
- primäre Hypothyreose:
  Immunhypothyreose (Zerstörung der Schilddrüse nach Autoimmunerkrankung),
  thyreoprive Hypothyreose nach Thyreodektomie und mangelhafter Schilddrüsenhormonsubstitution,
  Schilddrüsenaplasie,
  Hypothyreose bei endemischem Jodmangel,
  Defekte der Schilddrüsenhormonsynthese;
- Hyperparathyreoidismus mit Hyperkalzämiesyndrom:
  primärer (nichtregulativer) Hyperparathyreoidismus,
  „tertiärer“ Hyperparathyreoidismus;

- Hypoparathyreoidismus:
  iatrogener Hypoparathyreoidismus nach (versehentlicher) Parathyreoidektomie, idiopathischer Hypoparathyreoidismus,
  Pseudohypoparathyreoidismus.

Schwerste Ausprägungen der entsprechenden Stoffwechselstörungen gehören zu den akut lebensbedrohlichen Krankheitsbildern, die wir als Krisen bezeichnen [1, 2, 11, 12, 13, 19, 25, 27]:

- thyreotoxische Krise,
- hypothyreote Krise,
- parathyreotoxische Krise (hyperkalzämische Krise),
- tetanisches Syndrom bei Hypoparathyreoidismus.

Für den Anästhesisten ist es in diesem Zusammenhang wichtig, daß alle oder zumindest die meisten dieser Über- oder Unterfunktionen lange Zeit latent, kompensiert oder unerkannt verlaufen können, und daß sie im Verlauf von Streßsituation, während Trauma, Operation oder Intensivtherapie exazerbieren und entgleisen können. Dies ist besonders mißlich, weil man in diesen Situationen meist nicht an eine solche Möglichkeit denkt. Sowohl dem Anästhesisten als auch dem Operateur kann bei ungünstigem Ausgang der Vorwurf gemacht werden, daß man bei genauerer präoperativer Befunderhebung oder durch rechtzeitiges Gewahrwerden der entsprechenden Symptomatik die zugrundeliegende Organfunktionsstörungen hätte erkennen müssen.

Bevor wir in Einzelheiten gehen, soll eine kurze Begründung dafür gegeben werden, warum das vom Veranstalter vorgegebene Thema eingeschränkt und geändert wird:

Hypothyreose und Hypoparathyreoidismus sind extrem selten. Die Hyperthyreose hat für uns in dieser Hinsicht die größte klinische Relevanz.

Die Stoffwechselstörung, welche beim primären, nichtregulativen Hyperparathyreoidismus entsteht, ist das Hyperkalzämiesyndrom. Dieses entwickelt sich aber auch bei einer Reihe extraparathyreoidaler Krankheitsbilder. Aus einem Hyperkalzämiesyndrom kann jederzeit eine lebensbedrohliche hyperkalzämische Krise entstehen. Im Gegensatz dazu ist der Hypoparathyreoidismus mit hypokalzämischer Tetanie von geringerer Relevanz für den Anästhesisten. Aus diesen Gründen beschränkt sich der folgende Beitrag auf Hyperthyreose und thyreotoxische Krise sowie Hyperkalzämiesyndrom und hyperkalzämische Krise.

Hyperthyreose und thyreotoxische Krise

Bei den Hyperthyreosen ist die Autoimmunhyperthyreose, der M. Basedow, am bekanntesten. Autoantikörper gegen TSH-Rezeptoren mit intrinsischer, stimulierender Aktivität sind Ursache für die Überfunktion.

In Jodmangel- oder Kropfendemiegebieten sind thyreoidale Autonomien (autonomes Adenom, diffuse disseminierte Autonomie) häufiger als die Immunhyperthyreose. Sie verlaufen oft mit latenter oder nichterkannter Hyperthyreosesymptomatik, und wenn sie durch plötzliche Jodzufuhr in Form von jodhaltigen Kontrastmitteln exazerbieren, kann sich schnell ein lebensbedrohliches und schwer beherrschbares Krankheitsbild entwickeln.

In jedem Fall müssen wir an 2 Situationen denken:

1) Der Patient kommt zur Strumaresektion in die Klinik. Bei einer Basedow-Struma kennt man die Hyperthyreose schon, bei thyreoidalen Autonomien wird man an eine entsprechende Symptomatik denken und danach suchen.
2) Der Patient kommt zu einem extrathyreoidalen Eingriff (unter Umständen verbunden mit Röntgenuntersuchungen, bei welchen jodhaltige Kontrastmittel verwendet werden), oder es handelt sich um Unfallopfer oder andere Noteingriffe, nach welchen die Patienten auf der Intensivstation behandelt werden. Hier kennt man eine u. U. vorhandene Hyperthyreose nicht, oder es sind zwar entsprechende Symptome vorhanden, aber man verbindet sie nicht mit einer Hyperthyreose.

Immunhyperthyreose (M. Basedow)

Wir nehmen den ersten Fall, daß ein Patient zur Resektion einer Basedow-Struma in die Klinik kommt. In der Anamnese ist vielleicht die klassische Merseburger Trias (Struma, Exophthalmus, Tachykardie) eruierbar, oder man fand eine Reihe anderer typischer, subjektiver oder objektivierbarer Hyperthyreosesymptome. Die Internisten haben entsprechende endokrinologische Untersuchungen durchgeführt, auf die hier nicht näher eingegangen werden soll. Vermutlich wurde der Patient monatelang thyreostatisch behandelt. Die Operationsindikation wurde gestellt, als das 1. oder 2. Rezidiv auftrat.

Als erste Regel gilt:

Bei Hyperthyreose findet kein Wahleingriff statt, also auch keine Strumaresektion. Die Euthyreose, welche medikamentös erreicht wird, ist Voraussetzung für die Operation [6, 12, 16, 20].

Euthyreose erreicht man durch eine kombinierte medikamentöse Therapie mit Thyreostatika, β-Blockern und Benzodiazepinen [6, 12, 15, 16].

Man beginnt ambulant mit Thyreostatika, wobei in Deutschland Thionamide (Propylthiouracil, Thiamazol, Carbimazol) an erster Stelle stehen.

Thiamazol (Favistan) wird neben Carbimazol am häufigsten gebraucht (15 mg Carbimazol entsprechen 10 mg Thiamazol). Die Dosierung richtet sich nach dem Schweregrad der Symptomatik und dem Ansprechen der Therapie. Kann man unter 30 mg Thiamazol (45 mg Carbimazol) pro Tag bleiben, sind toxisch-allergische Nebenwirkungen, wie Leukopenie, Thrombozytopenie, allergische Exantheme, Lymphknotenschwellungen, Arzneimittelfieber, Polyneuritis oder gar Agranulozytose oder Panzytopenie extrem selten. Braucht man mehr als 60 mg Thiamazol (90 mg Carbimazol) pro Tag, so steigt die Häufigkeit dieser Nebenwirkungen beträchtlich an [6]. Auf alle Fälle muß man präoperativ entsprechende Blutbildkontrollen durchführen.

Thyreostatika wirken zwar sofort, indem sie die Hormonproduktion blockieren (Hemmung der Jodisation, d.h. Einbau von J^- in Kolloid durch Hemmung der Schilddrüsenperoxidase) wegen des in der Schilddrüse und der Peripherie vorhandenen erhöhten Hormonpools (periphere Halbwertszeit von T_4 ca. 7 Tage; im

Kolloid der Schilddrüsenfollikel befinden sich Hormonvorräte für Monate) dauert es bis zum Verschwinden der klinischen Symptomatik 2-3 Wochen, bis zum Erreichen der hormonellen Euthyreose unter Umständen wesentlich länger.

Ein β-Rezeptorenblocker soll die Remission der kardialen Symptomatik beschleunigen. Ehemals versprach man sich von Propranolol mehr als von kardioselektiven Betablockern, da Propranolol die periphere Konversion von Thyroxin zu Trijodthyronin hemmt. Die klinische Relevanz dieser Wirkung ist allerdings fraglich, so daß ohne weiteres ein kardioselektiver β-Blocker anstelle von Propranolol gegeben werden kann.

Benzodiazepine für die Operationsvorbereitung können gegeben werden, wenn innere Erregungs-, Angst- und Spannungszustände im Vordergrund der Symptomatik stehen.

Beides, Betarezeptorenblocker und Tranquilizer sind Adjuvanzien. Sie *können* gegeben werden. Da aber bei wirksamer thyreostatischer Therapie ihre rein symptomatische Wirkung unnötig ist, kann man auf sie auch verzichten. Sie verkürzen allerdings die Zeit bis zum Verschwinden der klinischen Symptomatik. Auf eine Monobehandlung mit β-Rezeptorenblockern, wie sie manchmal noch üblich ist, sollte man sich nicht einlassen.

Der euthyreote Patient wird jetzt erst stationär zur Strumaresektion aufgenommen. In der Klinik wird die bisherige medikamentöse Therapie fortgeführt.

Zusätzlich wird jetzt Jod mehrere Tage lang in pharmakologischen Dosen gegeben. Über das, was eine pharmakologische Dosis ist, herrscht Uneinigkeit. Man benötigt zwar deutlich mehr als 1 mg/Tag [12], aber wesentlich weniger als diejenigen Dosen, die früher für die alleinige Vorbehandlung einer hyperthyreoten Struma mit Jod gegeben wurden (Plummern, 3mal 15 Tropf. der amerikanischen Lugol-Lösung, 1 Tropfen entspricht ca. 6 mg Jod, Gesamtmenge ca. 270 mg Jod/Tag). Heutige Empfehlungen bewegen sich zwischen 10-15 Tropf. der Lugol-Lösung des DAB 7 (1 Tropfen entspricht 2,5 mg Jod [16] und 3mal 10 Tropfen der Lugol-forte-Lösung (amerikanische Lösung) [6].

Die Jodvorbehandlung soll vor allen Dingen die Gefäßversorgung der hypervaskularisierten Struma verringern, als weiterer Effekt wird ausgenutzt, daß Jodid die Ausschüttung von Schilddrüsenhormonen aus dem Kolloid hemmt (Hemmung der Kolloidproteasen). Der akute Wolff-Chaikoff-Effekt (Hemmung der Hormonsynthese durch Jod) spielt hierbei keine Rolle.

Statt Lugol-Lösung oral wird bei uns häufiger Proloniumjodid gegeben, wovon präoperativ täglich 2 Ampullen i.v. injiziert werden (3-4 Tage lang). Da Proloniumjodid (Endojodin) organisch gebundenes Jod enthält, ist die von der Schilddrüse aufgenommene wirksame Jodmenge dabei unbekannt.

In der Regel wird unmittelbar postoperativ nach einer Strumaresektion bei guter Vorbehandlung und Operation in Euthyreose keine medikamentöse Therapie mehr notwendig sein. Sollte es intraoperativ dennoch zu einer Hormonfreisetzung kommen, so wird eine, die Operation wenige Tage überdauernde, β-Blockade genügen.

Thyreoidale Autonomien

Das bisher gesagte gilt für die Autoimmunhyperthyreose vom Typ Basedow. In Strumaendemiegebieten (Jodmangelgebieten) sind thyreoidale Autonomien (autonomes Adenom, disseminierte thyreoidale Autonomie) viel häufiger Grund für latente oder manifeste Hyperthyreosen. In einer kürzlich veröffentlichten Arbeit von Botterman et al. [3] wurde in einem unausgesuchten internistischen Krankengut bei 7,5% der Patienten eine latente oder manifeste Hyperthyreose neu entdeckt.

Bei unausgewählten operativen Patienten mag diese Häufigkeit geringer sein, wir wollen hier mit ca. 5% rechnen, so daß ungefähr jeder 20. Patient aus einem Jodmangelgebiet eine latente oder manifeste Hyperthyreose aufweist.

Besonders zur Zeit der Menopause und danach gibt es unspezifische Symptome wie Hitzewallungen, Schweißausbrüche, Herzklopfen, depressive Verstimmungen u.a., die denjenigen einer Hyperthyreose ähneln. Hieran sollten wir bei Patientinnen im entsprechenden Lebensalter denken (z.B. Hysterektomie, Cholezystektomie u.a. mehr).

Im Alter verlaufen Hyperthyreosen oft organbezogen, oligo- oder monosymptomatisch, so daß eine absolute Arrhythmie bei Vorhofflimmern das einzige klinische Zeichen einer Hyperthyreose sein kann. Außerdem verlaufen Hyperthyreosen im Alter oft schleichend, so daß sie manchmal weder vom Patienten noch von seiner Umgebung wahrgenommen werden [3].

Es ist wieder einmal die Aufgabe des Anästhesisten, Operateuren und Internisten auf die Nerven zu fallen. Die latente oder manifeste - weil monosymptomatisch nicht erkannte - Hyperthyreose kann intra- und postoperativ aber dann ein Problem werden, wenn

- eine Diagnostik mit jodhaltigen Röntgenkontrastmitteln stattfand,
- in der Klinik jodhaltige Antiseptika großzügig angewendet wurden oder,
- die Patienten mit jodhaltigen Medikamenten (z.B. Amiodaron) behandelt wurden [21].

Dies kann die Jodversorgung der Schilddrüse akut verbessern. Die Hormonsynthese wird stark stimuliert, und innerhalb kurzer Zeit kann aus einer latenten Hyperthyreose eine manifeste werden und aus einer manifesten eine thyreotoxische Krise [3], wobei besonders jodinduzierte thyreotoxische Krisen ein hohes Risiko darstellen, da sie therapeutisch schwer zu beeinflussen sind [11].

Es müßte einmal untersucht werden, wieviele postoperative Störungen, die auf Wach- und Intensivstationen beobachtet werden, auf das Konto einer nichterkannten Hyperthyreose zurückgehen. Dies kann der Fall sein bei

- Durchgangssyndromen (Erregungs-, Angst-, Unruhezuständen),
- tachykarden Herzrhythmusstörungen,
- hypertensiven Phasen,
- Fieber, Schwitzen, erhöhten Flüssigkeitsverlusten,
- Muskeltremor, Muskelschwäche.

Bevor man aber jeden verdächtigen Patienten von einer Operation zurückstellt, zum Internisten schickt oder eine endokrine Diagnostik veranlaßt, sollte man sich weitere Gedanken machen.

Es ist nun nicht die Aufgabe des Anästhesisten, ein allgemeines Gesundheitsscreening durchzuführen. Sicher ist es verfehlt, bei jedem Patienten mit Herzklopfen, oder weil er aus dem Allgäu stammt, eine spezielle Schilddrüsendiagnostik zu verlangen. Wir untersuchen unsere Patienten aber im Hinblick auf den operativen Eingriff und müssen uns fragen: bestehen Anzeichen für eine Hyperthyreose, besonders Tage oder Wochen nach einer Untersuchung mit Röntgenkontrastmitteln?

Es gibt in jedem Lehrbuch der inneren Medizin Zusammenstellungen von Hyperthyreosezeichen. Im Newcastle-Thyreotoxikose-Index [7] oder im Punkteschema nach Crooks (zit. nach [16]) werden diese gewertet. Es ist gut, wenn man ein solches Punkteschema aufstellt, bevor man Hormonuntersuchungen veranlaßt. Dabei sollte besonders auf solche Symptome geachtet werden, die eine Hyperthyreose unwahrscheinlich machen (Kälteempfindlichkeit, Herzfrequenz < 80, Gewichtszunahme, Obstipation). Weist der Patient eine bestimmte Punktzahl auf, so sollten wir den Operateur auf eine mögliche Hyperthyreose hinweisen und gemeinsam mit diesem eine weiterführende Diagnostik veranlassen.

Bleiben Zweifel, *kann* man - nach Rücksprache mit dem Internisten oder Endokrinologen - Hormonuntersuchungen veranlassen (Bestimmung von T_4 und T_3 im Plasma, TRH-Test).

Besonders der TRH-Test ist empfindlich und deckt auch kompensierte oder latente Hyperthyreosen auf (Injektion von TRH, z.B. 200 μg Relefact, ein TSH-Anstieg (Δ TSH) $< 1-3$ μU/l zeigt eine TSH-Depression) und ist ein sicheres Zeichen für eine Hyperthyreose [3, 16].

Wird eine klinisch manifeste Hyperthyreose gefunden, so muß wiederum vor jedem Wahleingriff medikamentös die Euthyreose angestrebt werden. Dies gilt für Strumaresektionen wie auch für extrathyreoidale Eingriffe [12, 16, 20].

Das Therapieschema ist sehr ähnlich wie bei der Basedow-Hyperthyreose, es entfällt natürlich die präoperative Jodgabe [15].

Jede medikamentöse Therapie zur Sicherung der Euthyreose - gleichgültig, ob bei Autoimmunhyperthyreose oder thyreoidaler Autonomie - dauert eine gewisse Zeit, unter ungünstigen Umständen einige Wochen bis Monate. Bei Wahleingriffen sollten wir kompromißlos sein. Wie aber sieht es bei malignen Erkrankungen aus?

Wenn eine Patientin mit hochverdächtigem Zervixbefund oder gesichertem Mammakarzinom und Hyperthyreose auf die Operation 4-6 Wochen warten soll, so ist dies nicht vertretbar. Hier müssen wir kompromißbereit sein. Man soll und muß so früh wie möglich operieren, sobald dem Patienten aus seiner Hyperthyreose keine unvertretbare Risikosteigerung mehr droht. Die drastische Anwendung eines entsprechenden Therapieschemas ist gemeinsame Aufgabe von Internisten, Operateuren und Anästhesisten.

Ein besonderes Problem ist die Anwendung von jodhaltigen Röntgenkontrastmitteln, wenn das Risiko einer Hyperthyreose besteht oder sich nicht ausschließen läßt. Bei streng gestellter Indikation zur Jodgabe werden die Patienten folgendermaßen vorbehandelt:

Ein bis zwei Tage vor der Jodexposition gibt man 3mal 300 mg Perchlorat (3mal 15 Tropfen Irenat) und 2mal 20 mg Thiamazol (oder 2mal 30 mg Carbimazol) pro Tag. Perchlorat wird eine Woche, das Thionamid 2-3 Wochen nach Jodexposition abgesetzt. Dies gilt für die Verwendung wasserlöslicher Kontrastmittel. Bei Anwendung lipophiler, gallegängiger Kontrastmittel sollte das Thionamidthyreostatikum in halber Dosierung noch ca. 3 Wochen länger gegeben werden [11].

Somit haben wir vermutlich alles getan, um das Risiko einer perioperativen Hyperthyreose oder das Auftreten einer thyreotoxischen Krise von unseren Patienten abzuwenden.

Thyreotoxische Krise

Sollte dennoch bei einem Patienten, z.B. nach Unfall, Noteingriff oder während einer Intensivtherapie eine thyreotoxische Krise auftreten, so ist es gut, wenn auch Anästhesisten das Therapieprinzip für diesen Notfall kennen.

Eine thyreotoxische Krise ist die akute Entgleisung einer Hyperthyreose mit Multiorganversagen. Die Symptomatik kann innerhalb von Stunden auftreten.

Leitsymptome sind:
- Fieber (Temperaturen über 40 °C), wobei das Versagen der Thermoregulation zum Tode führen kann.

Kardiale Symptome:
- Tachykardie, Tachyarrhythmie.
  Dies ist besonders bei koronaren Risikopatienten und Patienten mit Herzinsuffizienz (Gefahr des Lungenödems) gefährlich.
- Schweißverluste, Erbrechen und Diarrhö verursachen eine schwere Dehydratation.

Zentralnervöse Symptome:
- Unruhe, Agitiertheit, Delirium, Apathie, Bewußtlosigkeit, Koma.

Die Therapie der thyreotoxischen Krise muß unmittelbar nach der klinischen Diagnose erfolgen [4, 19, 22], für Hormonuntersuchungen bleibt keine Zeit (aber: Blutabnahme zur Diagnosesicherung!).

Die Therapie hat folgende Ziele:
1) Hemmung der Hormonsynthese durch Thyreostatika,
2) Hemmung der Hormonfreisetzung durch Jod (bei jodinduzierter Thyreotoxikose durch Lithium),
3) Hemmung der Hormonwirkung,
4) Hemmung der T_4/T_3-Konversion (Propranolol, Kortisol),
5) Entfernung von T_4 und T_3 aus dem Blut,
6) Vermeidung einer relativen Nebennierenrindeninsuffizienz,
7) Temperatursenkung und Sedierung,
8) Flüssigkeits- und Elektrolytsubstitution,
9) Deckung des erhöhten Sauerstoff- und Kalorienbedarfs.

Im einzelnen geht man folgendermaßen vor [4, 12, 19, 22]:
1) Initial werden 80 mg Thiamazol als Kurzinfusion gegeben, anschließend 4-6 Ampullen (je 40 mg) über 24 h kontinuierlich infundiert.
2) Nach der Gabe von Thiamazol werden 12stündlich eine Ampulle Proloniumjodid injiziert. Bei jodinduzierten Krisen statt dessen Lithium (tägliche Dosis ca. 1 g über die Magensonde).

3) Die Behandlung der Herzinsuffizienz (Digitalisierung), der Hypertension (Reserpin), der Tachykardie und Herzrhythmusstörungen (Propranolol) erfolgt symptomatisch. Bei Propranolol wird der konversionshemmende Effekt ausgenützt.
4) 200 mg Hydrokortison pro Tag verhindern nicht nur eine relative Nebennierenrindeninsuffizienz, die bei jeder thyreotoxischen Krise immer vorhanden ist, sondern bewirken ebenfalls eine effektive Konversionshemmung.
5) Wie bei fast jeder endokrinen Krise oder Komaform müssen die Patienten initial rehydriert werden (1000 ml Ringer-Laktat-Lösung in der 1. Stunde), und erhöhte Flüssigkeits-, Elektrolyt- und Kalorienbedürfnisse müssen berücksichtigt werden.
6) Erregte, unruhige und agitierte Patienten werden mit Barbituraten oder Benzodiazepinen sediert.
7) Eine Temperatursenkung erfolgt durch physikalische Kühlung, unterstützt durch lytischen Cocktail (Atosil, Dolantin, Hydergin). Bei nicht beherrschbarer Hyperthermie bietet sich Dantrolene an.
8) Eine Thromboembolieprophylaxe wird mit Heparin durchgeführt (10000-15000 E Liquimin kontinuierlich über 24 h).
9) Aktivkohlehämoperfusion oder Plasmaphorese können den Plasmapool an Schilddrüsenhormonen verringern und sollten frühzeitig eingesetzt werden.

Hyperkalzämiesyndrom und hyperkalzämische Krise

Unter einem Hyperkalzämiesyndrom verstehen wir ein klinisches Krankheitsbild mit Allgemeinsymptomen und hyperkalzämiebedingten Organfunktionsstörungen.

Die hyperkalzämische Krise ist ein lebensbedrohliches Krankheitsbild mit multiplem Organversagen als Folge der Dekompensation eines Hyperkalzämiesyndroms.

Ursachen der Hyperkalzämie [9]

Im folgenden sind die Erkrankungen, bei denen eine Hyperkalzämie auftreten kann, der Häufigkeit nach geordnet:

1) Nichtparathyreogenes Hyperkalzämiesyndrom bei malignen Erkrankungen (40-50% der Fälle):
   a) Malignome mit osteolytischen Skelettmetastasen:
      - Mammakarzinom,
      - multiple Myelome,
      - Lymphome,
      - Leukämien,
      - Plasmozytom.
   b) Malignome ohne Skelettmetastasen:
      - Hypernephrom,
      - Pankreaskopfkarzinom,
      - Plattenepithelkarzinome (Lunge, Ösophagus, Cervix usw.),
      - Pankreasparatynome.

2) Nichtregulativer (primärer) Hyperparathyreoidismus (30-40% der Fälle), Adenome, Hyperplasie, Karzinom der Epithelkörperchen. Sehr selten im Rahmen einer multiplen endokrinen Neoplasie (MEN I, II und III).
3) Seltene Ursachen (10% der Fälle):
   - Vitamin-D-Intoxikation,
   - M. Boeck,
   - Hyper- und Hypothyreose,
   - Milch-Alkalisyndrom,
   - Immobilisierung,
   - M. Paget,
   - Akromegalie,
   - Nebennierenrindeninsuffizienz,
   - Therapie mit Östrogenen und Androgenen,
   - sog. „tertiärer" Hyperparathyreoidismus,
   - terminale Niereninsuffizienz,
   - familiäre Hyperkalzämie.

Häufigste Ursache eines Hyperkalzämiesyndroms sind also maligne Erkrankungen (nichtparathyreogenes Hyperkalzämiesyndrom). Die nächsthäufige Ursache ist der nichtregulative (primäre) Hyperparathyreoidismus (HPT).

Die Entgleisung eines Hyperkalzämiesyndroms zur hyperkalzämischen Krise beobachtet man andererseits häufiger im Rahmen eines nichtregulativen HPT und weniger häufig bei allen Formen des extraparathyreogenen Hyperkalzämiesyndroms. Die seltenen Ursachen, die zu einer Hyperkalzämie führen, sind für eine Anästhesie- und Operationsvorbereitung kaum je relevant.

Nicht jede Hyperkalzämie führt auch zu einem klinisch faßbaren Krankheitsbild. Dies gilt einmal für die „familiäre, benigne Hyperkalzämie". Diese Erkrankung ist sicher nicht häufig, man sollte sie aber kennen, um den davon Betroffenen eine Nebenschilddrüsenoperation zu ersparen [18]. Auch der nichtregulative HPT - nach Diabetes mellitus und Hyperthyreose die häufigste endokrine Erkrankung - fällt viel häufiger durch eine asymptomatische Hyperkalzämie auf (biochemischer HPT), als durch Hyperkalzämiesyndrom oder eine hyperkalzämische Krise [9, 10].

Zur Hyperkalzämie führen folgende pathogenetische Faktoren [1]:
1) Nichtregulativer HPT: erhöhtes Parathormon, vermehrte Ca^{2+}-Mobilisierung aus dem Knochen (Osteoklastenaktivierung). Parathormon steigert auch die Vitamin-D-Hydroxylierung zu 1,25-Hydroxycolecalciferol, womit eine Steigerung der intestinalen Kalziumresorption verbunden ist.
2) Tumorhyperkalzämie: osteoklastenaktivierender Faktor (OAF) und andere humorale osteolytische Faktoren mobilisieren Ca^{2+} aus dem Knochen. Manche Tumore bilden ein „ektopisches Parathormon" (z. B. kleinzelliges Bronchialkarzinom). Prostaglandine tragen ebenfalls zur Tumorhyperkalzämie bei.
   Für den Anästhesisten wird eine Hyperkalzämie erst relevant, wenn sie klinische Symptome macht. Dies ist von der Höhe des Kalziumspiegels relativ unabhängig, ebenso der Übergang der klinisch manifesten Hyperkalzämie in eine hyperkalzämische Krise.

Symptomatik des Hyperkalzämiesyndroms und der hyperkalzämischen Krise [1, 2, 9, 10, 13, 14, 23, 25, 26, 27]

Allgemeine Symptome

Gewichtsverlust, Inappetenz, Veränderungen der Persönlichkeit, Durst, Polydipsie.

Niere, ableitende Harnwege:
rezidivierende, doppelseitige Urolithiasis (Kalziumphosphat-, Kalziumoxalatsteine), Hyperkalzurie (Ca^{2+}-Ausscheidung < 250 mg/Tag bei Frauen und < 300 mg/Tag bei Männern), Nierenparenchymverkalkungen, Hyperphosphaturie, Polyurie.

Skelettsystem, Bewegungsapparat:
Muskel- und Knochenschmerzen, subperiostale Resorptionen, Knochenzysten, Spontanfrakturen.
Muskelatrophien vom Becken- und Schultergürteltyp (nur beim primären HPT).

Gastrointestinaltrakt:
Ulcera duodeni, chronisch rezidivierende Pankreatitis.

Klinisch-chemische Befunde:
Hyperkalzämie, Plasmagesamtkalzium 2,7-4,0 mmol/l, Hypophosphatämie; Parathormon > 1,2 ng/ml; alkalische Phosphatase erhöht.

Die hyperkalzämische Krise ist die Dekompensation eines Hyperkalzämiesyndroms mit drohendem Multiorganversagen und folgender Symptomatik: Serumkalzium in der Regel > 4 mmol/l. Der Eintritt einer Krise steht nur im lockeren Zusammenhang mit der Plasmakalziumkonzentration.

Niere:
Polyurie geht in Oligurie bzw. Anurie über. Nephrokalzinose, Zunahme der Niereninsuffizienz mit Retention harnpflichtiger Substanzen, Urämie, Azotämie. Die Niereninsuffizienz kann durch eine schwere Dehydratation verursacht sein (prärenales Nierenversagen), in der Regel ist sie Folge der zunehmenden Parenchymzerstörung.

Gastrointestinaltrakt:
Anorexie, Übelkeit, unstillbares Erbrechen, abdominelle Schmerzen, Ulcera duodeni (intestinale Blutungen), akute Pankreatitis.
Herz, Kreislauf:
Hypertension, Bradykardie, AV-Blockierungen, Verkürzung der QT-Zeit, Sensibilisierung gegen Digitalis.

Zentralnervensystem:
hyperkalzämisches Durchgangssyndrom, Antriebsarmut, depressive Verstimmung, Benommenheit, Somnolenz bis zum Koma; andererseits gesteigerte Aggressivität, Wahnsymptome, starke Kopfschmerzen.

Homöostase:
isotone oder hypertone Dehydratation, Hypokalämie, Hypokalie, metabolische, hypochlämische Azidose.

Anästhesie und Operationsvorbereitung bei Hyperkalzämiesyndrom und hyperkalzämischer Krise

Wie schon bei Besprechung der Hyperthyreose unterscheiden wir auch hier 2 Situationen:

1) Die Adenomektomie oder Parathyreoidektomie beim nichtregulativen HPT als Kausaltherapie der Grunderkrankung [13, 14, 24];
2) extraparathyreoidale Wahl- oder Notfalleingriffe beim Hyperkalzämiesyndrom jeder Ätiologie.

Auch hier gilt in allen Fällen, daß bei klinisch manifestem Hyperkalzämiesyndrom oder hyperkalzämischer Krise kein Wahleingriff und keine Operation mit aufschiebbarer Dringlichkeit durchgeführt werden.

Nur sehr selten ist es heute noch notwendig, eine Adenomektomie oder eine Parathyreoidektomie in einer konservativ nicht beherrschbaren hyperkalzämischen Krise durchzuführen [5, 13, 17]. Im Rahmen der Tumorchirurgie sind allerdings Fälle möglich, bei denen ein Noteingriff während eines Hyperkalzämiesyndroms [23] oder einer hyperkalzämischen Krise durchgeführt werden muß. Deshalb ist es wichtig, daß Anästhesisten die zur Beherrschung der Stoffwechselstörung notwendigen Maßnahmen kennen (und beherrschen?).

Da Hyperkalzämiesyndrom und hyperkalzämische Krise nur verschiedene Schweregrade der gleichen Stoffwechselstörung sind, unterscheiden sich die Therapiemaßnahmen nur graduell, so daß sie für beide gemeinsam besprochen werden können [1, 2, 13, 14, 24-27]:

1) Rehydratation: Man kann davon ausgehen, daß bei einem Hyperkalzämiesyndrom ein Flüssigkeitsmangel vorhanden ist (Polyurie). Bei der hyperkalzämischen Krise ist mit einer schweren Dehydratation zu rechnen. Jede Therapie beginnt mit der Rehydratation, bis ZVD und Urinausscheidung normalisiert sind. Ein Hyperkalzämiesyndrom wird häufig, eine hyperkalzämische Krise wohl immer von einer hyperchlorämischen Azidose begleitet. Zur Rehydratation (wie auch zur forcierten Diurese s. unten) sind Ringer-Laktat- und Vollelektrolytlösungen daher besser geeignet als isotone Kochsalzlösung, da letztere bei größeren Infusionsmengen selbst eine hyperchlorämische Azidose hervorruft.

2) Kaliumsubstitution: Während der initialen Rehydratation, besonders aber bei forcierter Diurese, ist eine Kaliumsubstitution (10-20 mmol/h) unter laufender Kontrolle des Plasmakaliums notwendig.

3) Forcierte Diurese: Erstaunlicherweise ist diese Maßnahme, die das Plasmakalzium effektiv senken kann, auch bei eingeschränkter Nierenfunktion (bis zu einer Kreatininclearance von 20 ml/min) möglich. Im Laufe eines Tages werden bis zu 10 l und mehr an Vollelektrolyt- oder Ringer-Laktat-Lösung infundiert und die entsprechende Diurese durch Furosemid erzwungen [1, 3; 24, 26, 27].

Die Gefahr von Hypokaliämie, Hypomagnesämie und Volumenüberladung zwingen zu aufwendiger Überwachung der Patienten (zentralvenöser Katheter, in Ausnahmefällen Pulmonalarterienkatheter, stündliche Urinausscheidung, regelmäßige Kontrolle von Elektrolyten in Serum und Urin). Bei schweren Formen der Niereninsuffizienz verbietet sich allerdings eine forcierte Diurese.

4) Calzitonin: Je höher das Plasmakalzium, desto wirksamer ist Calzitonin. Es werden 400 E/24 h i.v. infundiert. Nebenwirkungen können Flush und Übelkeit sein. Obwohl die Kalziumsenkung durch Calzitonin nicht immer sicher eintritt, sollte diese nebenwirkungsarme Therapie bei Hyperkalzämiesyndrom und hyperkalzämische Krise frühzeitig, d.h. mit Beginn der Rehydratation eingesetzt werden [1, 13, 26].

5) Mithramycin: Dieses osteoklastenhemmende Zytostatikum ist neben forcierter Diurese und Hämodialyse eine unserer wirksamsten Waffen gegen die Hyperkalzämie bei allen Formen des Hyperkalzämiesyndroms und der hyperkalzämischen Krise. Als einmalige Dosis korrigieren 25 μg/kg KG (mehrstündige Infusion) eine Hyperkalzämie innerhalb von 48 h. Der Effekt hält in der Regel einige Tage an. Wiederholte Verabreichung ist möglich, aber wegen der kumulierenden Toxizität (Knochenmark-, Leber-, Nierenschäden) nicht unproblematisch [1].

Es gibt unterschiedliche Ansichten zum Einsatz von Mithramycin beim nichtregulativen HPT. Bei dieser nichtmalignen Erkrankung wenden manche ein Zytostatikum ungern an, während andere eine einmalige Applikation nicht ablehnen [8].

6) Hämodialyse und Peritonealdialyse sind wirksame Methoden, das Plasmakalzium im Rahmen der Therapie einer hyperkalzämischen Krise zu senken. Die Anwendung ist allerdings nicht unproblematisch. Bei kalziumfreiem Dialysat kann der Abfall des Serumkalziums zu rasch eintreten (Herzinsuffizienz), nach Ende der Dialyse kann es sehr schnell zu einem Rebound mit neuer Hyperkalzämie kommen [24]. Das Verfahren eignet sich aber gut zur symptomatischen Kalziumsenkung vor einer Parathyreoidektomie und verkürzt in vielen Fällen die Operationsvorbereitung.

7) Sonstige Maßnahmen: Die Infusion von EDTA, Sulfat oder Phosphat zur Beherrschung einer hyperkalzämischen Krise ist heute in jedem Fall obsolet [8].

Als Langzeittherapie von malignen Erkrankungen sind viele der oben genannten Maßnahmen nur bedingt oder nicht geeignet. Hier muß der Versuch mit allen möglichen Therapieformen, u.U. abwechselnd, gemacht werden:

Forcierte Diurese, Calzitonin, Mithramycin, Indomethazin und Azetylsalicylsäure, Kortison, kombinierte zytostatische Therapie.

Wenn diese Maßnahmen auch einmal im Rahmen der Tumorchirurgie den Anästhesisten betreffen, so stoßen wir hier, wie auch bei der Besprechung der Therapie einer thyreotoxischen Krise, auf die Grenzen unseres Fachgebietes.

Literatur

1. Aurbach GD, Marx SJ, Spiegel AM (1981) Parathyreoid hormone, calcitonin and the calciferols. In: Williams RH (ed) Textbook of endocrinology. Saunders, Philadelphia London Toronto, pp 922-1031
2. Becher R, Löhren D, Firusian N (1980) Die akute Hyperkalzämie als onkologische Notfallsituation. Med Welt 31: 582-584
3. Bottermann P, Parassiri A, Henderkott U (1986) Häufigkeit unerkannter manifester und latenter Hyperthyreosen in einem internistischen Krankengut. Med Klin 81: 241-244

4. Breithaupt H, Laube H (1980) Behandlung von Schilddrüsenerkrankungen. Med Welt 31: 159-162, 197-206
5. Brennan MF, Doppman JL, Marx SJ, Spiegel AM, Brown EM, Aurbach GD (1978) Reoperative parathyroid surgery for persistent hyperparathyreoidism. Surgery 83: 669-647
6. Bürgi H, Maurer W, Probst P (1986) Behandlung des Morbus Basedow: Qual der Wahl auch 1985. Schweiz Med Wochenschr 116: 162-169
7. Gurney C, Hall R, Harper M, Owen SG, Roth M, Smart GA (1970) Newcastle thyreotoxicosis index. Lancet II: 1275-1278
8. Halmágyi M, Beyer J, Schuster HP (Hrsg) (1984) Der Risikopatient in der Anästhesie. 3. Stoffwechselstörungen. Springer, Berlin Heidelberg New York Tokyo, S 221
9. Hehrmann R (1984) Auswirkungen von Störungen der Nebenschilddrüsenfunktion auf die Homöostase, ihre Diagnose und Therapie. In: Halmagyi M, Beyer J, Schuster HP (Hrsg) Der Risikopatient in der Anaesthesie. Springer, Berlin Heidelberg New York Tokyo (Klinische Anaesthesiologie und Intensivtherapie, Bd 28, S 180-191)
10. Hehrmann R, Keck E (1982) Erkrankungen der Nebenschilddrüsen. Dtsch Ärztebl 79/28: 42-48
11. Herrmann J (1986) Jodhaltige Kontrastmittel und thyreoidales Risiko. Dtsch Med Wochenschr 111: 274-275
12. Ingbar SH, Woeber KA (1981) The thyroid gland. In: Williams RH (ed) Textbook of endocrinology. Saunders, Philadelphia London Toronto, pp 117-247
13. Jehanno C, Kaswin D, Jadat R, Duranteau A, Kaswin R, Echter E, Dubost C (1978) Problèmes posés à l'anesthésiste reanimateur par la crise parathyroidienne aigue. Anesth Analg Reanim 35: 339-350
14. Kaswin D, Jehanno C, Jadat R, Duranteau A, Echter E, Dubost C (1978) Réflexions tirées de l'édude de 240 dossiers dintervention en chirurgie parathyroidienne. Anesth Analg Reanim 35: 321-332
15. Koch B, Wilker D (1982) Prä- und postoperative Therapie der Hyperthyreose. Dtsch Med Wochenschr 40: 1519-1520
16. Mackenroth T, Scriba PC (1985) Hyperthyreose. In: Feiereis H, Kabelitz HJ (Hrsg) Internistische Pharmakotherapie, Bd 1. Marseille, München, S 538-543
17. Paravicini D, Götz E, Loew H (1980) Anästhesie beim hyperkalzämischen Koma. Anaesthesist 29: 425-428
18. Paterson CR, Gunn A (1981) Familial benign hypercalcaemia. Lancet II: 61-63
19. Raue F, Ziegler R (1980) Die thyreotoxische Krise. Klin Forum 1/2: 3-7
20. Reinwein D (1984) Auswirkungen von Störungen der Schilddrüsenfunktion auf die Homöostase, ihre Diagnose und Therapie. In: Halmagyi M, Beyer J, Schuster P (Hrsg) Der Risikopatient in der Anaesthesie. Springer, Berlin Heidelberg New York Tokyo (Klinische Anaesthesiologie und Intensivtherapie, Bd 28, S 159-165)
21. Reinwein D (1986) Schilddrüsenfunktionsstörungen durch Amiodaron. Dtsch Med Wochenschr 111: 999
22. Rothenbuchner G, Loos U, Birk J, Raptis S (1972) Klinik und Therapie der thyreotoxischen Krise. Therapiewoche 22: 4386-4392
23. Seeling W (1984) Vorbereitung und Durchführung der Anästhesie bei Störungen der Nebenschilddrüsenfunktion und beim nichtparathyreogenen Hyperkalzämiesyndrom. In: Halmagyi M, Beyer J, Schuster P (Hrsg) Der Risikopatient in der Anaesthesie. Springer, Berlin Heidelberg New York Tokyo (Klinische Anästhesiologie und Intensivtherapie, Bd 28, S 192-204)
24. Souron R, Baron D (1978) Aspects actuels de l'anesthésie-réanimation de la chirurgie de l'hyperparathyroidie. Anesth Analg Réanim 35: 307-320
25. Spiegel P (1982) Die toxische Hyperkalzämie. Intensivbehandlung 7: 77-86
26. Ziegler R (1982) Das hyperkalzämische Syndrom. Inf Arzt 10: 25-35
27. Ziegler R, Minne H, Bellwinkel S (1972) Die hyperkalzämische Krise als internistische Notfallsituation. Therapiewoche 22: 4393-4398

Risikoerfassung und optimierende Therapie bei Erkrankung der Hypophyse und Nebennieren

J. Schulte am Esch

Einleitung

Aufgrund der Vielzahl von Verknüpfungen zwischen Hypothalamus, dem Vorder- und Hinterlappen der Hypophyse und den ausgeschütteten Hormonen sowie deren Erfolgsorganen können in diesem Beitrag lediglich die wesentlichsten Auswirkungen von Störungen des Hypothalamus-Hypophysen-Systems, des Hypophysen-Nebennierenrinden-Systems und darüber hinaus die Probleme bei Erkrankung des Nebennierenmarks bezüglich der Risikokomponenten, des Krankheitswerts und einer daraus resultierenden optimierenden Therapie im Rahmen der Vorbereitungen des Patienten für Operation und Narkose dargestellt werden [2, 10].

Streß, Schock und Operation, werden durch zentral wirkende Transmittersubstanzen wie Noradrenalin, Dopamin, Serotonin, Endorphine und Acetylcholin vermittelt und setzen in wechselndem Umfang hypothalamische Releasinghormone frei, die über das hypothalamisch-hypophysäre Portalsystem die Hypophyse beeinflussen. Über neurosekretorische Bahnen des Hypophysenstiels werden Vasopressin und Oxytocin nach Bildung im Hypothalamus im Hypophysenhinterlappen lediglich gespeichert. Störungen in diesem Bereich führen zu dem Bild des Diabetes insipidus mit polyurisch-polydiptischem Syndrom [4].

Die Hypophysenvorderlappenhormonsekretion steht primär unter stimulierendem Einfluß des Hypothalamus, und die Plasmaspiegel dieser Hormone fallen somit bei Hypophysenstieldurchtrennung ab. Die gebildeten Hormone erreichen auf dem Blutwege ihre endokrinen Erfolgsorgane und die peripheren Gewebe. Wirkungen von Anästhesie, Operationen und Schock auf das endokrine System sind nach Oyama [9] ACTH-, Wachstumshormon-, Prolaktin- und Kortisolspiegelanstiege, die Streßfolge sein sollen. Dies soll später nochmals kritisch angesprochen werden.

Erkrankungen in der Hypophysenregion

Zunächst soll auf Erkrankungen im Hypophysen- und parasellären Bereich eingegangen werden, die für den Anästhesisten über die funktionellen Aspekte hinaus anatomische Gesichtspunkte haben, die für Risikoerfassung und optimierende Therapie sowie vorbereitende Maßnahmen Bedeutung erlangen. Die Topographie im Bereich von Hypothalamus und Hypophyse ergibt, daß der Boden der Sella das Dach des Sinus sphenoidalis ist, daß die Sella vom Diaphragma sellae bedeckt ist und daß durch dessen zentrale Öffnung der Hypophysenstiel aus dem Hypothalamus hindurchragt. Oberhalb des Diaphragma sellae liegen das Chiasma opticum sowie hypothalamische Strukturen im Boden und der lateralen Wand des 3. Ventrikels sowie lateral zur Hypophyse die Sinus cavernosus im A. carotis interna sowie die Nn. oculomotorius, trochlearis und abducens. Über die die Hypophyse umgebenden Gefäßsysteme erfolgt der Transport hypothalamisch-regulatorischer Hormone aus dem Hypothalamus zur Adenohypophyse, deren Hormonsynthese und -abgabe somit durch den Hypothalamus kontrolliert wird. Diese anatomische Nachbarschaft birgt erhebliche Risikomomente in sich, so lassen sich folgende Raumforderungen der Hypophysenregion anführen:

Neoplastische	nichtneoplastische
Hypophysärer Ursprung: Hypophysenadenom (eosinophil, chromophob), Kraniopharyngeom, Karzinom. *Nichthypophysärer Ursprung:* Meningeom (supra- u. parasellär), Chordome (Clivus-), Metastase, verschiedene seltene Tumorarten;	*Hypophysärer Ursprung:* Empty-sella-Syndrom, Zysten, Aneurysmen (andere Gefäßanomalien), Entzündliche Erkrankungen, Hypophysen-„Apoplex".

Für den perioperativen Ablauf ist es von großer Wichtigkeit zu wissen, ob ein transkranieller oder ein transsphenoidaler Zugang zur Hypophysenregion gewählt wird. Vorteil des transkraniellen Zugangs ist die direkte Sicht auf supraselläre Strukturen, dies insbesondere bei suprasellärer Ausdehnung der Tumoren, bei Einmauerung des N. opticus oder Ausdehnung des Tumors in hypothalamische Bereiche. Voraussetzung für einen transsphenoidalen Zugang zur Sella ist ein streng intraselläres Tumorwachstum. Vorteile des Zugangs sind Vermeidung von Luxation des Frontalhirns und einer N.-olfactorius-Schädigung. Es wird mit Hilfe des Operationsmikroskops möglich, auch Mikroadenome im Bereich der Sella sicher zu erfassen unter weitgehender Schonung des umgebenden Hypophysengewebes, besonders des Vasopressin und Oxytocin speichernden Hypophysenhinterlappens, wodurch z. B. die Schwere und Häufigkeit eines Diabetes insipidus vermindert sind [7].

Operationen im Hypothalamus-Hypophysen-Bereich bedürfen ausgiebiger vorbereitender Maßnahmen:

- Radiologische Untersuchung,
- Computertomogramm,
- evtl. Karotisangiographie,
- evtl. Pneumenzephalographie,
- ophthalmologischer Befund (Gesichtsfeld),
- Untersuchung des Nasopharynx (einschließlich mikrobiologischem Befund),
- Hormonstatus (einschließlich Provokationstests),
- Steroidtherapie (Hydrokortison perioperativ),
- (Thyroxin- und Insulinsubstitution in Absprache mit dem Endokrinologen),
- Antibiotikatherapie (nur bei positivem nasopharyngealen Kulturbefund).

Nach eingehender radiologischer, ophthalmologischer, laryngologischer und mikrobiologischer Untersuchung, nach Erstellung eines Hormonstatus einschließlich einer eventuellen hormonalen Substitutionstherapie präoperativ, z. B. mit Hydrokortison, wird im Rahmen der Prämedikationsvisite neben den Begleiterkrankungen nach Symptomen einer präexistenten chronischen intrakraniellen Drucksteigerung durch ausgedehntere Tumoren gesucht. Aufgrund der zu erwartenden chirurgischen Manipulation an der Adenohypophyse sollten die Patienten eine perioperative Steroidtherapie mit Hydrokortison erhalten. In Absprache mit Endokrinologen und dem Neurochirurgen erhalten zahlreiche Patienten 24 h vor der Operation 100-200 mg Hydrokortison i.m. und nochmals am Operationstag 100 mg per infusionem. Die postoperative Erhaltungsdosis wird üblicherweise mit 25-30 mg Hydrokortison festgelegt, in Belastungssituationen werden jedoch Steigerungen auf das 10fache dieser Dosierung möglich [7, 11]. Eine antibiotische Therapie sollte niemals eine prophylaktische Maßnahme sein, da evtl. auftretende Störungen sonst verschleiert würden. Lediglich aufgrund positiver mikrobiologischer nasopharyngealer Kulturen wird eine gezielte antibiotische Therapie eingeleitet. In der Prämedikation und der Planung des intraoperativen Anästhesieverfahrens müssen die Einflüsse von Anästhetika und Anästhesietechniken auf das intrakranielle Milieu berücksichtigt werden, um Zunahmen eines evtl. schon präexistenten intrakraniellen Druckanstiegs zu begegnen [15].

Da ein Diabetes insipidus bei der Hypophysenoperation in Einzelfällen schon intraoperativ auftreten kann, sollten intermittierend Osmolalitätsbestimmungen vorbereitet werden. Plasmaosmolalitätsanstiege über 290 mosmol/l erfordern neben der Infusion hypotoner Lösungen die Gabe von Desmopressindiacetat (Minirin), von dem intraoperativ Einzeldosen von 1-4 µg in Abhängigkeit von der Wirkung vorgesehen werden sollten. Steht kein Osmometer zur Verfügung, kann die Osmolalität nach folgender Formel geschätzt werden:

Osmolalität = 2mal Natrium (mmol/l) + Glukose (mg%)/20 + Harnstoff (mg%)/3,

oder: 2mal Natrium (mmol/l) + Glukose (mmol/l) + Harnstoff (mmol/l)

Als spezielle Gesichtspunkte bei Eingriffen im Hypothalamus-Hypophysen-Bereich sind Intubationsschwierigkeiten bei der Akromegalie zu berücksichtigen. Hier kann heute bei Unmöglichkeit einer direkten Laryngoskopie erfolgreich fiberoptisch intubiert werden [17]. Für die postoperative Phase muß eine Intensivüberwachung sichergestellt sein, um die Überprüfung des neurologischen Status und der Bewußtseinslage, aber auch des endokrinen Musters gewährleisten zu können.

Erkrankungen der Nebennierenrinde

Durch die Nebennierenrinde werden 3 Hauptklassen von Hormonen produziert: Androgene, Glukokortikoide und Mineralokortikoide. Über- oder Minderproduktion von Androgenen benötigen keine speziellen anästhesiologischen Vorsichtsmaßnahmen. Bezüglich der Glukokortikoide ist festzuhalten, daß Kortisol ein bedeutender Regulator des Kohlenhydrat-, Protein- und Lipidmetabolismus ist. Der überwiegende Anteil des Kortisols wird in der Leber inaktiviert und als 17-Hydroxykortikosteroide ausgeschieden, zu einem geringen Teil auch als freies Kortisol. Sekretion der Glukokortikoide wird in der schon beschriebenen Pyramide über die Hypothalamus-Hypophysen-Nebennieren-Achse gesteuert. Die Mineralokortikoide, insbesondere das Aldosteron, werden von der Zona glomerulosa der Nebennierenrinde produziert. Sie haben Reabsorption von Natrium und Ausscheidung von Kalium sowie Wasserstoffionen zur Folge und tragen somit zur Elektrolyt- und Volumenhomöostase bei. Der Hauptregulator der Aldosteronausscheidung ist nicht die Hypophysen-Nebennierenrinden-Achse, sondern das Renin-Angiotensin-System. Die Mineralokortikoidsekretion wird gesteigert: 1) durch Zunahme des Angiotensins II, 2) durch steigende Kaliumkonzentration, und in einem geringeren Umfange 3) durch ACTH [3, 5].

Die Ursachen von Störungen im adrenalen Regelkreis sind zum einen die Nebennierenrindeninsuffizienz mit Kortisoldefizit, dabei primäre Nebennierenrindeninsuffizienz (Addison-Syndrom), sekundäre Insuffizienzen (hypothalamisch oder hypophysär bedingt) sowie die zahlenmäßig relativ bedeutende iatrogene Nebennierenrindeninsuffizienz nach Gabe von Kortikoiden in therapeutischer Absicht. Daneben steht die Nebennierenrindenüberfunktion mit dem Kortisolexzeß:

---

primärer Hyperkortisolismus (Adenom, Karzinom),
sekundärer Hyperkortisolismus:
hypothalamisch bedingt,
hypophysär bedingt (Adenom),
ektopisches ACTH-Adenom (meist Bronchialkarzinom).

Für Narkose und Operation stellen Erkrankungen der Nebennierenrinde selten eine Kontraindikation dar, wobei der präoperativen Risikoerfassung und der vorbereitenden Therapie der höchste Stellenwert zuzumessen ist. Unzureichend vorbehandelte bzw. nicht diagnostizierte Erkrankungen der Nebennierenrinde können in Verbindung mit dem chirurgischen Eingriff bis zu endokrinen metabolischen Krisen führen, welche die perioperative Sterblichkeit erhöhen können. Eine eingehende präoperative Anamnese, eine umfassende präoperative Untersuchung und eine optimale medikamentöse Einstellung sowie die Feststellung des günstigsten Operationszeitpunkts in Absprache mit allen zusammenarbeitenden Disziplinen einschließlich Endokrinologen und Chirurgen sind Voraussetzung für einen erfolgreichen perioperativen Ablauf [4].

Die endokrinologische Diagnostik wurde sehr verfeinert durch den Einsatz radioimmunologischer Bestimmungsmethoden. Die Messung basaler Hormonspiegel hat v.a. Bedeutung für die Zieldrüsen des Hypophysenvorderlappens, d.h. die Nebennieren, die Schilddrüse und die Gonaden. Endgültige Diagnosen werden aber in der Regel erst durch ergänzende Stimulations- und Suppressionstests möglich, wobei es eine grobe Regel ist, daß bei Verdacht auf Unterfunktion Stimulationstests eingesetzt werden bzw. bei Verdacht auf Überfunktion Suppressionstests [8]. Eine große und praktisch wichtige Bedeutung hat der Corticotropin-

Releasingfaktor-Simulationstest (CRF-Test) bei der Beurteilung der Nebennierenrindenfunktion bei Patienten mit z. B. länger dauernder, hochdosierter Kortikoidtherapie. Spezifische endokrinologische Funktionsdiagnostik ist als Beispiel beim Cushing-Syndrom hier zusammengestellt:

---

1) Ausschluß der Verdachtsdiagnose:
   Dexamethasonhemmtest (Kurztest): ausreichende Suppression des Serumkortisolspiegels (<2 µg%) nach 2 mg Dexamethason
2) Sicherung der Diagnose:
   Serumkortisolspiegel:
   erhöht, aufgehobene Tagesrhythmik;
   mangelnde Suppression nach 2 mg Dexamethason.
   Kortikosteroidmetaboliten bzw. freies Kortisol im 24-h-Urin:
   erhöhte Ausscheidungswerte,
   mangelnde Suppression nach 4mal 0,5 mg Dexamethason über 2 Tage.
   Unzureichender oder fehlender Anstieg von Kortisol und hGH im Insulin-Hypoglykämie-Test trotz ausreichender Hypoglykämie (Blutzuckerwerte <50 mg%).
3) Differentialdiagnose (hypothalamisch-hypophysär bzw. adrenal bedingtes Cushing-Syndrom):
   ACTH-Plasmaspiegel,
   Lysin-Vasopressin-Test, zukünftig CRF-Test,
   Dexamethasonhemmtest mit höheren Dosen, z. B. 4mal 2 mg täglich, Metopirontest.

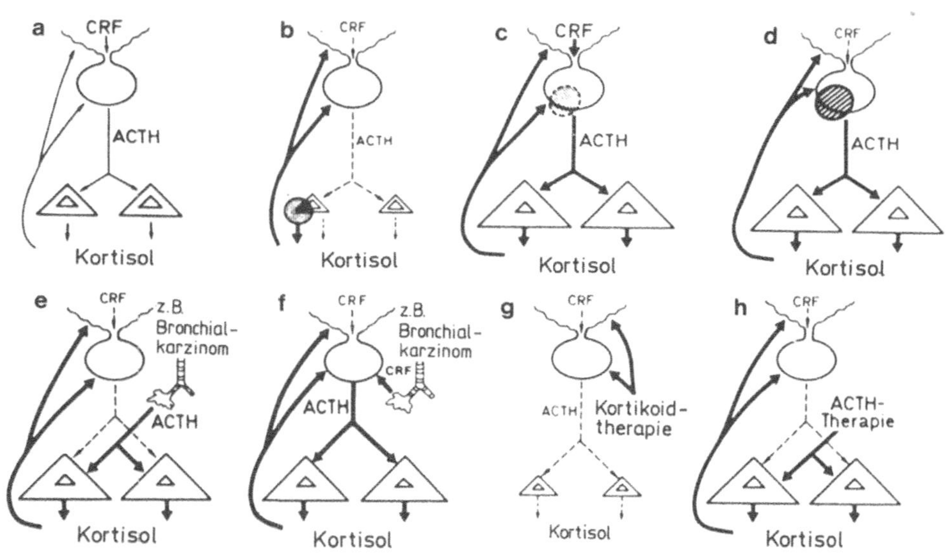

Abb. 1 a–h. Schematische Darstellung der verschiedenen Ursachen eines Cushing-Syndroms: **a** normale Regulation zwischen Hypothalamus (CRF-Sekretion), Hypophyse (ACTH-Sekretion) und Nebennierenrinde (Kortisolsekretion); **b** autonomer Nebennierenrindentumor (Adenom oder Karzinom), **c** hypothalamisch bedingte (CRF-Mehrsekretion), beidseitige Hyperplasie der Nebennierenrinden mit oder ohne nachweisbares Hypophysenadenom, **d** autonomes ACTH-produzierendes Hypophysenadenom mit beidseitiger Hyperplasie der Nebennierenrinde, **e** paraneoplastische ACTH-Sekretion, z. B. durch ein Bronchialkarzinom, **f** paraneoplastische CRF-Produktion, z. B. durch ein Bronchialkarzinom, mit Stimulation der hypophysären ACTH-Sekretion und konsekutiver Nebennierenrindenhyperplasie. **g** Kortikoidtherapie mit konsekutiver Nebennierenrindenatrophie, **h** ACTH-Therapie mit Hemmung der endogenen ACTH-(CRF) Sekretion. (Nach [8])

Die Vielfältigkeit der Möglichkeiten wird beispielhaft aus Abb. 1 deutlich, wo von Müller [8] schematisch die verschiedenen Ursachen eines Cushing-Syndroms dargestellt wurden.

Für die präoperativen Maßnahmen sind Tumorlokalisation, -größe und -vaskularisierung bedeutsam, z. B. für die Lagerung des Patienten und die Anzahl der bereitzustellenden Blutkonserven. Bei Hypertonie ist eine antihypertensive Therapie durchzuführen. Dies ist wichtig für die zum Einsatz kommenden verschiedenen Anästhetika und Anästhesieadjuvanzien. Ein Diabetes mellitus muß kontrolliert sein, Störungen des Elektrolyt- und Wasserhaushalts sollten durch Ausgleich einer Hypokaliämie, Hypernatriämie und metabolischen Alkalose erfolgen, ohne eine Volumenüberlastung zu provozieren. Hypoproteinämie muß berücksichtigt werden und die Osteoporose im Zusammenhang mit Lagerung und der Gabe von Muskelrelaxanzien. Für die Adrenalektomie müssen folgende perioperative Maßnahmen vorbereitet sein: die Möglichkeit einer vorsichtigen Lagerung, Vermeidung negativ inotroper Anästhetika, kontrollierte Anwendung nichtdepolarisierender Muskelrelaxanzien, Vermeidung von Kreislaufüberladung, Substitution mit Kortikosteroiden in Abhängigkeit vom morphologischen Befund, postoperative Überwachung von angemessener Dauer und Qualität, v. a. in bezug auf Kreislauf, Säure-Basen-Haushalt, Elektrolythaushalt, Zuckerhaushalt; bei großen Tumoren, beidseitiger Adrenalektomie und/oder erhöhtem biologischen Risiko muß eine Intensivbehandlungsmöglichkeit vorbereitet sein. Ein entsprechendes perioperatives Monitoring ist in Abhängigkeit von der Größe und Invasivität des Tumors sowie dem biologischen Risiko des Patienten vorzubereiten [4, 13].

Als Indikation zur perioperativen Therapie bei einer Adrenalektomie empfehlen Black u. Montgomery [1] folgende Therapie mit Kortikosteroiden:

1) Steroidtherapie über mehr als 2 Wochen zum Zeitpunkt des geplanten Eingriffs,
2) eingeschränkte Reaktion auf den ACTH-Test (Basisplasmakortisolspiegel < 12 mcg/100 ml, Anstieg nach ACTH-Applikation < 5 mcg/100 ml),
3) Steroidtherapie über mehr als einen Monat während der letzten 12 Monate vor dem Eingriff,
4) Zustand nach - oder bei geplanter - Adrenalektomie/Hypophysektomie,
5) Patienten mit manifester NNR-Insuffizienz.

Es wird immer wieder die Frage nach dem perioperativen Streß und der Notwendigkeit einer Steroidsupplementation bei Patienten, die Steroide aus anderen Gründen genommen haben, gestellt. In jedem Fall sollten Patienten, die Steroide über mehrere Wochen innerhalb eines Jahres erhalten haben, supplementiert werden. Bei größeren chirurgischen Eingriffen sollten Glukokortikoide maximal in der Menge verabreicht werden, wie der Körper sie im maximalen Streß produziert, z. B. 300 mg am Tag Hydrokortisonphosphat bei einem 70 kg schweren Patienten. Für kleinere chirurgische Maßnahmen genügen gewöhnlich 100 mg Hydrokortisonphosphat/Tag/70 kg KG. Die Risiken einer Kortikoidsupplementation sind nach wie vor steigender Hypertonus, Flüssigkeitsretentionen, Induktion von Streßulzera und psychische Störungen sowie darüber hinaus aus der chirurgischen Sicht abnormale Wundheilung und Anwachsen einer postoperativen Infektionsrate [12].

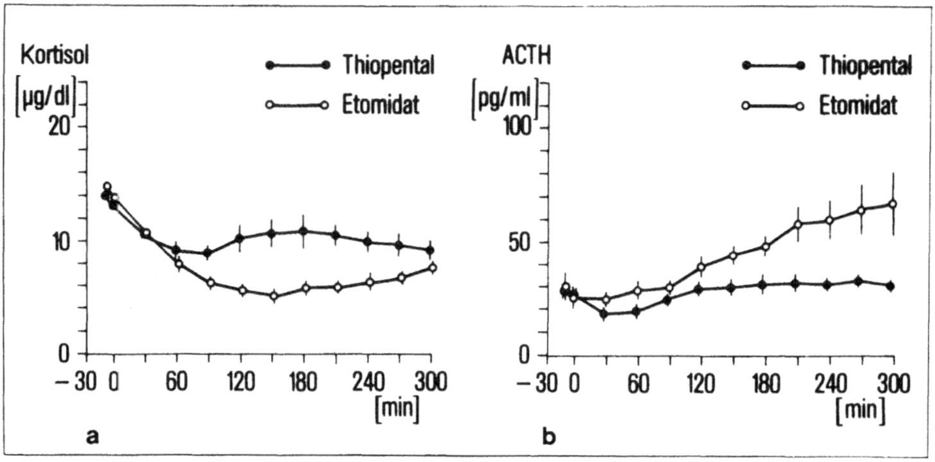

Abb. 2. **a** Kortisol- und **b** ACTH-Spiegel im Serum nach 0,3 mg/kg Etomidat bzw. 4 mg/kg KG Thiopental. x̄, Sx̄, n = 9. (Nach [2])

Wie schon eingangs betont, können Anästhesie und Operationstrauma eine Umstellung des endokrinen Systems im Sinne einer Aktivitätssteigerung des Hypophysen-Nebennierenrinden-Regelkreises zur Folge haben. Aus der Sicht des Anästhesisten werden Patienten mit eingeschränkter Regulationsfähigkeit der Nebennierenrinde durch die Narkose bezüglich des Endokrinums in geringerem Maße belastet als durch den Streß des chirurgischen Eingriffs an sich. Den Mitteilungen von Oyama aus dem Jahre 1983 [10] müssen einige kritische Anmerkungen angefügt werden. Operations- und Narkosebelastung beeinflussen sog. Streßparameter wie Kortisol, ACTH, Prolaktin etc. unterschiedlich. Abbildung 2 zeigt bei Probanden, daß Etomidat einen Kortisolplasmaspiegelabfall bewirkt, der durch eine periphere Kortisolsynthesestörung hervorgerufen ist, und gleichzeitig dadurch innerhalb von 4 h eine deutliche regulative ACTH-Steigerung hervorruft

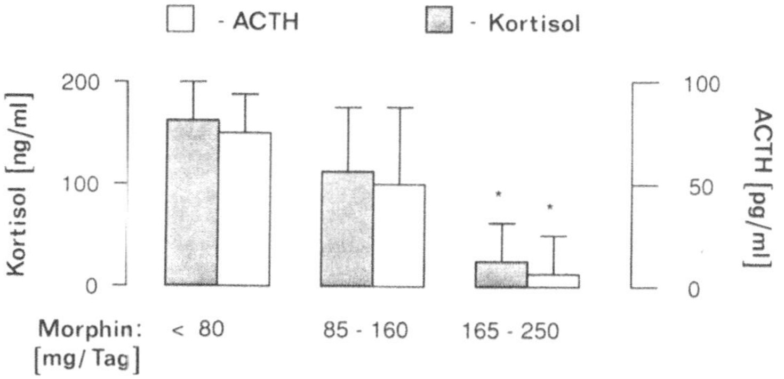

Abb. 3. Abhängigkeit der Kortisol- und ACTH-Plasmaspiegel von der Morphininfusion (mg/die) bei mit Morphin und Midazolam sedierten Patienten (n = 10). Die Gruppenverteilung war unabhängig von der Midazolamdosis/Tag, (x̄, Sx)

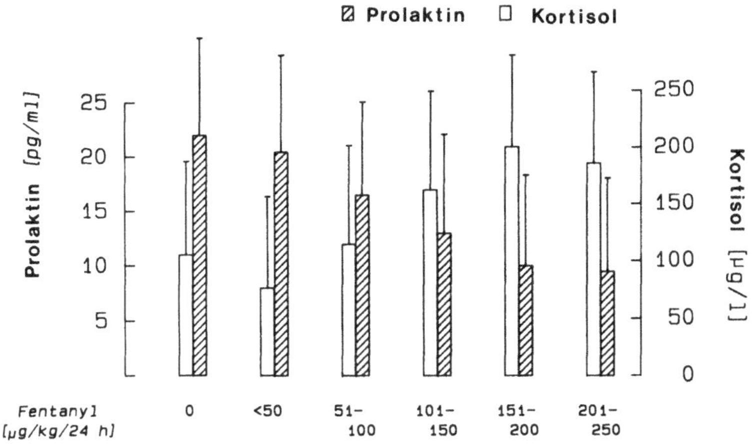

Abb. 4. Abhängigkeit der Kortisol- und Prolaktinplasmaspiegel von der Fentanylinfusionsrate bei mit Midazolam und Fentanyl sedierten Patienten (n = 15). Die Einteilung der Fentanylgruppe erfolgte unabhängig von der Midazolaminfusion ($\bar{x}$, Sx)

[18]. Im Gegensatz dazu ruft Thiopental, das den Kortisolplasmaspiegel nicht wesentlich beeinflußt, auch keine ACTH-Reaktion hervor. Wie auch Doenicke [2] bei Probanden fanden wir bei Intensivpatienten unter hohen Dosen Morphin eine deutliche Reduktion von Kortisol- und ACTH-Spiegeln bei hohen Tagesdosen (Abb. 3). Fentanyl bewirkt eine dosisabhängige Senkung des Kortisolplasmaspiegels, aber auch eine Steigerung des Prolaktinspiegels (Abb. 4). Hier zeigt sich also eine zentrale Depression für die Produktion beider Substanzen. Der Kortisolplasmaspiegel sieht nach verschiedenen Substanzen und Maßnahmen wie folgt aus:

Etomidat	↓↓↓
Thiopental	↓↓
Midazolam	↓
Flunitrazepam	↓(↓)
Ketamin	→
Fentanyl	↓↓
Morphin	↓↓↓
PD-Katheter	→
klinische Relevanz	?

Mit Ausnahme des Ketamin wird in der Regel eine, v.a. durch Morphin und Opioide mehr oder weniger ausgeprägte Depression hervorgerufen. Eine klinische Relevanz konnte bislang nicht gezeigt werden. Im Zusammenhang mit Erkrankungen des Hypophysen-Nebennierenrinden-Systems könnten derartige Einflüsse evtl. eine klinische Bedeutung bekommen [6].

Phäochromozytom

Im letzten Teil dieses Beitrags soll das Katecholamine produzierende Phäochromozytom besprochen werden. Das Nebennierenmark stellt ein besonders großes sympathisches Paraganglion dar, das im Unterschied zu anderen außer Noradrenalin auch Adrenalin bildet, deren physiologische Wirkungen in Tabelle 1 dargestellt sind. Adrenalin hat wesentliche Auswirkungen auf das Herzminutenvolumen, den systolischen Druck und den Blutzucker, während Noradrenalin den peripheren Widerstand und damit den arteriellen Druck steigert (Tabelle 1).

Tabelle 1. Physiologische Wirkung von Adrenalin und Noradrenalin

Wirkung	Adrenalin	Noradrenalin
Pulsfrequenz	+	–
Minutenvolumen	+ + +	–
Systolischer Blutdruck	+ + +	+ + +
Diastolischer Blutdruck	(+)	+ +
Peripherer Widerstand	–	+ + +
O_2-Verbrauch	+ +	(+)
Blutzucker	+ + +	(+)
ZNS-Wirkung	+	–
Eosinopenie	+	–

Ausscheidung der Katecholamine im Harn erfolgt nur zu einem Bruchteil in unveränderter Form. Der größte Teil wird abgebaut, etwa ⅓ der sezernierten Hormone kann als Vanillinmandelsäure im Sammelurin erfaßt werden. Phäochromozytome sind fast ausnahmslos benigne Tumoren des chromaffinen Systems, die meist einseitig, manchmal auch doppelseitig vorkommen, aber auch als multiple endokrine Neoplasie. Leitsymptom ist die Hypertension, attackenweise bei manchen Patienten, v.a. im Kindesalter auch andauernd, die diagnostisch von anderen Hochdruckkrankheiten abgegrenzt werden muß (Tabelle 2), wie z.B. bei chronischen Nierenerkrankungen, Nierenarterienstenose, primärem Hyperaldosteronismus, Hyperkalzämie. Beweisend ist der Abfall des erhöhten Blutdrucks nach intravenöser Injektion von Phentolamin, ferner die vermehrte Ausscheidung von Katecholaminen und Vanillinmandelsäure im Harn. Therapie kann ausschließlich die chirurgische Entfernung des Tumors sein. Auch bei ungeklärten hypertensiven Krisen muß präoperativ ein nicht diagnostiziertes Phäochromozytom ausgeschlossen werden, um lebensbedrohliche perioperative hypertensive Krisen zu vermeiden (Tabelle 2).

Weniger als 0,1% aller Fälle von Hypertension sind durch ein Phäochromozytom bedingt. Dennoch sind diese Tumoren von besonderer Bedeutung für den Anästhesisten, da 25–50% aller phäochromozytombedingten Hospitaltodesfälle während der Narkoseeinleitung oder während des operativen Vorgehens auftreten [16]. Eine α-Rezeptoren-Blockade reduziert Komplikationen wie hypertensive Krisen, Blutdruckschwankungen während Manipulation am Tumor und die myokardiale Dysfunktion perioperativ, sie kann jedoch nicht die chirurgische Obliteration der venösen Drainage während des Eingriffs ersetzen, die die einzige entschei-

Tabelle 2. Diagnostik bei Hypertonie (Screening)

Erkrankung	Labordiagnostik	Pathologische Befunde		Zusatzuntersuchungen
Chronische Nierenerkrankungen	Urinanalyse	Proteinurie Zylinder		Kreatininclearance
	Serumchemie	Kreatinin BUN	> 2 mg% > 30 mg%	
Nierenarterienstenose	Serumchemie	Kalium Natrium	< 3,8 mmol/l < 135 mmol/l	Arteriographie Seitengetrennte Reninbestimmung in Nierenvenen
	i. v.-Pyelogramm			
Primärer Hyperaldosteronismus	Serumchemie	Kalium Natrium	< 3,8 mmol/l > 142 mmol/l	Plasmaaldosteron Plasmarenin
Hyperkalzämie	Serumchemie	Kalzium Phosphor Albumin	> 10,2 mmol/l < 2,8 mmol/l	Parathormonbestimmung (RIA)
Phaeochromozytom	Katecholamine im 24-h-Urin	unterschiedlich in Abhängigkeit vom Labor		Computertomographie des Abdomens

dende Maßnahme zur Reduktion der dramatischen Symptomatik darstellt. Die Mortalität einer Phäochromozytomentfernung ist von 40-60% auf 0-6% durch α-adrenerge Rezeptorblockade als präoperative Therapie bei diesen Patienten zurückgegangen. Eine α-adrenerge Rezeptorblockade mit Phenoxibenzamin präoperativ über einige Wochen normalisiert das Plasmavolumen durch Verhinderung vasokonstriktiver Effekte hoher Katecholaminplasmastufen. Dies wird angezeigt durch einen Hämatokritabfall. Einem 70 kg schweren Patienten sollen 20-30 mg Phenoxibenzamin 1- oder 2mal am Tag initial gegeben werden, die meisten Patienten erhalten 60-250 mg am Tag über 1-2 Wochen [14]. Der Therapieeffekt ist die Steuergröße: Die Reduktion der Symptome, besonders die Stärke des Schweißausbruchs und das Blutdruckniveau sind führende Dosierungsparameter. Eine β-Blockade, z. B. mit Propanolol, sollte nur Patienten mit fortbestehenden Dysrhythmien und Tachykardien vorbehalten bleiben und niemals ohne ausreichende α-Blockade durchgeführt werden. Da Phäochromozytome langsam wachsen, sollte genügend Zeit präoperativ vorgegeben werden, um die Risikoeinschätzung und präoperative Vorbehandlung angemessen durchführen zu können. Die Optimierung der präoperativen Konditionen sollte von den folgenden Kriterien abhängig gemacht werden:

1) Blutdruckwerte über 165/90 mm Hg während der präoperativen 48 h,
2) orthostatische Hypotension nicht unter 80/45 mm Hg im Stehen,
3) keine ST-Veränderungen im EKG während der letzten 2 präoperativen Wochen,
4) nicht mehr als 1 VES während 5 min.

Die optimale Vorbereitung des Patienten, die vorsichtige Einleitung der Narkose bei tiefer und ausreichender Prämedikation und die gute Kommunikation zwischen Chirurgen und Anästhesisten sind für einen günstigen Verlauf hervorzuheben. Eine Vielzahl von Anästhesietechniken und Anästhetika sind zu Phäochromozytomoperationen eingesetzt worden einschließlich Isoflurane, Fentanyl und regionaler Anästhesie. Alle haben breiten Erfolg; bei allen Methoden traten z.T. vorübergehend intraoperative Dysrhythmien und Tachykardien auf.

Als Pharmaka in hypertensiven Phasen, auch bei allgemeinen Eingriffen mit zunächst nicht bekanntem Phäochromozytom, ist Natriumnitroprussid vor Abklemmung der Tumorvenen nach wie vor das Mittel der Wahl, während Dopamin sich für hypotensive Phasen nach Tumorresektion empfiehlt. Phentolamin ist wegen seiner langsamen Wirkung und anhaltenden Wirkdauer intraoperativ nicht geeignet und sollte nicht vorbereitet werden. Für die postoperative Betreuung sollten gute Überwachungsbedingungen und eine differenzierte Kreislauftherapie sichergestellt werden.

Abschließend sei noch darauf hingewiesen, daß ein wesentlicher Gesichtspunkt bei der Risikoerfassung und optimierenden Therapie vor Eingriffen bei Erkrankung der Hypophyse und Nebennieren eine eingehende Untersuchung perioperativ belasteter Organsysteme sein muß. Herz-Kreislauf-System, Leber, Nieren und auch die neurologische Situation sollten gut eingeschätzt werden, um evtl. präoperativ existente Funktionseinschränkungen dieser Organe durch die zugrundeliegende endokrine Erkrankung rechtzeitig erfassen und korrigierend therapieren zu können.

Literatur

1. Black GW, Montgomery DAD (1982) Adrenal disease. In: Vickers MD (ed) Medicine for anaesthesists. Blackwell, London, p 451
2. Doenicke A (1986) Langzeitsedierung des Intensivpatienten-Behandlung mit Opioiden. In: Schulte am Esch J (Hrsg) Langzeitsedierung des Intensivpatienten. Zuckschwerdt, München Bern Wien, S 14-26
3. Goldmann DR (1982) The surgical patient on steroids. In: Goldmann DR, Brown FH, Levy WK et al. (eds) Medical care of the surgical patient. A problem-oriented approach to management. Lippincott, Philadelphia, pp 113-125
4. Hack G (1984) Vorbereitung und Durchführung der Anästhesie bei Funktionsstörungen der Nebennierenrinde. In: Halmagyi M, Beyer J, Schuster H-P (Hrsg) Der Risikopatient in der Anästhesie - 3. Stoffwechselstörungen. Springer, Berlin Heidelberg New York Tokyo, (Klinische Anaesthesiologie und Intensivtherapie, Bd 28, S 145-158)
5. Izenstein BZ, Dluhy RG, Williams GH (1980) Endocrinology. In: Vandam LD (ed) To make the patient ready for anesthesia: Medical care of the surgical patient, Addison-Wesley, Menlo Park London Amsterdam, p 112
6. Kochs E, Bause HW (1986) Wirkungen von Langzeitsedierung auf Hormone des Hypophysen-NNR-Systems. In: Schulte am Esch J (Hrsg) Langzeitsedierung des Intensivpatienten. Zuckschwerdt, München Bern Wien, S 55-65
7. Messick JM, Laws ER, Abbond CF (1978) Anesthesia for transsphenoidal surgery of the hypophyseal region. Anesth Analg 57: 206
8. Müller OA (1984) Hypophysenvorderlappen- und -hinterlappeninsuffizienz. Diagnose und Therapie, perioperative Probleme. In: Halmagyi M, Beyer J, Schuster H-P (Hrsg) Der Risikopatient in der Anästhesie, 3. Stoffwechselstörungen. Springer, Berlin Heidelberg New York Tokyo (Klinische Anaesthesiologie und Intensivtherapie, Bd 28, S 103-121)
9. Oyama T (1973) Anesthetic management of endocrine disease. Springer, Berlin Heidelberg New York (Anaesthesiologie und Wiederbelebung, Bd 75)
10. Oyama T (1983) Endocrine response to general anesthesia and surgery. In: Oyama T (ed) Endocrinology and the anaesthesist. Elsevier, Amsterdam, p 1
11. Pender JW, Lawrence VB (1981) Disease of the endocrine system. In: Katz J, Benumof J,

Kadis LB (eds) Anesthesia and uncommon diseases. Saunders, Philadelphia London Toronto Sydney, p 179
12. Roizen MF (1984) Endocrine abnormalities and anesthesia. In: 35th Annual refresher course lectures and clinical update program. American Society of Anesthesiologists, New Orleans, p 218
13. Roizen MF (1985) Endocrine abnormalities and anesthesia. In: 36th annual refresher course lectures and clinical update program. American Society of Anesthesiologists, New Orleans, p 253
14. Roizen MF, Hunt TK, Beaupre PN et al. (1983) The effect of alpha-adrenergic blockade on cardiac performance and tissue oxygen delivery during excision or pheochromocytoma. Surgery 94: 941
15. Schulte am Esch J (1984) Vorbereitung und Durchführung der Anästhesie bei Funktionsstörungen des Hypothalamus-Hypophysen-Systems. In: Halmagyi M, Beyer J (Hrsg) Der Risikopatient in der Anästhesie, 3. Stoffwechselstörungen. Springer, Berlin Heidelberg New York Tokyo, (Klinische Anaesthesiologie und Intensivtherapie, Bd 28, S 122–134)
16. St. John Sutton MG, Sheps SG, Lie JT (1981) Prevalence of clinically unsuspected pheochromocytomy. Review of a 50-year autopsy series. Mayo Clin Proc 56: 354
17. Venus B (1980) Acromegalic patient - Indication for fiberoptic bronchoscopy but not tracheotomy. Anesthesiology 52: 100
18. Wagner RL, White PH, Kau PB, Rosenthal MH, Feldmann D (1984) Inhibition of adrenal steroidgenesis by the anesthetic etomidate. N Engl J Med 310: 1415

Zusammenfassung der Diskussion zu Teil 7

Frage: Wann ist ein Diabetiker als optimal eingestellt zu betrachten? Welche Blutzuckerwerte können intra- und postoperativ toleriert werden?

Antwort: Präoperativ sind alle die Patienten als gut eingestellt zu betrachten, bei denen die Blutzuckerwerte zwischen 110 und 180 mg/dl liegen; hier sind Nüchtern- und Postprandialphasen eingerechnet. Intra- und postoperativ gelten auch Werte von 200–250 mg/dl noch als tolerierbar, weil als größte Gefährdung des Patienten während des durch die Anästhesie bedingten Bewußtseinsverlustes der hypoglykämische Schock angesehen werden muß.

Frage: In der Literatur wird als Regel angegeben, daß der Diabetespatient am Morgen des Operationstages die Hälfte seiner üblichen Insulindosis zusammen mit einer 5%igen Kohlenhydratinfusion erhält. Ist das die geeignete Vorgehensweise für alle insulinpflichtigen diabetischen Patienten?

Antwort: Zu berücksichtigen sind vordringlich 2 Punkte. Erstens müssen die Blutzuckerwerte der am Operationstag nüchtern bleibenden Patienten bereits prä-, aber auch intra- und postoperativ engmaschig kontrolliert werden, um Ausreißer, v.a. Hypoglykämien, früh- und rechtzeitig zu erfassen. Zweitens hängt das Behandlungsregime von der Stabilität der Stoffwechsellage und der Schwere und Dauer des operativen Eingriffs ab. Der stoffwechselstabile Patient kann gut mit dem angegebenen Schema behandelt werden, bei schwer einstellbarem Blutzucker und großen Eingriffen ist die kontinuierliche intravenöse Insulininfusion vorzuziehen. Einzelheiten sind in dem Beitrag von Knick zu finden. Hinzuweisen ist noch darauf, daß nicht alle Patienten präoperativ kohlenhydrathaltige Infusionslösungen benötigen, sondern elektrolythaltige (Ringer-Laktat) – unter der Voraussetzung der Kontrolle des Blutzuckerspiegels – günstiger sind.

Frage: In seltenen Fällen kann es vorkommen, daß Patienten bei der Narkoseeinleitung oder in späteren Phasen der Anästhesie bzw. Operation unerwartet exzessive Blutdruckanstiege zeigen, so daß der Verdacht auf ein Phäochromozytom naheliegt. Welche Maßnahmen sind in solchen Notfällen zu ergreifen?

Antwort: Am wichtigsten ist die sofortige Senkung des Blutdrucks auf Normalwerte. Hierzu eignet sich unter operativen Bedingungen am besten das Natriumnitroprussid, weil es gut steuerbar ist und auch sehr hohe Drücke sicher senken läßt. Voraussetzung ist eine adäquate Überwachung, für die so schnell wie möglich eine arterielle Kanüle gelegt und eine direkte kontinuierliche Druckmessung angeschlossen werden muß. Oft ist es hilfreich, den Operateur zu ersuchen, alle Manipulationen im Bereich der Nebennierenrinde so lange zu unterlassen, bis die Situation beherrscht ist.

Frage: Bei welchen Formen der Schilddrüsenüberfunktion ist präoperativ eine Vorbehandlung mit Jod indiziert?

Antwort: Die Jodvorbehandlung, das sog. Plummern, mit der Lugol-Lösung oder mit Endojodin (Einzelheiten im Beitrag von Seeling) ist eine adjuvante Maßnahme und nur bei der Hyperthyreose vom Basedow-Typ indiziert. Die Hormonausschüttung aus dem Kolloid der Schilddrüse wird gehemmt und die Durchblutung der Schilddrüse vermindert, so daß die Operation technisch erleichtert wird. Zu beachten ist, daß nach 4 Tagen operiert werden muß, weil sonst durch das Jod die Schilddrüsenüberfunktion aggraviert wird. Beim autonomen Adenom oder bei diffuser Autonomie der Schilddrüse muß auf die Jodgabe verzichtet werden, weil es zu einer Verschlimmerung der Hyperthyreose kommen kann.

Frage: Welche Patienten, die längere Zeit Kortikoidpräparate eingenommen haben, bedürfen einer perioperativen Substitution mit Glukokortikoiden?

Antwort: Generell muß damit gerechnet werden, daß nach einer mehr als 2 Wochen dauernden Kortikoidtherapie, die noch nicht länger als 12 Monate zurückliegt, eine Substitutionsbedürftigkeit besteht. Es gibt bislang keine sichere Möglichkeit, durch Bestimmung von Hormonspiegeln, durch Stimulations- oder Suppressionstests die Funktionstüchtigkeit der Nebennierenrinde nach einer Kortikoidtherapie zu prüfen.

Teil 8

Prämedikation (1)

Psychische Führung des Patienten vor Anästhesie und Operation

P. Götze

Einleitung

Der psychischen Befindlichkeit des Patienten sowohl vor als auch nach Anästhesie und Operation wird immer dann besondere Aufmerksamkeit und wissenschaftliches Interesse zuteil, wenn die unmittelbaren technischen Probleme eines neuen operativen Verfahrens gelöst werden konnten und es schließlich zu einem Routineeingriff mit relativ geringem Anästhesie- und Operationsrisiko geworden ist.

Anästhesist und Chirurg streben dabei die sachlich scheinbar bestmögliche Lösung an und wenden sich beim präoperativen Auftreten von stärkeren psychischen Befindlichkeitsveränderungen an Ärzte und Psychologen aus dem psychiatrischen, psychosomatischen und medizinisch-psychologischen Bereich.

Seit der Arbeit von Janis [14] über präoperative Ängste und ihre Auswirkungen auf den postoperativen Verlauf sind umfangreiche Forschungen auch im deutschsprachigen Raum (s. dazu [2, 6, 22]) unternommen worden. Die Ergebnisse der einzelnen Studien sind aber recht widersprüchlich oder aus methodischen Gründen nur begrenzt vergleichbar. Weitgehende Übereinstimmungen bestehen jedoch in den folgenden Befunden [9]:

- In der Ausprägung und Intensität der präoperativen Ängste gibt es zwischen Männern und Frauen kaum Unterschiede.
- Patienten unter 25 und über 60 Jahre geben weniger häufig Ängste an.
- Die Schwere der Narkose und der Operation sowie etwaige Narkose- und Operationsvorerfahrungen der Patienten scheinen keine relevanten desensibilisierenden oder angstreduzierenden Faktoren darzustellen.

Alles in allem aber erscheinen die bisherigen Untersuchungsbefunde insbesondere für den Anästhesisten und Chirurgen unbefriedigend, denn auch unabhängig von allgemeingültigen und damit übertragbaren Ergebnissen der einzelnen Forschungsprojekte konnten diese nur selten für die Klinik im Zusammenhang mit der präoperativen psychischen Führung des Patienten „übersetzt" und im klinischen Alltag praktisch nutzbar gemacht werden.

In dem nachfolgenden Überblick über das Problemfeld der präoperativen psychischen Befindlichkeit im Rahmen der psychischen Führung des Patienten werde ich wiederholt auf die Erkenntnisse der Psychoanalyse zurückgreifen, da ich bei der Durchsicht der Literatur zum Thema den Eindruck gewonnen habe, daß psychoanalytisch-psychodynamische Aspekte bisher zu wenig berücksichtigt wurden. Dies gilt sowohl für die Erkennung und für das Verständnis der präoperativen psychischen Befindlichkeit als auch für die sich daraus ergebenden interaktionellen und therapeutischen Konsequenzen.

Die psychische Führung des Patienten vor Anästhesie und Operation besteht im wesentlichen aus 2 Komponenten:

1) aus der spezifisch fachärztlichen Zuwendung,
2) aus dem angemessenen, fachärztlich unabhängigen Eingehen auf die Befindlichkeit des Patienten vor Anästhesie und Operation als psychophysische Belastung.

Zum einen geht es also dabei um die auf den bevorstehenden Eingriff bezogenen Fragen und Hinweise, insbesondere um das Aufklärungsgespräch, zum anderen um die Erfassung patientenabhängiger psychischer und psychophysischer Risikofaktoren und deren angemessene Berücksichtigung und Behandlung in der präoperativen Situation.

Präoperative psychische Befindlichkeit

Die psychischen und psychophysischen Risikofaktoren sind im wesentlichen auf Ängste und Befürchtungen zurückzuführen, die der Patient

1) *bewußt* wahrnimmt und dem Arzt, dem Pflegepersonal, den Mitpatienten oder den Angehörigen gegenüber äußern kann, oder
2) es sind Ängste und Befürchtungen, die der Patient nicht als solche erkennt, weil sie in seinem Erleben und Verhalten *maskiert* in Erscheinung treten;
3) darüber hinaus können wir in bestimmten präoperativen Situationen auch depressiv gefärbte Verstimmungen erkennen.

Bewußte Ängste und Befürchtungen

Die wichtigsten Ängste und Befürchtungen, die Patienten vor einer Operation bewußt äußern können, beziehen sich auf 4 Bereiche:

1) Krankheitsängste:
- Ungewißheit über die „wahre Natur" der Krankheit, die sich aber durch die Operation herausstellen würde; insbesondere „Krebsangst";

2) Narkoseängste:
- Erwartungsangst,
- Angst vor Spritzen,
- Angst vor Kontrollverlust,
- Angst, aus der Narkose nicht mehr aufzuwachen;
- Angst vor vorzeitigem Aufwachen während der Operation,
- Angst vor unkontrolliertem Sprechen unter Narkose;

3) Operationsängste:
- Todesangst,
- Angst vor Schmerzen bei unzureichender Anästhesie,
- Ungewißheit über die Natur des operativen Vorgehens,
- Ungewißheit über den Operationserfolg;

4) Ängste vor der Intensivstation und vor der Zeit danach:
- Angst vor Wundschmerzen,
- Angst vor Verlust von Organen/Funktionen,

- Angst vor körperlicher Entstellung,
- Angst vor Kontrollverlust, Abhängigkeit, Trennung und Isolation („Wird man mir die Wahrheit über Verlauf und Ausgang der Operation sagen?“);
- Angst davor, daß die häufig irrealen Hoffnungen und Erwägungen, die an die Operation geknüpft sind, sich nicht erfüllen;
- Angst vor den realen psychosozialen Folgen (u.a. postoperative Rollenveränderung z.B. in Familie und Beruf).

Die Einteilung trennt künstlich und dient lediglich der besseren Übersicht, denn im präoperativen Erleben und Verhalten des Patienten treten die genannten Ängste und Befürchtungen nicht unabhängig voneinander auf, sondern stellen ein komplexes Entstehungs- und Bedingungsgefüge dar.

Auf 2 der oben aufgeführten Angstkomplexe möchte ich besonders hinweisen, weil sie immer noch zu wenig wahrgenommen und angesprochen werden:

Es geht um Fragen zu den Ängsten, die sich auf die Krankheit selbst beziehen, wie:

- Handelt es sich bei der Krankheit, die zur Operation führt, um einen chronischen oder akuten Krankheitsprozeß?
- Welche Bedeutung besitzt die Krankheit für den Patienten in seinem psychosozialen und in seinem Körperselbsterleben?
- Ist die Krankheit bereits im Rahmen einer psychophysischen und psychosozialen Homöostase integriert und dadurch quasi - Ich-synton - „unverzichtbar“, so daß die Operation eher als ängstigender Störfaktor erlebt wird denn als Hilfe, oder stellt die Krankheit - Ich-dyston - einen Quell ständiger Beunruhigung bis hin zur Todesangst dar?

Damit ist zugleich der 2. Angstkomplex verbunden, d.h. die Frage nach den psychosozialen Folgen der bevorstehenden Operation z.B. in Beruf und Familie, insbesondere unter dem Aspekt einer postoperativ möglicherweise ungeklärten Rollenveränderung, bedingt durch Leistungsverschiebungen und durch ein verändertes Selbstwerterleben in Abhängigkeit von der unmittelbaren Umwelt.

Maskierte Ängste und Befürchtungen

Dem präoperativen Patienten sind seine Ängste als solche nur z.T. bewußt; häufig sind Erleben und Verhalten derart verändert, daß nur eine genaue Analyse den Emotionscharakter der Angst aufdecken kann. Es sind Ängste, die *maskiert* auftreten, die der Patient nicht spontan äußert, sondern die sich der Arzt erst durch Beobachtung und durch Befragung erschließen kann.

1) Veränderung im affektiv-emotionalen Bereich:
- erhöhte Reizbarkeit, Nervosität und Verletzbarkeit;
- Affekt- und Stimmungslabilität bis zu ausgeprägten Angst- und depressiven Verstimmungszuständen;

2) Veränderung in der Wahrnehmungsfähigkeit:
- erhöhte Anspannung, Einengung der Aufmerksamkeit, Konzentration und Orientierung;

3) Entwicklung funktioneller/somatopsychischer Symptome:
- psychovegetative und psychomotorische Reaktionen;

4) Veränderungen im Kontakt zur Umwelt:
- innerer Rückzug,
  Anlehnungsbedürfnis,
- starke Schwankungen von Rückzugs- und Anlehnungswünschen (Ambivalenz) als Ausdruck erheblicher Selbstunsicherheit.

Häufig ist hier zu beobachten, daß der Patient sich nicht nur äußerlich, sondern auch innerlich ängstlich-bedrückt und verunsichert aus seinen psychosozialen Bezügen zurückzieht, oder daß er - im Sinne einer unvollständigen Angstabwehr bei verminderter Selbstsicherheit - kompensatorisch ein geradezu haftend-euphorisches, überangepaßtes Anlehnungsverhalten zeigt, ohne es als solches bewußt zu erleben.

Depressive Verstimmungen

In der bisherigen Forschung zu präoperativ auftretenden psychischen Befindlichkeitsstörungen wird fast ausschließlich von Ängsten gesprochen. In der Tat reagieren die Patienten vor relativ kurzfristig angesetzten Operationen in Folge meist akuter Erkrankungen mit verschiedenen Formen der Angst. Zu *depressiven* Verstimmungen hingegen scheint es bei akuten Belastungen seltener zu kommen, sie werden jedoch häufiger bei länger dauernden Krankheitsprozessen (mit nachfolgender Operation) beobachtet [11].

Wie wir aus der psychoanalytischen Literatur wissen, ist die depressive Reaktion immer mit der Verarbeitung von realen, ideellen oder phantasierten Objektverlusten verbunden. Bei lang andauernden Belastungen mit verstärkten Beeinträchtigungen verschiedenster Lebensbereiche, wie sie bei länger bestehenden Krankheitsprozessen gewöhnlich auftreten, kommt es in der Regel zu solchen Verlusterlebnissen. Dies erklärt möglicherweise, warum bei Untersuchungen langandauernder Krankheitsprozesse präoperativ so hohe Interkorrelationen zwischen Angst und Depressivität sowohl in der Fremd- als auch in der Selbsteinschätzung gefunden werden. Die Höhe der Korrelationen läßt sich dabei nicht durch eine Überschneidung von Variablen in den verwendeten Instrumenten erklären. Vielmehr scheint eine Untrennbarkeit dieser beiden Emotionen (zumindest bei länger andauernden Krankheitsprozessen) in der Realität richtiger zu sein [11, 13].

Abwehrmechanismen - Bewältigungsstile

Bei der bisherigen Erörterung der vorwiegend angstgetönten präoperativen Reaktionen bin ich zunächst auf der *deskriptiven Symptomebene* geblieben, d.h. einerseits bei der Angst als unmittelbar erlebbarer und beobachtbarer Emotion und andererseits bei der Angst in maskierter Form, wie z.B. in psychophysiologischen Störungen oder in psychosozial verändertem Erleben und Verhalten im Sinne von Emotionsäquivalenten.

Die deskriptive Symptomebene reicht heute jedoch nicht mehr aus, um das Problem der präoperativen angstgetönten Befindlichkeit in ihrem komplexen Entstehungs- und Bedingungsgefüge ausreichend zu erkennen und zu erfassen. Wie wissen heute, daß wir auf der *Ebene der Wahrnehmung und der Bewältigung* zwischen *bewußten* und *unbewußten* Ängsten deutlicher unterscheiden müssen, d.h. Teile der Angst und der Angstbewältigung sind dem Patienten nicht bewußt und auch für den Untersucher häufig nicht unmittelbar erkennbar und damit auch nicht meßbar. Neben der Erfassung bewußter oder bewußtseinsnaher Angstsymptome können wir mit Hilfe der *psychoanalytischen Theorie* in manchem sonst unerklärbarem präoperativen Befinden und Verhalten des Patienten den unbewußten *Angstabwehrcharakter* erkennen und beschreiben: So beobachten wir häufig die *Verleugnung der Realität*, einen *Rückfall in abhängige frühkindliche Erlebens- und Verhaltensweisen* sowie die *Idealisierung der Ärzte und des Pflegepersonals*. Darüber hinaus konnten wir in eigenen Untersuchungen [10] nicht selten die *Verschiebung der Angst in den Körper* im Sinne einer *sekundären Hypochondrie* oder die *Projektion der Angst auf die Umwelt* beobachten, z. B. in der sehr einfachen Form: „Nicht ich habe Angst, sondern meine Frau fürchtet, ich könnte sterben".

Ein weiterer wichtiger psychodynamischer Aspekt ist, daß sich unter die aufgeführten präoperativen Ängste auch noch die sonst im Leben des Patienten bestehenden *neurotischen Ängste* mischen.

Der hier angesprochene komplexe psychodynamische Sachverhalt steht im Kontext psychoanalytischer Hypothesen. Mit Hilfe der psychoanalytischen Theorie möchte ich diesen Sachverhalt kurz darstellen (Abb. 1): Alle Ängste entstehen im Ich als der integrativen psychischen Instanz, die unterschiedliche Forderungen der Wünsche, Ansprüche und Ideale sowie der Umwelt koordinieren muß. Im Ich entsteht die Angst als ein Gefühl der Bedrohung, und in ihm finden sich auch die notwendigen Funktionen der Angstbewältigung und der Angstabwehr. Da viele

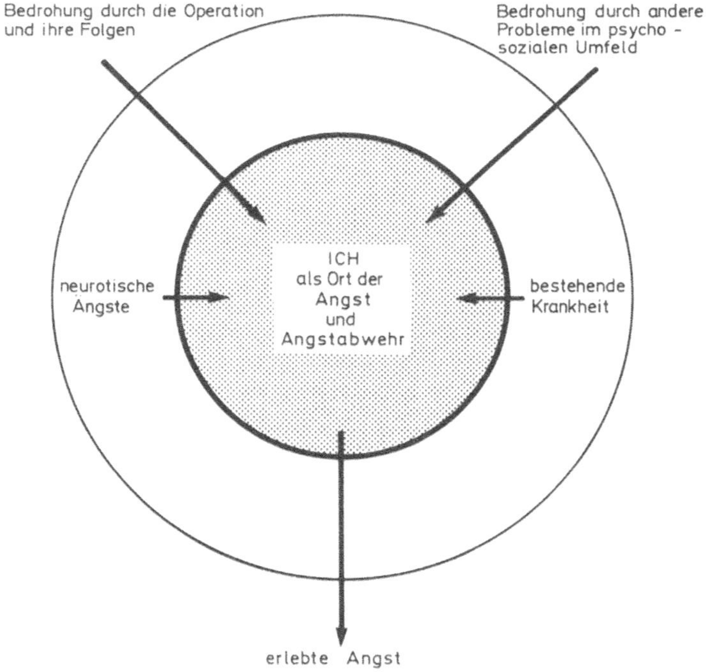

Abb. 1. Das Ausmaß der vom Patienten erlebten präoperativen Angst in Abhängigkeit von der inneren und äußeren Bedrohung und der Stabilität seiner Angstabwehr

dieser Prozesse unbewußt bleiben, können die Patienten auch nur den Teil der Angst erleben, der nicht oder nicht vollständig abgewehrt wird. Wichtig ist in diesem Zusammenhang, daß die erlebte Angst von der Art und Intensität der Angstquellen sowie von der Stabilität der Angstabwehr abhängig ist; die Angstabwehr wiederum steht in Abhängigkeit von der Güte der Ich-Funktionen. So können z.B. die Ich-Funktionen durch hirnorganische Beeinträchtigungen, z.B. durch Bewußtseinsstörungen, Medikamente oder durch starke Schmerzen so gestört sein, daß die psychische Verarbeitung von bedrohlichen Situationen erschwert ist.

Da die vom Patienten erlebte Angst also bereits das Ergebnis aus Ängstigung und Angstbewältigung ist, zeigen starke Ängste auf seiten des Patienten eine unvollkommene Angstbewältigung an. Kommt es schließlich zur Angstüberflutung und zum Zusammenbruch der Angstabwehr, so entwickelt sich im Extremfall eine Psychose, die durchaus erst postoperativ ausbrechen kann.

Psychometrische Erfassung - „state" und „trait anxiety"

Bei der angstgetönten präoperativen Befindlichkeit liegt das Problem nicht nur im Erkennen und Verstehen, sondern auch in der psychometrischen Erfassung, um die Befunde zu variablen Einflußgrößen insbesondere zum postoperativen Verlauf in Beziehung setzen zu können.

Die methodischen Probleme sind jedoch (wie die bisherigen Ausführungen schon vermuten lassen) vielfältig und bis heute nicht befriedigend gelöst. So müssen wir uns - insbesondere in vergleichenden Untersuchungen - neben den üblichen Fragen zu den Stichproben stets auch die Fragen stellen:

- Wie wird die Angst erfaßt und gemessen?
- Beschreibt der Patient selbst seine Angst oder wird sie von einem Untersucher eingeschätzt?
- Wie werden die Abwehrmechanismen/Bewältigungsstrategien erfaßt?
- Wird zwischen der Angst als Angstdisposition und der Angst als Zustandsangst unterschieden?

In Untersuchungen zur präoperativen psychischen Befindlichkeit können wir auf eine *gleichzeitige* Anwendung von Selbst- und Fremdratings schon aus methodischen Gründen nicht mehr verzichten. Denn die Beantwortung von Selbstbeurteilungsskalen wird bereits durch den Bewältigungsstil beeinflußt, in Fremdratings hingegen gehen unbewußte Gegenübertragungen mit ein, auch ist die Reliabilität häufig nicht besonders hoch. Die gleichzeitige Anwendung von Selbst- und Fremdbeurteilungsskalen ermöglicht hier mehr Information auch zur Frage der Arzt-Patient-Interaktion. Zur Beurteilung von Bewältigungsstilen mittels Abwehrmechanismen sind Interviewratings erforderlich. Hier gibt es jedoch noch viele ungelöste Probleme, v.a. im Zusammenhang mit dem jeweiligen theoretischen Hintergrund der Untersucher. Auf die Parallelen, die zwischen der psychoanalytischen Theorie der Abwehrmechanismen und den verschiedenen Theorien der intrapsychischen Bewältigungsprozesse in der psychologischen Streßforschung bestehen (u.a. „repression vs sensitization" [4]; „avoidance vs vigilance" [5]) kann ich hier nur hinweisen (s. hierzu ausführlicher bei [6, 8]). Der letzte Punkt, die Frage nach der Unterscheidung von Angstdisposition und Zustandsangst, ist außerordentlich wichtig und bedarf einer ausführlichen Erläuterung:

Nach dem allgemein anerkannten Konzept von Spielberger [21] unterscheiden wir 2 operationalisierte Grundformen der Angst: In Übernahme der angloamerikanischen Terminologie sprechen wir bei der Ängstlichkeit oder Angstbereitschaft als einer Persönlichkeitseigenschaft von der *dispositionellen Angst,* der sog. *„Trait"-Angst* – im Gegensatz zur aktuell erlebten und auf eine bestimmte Situation bezogene *Zustandsangst,* der sogenannten *„State"-Angst.*

In den vorangegangenen Übersichten sind die Ängste entweder direkt benannt oder es ist dargestellt, welche Veränderungen in den Gefühlen, im körperlichen Befinden, in den geistigen Funktionen und im Kontakt zur Umwelt von den Patienten im Zustand der Angst erlebt werden können. Nicht alle diese Phänomene werden vom Patienten selbst als Ausdruck der Angst gewertet. Wenn es aber darum geht, die situative Angst des Patienten zu messen, wird man in den entsprechenden Tests und Fragebögen nach eben diesen Phänomenen fragen müssen, wie dies z. B. mit Hilfe von Stimmungs- und Beschwerdenlisten geschieht.

Die Untersuchung der Angstbereitschaft, d. h. der dispositionellen Angst (Trait-Angst), beinhaltet dagegen unabhängig von der Operation Fragen nach Art, Häufigkeit und Stärke angstauslösender Situationen sowie funktioneller Störungen und Verstimmungen.

Die dispositionelle Angst ist dabei nicht der neurotischen Angst gleichzusetzen, sie ist aber größer bei Patienten, die mehr und stärkere neurotische Ängste aufweisen. Darüber hinaus ist die dispositionelle Angst geprägt durch die Qualität der Ich-Funktionen, welche neben den Anteilen frühkindlicher Erfahrungen auch anlagebedingte Eigenschaften und mögliche Schwächen durch die aktuelle körperliche Konstitution beinhalten.

Derzeitiger Ergebnisstand

Seit der Arbeit von Janis [14] über psychoanalytische und Verhaltensstudien bei chirurgischen Patienten wurden immer wieder die Auswirkungen der präoperativen Angst auf den postoperativen Verlauf diskutiert. Janis selbst war der Meinung, seine Untersuchungen wiesen darauf hin, daß ein mittleres Angstniveau vor der Operation einem günstigen psychischen Verlauf nach der Operation entsprach, während sehr niedrige und sehr hohe präoperative Angstmaße eher zu einem ungünstigen Verlauf disponierten.

Das damit verbundene Konzept der „work of worrying", d. h., daß für einen guten postoperativen Verlauf die Beschäftigung mit den ängstigenden Aspekten einer bevorstehenden Operation auf einem mittleren Angstniveau notwendig ist – von Janis als „Befürchtungs- oder Angstarbeit" in Anlehnung an den Begriff der „Trauerarbeit" nach Verlusten bezeichnet – wurde von einer Reihe von Autoren angezweifelt. So konnten Möhlen u. Davies-Osterkamp [18] zeigen, daß Patienten mit geringer präoperativer Ängstigung postoperativ weniger körperliche Komplikationen aufwiesen. Hackett u. Weisman [12] hatten ähnliches schon zu einem früheren Zeitpunkt für Patienten nach einem Herzinfarkt beschrieben, und auch Salm [19] fand bei der Untersuchung von Patienten, die sich einer Herzkatheterisierung unterziehen mußten, daß niedrig ängstliche Patienten weniger Komplikationen und weniger psychische Belastungen durch die Katheteruntersuchung erlebten. Auch in unserer Untersuchung an herzoperierten Patienten fiel die große

Stabilität der Patientengruppe auf, die sowohl vor als auch nach der Operation in allen Angst- und Depressivitätsmaßen besonders niedrige Werte aufwies [11, 13].

Welche Ergebnisse und welche etwaigen Vorteile für Diagnostik und Therapie ergeben sich, wenn wir zwischen dispositioneller und situativer Angst unterscheiden?

Davies-Osterkamp [7] hat die bisher in der Literatur aufgeführten Untersuchungsergebnisse bei operativen Eingriffen hinsichtlich der Trait- und State-Angst folgendermaßen zusammengefaßt:

1) Im prä- und postoperativen Verlauf finden sich keine Veränderungen in der *dispositionellen Angstbereitschaft.*
2) *Die situative Angst* ist 1-2 Tage vor der Operation stark erhöht und sinkt nach der Operation kontinuierlich ab.
3) Das Ausmaß der Abnahme der *situativen Angst* vom prä- zum postoperativen Zeitpunkt ist von der individuellen Höhe der *dispositionellen* Angstbereitschaft unabhängig.

Für die präoperative dispositionelle Angst fanden wir in eigenen Untersuchungen eine an herzchirurgischen Patienten signifikant positive Korrelation zur präoperativen Zustandsangst [13]. Dispositionelle und situative Angst sind demnach präoperativ nicht unabhängig voneinander. Dies steht in Übereinstimmung mit dem Konzept von Spielberger [21], daß Personen mit höherer dispositioneller Angst auch in der Regel mit höherer situativer Angst reagieren. Darüber hinaus konnten wir in eigenen Untersuchungen nachweisen, daß präoperative situative und dispositionelle Angst gleichermaßen einen Prädiktorwert für postoperative Depressivität besitzen. Für die Bewältigung der postoperativen Belastungen scheint dabei die dispositionelle Angst bedeutsamer zu sein als die präoperative situative Angst. Möglicherweise läßt sich dieser Befund teilweise dadurch erklären, daß die Patienten mit höheren Werten dispositioneller Angst weniger stabile Objektbeziehungen besaßen. Dies betraf sowohl die Selbsteinschätzung des Items „Harmonie in der Partnerschaft“, als auch die Fremdeinschätzung (Interviewer) des Items „Harmonie in der Familie“.

Der enge Zusammenhang von niedrigen Werten für die dispositionelle Angst und der Fähigkeit der Patienten, positive zwischenmenschliche Beziehungen herzustellen, hat für die Beziehungen zu Ärzten und Pflegepersonal im Krankenhaus große Bedeutung; denn da sich gute zwischenmenschliche Beziehungen gleichzeitig als Unterstützung für die Bewältigung von Belastungen erwiesen haben [16], scheinen sich auf diese Weise die positiven Auswirkungen geringer dispositioneller Angst im Hinblick auf einen unkomplizierten psychischen Verlauf zu potenzieren.

Therapeutische Aspekte

Seit den 50er Jahren wurden im Zuge der aufstrebenden klinischen Psychologie auch therapeutisch orientierte Operationsvorbereitungsprogramme der unterschiedlichsten Form entwickelt, wie z. B. systematische Desensibilisierung, Muskelentspannung, Modellfilme, operante Verhaltensmodifikationen, ausführliche Operationsinformationen vom Tonband, informativ und supportiv orientierte Einzel- und Gruppengespräche und vieles andere (weiterführende Literatur bei [7]).

Aufgrund der recht unterschiedlichen methodischen Ansätze sind die Ergebnisse der einzelnen Studien nicht vergleichbar und schwer überprüfbar, da nicht zuletzt auch definierte postoperative Bezugsvariablen meist fehlen oder quasi „beliebig" erscheinen.

In allen Studien aber werden „positive Effekte" herausgestellt, so daß in der Literatur schon von Artefakten gesprochen wurde.

Aus unserer Arbeitsgruppe hat sich Meffert [17] hierzu kritisch geäußert:

Möglicherweise ist nicht die Wirkungsweise der unterschiedlichen Maßnahmen zur Angstreduktion, sondern als ihr gemeinsamer Nenner der Effekt eines glaubwürdigen Angebotes einer helfenden Beziehung an den Patienten bedeutsam. Mit glaubwürdig ist gemeint, daß der Arzt oder Psychologe sein Therapieangebot ernst meint und auch zu seinen in diese Beziehung eingebetteten spezifischen Maßnahmen zur Angstreduktion steht. Die Gradunterschiede in den Ergebnissen zur erfolgreichen Angstreduktion wären dann eine Funktion des Beziehungsangebotes in dem Sinn, daß der Erfolg davon abhängig ist, wie eindeutig der Untersucher hinter seinem Hilfsangebot steht und wie gut es ihm gelingt, sein Angebot mit den Wünschen und Erwartungen des Patienten in Einklang zu bringen.

Meffert legt also die Betonung auf ein *beziehungs*spezifisches und nicht auf ein *methoden*spezifisches ärztliches Vorgehen und steht dabei auch im Einklang mit den Ergebnissen einer empirischen Studie von Träger et al. [24] über präoperative Aufklärungsgespräche.

Ähnlich äußern sich auch Langer et al. [15]. Die Autoren untersuchten verschiedene Methoden zur Reduktion psychologischen Stresses bei chirurgischen Patienten. Als effektivste Form erwies sich dabei die selektive Betonung positiver Aspekte der Operation gegenüber den ängstigenden Aspekten im Sinne einer Angstbewältigung durch Neubewertung. Als Kriteriumsvariablen diente dabei die postoperative Angst, die Flexibilität im Verhalten sowie der Verbrauch von Schmerz- und Beruhigungsmitteln. Diese Methode der Angstreduktion entspricht möglicherweise der Form der Angstbewältigung bei niedrig ängstlichen Patienten, die v.a. durch Verleugnung ängstigender Aspekte – zugunsten einer Betonung der erhofften positiven Folgen der Operation – ihre Angst erfolgreich abwehren. Diese Ergebnisse stehen deutlich im Gegensatz zur Hypothese vom „work of worrying" von Janis.

Sowohl einschränkend als auch ergänzend meint dazu Salm [20] aufgrund ihrer eigenen Untersuchungen an herzchirurgischen Patienten, daß diese, wenn sie sich intensiv mit der Angst vor der Operation beschäftigen, nicht zwingend auch postoperativ eine relativ schlechtere Befindlichkeit aufweisen müssen. Möglicherweise sei die präoperativ zur Verfügung stehende Zeit bis zur Operation hinsichtlich des „Durcharbeitens" von Angst von großer Bedeutung im Sinne eines vigilanten Angstverarbeitungsstils: Ist die Zeit für das Durcharbeiten kurz, so verändert sich die Angst nicht; ist sie länger, so wird die Angst reduziert oder aber sie steigt noch an.

So spricht vieles dafür, daß es offenbar weniger auf die Höhe der präoperativen Angst als viel mehr auf die Art des Bewältigungsstils ankommt.

Die beste Art der Operationsvorbereitung scheint daher zu sein, den Patienten in seinen individuellen Bewältigungsaktivitäten, d.h. insbesondere in seiner ihm eigenen Abwehr von Angst zu unterstützen.

Es kann – soviel zeigen die bisherigen Untersuchungen zu diesem Thema – nicht darum gehen, eine allgemeine psychologische Strategie zur psychischen Vorbereitung von Anästhesie und Operation zu entwickeln, die alle Patienten gleichermaßen günstig beeinflußt. Vor allem die Aufdeckung unbewußter Ängste unmittelbar vor der Operation würde die Ängste nicht vermindern, sondern eher noch verstärken und zeitgerechtes Durcharbeiten unmöglich machen.

Durch die heute praktizierte juristische Verpflichtung des Anästhesisten und Chirurgen zur lückenlosen Risikoaufklärung wird das Arzt-Patient-Verhältnis jedoch häufig empfindlich gestört, da der Spielraum des Arztes im Vorbereitungsgespräch erheblich eingeengt wird. Zwar konnten Bühler u. Bieber [3] vor kurzem nachweisen, daß die Patienten, die sich durch das Aufklärungsgespräch für informiert hielten, sich auch signifikant zufriedener äußerten; auch auf die alternativ gestellte Frage, ob sie aufgeklärt oder beruhigt werden wollten, antworteten 80% mit dem Wunsch nach Aufklärung. Die Untersuchung hat jedoch kaum Relevanz, da sie lediglich reale und bewußte Ängste, die sich v.a. auf den Zusammenhang mit einem Informationsdefizit beziehen, in der präoperativen Situation berücksichtigt, auf unbewußte Ängste und individuelle Bewältigungsstrategien jedoch nicht eingeht; auch fehlen postoperative Bezugsvariablen.

Wir wissen seit langem, daß eine eingehende Risikoaufklärung das postoperative Befinden bei Patienten mit einer vermeidenden Bewältigungsstrategie verschlechtert, hingegen den Bedürfnissen von Patienten mit einem vigilanten Angstverarbeitungsstil eher entgegenkommt [1, 15, 23].

Schlußfolgerungen

Der bisherige Ergebnisstand zeigt, daß die bewußten und unbewußten präoperativen Ängste und Befürchtungen komplexer Natur sind und sich meist auch einseitigen linearen therapeutischen Denkmodellen entziehen (dazu gehören auch irreführende Ansätze wie: „Mehr Information führt zu weniger Angst").

Vielmehr scheint sich deutlich abzuzeichnen, daß die Berücksichtigung des individuellen Bewältigungsstils zur Verminderung präoperativer Ängste in einem hohen Maße beiträgt. Dies scheint jedoch nur möglich, wenn der Patient die Beziehung zum Arzt als vertrauensvoll und verläßlich erleben kann. Hier liegt die Anforderung und nicht selten wohl auch die Überforderung des Anästhesisten und Chirurgen; denn der klinische Psychologe, der Psychiater und der Psychosomatiker können sich schon aus organisatorischen Gründen sowohl im Konsiliar- als auch im Liaisondienst immer nur wenigen, dann meist sehr auffällig gestörten Patienten zuwenden. Der beste, aber bisher sehr selten beschrittene Weg scheint mir daher der über die Balint-Gruppe zu sein. Die so erweiterte Kompetenz ermöglicht ein für beide Seiten befriedigendes Arzt-Patient-Verhältnis, ohne daß ein Dritter eingeführt und damit das Beziehungsangebot gesplittet werden muß.

Literatur

1. Andrew JM (1970) Recovery from surgery, with and without preparatory instruction, for three coping styles. J Pers Soc Psychol 15: 223-226
2. Beckmann D, Davies-Osterkamp S, Scheer JW (Hrsg) (1982) Medizinische Psychologie. Springer, Berlin Heidelberg New York

3. Bühler K-E, Bieber L (1985) Präoperative Angst, Therapieaufklärung und Zufriedenheit mit der ärztlichen Behandlung. Dtsch Ärztebl 6: 1-5
4. Byrne D (1961) The repression-sensitization scale: Rationale, reliability and validity. J Pers Soc Psychol 29: 334-349
5. Cohen F, Lazarus R (1973) Active coping processes, coping dispositions and recovery from surgery. Psychosom Med 35: 375-389
6. Davies-Osterkamp S (1977) Angst und Angstbewältigung bei chirurgischen Patienten. Med Psychol 3: 169-184
7. Davies-Osterkamp S (1982) Angst und Angstbewältigung bei chirurgischen Patienten. In: Beckmann D, Davies-Osterkamp S, Scheer JW (Hrsg) Medizinische Psychologie. Springer, Berlin Heidelberg New York
8. Davies-Osterkamp S, Salm A (1980) Ansätze zur Erfassung psychischer Adaptationsprozesse in medizinischen Belastungssituationen. Med Psychol 6: 66-88
9. Dony M (1982) Psychologische Aspekte im Bereich der Anästhesie. In: Beckmann D, Davies-Osterkamp S, Scheer JW (Hrsg) Medizinische Psychologie. Springer, Berlin Heidelberg New York
10. Götze P (1980) Psychopathologie Herzoperierter. Enke, Stuttgart
11. Götze P, Huse-Kleinstoll G (1986) Angst und Depression unter Belastung. In: Helmchen H, Linden M (Hrsg) Die Differenzierung von Angst und Depression. Springer, Berlin Heidelberg New York Tokyo
12. Hackett TP, Weisman AD (1969) Denial as a factor in patients with heart disease and cancer. Ann Acad Sci 164: 802-817
13. Huse-Kleinstoll G, Boll A, Götze P (1984) Angst und Angstbewältigung vor und nach operativen Eingriffen. In: Götze P (Hrsg) Leistsymptom Angst. Springer, Berlin Heidelberg New York Tokyo
14. Janis JL (1958) Psychological stress: Psychoanalytic and behavioral studies of surgical patients. Wiley, New York
15. Langer EJ, Janis IL, Wolfer JA (1975) Reduktion of psychological stress in surgical patients. J Exp Soc Psychol 11: 155-165
16. Llynch JJ (1979) Das gebrochene Herz. Rowohlt, Reinbek
17. Meffert H-J (1984) Angstreduktion bei chirurgischen Patienten - Kritische Überlegungen und Fallbeispiele zur Medizin-psychologischen Forschung für Klinik und Praxis. In: Tewes U (Hrsg) Angewandte Medizinpsychologie. Fachbuchhandlung für Psychologie, Frankfurt
18. Möhlen K, Davies-Osterkamp S (1979) Psychische und körperliche Reaktionen bei Patienten der offenen Herzchirurgie in Abhängigkeit von präoperativen psychischen Befunden. Z Psychosom Med Psychoanal 25: 128-140
19. Salm A (1982) Der Umgang mit der Angst am Beispiel der Herzkatheteruntersuchung. In: Beckmann D, Davies-Osterkamp S, Scheer JW (Hrsg) Medizinische Psychologie. Springer, Berlin Heidelberg New York
20. Salm A (1984) Angstverarbeitung und Stimmungsverläufe vor und nach Herzoperationen. In: Tewes U (Hrsg) Angewandte Medizinpsychologie. Fachbuchhandlung für Psychologie, Frankfurt
21. Spielberger CD (1972) Anxiety as an emotional state. In: Spielberger CD (ed) Anxiety, current trends in theory and research. Academic Press, New York
22. Tewes U (Hrsg) (1984) Angewandte Medizinpsychologie. Fachbuchhandlung für Psychologie, Frankfurt 1984
23. Tolksdorf W, Grund R, Berlin J, Pfeiffer J, Rey ER (1981) Zur Risikoaufklärung von Anästhesieverfahren aus psychosomatischer Sicht. Anästhesiol Intensivmed 9: 283-286
24. Träger H, Flemming B, Nordmeyer J, Meffert H-J, Bleese N, Krebber H-J (1982) Psychological effects of preoperative doctor-patient-communications. In: Becker R, Katz J, Polonius M-J, Speidel H (eds) Psychopathological and neurological dysfunctions following open-heart surgery. Springer, Berlin Heidelberg New York

Verbale und pharmakologische Prämedikation – Möglichkeiten zur Beeinflussung präoperativer Ängste? Eine klinische Studie

H. Schneider

Zielsetzung

In einer Studie sollten bei 300 Patienten der Fachdisziplinen Chirurgie, Hals-Nasen-Ohren-Heilkunde, Gynäkologie, Urologie, Orthopädie und Kieferchirurgie die präoperativen Angstgründe und das emotionale Befinden erforscht und die Frage geklärt werden, ob die Angst vor der Narkose, vor der Operation oder vor der dauernden Gesundheitsgefährdung überwiegt, sowie ob das Aufklärungsgespräch (verbale Prämedikation) und 7 verschiedene Prämedikationsverfahren (pharmakologische Prämedikation) das Angstbefinden positiv beeinflussen können.

Aufbau der Studie

Berücksichtigung fanden nur Patienten, die sich einer Vollnarkose unterziehen mußten. Ausgeschlossen von der Studie wurden Patienten, die nicht daran teilnehmen wollten, die der deutschen Sprache in Wort und Schrift nicht einwandfrei mächtig waren, die zur Beantwortung der Fragebögen nicht fähig waren, die unter einem psychischen Leiden litten oder unter einer Dauermedikation von Psychopharmaka standen, sowie Patienten mit einem bekannten oder vermuteten Krebsleiden, um das emotionale Angstbild nicht durch Krebsangst zu verzerren.

Für den Aufbau der Studie wurden 5 Befragungszeitpunkte gewählt, um der Forderung nach möglichst engmaschiger Erfassung der Angst gerecht zu werden:

Zeitpunkt	Parameter
1 Vorabend	allgemeine Angstskala (STAI) Erlanger Angstskala (EAS) Analogskalen Blutdruck Puls
➧ Aufklärungsgespräch	
2 Vorabend nach Aufklärungsgespräch	EAS Analogskalen
3 Operationsmorgen	EAS Analogskalen
➧ Prämedikation nach Randomisierung in 7 Gruppen (1 h vor Operation)	

Zeitpunkt	Parameter
4 ½ h vor Operation	EAS Analogskala Fremdbeurteilung
5 nach Stecken der Kanüle	EAS Analogskalen Fremdbeurteilung Blutdruck Puls

Der Befragungszeitpunkt 5, wegen möglicher Verschiebungen im Operationsprogramm besonders kritisch, konnte mit einer maximalen Abweichung von ± 12 min relativ konstant gehalten werden. Im Sinne eines homogenen Einflusses des Befragers auf die Patienten wurden alle Interviews von der gleichen Person durchgeführt. Zum Zeitpunkt der Erstbefragung waren alle Patienten bereits 1-3 Tage hospitalisiert.

In der soziodemographischen Verteilung des Gesamtkollektivs und der 7 Gruppen (Tabelle 1) bestand Homogenität (Barlett-Test), was für die einzelnen 7 Stichproben zusätzlich mittels Wilcoxon-Test bestätigt werden konnte. Dabei konnte für die Merkmale Alter, Geschlecht und Körpergewicht eine Differenzierung vorgenommen werden, während das Merkmal Konfession wegen des geographisch bedingten Übergewichtes einer Religionsgemeinschaft nur eine numerische Betrachtung zuließ.

Tabelle 1. Alle Gruppen zeigen bezüglich obiger Merkmale zum Zeitpunkt 1 keine signifikanten Unterschiede. ($p > 0{,}4$, nach Wilcoxon) Homogenität nach Barlett ist gegeben

Gruppe	n	[%]
1	43	14,3
2	42	14,0
3	46	15,3
4	41	13,7
5	43	14,3
6	43	14,3
7	42	14,0
Gesamt	300	100,0

Gruppe	Geschlecht [%]		Alter (Jahre)	Gewicht [kg]	Konfession [%]		
	m.	w.	(Median)	(Median)	evangelisch	katholisch	ohne
Gesamt	45,3	54,7	37	68	16,3	78,0	5,7
1	53,5	46,5	37	69	16,3	76,7	7,0
2	42,9	57,1	36	63,5	16,7	78,6	4,7
3	37,0	63,0	36,5	66,5	17,4	76,1	6,5
4	41,5	58,5	36	71	9,8	85,4	4,8
5	44,2	55,8	38	65	20,9	72,1	7,0
6	51,2	48,8	38	70	16,3	81,4	2,3
7	47,6	52,4	33	67	16,7	76,2	7,1

Tabelle 2. Altersverteilung

Alter (Jahre)	Gesamt (n)	Gruppe (n)						
		1	2	3	4	5	6	7
≤20	29	2	4	4	5	2	7	4
21-30	79	8	13	9	12	15	9	14
31-40	68	16	8	14	7	8	8	7
41-50	59	9	6	9	5	11	10	9
51-60	43	7	8	4	9	3	6	6
61-70	20	0	3	6	2	4	3	2
>70	2	1	0	0	1	0	0	0
		43	42	46	41	43	43	42

Tabelle 3. Anzahl der vorausgegangenen Narkosen je Gruppe

Anzahl vorausgegangener Narkosen	Gruppe [%]						
	1	2	3	4	5	6	7
0	18,6	28,6	21,7	39,0	18,6	32,6	26,2
1	23,4	33,3	21,7	36,6	25,6	41,9	28,6
2	32,6	21,4	17,4	12,2	23,3	9,3	19,0
3	16,3	7,1	15,2	2,4	11,6	4,7	11,9
4	0	4,8	10,9	2,4	13,9	4,7	9,5
Mehr als 4	9,3	4,8	13,0	7,3	7,0	7,0	4,8

Homogenität sowie fehlende signifikante Unterschiede in der Altersverteilung (Tabelle 2) und bei früher erlebten Narkosen (Tabelle 3) sowohl für die Grundgesamtheit als auch für die 7 Gruppen, lassen den Schluß zu, daß die Samples nicht beeinflußt wurden. Die Altersverteilung lag zwischen 18 und 74 Jahren.

Prämedikationsgespräch

Vor dem Gespräch waren alle Patienten bereits im Besitz des Anamnese- und Aufklärungsbogens nach den Empfehlungen der Deutschen Gesellschaft für Anästhesiologie und Intensivmedizin und des Berufsverbandes Deutscher Anästhesisten. Es wurde Wert darauf gelegt, daß die Patienten diesen Bogen bereits vor dem Gespräch gelesen hatten.

Das Gespräch dauerte im Durchschnitt 20-25 min. Dabei wurde versucht, auf verbal geäußerte Ängste einzugehen und maskierte zu erforschen. Soweit spezifische Ängste in den Analogskalen aufgezeigt waren, wurden diese konkret diskutiert. Informationen hinsichtlich Narkoseart und -verlauf wurden gegeben, wobei auch besonders die Möglichkeiten der intraoperativen Überwachung vitaler Funktionen angesprochen wurden. Die Bedenken des Patienten in dieser Hinsicht wurden konkret erörtert, Bedeutung und Beherrschung bestehender Risikofaktoren jeweils aufgezeigt. Vermieden wurde, trotz juristischer Forderungen, die restlose Aufklärung, um nicht zusätzliche Ängste zu induzieren. Es wurden stets nur die Angstgründe diskutiert, die der Patient bereits mitgebracht hatte oder die ihm

Tabelle 4. Die 7 verschiedenen Prämedikationsverfahren

Gruppe	Medikament	Dosierung	Zeitpunkt der Verabreichung
Gruppe 1	Pethidin (Dolantin)	1 mg/kg KG	1 h vor Operation
Gruppe 2	Promethazin (Atosil) Pethidin (Dolantin)	50 mg 1 mg/kg KG	2 h vor Operation 1 h vor Operation
Gruppe 3	Droperidol 5 mg - Fentanyl 0,1 mg (Thalamonal)	2 ml	1 h vor Operation
Gruppe 4	Promethazin (Atosil) Droperidol 5 mg + Fentanyl 0,1 mg (Thalamonal)	50 mg 2 ml	1 h vor Operation
Gruppe 5	Flunitrazepam (Rohypnol)	2 mg	1 h vor Operation
Gruppe 6	Midazolam (Dormicum)	0,1 mg/kg KG	1 h vor Operation
Gruppe 7	Dikaliumclorazepat (Tranxilium)	1 mg/kg KG	1 h vor Operation
	+ jeweils Atropinsulfat 0,1 mg/10 kg KG		

durch Mitpatienten vermittelt worden waren. Beschwichtigungen, floskelhafte Reden und unglaubwürdige Versprechungen wurden vermieden. Schließlich wurden dem Patienten für das postoperative Stadium Perspektiven und positive Projektionen eröffnet, um ihm das Gefühl zu geben, daß auch der Anästhesist an einen komplikationslosen Verlauf glaubt. Die Verbringung in das Aufwachzimmer, Art und Zeitpunkt einer möglichen Mobilisation, orale oder parenterale Ernährung sowie eine evtl. erforderlich werdende Schmerztherapie wurden konkret angesprochen. Die abschließende Frage war stets: „Fühlen Sie sich genug informiert, und sind Ihre Bedenken ausgeräumt?"

Pharmakologische Prämedikation

Am Vorabend erhielt jeder Patient 27,42 mg Flurazepam oral. Die 7 verschiedenen Prämedikationsverfahren sind in Tabelle 4 nach Art und Dosierung dargestellt. Dem jeweiligen Verfahren wurden die Patienten randomisiert zugewählt. Die Applikation erfolgte jeweils i. m.

Meßmethoden

Die Erfassung der habituellen Angst erfolgte mittels des Fragebogens zur Selbstbeschreibung STAI - G Form X 2 nach Spielberger mit 20 Items, die Messung der situativen Angst mittels der Erlanger Angstskala nach Galster u. Spörl mit 24 Items. Ferner dienten zur Selbstbeschreibung 10 selbstkonstruierte, visuelle, graphische Analogskalen. Der Patient konnte hier auf einer Geraden zwischen 0 und 10 cm den Grad seines Angstbefindens ankreuzen. Die Fragen der Analogskalen lauteten:

1) Haben Sie Angst vor einer Aufklärung über das Narkoserisiko und den Narkoseverlauf?

2) Haben Sie Angst, weil Sie in der Narkose hilflos sind?
3) Haben Sie Angst, weil Sie während der Narkose Ihr Leben einem Fremden anvertrauen müssen?
4) Haben Sie Angst, daß Sie während der Narkose aufwachen könnten?
5) Haben Sie Angst, daß der Narkosearzt einen Fehler machen könnte?
6) Haben Sie Angst, daß Sie aus der Narkose nicht mehr aufwachen?
7) Haben Sie Angst vor der Narkose, weil Sie bei einer früheren Narkose schlechte Erfahrungen gemacht haben?
8) Haben Sie Angst vor der Narkose, weil bei Verwandten oder Bekannten ein Narkosezwischenfall eintrat?
9) Haben Sie Angst, daß der Operateur einen Fehler machen könnte?
10) Haben Sie Angst, daß Sie nicht mehr gesund werden?

Die Selbstbeschreibungsbögen wurden den Patienten jeweils zu den 5 Befragungszeitpunkten zur Beantwortung vorgelegt. Zusätzlich erfolgten 30 min vor Narkoseeinleitung und unmittelbar davor jeweils eine Fremdbeurteilung hinsichtlich der Variablen Sedation, Erregung/Unruhe und Angst. Dabei wurde folgende Skalierung zugrunde gelegt:
Sedation: keine (1) - wenig (2) - gut (3),
Erregung/Unruhe: nicht merklich (1) - wenig (2) - deutlich (3) - stark (4),
Angst: keine (1) - wenig (2) - deutlich (3) - stark (4).

Für die Messung der psycho-vegetativen Parameter dienten lediglich Puls und Blutdruck zu den Befragungszeitpunkten 1 und 5. Die Erfassung erfolgte jeweils an der linken oberen Extremität.

Statistik*

Die statistische Auswertung der Studie wurde auf einem IBM-„personal-computer" (IBM PC AT 03) mit der Statistiksoftware SPSS/PC+ durchgeführt. Alle wichtigen und wesentlichen Analysen konnten damit erstellt werden. Entsprechend der Verteilungsart der vorliegenden Meßwerte wurden für die Auswertung die Mediane oder arithmetischen Mittel errechnet. Zusätzlich wurden jedoch auch sämtliche anderen statistischen Meßwerte wie interquartile Distanz, Minimum, Maximum, Streubreite, Standardfehler, Standardabweichung und MAD berechnet. Mediane und arithmetische Mittel sind jedoch die wichtigsten Maßstäbe für Tabellen und Graphiken.

Für die verschiedenen statistischen Testverfahren wurden folgende erprobte Methoden angewendet:
- für die Innergruppenvergleiche: Friedmann-Analyse,
- für die Zwischengruppenvergleiche: Kruskal-Wallis-Analyse,
- für die Homogenität: Barlett-Test

Das statistische Signifikanzniveau wurde nicht vorgegeben, sondern aufgrund der sich ergebenden Stichprobenwerte errechnet, so daß ex post das Signifikanzniveau bestimmt werden konnte ($p > 0{,}4$). Zur Verifizierung der Signifikanzwerte wurden als zusätzliche Tests Varianzanalysen, Kovarianzanalysen und T-Test durchgeführt.

---

* Für die Hilfe bei der Erstellung der Statistik bin ich Herrn K. Merdes, Erlangen, zu Dank verpflichtet.

Tabelle 5. STAI-Gesamtwerte

	Alter (Jahre)		Geschlecht		Religion			Anzahl vorausgegangener Narkosen						Gesamt
	≤35	>35	m.	w.	evangelisch	katholisch	keine	0	1	2	3	4	>4	
Minimum	23	20	20	21	24	20	23	22	23	20	23	23	20	20
Median	35	34	31,5	36	33	34,5	34	33	34	35	37	30	31	34
Maximum	54	59	54	59	46	59	53	55	51	56	59	53	56	59
Streubreite	11	13	6,5	10,0	12,0	11,0	12	10	14	12	8	7,5	15	8,5
n	141	159	136	164	49	234	17	79	90	58	30	20	23	300
Signifikanz	p>0,4		p=0,0001		p>0,4			p>0,4						Kruskal-Wallis-Analysen

Ergebnisse

Zum Befragungszeitpunkt 1 bestand für das situative Angstniveau kein signifikanter Unterschied sowohl für die Grundgesamtheit (Tabelle 5) als auch für die 7 Gruppen (Abb. 1) hinsichtlich der Altersverteilung unter und über 35 Jahren. Zwischen den Geschlechtern hatten Frauen häufiger und stärker Angst, was durch eine hochsignifikante Differenz bestätigt werden konnte: 38,2% der Männer und 22,6% der Frauen verleugneten präoperativ jegliche Angst. Für einen Zusammenhang zwischen Konfession und Angst ließ sich kein Nachweis führen. Die Art des operativen Eingriffs hatte ebenfalls keinen Einfluß auf das Angstniveau. Diese Feststellung steht aber unter Vorbehalt, da die Studie Patienten mit Krebsleiden nicht berücksichtigt.

Die Anzahl früher erlebter Narkosen beeinflußte das Angstniveau ebenfalls nicht: 79 Patienten ohne Narkoseerfahrung (Tabelle 6) zeigten weder bei der Persönlichkeitsangst (STAI) noch bei der situativen Angst (EAS) einen signifikanten Unterschied gegenüber Patienten mit Narkoseerfahrung. Von den Patienten des Gesamtkollektivs äußerten 70,4% irgendwelche Ängste (Tabelle 7). Davon gaben 66,7% die Narkose für sich allein oder in Kombination mit Operation und/oder Gesundheitsgefährdung als Angstgrund an. Die Operation wurde von 35% und die Gesundheitsgefährdung von 33% unter Berücksichtigung von Doppelbenennungen als Angstgründe genannt. Im Vergleich zwischen Narkoseerfahrenen und -unerfahrenen ergeben sich für die Narkose 63% zu 76%, für die Operation 33% zu 41% und für die dauernde Gesundheitsgefährdung 32% zu 34%.

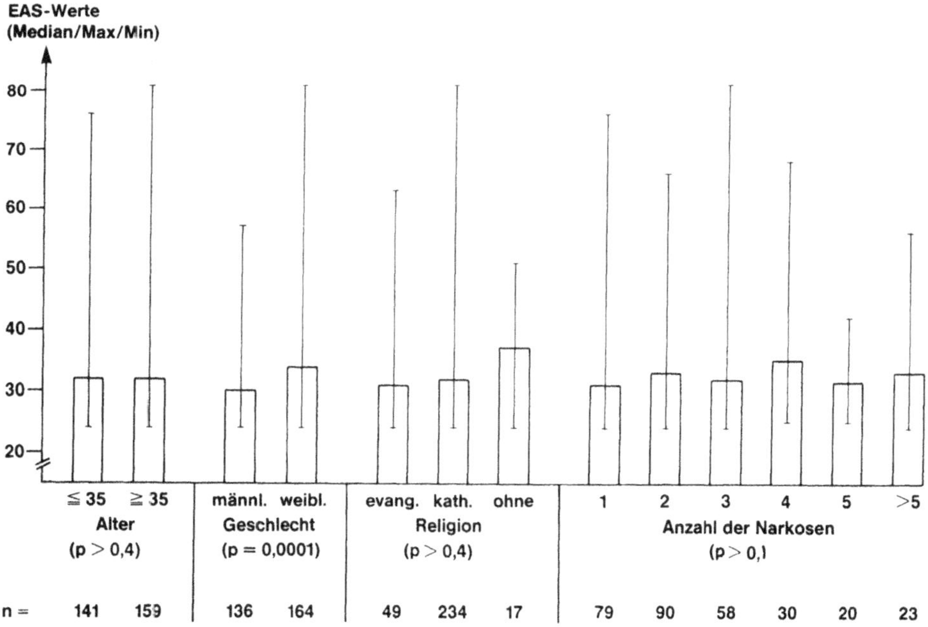

Abb. 1. EAS-Gesamtwerte zum Zeitpunkt 1 (n = 300). Kruskal-Wallis-Analyse

Tabelle 6. Unterschiede zwischen Patienten bei 1. Narkose oder bereits mehreren Narkosen

Parameter		1. Narkose (n=79)			Bereits mehr als eine Narkose (n=221)		
			n	[%]		n	[%]
Angst vor Narkose			60	76		140	63
Angst vor Operation			32	41		73	33
Angst vor Gesundheit			27	34		70	32
Blutdruck systolisch			125			125	
diastolisch			80			80	
(Mediane) Pulsfrequenz			84			80	
(Mediane) STAI-Gesamt			33			34	
EAS-Gesamt	Z1		31			33	
	Z2		29			30	
(Mediane)	Z3		29			30	
		Z1	Z2	Z3	Z1	Z2	Z3
Ratingskalen	1	7,7	0	0	4,4	0	0
[mm]	2	13,7	9,4	9,8	12,4	9,1	6,8
	3	13,1	9,4	8,9	10,2	7,9	8,0
	4	20,8	11,4	10,8	13,1	9,5	8,6
	5	18,4	10,3	11,7	14,3	9,6	7,9
	6	17,4	14,5	9,8	23,4	16,7	15,3
	7	0,3	0,3	0	7,7	4,9	3,1
	8	5,7	3,5	2,9	2,5	2,0	1,6
	9	15,7	11,6	11,0	12,8	11,5	11,2
($\bar{x}$)	10	15,7	12,1	11,0	13,8	11,9	10,1

($p > 0{,}4$)

Tabelle 7. Kombinationen der Angstgründe (n=300)

Angstgrund	n	[%]
Narkose + Operation + Gesundheit	56	18,7
Narkose + Operation	45	15,0
Narkose	65	21,7
Narkose + Gesundheit	34	11,3
Operation + Gesundheit	2	0,7
Operation	2	0,7
Gesundheit	7	2,3
Keine Angst	89	29,6

Eine direkte Korrelation zwischen Grundängstlichkeit und situativer Angst konnte auch in dieser Studie festgestellt werden, wie Tabelle 8 und Abb. 2 zeigen. Patienten mit hoher Grundängstlichkeit wiesen auch eine hohe situative Angst auf.

Die Entwicklung der situativen Angst zeigte nach der verbalen Prämedikation bis zum Morgen des Operationstages sowohl im Zwischen- als auch im Innergruppenvergleich für das Gesamtkollektiv und die 7 Gruppen kein signifikant differen-

Tabelle 8. Zusammenhang zwischen STAI und EAS

EAS-Werte	STAI (Median)				
	STAI ≤ 27	27 < STAI ≤ 31	31 < STAI ≤ 36	36 < STAI ≤ 42	42 < STAI
Minimum	24	24	25	26	28
Median	28	30,5	31	35	41
Maximum	42	48	69	68	81
Bandbreite	6,0	6,0	9,0	7,0	10,5
MAD	1,4	2,1	3,4	3,5	5,3
n	58	60	62	60	60

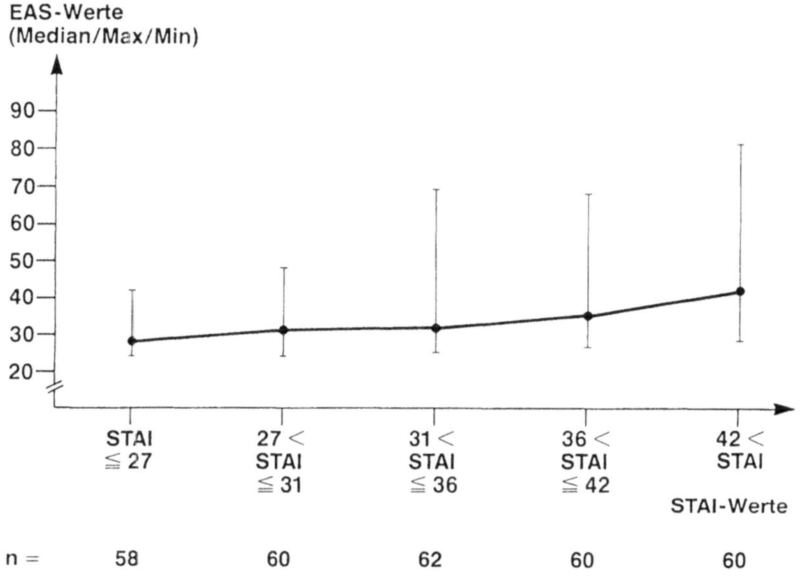

Abb. 2. Vergleich von STAI- zu EAS-Gesamtwerten (n = 300)

tes Verhalten. Nach dem Gespräch fiel das Angstniveau überall hochsignifikant ab, was sich in Tabelle 9 und Abb. 3 aussagekräftig darstellen läßt. Über Nacht konnte bei allen Patienten das Angstbefinden nahezu konstant auf dem niedrigen Niveau gehalten werden, um dann nach der pharmakologischen Prämedikation signifikant different zu verlaufen. Bereits eine halbe Stunde vor der Narkoseeinleitung war das Angstniveau in der Pethidingruppe (Gruppe 1) gegenüber den anderen Gruppen hochsignifikant angestiegen. In der Kombination Pethidin-Promethazin (Gruppe 2) erfolgte ein derartiger Anstieg erst unmittelbar zum Narkosebeginn hin. Droperidol-Fentanyl (Gruppe 3) für sich allein, als auch in der Kombination mit Promethazin (Gruppe 4) ließen jeweils nur einen numerischen Anstieg der Angst zu. Flunitrazepam (Gruppe 5) und Midazolam (Gruppe 6) brachten numerisch betrachtet die positivste Entwicklung des Angstbefindens. Das nach dem Prämedikationsgespräch erreichte niedrige Angstniveau konnte bis

Tabelle 9. Entwicklung der EAS-Werte

Zeitpunkt	Prämedikationsgruppen	1		2		3		4		5		6		7	
		M	p_ip	M	p_i	M	P_i	M	p_i	M	p_i	M	p_i	M	p_i
1	$P_z > 0{,}40$	34		33		31,5		32,0		32		31		34	
			0,0001		0,0004		0,0027		0,0001		0,0001		0,0001		0,0001
2	$P_z > 0{,}40$	30		29		29		30		28		29		31	
			0,933		0,2575		0,0739		0,9875		0,4444		0,9824		0,9992
3	$P_z > 0{,}40$[1)]	30		30		30		30		29		30		29	
			0,001		0,2002		0,1544		0,2550		0,988		0,3145		0,008
4	$P_z = 0{,}063$	33		30		31,5		31		28		30		20,5	
			0,1486		0,0001		0,0215		0,0395		0,886		0,8084		0,03
5	$P_z = 0{,}0005$	36		33		32		33		29		29		32	

p_z Signifikanzniveau der Zwischengruppenvergleiche (Kruskal-Wallis-Analyse), p_i Signifikanzniveau der Innerhalbgruppenvergleiche (Friedmann-Analyse), *M* Median

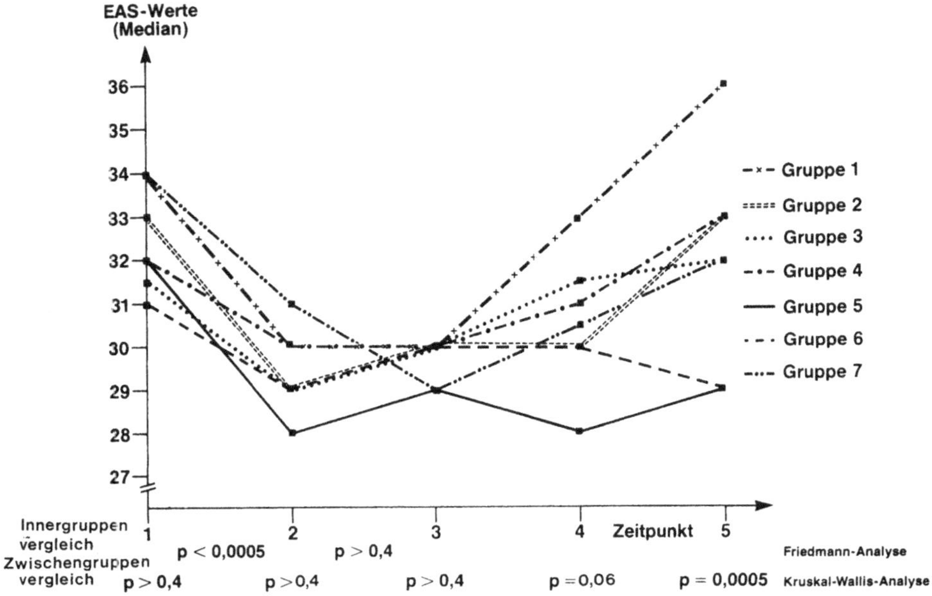

Abb. 3. Entwicklung der EAS-Gesamtwerte im Zeitverlauf

zum Narkosebeginn hin weitgehend fixiert werden. Midazolam scheint aber seine optimale anxiolytische Wirkung erst 60 min post injectionem zu entwickeln. Flunitrazepam und Midazolam unterscheiden sich zum Zeitpunkt der Narkoseeinleitung im Zwischengruppenvergleich hochsignifikant von den anderen Prämedikationsverfahren. Unter Dikaliumclorazepat (Gruppe 7) stieg das Angstniveau in der ersten halben Stunde signifikant an, um dann in den nächsten 30 min nur noch einen mäßig signifikanten Anstieg zu zeigen.

Die differenzierte Analyse der 24 Items der Erlanger Angstskala (Abb. 4 und 5) erlaubt eine Aussage über das Verhalten der einzelnen Angstscores. Besonders angstinduzierend waren Hilflosigkeit, Ausgeliefertsein, Bedrücktsein, Gereiztheit, innerliche Anspannung, Beklemmung und Verlassensein. Während die Zuversicht im wesentlichen blieb, erfuhr die gute Laune eine deutliche Reduzierung.

Die arithmetischen Mittel der selbstkonstruierten, visuellen, graphischen Analogskalen (Abb. 6 und 7) korrelierten recht gut mit dem Verlauf der situativen Angst. Die Flunitrazepam- und Midazolam-Gruppen zeigten auch hier bei allen Fragen über die ganze Studie hinweg die deutlichste Angstreduzierung. Als spezielle Angstgründe spielten bekannte Narkosezwischenfälle bei Verwandten oder Bekannten keine große Rolle, gefolgt von schlechten Erfahrungen bei früher erlebten Narkosen. Erwartungsgemäß bewirkte das mögliche Nichtmehrerwachen aus der Narkose die größte Angstinduktion, dicht gefolgt von der Angst vor der Hilflosigkeit während der Narkose und dem Erwachen vor Beendigung der Operation. Mögliches fehlerhaftes Handeln von Narkosearzt und Operateur folgten sodann als Gründe für ein Angstbefinden. Erstaunlich niedrig rangierte in diesem Zusammenhang das Anvertrauen des eigenen Lebens an einen Fremden während

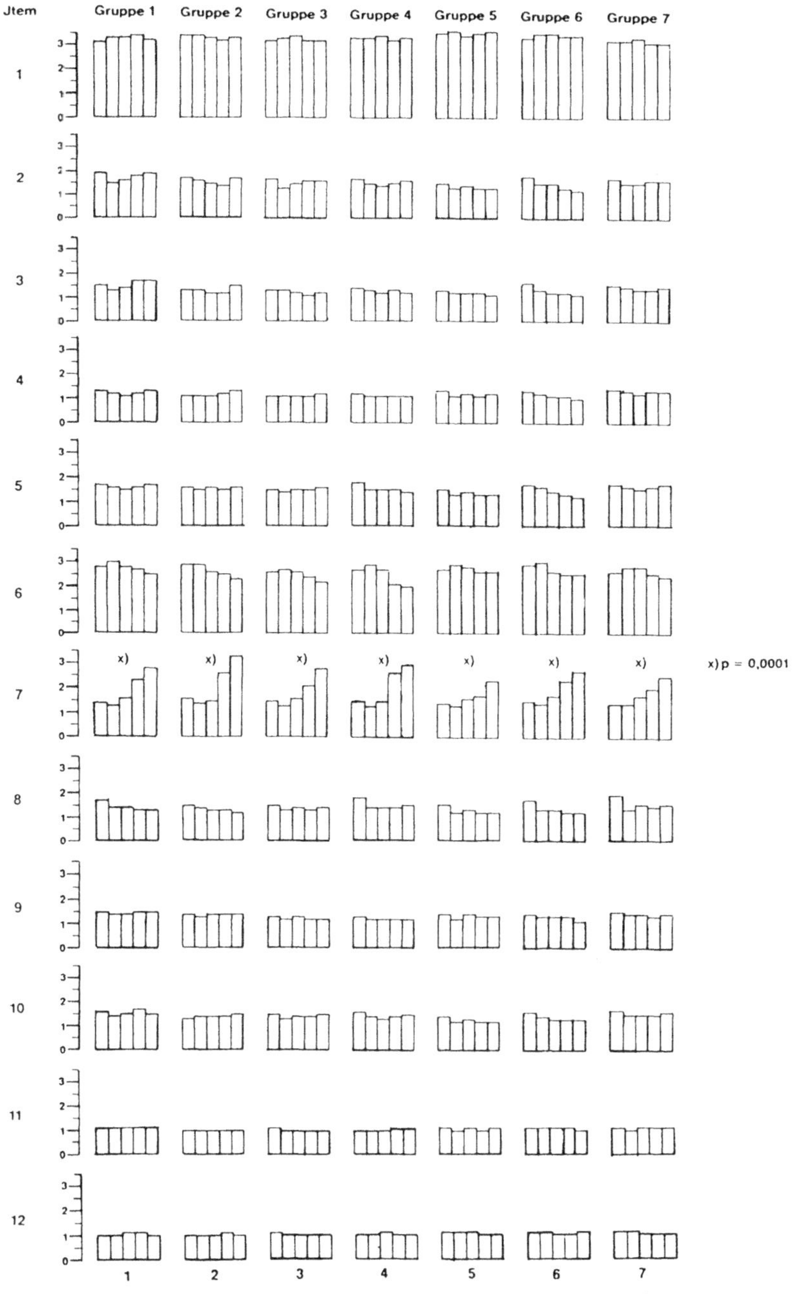

Abb. 4. EAS-Items 1–12, aufgeschlüsselt nach Gruppen und Zeitverlauf (Zeitpunkte 1–5: $\bar{x}$)

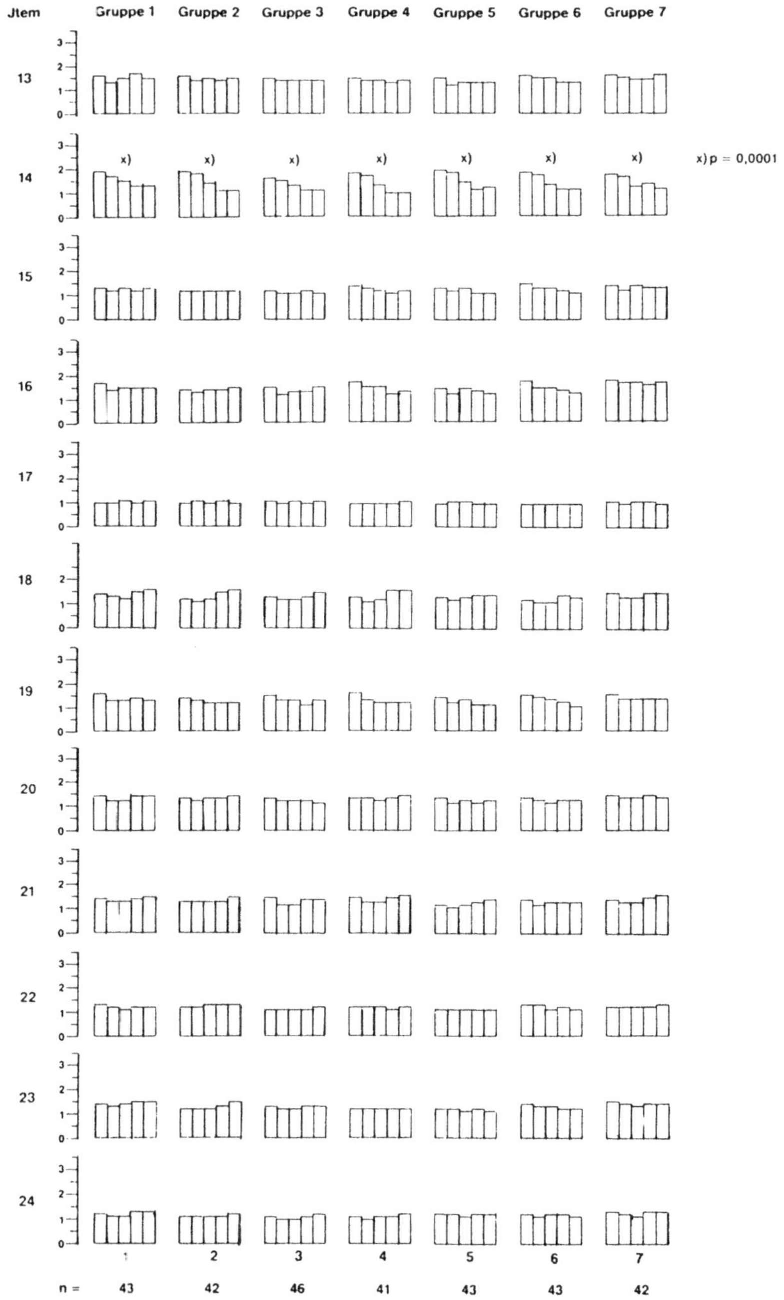

Abb. 5. EAS-Items 13-24, aufgeschlüsselt nach Gruppen und Zeitverlauf (Zeitpunkte 1-5: $\bar{x}$)

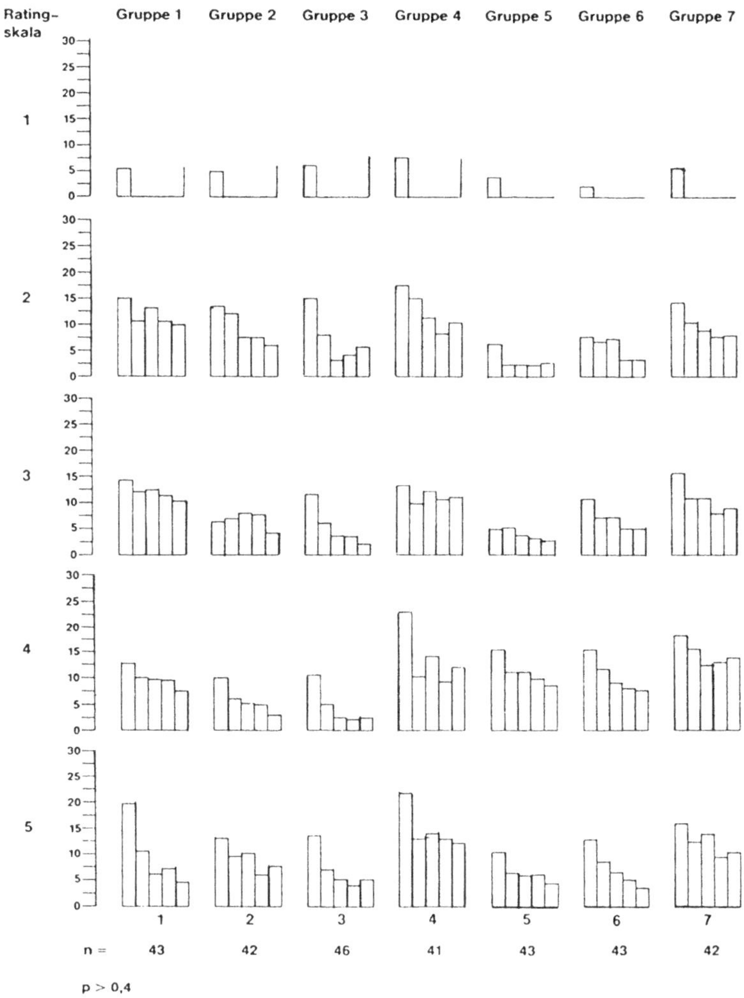

Abb. 6. Ratingskalen 1–5 nach Gruppen und Zeitverlauf (Zeitpunkte 1–5: $\bar{x}$)

der Narkose und die dauernde Gefährdung der Gesundheit. Ein mäßiges Angstgefühl fand sich auch für das Aufklärungsgespräch.

Die Fremdbeurteilung mit allen ihr anhaftenden subjektiven Kriterien spiegelt im wesentlichen die objektiv gefundenen Meßwerte wider (Abb. 8 und 9), wenngleich hier auch die Diskrepanzen zwischen äußerem Erscheinungsbild und emotionalem Befinden deutlich darzustellen sind. In der Gegenüberstellung gruppen- und merkmalspezifischer Unterschiede zeigten die Kombinationen zwischen Analgetika und Promethazin (Gruppen 2 und 4) die besten äußerlichen Sedierungseffekte, aber durchaus nicht gepaart mit der optimalsten Angstreduzierung. Die geringste Sedierung war durch Pethidin (Gruppe I) und Dikaliumclorazepat (Gruppe 7) zu erreichen. Erregung/Unruhe wurde am besten durch die Kombinationsgruppen (Gruppen 2 und 4) als auch durch Flunitrazepam (Gruppe 5) und

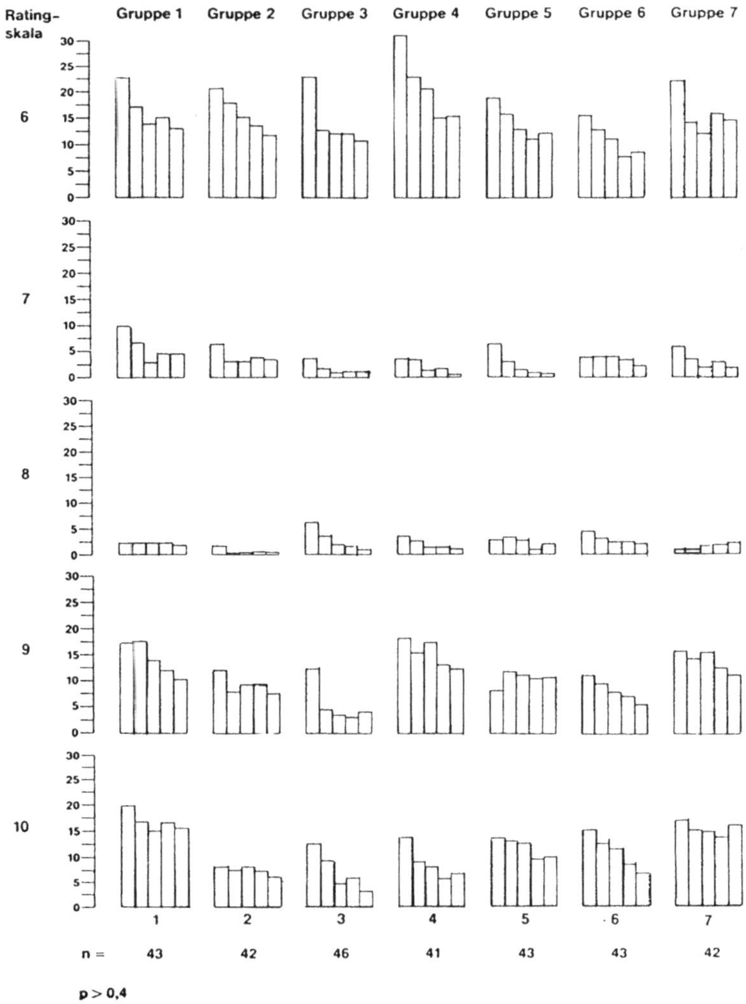

Abb. 7. Ratingskalen 6–10 nach Gruppen und Zeitverlauf (Zeitpunkte 1–5: $\bar{x}$)

Midazolam (Gruppe 6) unterdrückt. Die positivste Beeinflussung der Variablen Angst auch im äußeren Erscheinungsbild erfolgte nur nach Flunitrazepam (Gruppe 5) und Midazolam (Gruppe 6).

Optimale präoperative Vigilanz mit Kooperationsbereitschaft bis hin zur Narkoseeinleitung war nach der Prämedikation mit Pethidin, Flunitrazepam und Dikaliumclorazepat zu beobachten. Pethidin für sich allein erzeugte dysphorische Erscheinungsbilder, ohne daß es zu panischen Reaktionen oder gar zur Operationsverweigerung gekommen wäre. Am stärksten unterdrückt wurde die präoperative Vigilanz in den Kombinationsgruppen Analgetika-Promethazin. Fast alle Patienten dieser Gruppen schliefen zum Zeitpunkt der letzten beiden Befragungen und mußten erst geweckt werden. Droperidol/Fentanyl und Midazolam beein-

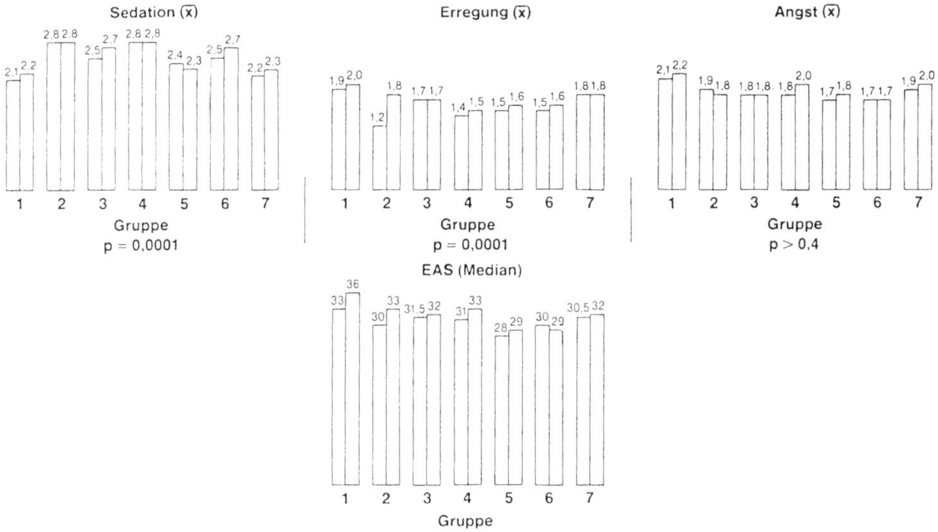

Abb. 8. Fremdbeurteilung (merkmalspezifisch) zu den Zeitpunkten 4 und 5. EAS: Median, Sedation: $\bar{x}$, Erregung: $\bar{x}$, Angst: $\bar{x}$

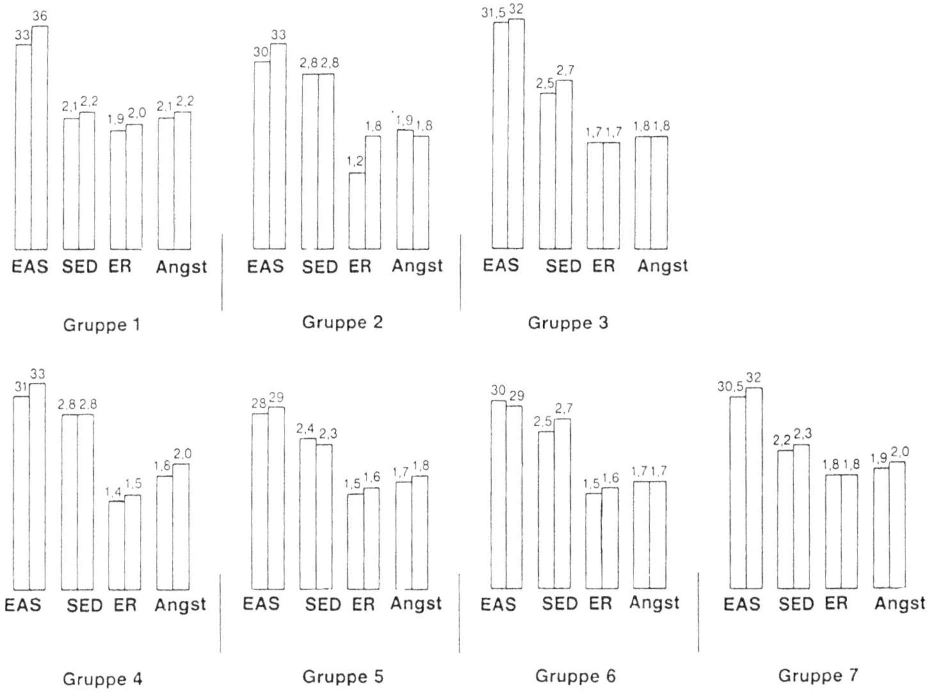

Abb. 9. Fremdbeurteilung (Zwischengruppenvergleich) zu den Zeitpunkten 4 und 5. Kruskal-Wallis-Analyse

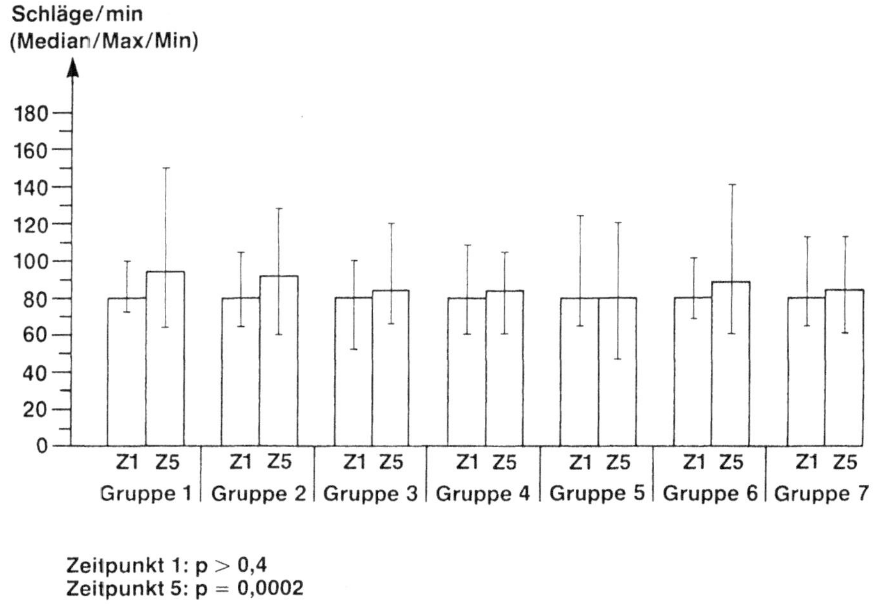

Abb. 10. Puls (n = 300). Zeitpunkt 1: $p < 0{,}4$, Zeitpunkt 5: $p = 0{,}0002$. Kruskal-Wallis-Analyse

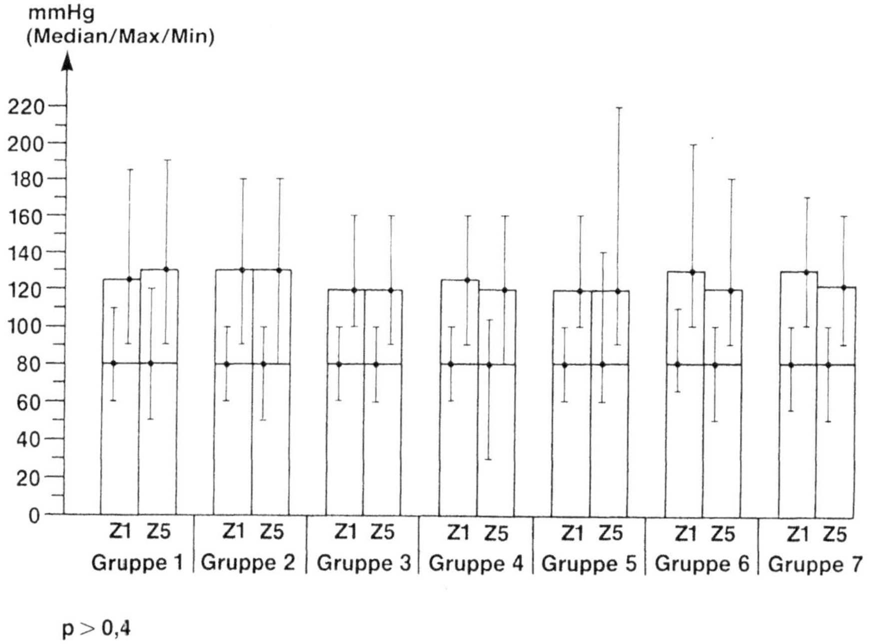

Abb. 11. Blutdruck (n = 300). $p < 0{,}4$. Kruskal-Wallis-Analyse

trächtigten die Vigilanz bei etwa 50% der Patienten. Flunitrazepam brachte mit rund 70% die stärkste Ausprägung einer antero- und retrograden Amnesie, gefolgt von Dikaliumclorazepat mit etwa 58%. Die anderen Prämedikationsverfahren hatten nur bei rund 10% der Patienten eine Beeinträchtigung der Erinnerung zur Folge.

Bei den psychovegetativen Parametern zeigte nur die Pulsfrequenz (Abb. 10) unmittelbar vor Narkoseeinleitung zwischen den Gruppen ein differentes Verhalten. Unter Flunitrazepam (Gruppe 5) kam es im Sinne einer optimalen Angstunterdrückung zu keiner Veränderung gegenüber dem Zeitpunkt 1. Pethidin für sich allein und in der Kombination mit Promethazin (Gruppen 1 und 2) wiederum ließen als Ausdruck der geringsten Angstunterdrückung den stärksten Pulsanstieg zu. Das Blutdruckverhalten (Abb. 11) verhielt sich sehr inkonstant und ist für die Beurteilung des emotionalen Befindens daher nicht geeignet. Während der diastolische Druck zwischen Zeitpunkt 1 und 5 keinerlei Veränderung erfuhr, stieg der systolische Druck wiederum nur in der Pethidingruppe leicht an.

Zusammenfassung

Über 70% der Patienten berichteten über präoperative Ängste. Frauen sind hochsignifikant häufiger und stärker mit Angst belastet. Kein signifikanter Unterschied im Angstbefinden fand sich im Vergleich zwischen Patienten von unter und über 35 Jahren. Die Angstverleugnung ist bei Männern deutlich stärker ausgeprägt. Die Anzahl früher erlebter Narkosen, Narkoseerfahrung, Konfession und Art der in der Studie beinhalteten operativen Eingriffe hatten keinen Einfluß auf das Angstbefinden. Der Wert der verbalen Prämedikation konnte deutlich herausgestellt werden. Unter den 7 gewählten pharmakologischen Prämedikationsverfahren brachten Flunitrazepam und Midazolam die positivsten Effekte in der Beeinflussung der präoperativen Angst, was sowohl für das emotionale Befinden als auch für die psychovegetativen Parameter nachzuweisen war. Aufgrund dieser Ergebnisse sollten Analgetika für sich allein keinen Platz in der Prämedikation mehr haben. Nur Patienten, die bereits präoperativ unter starken Schmerzen leiden, sollten weiterhin eine analgetische Prämedikation erfahren, wobei nach dieser Studie die Kombination Droperidol-Fentanyl-Promethazin zu bevorzugen ist. Äußeres Erscheinungsbild und emotionales Befinden stehen nicht selten in einer deutlichen Diskrepanz, so daß nur objektive Meßmethoden ein wirkliches Bild der psychischen Verfassung unserer Patienten vermitteln.

Literatur

1. Deutsche Gesellschaft für Anästhesiologie und Intensivmedizin, Berufsverband Deutscher Anästhesisten (Hrsg) (o.J!) Anamnese- und Aufklärungsbogen (Empfehlungen der Deutschen Gesellschaft ...). Perimed, Erlangen
2. Galster JV, Spörl G (1979) Entwicklung einer Skala zur Quantifizierung transistorischer und habitueller Angstzustände. Neurolog Psychiatr 5: 223-226
3. Spielberger CD (1981) Fragebogen zur Selbstbeschreibung STAI G Form X 2. Beltz, Weinheim

Benzodiazepine in der Prämedikation. Eine vergleichende klinische Untersuchung

G. Müller, H.-D. Kamp

Einleitung

Prämedikation heißt für den Anästhesisten, zum einen einen ersten persönlichen Kontakt zum Patienten während der Abendvisite herzustellen und zum anderen die Verordnung gewisser Medikamente und Maßnahmen zur präoperativen Vorbereitung des Patienten. Das bedeutet letzlich eine psychomedikamentöse Führung des Patienten und den Aufbau eines stabilen Vertrauensverhältnisses [34].

Nach Rügheimer ([57], S. 178) ist *„das psychische und physische Befinden* das Maß aller Dinge", gerade in der peri- und postoperativen Phase. Wie zuvor erwähnt (Goetze in diesem Buch), ist es nach Tolksdorf [21, 70, 74, 75] bei den meisten Patienten gekennzeichnet von Streßbelastungen, Angstgefühlen, Depressivität und Schwäche. Ein geringer Prozentsatz der Patienten (je nach Literaturangabe zwischen 8% und 29% [13, 18, 20, 23, 70]) gibt keine Angst vor der bevorstehenden Operation oder Narkose an. Hier stellt sich die Frage, ob sie tatsächlich keine Angst empfinden oder diese zunächst nicht zugeben können, d.h. sie verleugnen oder verdrängen, als individuelle Ausdrucksform ihres Angstabwehrmechanismus (sog. Angstabwehrer, *Repressor*) [44, 69, 70, 76, 78, 80, 87].

Unter *Angst* verstehen wir nach Krohne [44] das hypothetische Konstrukt eines „unangenehm erlebten emotionalen Spannungszustandes einer komplexen und mehrdeutigen Gefahrensituation, in der eine adäquate Reaktion des Betreffenden nicht möglich erscheint" (sog. Reaktionsblockierung, S. 11).

Zur Linderung dieses außergewöhnlichen seelischen Erregungszustandes dienen einerseits das ärztliche Gespräch durch Chirurgen und Anästhesisten (Prämedikationsvisite, Vertrauensbildung [48, 59]), die stufenweise geführte Aufklärung zur Informationsvermittlung [13, 30, 41, 70], anderseits die Zuwendung [30] von Angehörigen, Bekannten, Pflegepersonal und Mitpatienten, des weiteren die medikamentöse Therapie als auch präoperative Begleitmaßnahmen wie Atemtherapie [4], Hustentraining, Krankengymnastik etc. und Musik zur Entspannung [59, 60, 61, 65] (vgl. Abb. 1).

Größte Bedeutung für die präoperative Anxiolyse kommt neben der abendlichen Visite der unmittelbar präoperativen *medikamentösen Prämedikation* zu [27, 48, 70]. Früher wurden Hypnotika, Neuroleptika wie z.B. Haloperidol und Analgetika (Opiate) vorwiegend zur allgemeinen Perzeptionsdämpfung von Sinneswahrnehmungen und damit zur globalen Sedation verabreicht [18, 23, 48, 59], heutzutage stehen neben den Antihistaminika und Vagolytika bei den Ataraktika besonders die Benzodiazepine im Vordergrund der präoperativen medikamentösen Prämedikation (Abb. 2).

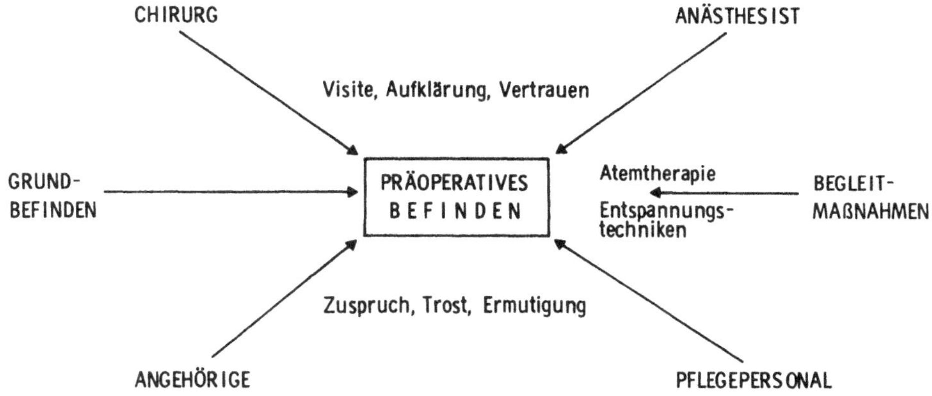

Abb. 1. Nichtmedikamentöse Beeinflussung des präoperativen Befindens

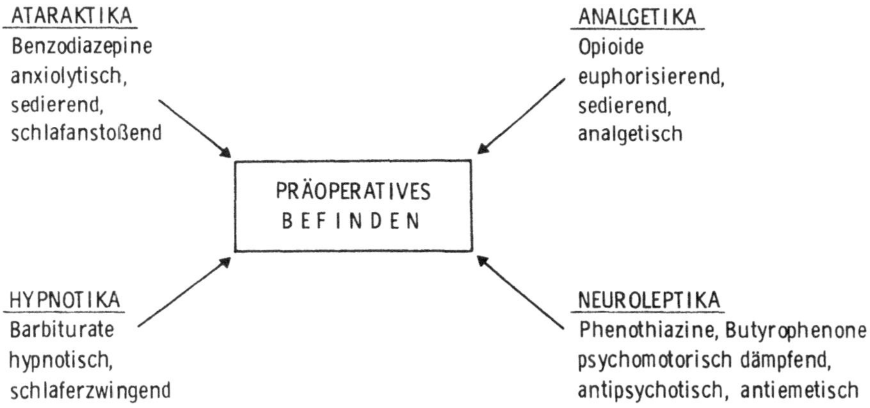

Abb. 2. Pharmakologische Beeinflussung des präoperativen Befindens

Wegen ihrer anxiolytischen Potenz [14, 16, 38, 77, 79, 84, 85, 86], ihrer schlafanstoßenden sedativen [17, 47, 62, 64] und z.T. amnestischen Wirkung [26, 55] bei vergleichsweise geringer Nebenwirkungsrate haben sich gerade die weltweit verbreiteten *Benzodiazepinderivate* (Tabelle 1, s. Tabelle 2) für die Prämedikation als besonders geeignet erwiesen [10, 27, 37, 40, 41, 48, 51]. Die jüngst entwickelten Benzodiazepine besitzen sogar den Vorteil einer relativ kurzen β-Eliminationshalbwertszeit und sind dadurch hervorragend zur Prämedikation kleinerer chirurgischer oder diagnostischer Eingriffe geeignet [10, 27, 28, 39, 56, 68].

Aufgrund ihrer β-Eliminationshalbwertszeit werden die Benzodiazepinderivate in lang-, mittellang- und kurzwirksame Benzodiazepine klassifiziert (vgl. Tabelle 2 [25, 40, 45]).

Das sog. 3-Kompartiment-Modell unterscheidet 3 Phasen, zum einen die Anflutungs-, zum anderen die Verteilungsphase des Benzodiazepins und Bindung an Benzodiazepinrezeptoren [3, 27, 40, 52] und zum dritten die Metabolisationsphase

Tabelle 1. Entwicklung der Benzodiazepinderivate und ihr Indikationsgebiet: *TR* Tranquilizer, *SCH* Schlafmittel, *AK* Antikonvulsivum, *MR* Muskelrelaxans

Jahr	Arzneistoff	Warenzeichen	Klinische Indikation			
1960	Chlordiazepoxid	Librium	TR			
1963	Diazepam	Valium	TR	SCH	AK	MR
1965	Nitrazepam	Mogadan		SCH	AK	
1965	Oxazepam	Adumbran, Praxiten	TR			
1968	Medazepam	Nobrium	TR	SCH		
1969	Clorazepat	Tranxilium	TR	SCH		
1972	Lorazepam	Tavor, Ativan	TR	SCH	AK	
1973	Prazepam	Demetrin	TR			
1974	Flurazepam	Dalmadorm		SCH		
1976	Clonazepam	Rivotril, Clonoptin				AK
1978	Camazepam	Albego	TR			
1978	Clobazepam	Frisium	TR			
1978	Bromazepam	Lexotanil	TR	SCH		
1979	Flunitrazepam	Rohypnol		SCH		
1980	Lormetazepam	Noctamid		SCH		
1980	Ketazolam	Contamex	TR			MR
1980	Triazolam	Halcion		SCH		
1981	Temazepam	Remestan, Planum		SCH		
1981	Tetrazepam	Musaril				MR
1982	Clotiazepam	Trecalmo		SCH		
1982	Alprazolam	Tafil	TR			
1983	Loprazolam	Dormonoct		SCH		
1984	Midazolam	Dormicum	TR	SCH		
1985	Brotizolam	Lendormin		SCH		

Tabelle 2. Klassifikation der Benzodiazepine nach Anflutungs-/Verteilungszeit *($t_{1/2\,Max.}$)* und *β*-Eliminationshalbwertszeit *(β-HWZ)*

Anflutung	HWZ > 20 h	HWZ = 8–20 h	HWZ = 2–8 h
Langsam $t_{1/2} > 1$ h	Clobazepam Nitrazepam Prazepam	Lormetazepam Oxazepam Temazepam	
Mittelschnell $t_{1/2}$ ca. 1 h	Clonazepam Chlordiazepoxid Flurazepam	Alprazolam Bromazepam	Triazolam
Schnelle $t_{1/2}$ ca. 30 min	Clorazepat Diazepam Flunitrazepam	Lorazepam	Brotizolam Clotiazepam
Sehr schnell $t_{1/2}$ ca. 15 min			Midazolam

in Leber und Nieren durch Oxidationsreduktion bzw. Glukoronidkonjugation [7, 25, 32, 40, 45].

Zur abendlichen Prämedikation eignen sich eher die länger wirksamen Benzodiazepine und Hypnotika mit vorwiegend schlafanstoßender und sedativer Komponente [37, 62, 63, 64], wobei Benzodiazepine mit langen aktiven Zwischenmetaboliten wegen der Kumulationsgefahr vermieden werden sollten, während in der präoperativen Phase die schnell anflutenden und sich rasch verteilenden Benzodiazepinderivate mit vorwiegend anxiolytischer Komponente dem Ziel einer optimalen und gut steuerbaren Narkosevorbereitung relativ gut nahekommen [28, 36, 56].

Experimentelle Untersuchung: Material und Methodik

Wir entschieden uns in unserer Untersuchung daher für je ein rasch anflutendes Benzodiazepin aus der Gruppe mit langer, mittellanger und kurzer Eliminationszeit, nämlich Flunitrazepam, Lorazepam [19, 33, 50, 83, 86] und Midazolam (s. u.). Derivate, deren Wirkung erst nach Dauer 1 h oder länger zur Entfaltung kommt (Lormetazepam [14, 16, 85], Clorazepat [64], Triazolam [55], Temazepam [86], Clobazepam [49], Loprazolam [35], Oxazepam etc.), finden wir für die unmittelbar präoperative Prämedikation im normal-chirurgischen Alltagsablauf nicht geeignet und lassen sie daher unberücksichtigt.

Strukturformel der untersuchten 1.4-Benzodiazepine

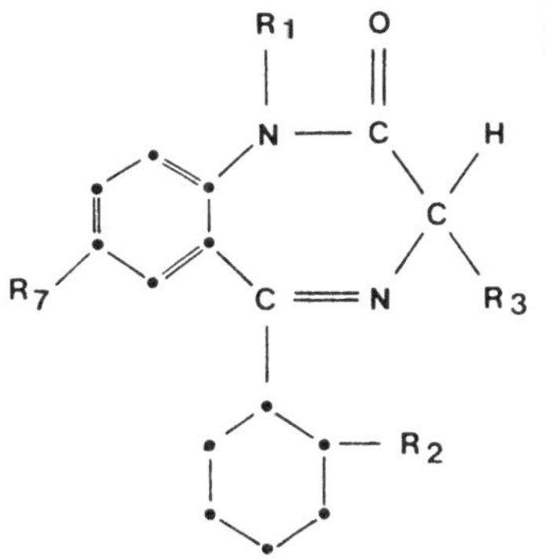

Benzodiazepine in der Prämedikation

	R_7	R_1	R_3	R_2
Flunitrazepam:	NO_2	CH_3	H	F
Lorazepam:	Cl	H	OH	Cl
Midazolam:	Cl	CH_3	H	F

4H-imidazo

Außerdem gaben wir die Prämedikation *oral* mit einem Schluck Wasser ca. 1 h vor Operationsbeginn. Folgende Vorteile bietet uns die orale statt der sonst üblichen intramuskulären Prämedikation:

1) angenehmere Applikationsweise für den Patienten (Schmerzfreiheit),
2) Arbeitserleichterung für Schwestern und Pflegepersonal (fehlendes Aufziehen von Mischspritzen),
3) längerer Prämedikationseffekt der oralen Benzodiazepine.

Das einzige Argument gegen eine orale Prämedikation ist die Nichteinhaltung des Nüchternheitsprinzips. Da wir weder in der Variablen der Magensäureproduktion noch im pH-Wert [29] signifikante Unterschiede fanden, noch ein erhöhtes Aspirationsrisiko und trotz fehlender intramuskulärer Atropinprämedikation keinen erhöhten Speichefluß vor Narkoseeinleitung feststellen konnten, sehen wir das Nüchternheitsprinzip als eingehalten an und propagieren daher die orale Prämedikation [24, 29, 37, 38, 49, 50, 62, 68].

Ziel unserer Untersuchung ist der Prämedikationsvergleich verschiedener präoperativ applizierter Benzodiazepinderivate auf die subjektive Befindlichkeit und das emotionale Angstniveau des Patienten.

In dieser randomisierten Doppelblindstudie wurden 131 Patienten der Chirurgischen Universitätsklinik, die sich einem mittellangen elektiven Hüfteingriff (vorwiegend Totalendoprothese) unterziehen mußten, aufgenommen. Ausgeschlossen wurden Patienten mit einem Körpergewicht unter 50 kg, mit Benzodiazepinallergie, schwerwiegenden Allgemeinerkrankungen, kardiopulmonalen Risiken und Patienten, die aus geistigen und physischen Gründen (Lese-, Differenzierungsfähigkeit etc.) allgemeine Fragebögen nicht ausfüllen konnten.

Die *präoperative Befindlichkeit,* Ängstlichkeit und einige Persönlichkeitsdimensionen wurde mit folgenden vorwiegend standardisierten Testverfahren erfaßt:

- *STAI:* State-Trait Anxiety Inventory [46], valider Selbstbeurteilungsbogen (SB) zur Zustandsangst (State X1) und zur relativ stabilen Charakterangst (Trait X2),
- *Bf-S:* Befindlichkeitsskala [91], valider SB zur momentanen subjektiven Befindlichkeit,
- *EAS-S:* Erlanger Angstskala (SB; [22]), situationsbedingte Angstzustände,
- *ESB:* Erhebungsbogen der subjektiven Befindlichkeit [70] mit den Faktoren Angst (ESB A), Depressivität (ESB D) und Schwäche (ESB S),
- *EPI:* Eysenck Persönlichkeitsinventar [11], ein valider SB mit den Faktoren Neurotizismus (EPI N), Extraversion (EPI E) und Lügenscore (EPI L),
- *RS:* Verkürzte Repressor-Sensitizer Skala [43, 82] zur Erfassung der Angstabwehrdisposition,
- *FB:* Fragebogen zu subjektiven und vegetativen Erscheinungen,
- *SF:* Schlaffragebogen zur Schlafqualität und -quantität,
- *AR:* Arztrating, ein Fremdbeurteilungsverfahren (FB) zur Ängstlichkeit, Unruhe, zum Schmerzverhalten, zu vegetativen Items, Informationsbedürfnis, Klagsamkeit des Patienten,
- *A-FB:* Allgemeiner Fragebogen zu Vorerfahrungen von Narkosen und Operationen, Alkohol-, Nikotinkonsum, Narkoseverlauf etc.

Identische Items wurden gestrichen, so daß sich die vom Patienten auszufüllenden Fragebogenitems zum unmittelbar präoperativen Befinden auf $n_i = 80$ reduzierten. Außerdem wurden prä-, intra- und postoperativ Herzfrequenz, Blutdruck und nach Narkoseeinleitung Magensaftmenge und -pH gemessen.

Am Abend vor der Operation wurden von ein und demselben Untersucher die Patienten mit ihrer Einwilligung nach der Anästhesievisite gebeten, die Fragebögen zum präoperativen Befinden, Angstniveau, zu den Persönlichkeitsdimensionen und vegetativen Phänomenen auszufüllen (STAI, Bf-S, EAS-S, ESB, EPI, RS, FB), während der Testleiter das Arztrating (AR) erhob. Als abendliche Prämedikation erhielten alle Patienten je nach Körpergewicht 20 bzw. 10 mg Dikaliumclorazepat (Tranxilium). Gewohnheitsmäßig als Schlafmittel eingenommene Hypnobenzodiazepine wurden weiter verschrieben [68, 70].

Am Operationstag, 45 min nach Gabe der jeweiligen Prämedikation (Flunitrazepam, Lorazepam, Midazolam oder Plazebo) wurden erneut die Fragebögen zur momentanen Situation vom selben Untersucher abgenommen, um zu gewährleisten, daß der „Plazeboeffekt" des Untersuchers für alle Patienten gleich groß ist. Die Narkoseeinleitung erfolgte standardisiert als modifizierte Neuroleptanalgesie mit Midazolam, Fentanyl und bei Bedarf Etomidate (sog. Benzodiazepinanalgesie, vgl. Kamp [36] S. 196). Ein Herzfrequenzabfall wurde mit Atropin, hypertone Krisen mit Enflurane kupiert und zur Ausleitung Atropin, Pyridostigmin und Naloxon verabreicht.

Zur Vergleichsprüfung der 4 Prämedikationsgruppen (F, L, M und P) diente eine varianzanalytische Auswertung der Intervallniveaudaten (Differenzwerte) und Kreuztabellierungen mit x^2-Testung bei Ordinalniveaudaten (Einzelitems). Die Summenwerte wurden einer Varianzanalyse mit und ohne Kovariaten unterzogen, durch Medianisierung Extremgruppen hergestellt, kreuztabellarisch und varianzanalytisch getestet. Als Signifikanzniveau diente die 5%-Irrtumswahrscheinlichkeit.

Ergebnisse der Untersuchung

Allgemeine soziographische und anästhesiologische Datenbeschreibung

Als präoperative Benzodiazepinprämedikation bekamen von den 131 Patienten insgesamt 34 Flunitrazepam (F), 32 Lorazepam (L), 32 Midazolam (M) und 33 ein Plazebo (P), wobei jedoch 2 Patienten der M-Gruppe wegen zu hoher Sedation nicht mehr befragt werden konnten.

Die Untersuchungsgruppe wies ein durchschnittliches Alter von 56,5 Jahren, ein Durchschnittsgewicht von 70,1 kg und eine durchschnittliche Körpergröße von 1,68 m bei einem Verhältnis von 45% zu 55% Männer zu Frauen auf. Ungefähr die Hälfte gab an, nicht berufstätig zu sein (Hausfrauen und Rentner).

120 Patienten hatten Voroperationen, 73 sogar einen Knocheneingriff, z. B. Hüftgelenkoperation der anderen Seite oder Nagelung, Metallentfernung etc. Die meisten Patienten mußten sich jetzt einer Hüftgelenkoperation (n = 98; Totalendoprothese (TEP), TEP-Wechsel, Judet-Prothese oder OS-Verriegelung) unterziehen, die anderen diversen anderen Knocheneingriffen (Tabelle 3).

Als abendliche Prämedikation wurde durchschnittlich 15 mg Dikaliumchlorazepat gegeben. Die Prämedikation am Operationstag wurde ca. 1 h vor Operationsbeginn appliziert. Die durchschnittliche Prämedikationsdauer vor wiederholter subjektiver Befragung betrug 44 min (Tabelle 4).

Präoperative Dysphorie, Unlustgefühle oder Operationsverweigerung, wie vielfach von Droperidolprämedikation (Thalamonal) berichtet [6, 12, 14, 15, 31, 63, 79, 81] wurden nicht beobachtet. Durch persönliches Engagement des betreffenden Anästhesisten konnten selbst sehr ängstliche Patienten mit wenigen Worten und Gesten der Zuwendung vor Narkoseeinleitung beruhigt werden. Ihnen wurde nach der Operation vom Untersucher nochmals ein Gespräch zur Aufarbeitung der Narkoseerfahrung angeboten.

Narkoseeinleitung und *Narkoseverlauf* erfolgten zumeist komplikationslos. Bei nur wenigen Patienten traten Intubationsschwierigkeiten, Hustenreiz, exzessive Bewegungen, ein längerdauernder Singultus oder eine kurzfristige Asystolie auf. Trotz Verzicht auf die intramuskuläre Atropinprämedikation zuvor war in keinem

Tabelle 3. Allgemeine Daten (n = 131)

Variable	*x*	*s* bzw. %	Prämedikation
Alter	56,5 J	15,4	n.s.
Gewicht	70,1 kg	11,5	n.s.
Größe	168,0 m	8,7	n.s
Geschlecht	Männer	Frauen	
	45%	55%	n.s.
	59	72	
Familienstand			n.s.
Berufstätigkeit			n.s.
Voroperationen	2,1	1,9	n.s.
Knochenoperationen davon	1,1	1,3	n.s.
Jetzige Operation			n.s.
TEP	47	36%	
TEP-Wechsel	22	17%	
Judet-Prothese	23	18%	
Verriegelung	6	5%	
Spongiosa	12	9%	
ME + sonstig	11	8%	
Bänder	7	6%	
Sonstig	4	2%	

Tabelle 4. Prämedikations- und Narkosedaten

Variable	x/N	s/%	Prämedikationen
Abendliche Prämedikation	15,9	5,0	n.s.
Dikaliumclorazepat	120	93,5%	
Sonstige Benzodiazepine	10	6%	
Prämedikationsdauer	43,5 min	9,1	n.s.
Narkosedauer	69,6 min	26,5	P > F = L = M $p = 0{,}05$
Narkoseeinleitung			n.s.
Komplikationslos	126	97%	
Speichelfluß, pränarkotisch			n.s.
Narkoseverlauf			n.s.
Komplikationslos	124	96%	
Narkoseart			n.s.
NLA + Enflurane	106	81%	
NLA	18	14%	
BE	6	5%	
Narkosemenge		s.	
Fentanyl	0,55 m	0,09	n.s.
Enflurane	0,59 Vol-%	0,29	F ≪ L < M < P $p = 0{,}02$
Thiopental-Na	380 mg	25,3	n.s.
Magensaftmenge	17,5 ml	21,3	n.s.
Magensaft pH	3,01	2,3	n.s.
RR systolisch nach Prämedikation	145,4	13,8	n.s.
RR diastolisch nach Prämedikation	84,8	10,0	n.s.
HF nach Prämedikation	77,7	14,3	n.s.

Fall der Speichelfluß während der Einleitung erhöht. Zur Vermeidung einer Bradykardie wurde Atropin kurz vor Narkoseeinleitung i.v. gegeben. Dies ersparte den Patienten das unangenehme Gefühl der Mundtrockenheit in der präoperativen Wartephase. Während der Narkose wurden bei einigen Patienten singuläre VES und bei einem älteren Patienten ein Blutdruckabfall beobachtet, die jedoch kein medikamentöses Eingreifen erforderten (s. Tabelle 4).

Ein Großteil (81%) der Operierten bekam eine modifizierte Neuroleptanalgesie (NLA) mit Enfluranegabe, der Rest eine reine NLA ohne Enfluranegas oder eine Barbiturat-Enflurane-Narkose (BE). Die Narkoselänge betrug durchschnittlich 69,6 min. Es fiel auf, daß die Patienten der Flunitrazepamgruppe signifikant weniger Enfluranegaben (0,47 Vol.-%) als die Patienten der M- (0,67 Vol.-%) und der L-Gruppe (0,65 Vol.-%) brauchten.

Die Untersuchung der Blutdruck-, Herzfrequenzvariablen, sowie der Menge und des pH-Wertes des Magensaftes ergab keine signifikanten Unterschiede zwischen den Prämedikationsgruppen. Lediglich bei Patienten der L-Gruppe wurden tendenzmäßig höhere diastolische Blutdruckwerte vor Narkoseeinleitung beobachtet. Die verschiedenen Benzodiazepinderivate scheinen sowohl die Kreislaufparameter als auch die Magensaftproduktion und -säure nicht unterschiedlich zu beeinflussen (s. Tabelle 3).

Psychometrische Datenbeschreibung

Am *Abend vor der Operation* waren die Durchschnittswerte der Selbstbeurteilungsskalen gegenüber der Normalbevölkerung verschoben. Patienten, die unmittelbar vor einer Operation stehen, zeigen im Sinne einer emotionalen Belastung und Auseinandersetzung mit dieser Streßsituation erhöhte momentane Ängstlichkeit *(STAI X1, EAS-S)*, schlechteres Befinden *(BF, Bf-S, FB 1)*, depressivere Stimmungslage *(ESB D)*, stärkere psychovegetative Labilität *(EPI N)* und erhöhte Sensitation *(RS)*.

Auf Grund der Pharmakokinetik und -dynamik unterscheiden sich hochsignifikant die Variablen der prä- und postoperativen *Amnesie*, auch als antero- und retrograde Amnesie bezeichnet [26, 27, 71, 88] und in dieser Studie am Erinnerungsvermögen der Patienten gemessen (z. B. Aufzug, Umlagerung auf Op.-Tisch, Vorbereitungsraum, subjektive Befragung, Infusion, Aufwachraum, Aufzug, Röntgenaufnahme, Station etc.). Wegen der schnellen Anflutungszeit von Midazolam war die präoperative Amnesie dieser Gruppe am größten [56, 67]. Außerdem wird deutlich, daß alle ausgewählten Benzodiazepinderivate relativ schnell anfluten und nach ca. 40 min einen amnestischen Effekt erzeugen können (19, 26, 27, 71]. Wegen der langen β-Eliminationsgeschwindigkeit von Flunitrazepam und Lorazepam war die postoperative Amnesie in diesen Prämedikationsgruppen am größten (Tabelle 5).

Die Prämedikation wirkt über alle untersuchten Patienten gesehen schwach anxiolytisch *(STAI X1, EAS-S)* bei diskreter, jedoch nicht signifikanter Blutdruckerhöhung.

Die *Varianzanalyse* der Summenvariablen ergibt für *STAI X1* (Zustandsangst), *ESB A* (Ängstlichkeit), *ESA-S* (situative Angst), *ESB V* (vegetativer Faktor) und

Tabelle 5. Prä- und postoperative Amnesie

Prämedikation Variable	F x/s	L x/s	M x/s	P x/s	X^2 Signifikanz
anterograd (min)	31,61	37,42	23,90	44,74	92,36
	9,59	10,07	10,53	4,01	0,0000
retrograd (h)	5,47	4,53	2,68	2,09	28,15
	3,36	3,78	2,90	3,00	0,00009

Tabelle 6. Signifikante Summenvariablen nach Prämedikation: Varianz- und Kovarianzanalyse

Variable	F-Wert	Signifikanz	Rangfolge	Kovariante
STAI X1	3,43	0,019	P≫L>M>F	X2, SF, OP, RS
ESB A	5,04	0,002	P≫L>M>F	X2, SF, OP
ESA-S	2,26	0,084	P≫L>F≫M	X2, SF, OP
ESB V	2,18	0,094	P>M>F>L	
FB 2	2,49	0,064	P≫M>F>L	

FB 2 (vegetative Items) eine signifikante Differenzierung der Prämedikationsgruppen mit stets den höchsten Angstscores in der P- und den niedrigsten Angswerte in der F-Gruppe, während in den vegetativen Items *(ESB V, FB 2)* die L-Gruppe den anderen präoperativ überlegen zu sein scheint (Tabelle 6).

Unterzieht man diese Daten einer *Kovarianzanalyse,* so beeinflussen die präoperativen Variablen wie Schlafqualität *(SF),* allgemeine charakterliche Ängstlichkeit *(STAI X2),* vom Patienten beurteilte Operationsschwere *(OP)* und die Repressor-Sensitizer-Dimension *(RS)* neben der Prämedikation das subjektive Befinden erheblich (s. Tabelle 6).

Untersucht man die *Einzelvariablen,* so ergeben sich bei den meisten Items signifikante Unterschiede zwischen den Prämedikationsgruppen sowohl in der Fremdbeurteilungskala (AR) als auch in den Selbstbeurteilungsfragebögen, wie es die *Profilverläufe* unschwer verdeutlichen, d.h., die Fläche zwischen den beiden Kurven mit und ohne Prämedikation demonstriert den größten Prämedikationseffekt in der F-Gruppe gefolgt von der M-Gruppe und einen negativen Effekt in der P-Gruppe (Befundverschlechterung). Dies wird sowohl in den „Entspannungsitems" (STAI 1, 3, 4, 5, 8, 9, 15, 16, 17; s. Abb. 3) der Selbstbeurteilungsskalen (FB: ausgeglichen; Abb. 4) und den vegetativen Items (FB 2: feuchte Hände, kribbelig, Kloßgefühl im Hals; Abb. 4) als auch in der Fremdbeurteilung (AR, s. Abb. 5) ersichtlich. Die Patienten der *F*- und *M*-Gruppe zeigen sich hochsignifikant weniger ängstlich, weitaus ruhiger, aber im AR auch müder. Am schlechtesten wird die *P*-Gruppe beschrieben. Die präoperative Ängstlichkeit, Unruhe und Erregung nehmen vor Narkoseeinleitung erwartungsgemäß stark zu. Diese Gruppe ist im Vergleich zu den mit einem Benzodiazepinderivat Prämedizierten zwar weniger passiv, jedoch auch ängstlicher, unruhiger, bedrückter, aufgeregter, kribbeliger und schmerzempfindlicher.

Aufgrund der stärkeren sedativen Komponente von Flunitrazepam und Midazolam fühlen sich die Patienten nach M- bzw. F-Prämedikation erwartungsgemäß

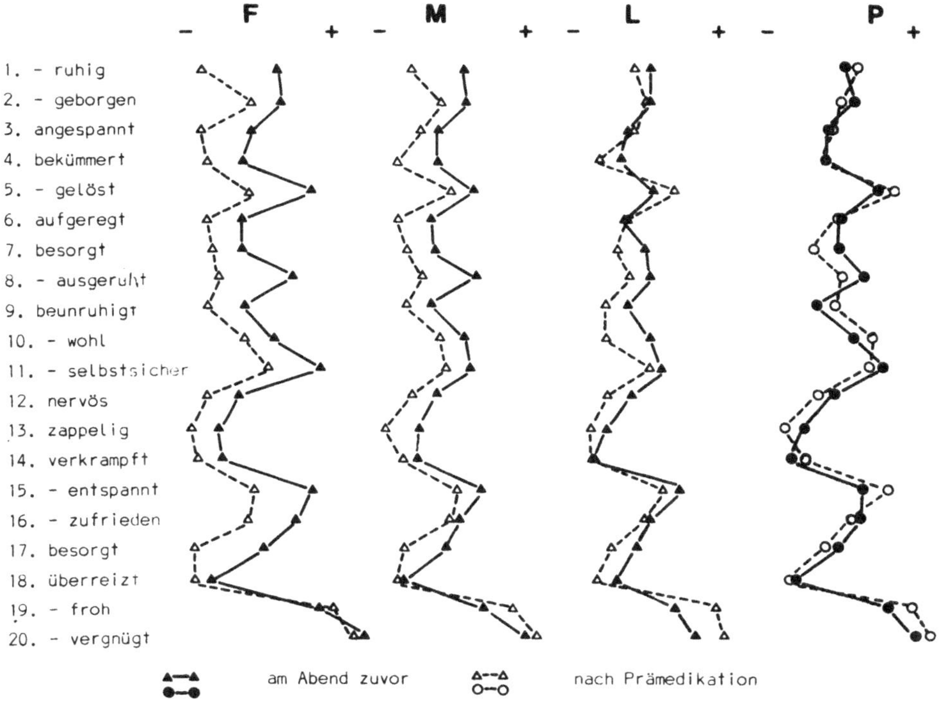

Abb. 3. Profilverläufe vor und nach der Prämedikation: STAI X1

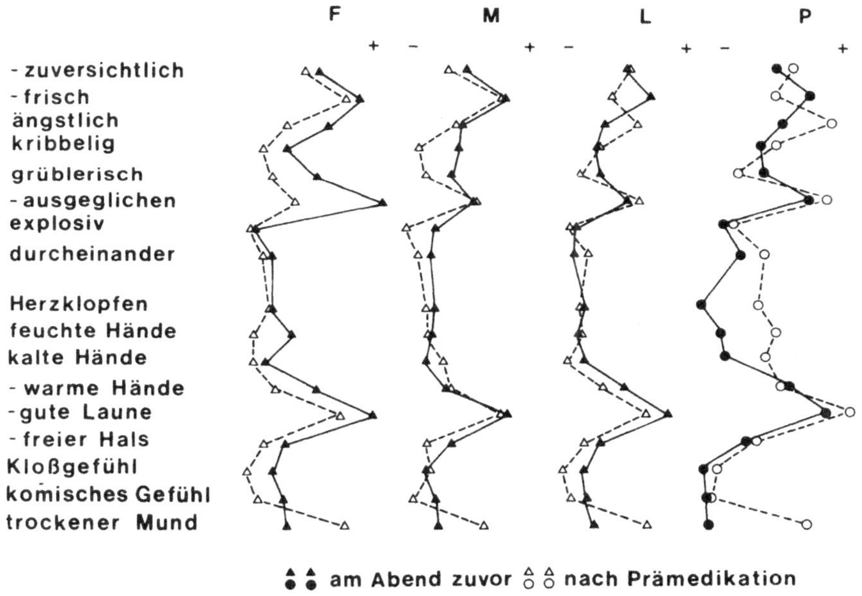

Abb. 4. Profilverläufe vor und nach Prämedikation: Subjektiver Fragebogen (FB 1, FB 2)

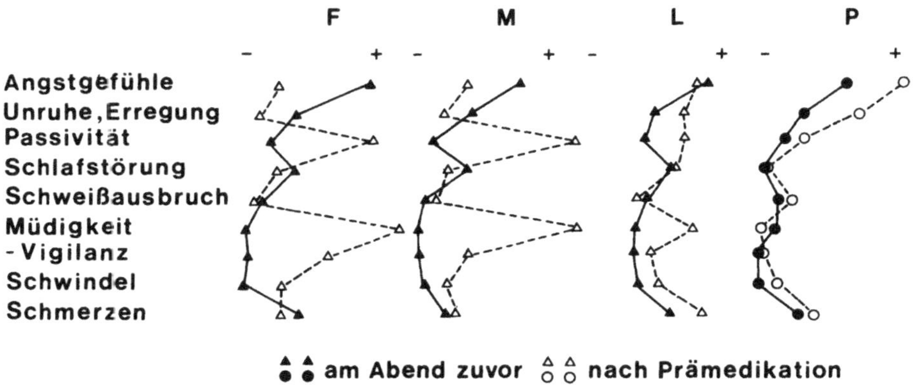

Abb. 5. Profilverläufe vor und nach Prämedikation: Arztrating *(AR)*

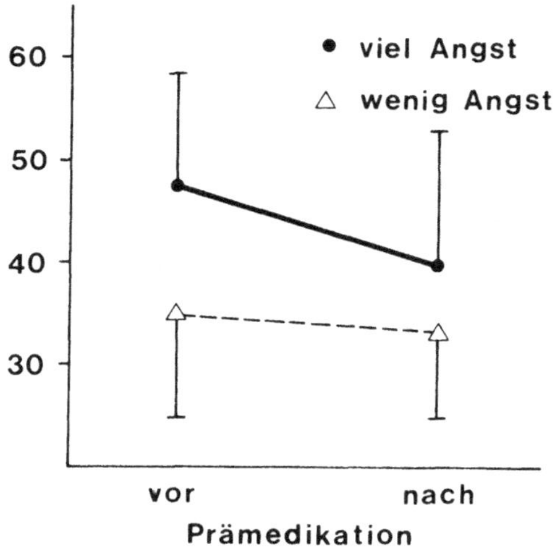

Abb. 6. Blutdruck- sowie Herzfrequenzverhalten von Niedrig- *(NA)* und Hochängstlichen *(HA)* - Angstscore STAI X1, $\bar{x} \pm SD$

weniger frisch, relativ müde, passiv und ausgeruht, geben dies jedoch subjektiv gesehen nicht so stark zu, wie es in der Fremdbeurteilung (Abb. 5, AR: Passivität, Müdigkeit, Vigilanz) auffällt.

Postoperativ schneidet die P-Gruppe wegen der Begleitwirkungen wie Übelkeit und Erbrechen am schlechtesten ab. Die Benzodiazepine scheinen hinsichtlich der postoperativen Emesis protektiv zu wirken, wobei Flunitrazepam und Midazolam dem Lorazepam deutlich überlegen sind [1, 19, 42, 49, 53, 90].

Extremgruppenvergleiche

In den jüngsten Untersuchungen wurde öfters über den Zusammenhang zwischen *präoperativen hohen Angstscores,* schlechtem psychischen Befinden und prä- sowie intraoperativer Verschlechterung der Kreislaufparameter berichtet [2, 73, 74, 75].

In unserem Extremgruppenvergleich zwischen Niedrig- *(NA)* und Hochängstlichen *(HA)* ergibt sich unter den HA ein höherer Anteil von Frauen, die nicht nur am Abend zuvor höhere situative Ängstlichkeit, schlechteres Befinden, größere Klagsamkeit, Schmerzempfindlichkeit, emotionale Labilität [13], sensitivere Angstabwehrdisposition, mehr vegetative Symptome (Schweißausbruch, Schlafstörungen, motorische Unruhe, kalte Hände etc.), ein tendenzmäßig größeres Informationsbedürfnis zeigen und ihre Operation als schwerer beurteilen, sondern bei denen auch nach Prämedikation auf denselben Skalen noch etwas höhere Werte, höhere Herzfrequenzen vor Narkoseeinleitung im Sinne ihrer aktuellen psychophysiologischen Streßreaktion zu beobachten sind. Andere Autoren [13, 14, 85] bestätigen ebenfalls die überschießende Angstzuwachsrate unmittelbar präoperativ durch die bevorstehende Operation bei Hochängstlichen, die sich aber mittels Benzodiazepinprämedikation deutlich reduzieren läßt (Abb. 6). Auf diese Patienten sollte umso mehr in der Anästhesievisite und Prämedikationsphase eingegangen werden [13, 78, 89].

In der Literatur wird mehrfach das *Konzept des repressiven vs. sensitiven Angstabwehrstils* bevorzugt zur Erklärung präoperativer Angstniveauunterschiede herangezogen [8, 31, 44, 60, 65, 87]. Repressoren zeigen geringe habituative Charakterangst (STAI X2), da sie ihre Angst in Belastungssituationen durch Verdrängung abwehren und damit mindern. Sensitizer besitzen diesen Abwehrmechanismus nicht und reagieren mit erhöhter Angst in der präoperativen Streßsituation. Kontrovers sind jedoch noch die Ergebnisse zu präoperativen psychophysiologischen Angstkorrelaten: einerseits vermehrte physiologische Angstzeichen bei Repressoren [5, 72, 74, 76], andrerseits Auffälligkeiten von Kreislauf- sowie anderen physiologischen Parametern [85] und schlechterer postoperativer Verlauf bei Sensitizern [8]. In unserem Vergleich zwischen repressivem und sensitivem Angstabwehrstil (Tabelle 7) zählen zu den Sensitizer eher etwas ältere und passivere Patienten; sie weisen höhere Neurotizismus-, Ängstlichkeitswerte und ein schlechteres Befinden auf, sprechen jedoch weitaus besser auf eine Benzodiazepinprämedikation an (größere Anxiolyse- und Sedationseffekte in den Differenzwerten [14, 85]). Auffällig ist die hohe Korrelation zwischen der RS- (hohe Sensitation) und der Neurotizismusdimension (hohe emotionale Labilität [54]), d. h. psychisch Labile und Sensitizer reagieren schmerzempfindlicher, mit schlechterem Befinden, höherer Ängstlichkeit und entsprechenden vegetativen Parametern auf Belastungssituationen. Gerade bei diesem Personenkreis kann durch eine gut dosierte Benzodiazepinprämedikation weitgehend ihre gesteigerte emotionale Auseinandersetzung mit der bedrohlichen Streßsituationen auf Grund der Dämpfung ihrer sensitiven Abwehrreaktion gelindert werden [14].

Ein *geschlechtsspezifischer Unterschied* trat bei verschiedenen physiologischen und psychometrischen Variablen auf. Frauen sind auf Grund ihrer psychosozialen Rolle eher bereit, ihre Angst vor einer Operation zuzugeben (Sensitizerreaktion) und zeigen dies sowohl in den psychometrischen Variablen (Ängstlichkeit [80], emotionale Labilität, Schmerzempfindlichkeit etc.) als auch in den physiologischen Parametern (Blutdruck-, Herzfrequenzanstieg [13, 16, 18, 20, 50, 65, 70, 73, 80, 85].

In unseren psychometrischen Variablen spielte das *Alter* keine bedeutsame Rolle. Die Tatsache, daß jüngere Patienten höhere Angstscores aufweisen sollen

Tabelle 7. Signifikante Extremgruppenvergleiche zwischen Repressoren und Sensitizern

Variable	$X2$/t-Wert Abends Zuvor	Signifikanz	t-Wert Differenzwerte	Signifikanz
Alter	−2,9	0,010		
EPI N	−3,8	0,000		
STAI X1	−1,7	0,101	−2,4	0,015
STAI X2	−6,1	0,000		
BF	−1,5	0,015	−1,5	0,130
Bf-S	−2,7	0,010	−2,1	0,035
ESB		n.s.		n.s.
EAS	−1,9	0,050	−2,6	0,008
FB 1		n.s.		n.s.
FB 2	−1,2	n.s.		n.s.
AR 4 Passiv	−1,9	0,039	2,2	0,025
AR31 Schmerz	1,8	0,087	−1,9	0,075
HF	−1,6	0,079	n.s.	

[65], konnte in unseren Ergebnissen nicht bestätigt werden [16], zumal in unserer Studie vornehmlich ältere Patienten untersucht wurden. Lediglich die Blutdruckwerte vor und nach Prämedikation korrelierten selbstverständlicherweise positiv mit der Altersvariablen.

Schlußfolgerungen

Anästhesiologische Schlußfolgerungen

In unserem Prämedikationsvergleich von 3 oralen Benzodiazepinen schneiden Flunitrazepam und Midazolam besser gegenüber Lorazepam und eindeutig besser gegenüber dem Plazebo ab. Dies liegt an ihrer stärkeren sedativen, subjektiv anxiolytischen und amnestischen Komponente. Die mit Flunitrazepam und Midazolam prämedizierten Patienten erscheinen zwar müder und schläfriger als unter Lorazepam, fühlen sich jedoch weniger ängstlich, entspannter, ausgeglichener und zufriedener.

Allerdings sollten wegen der langen β-HWZ von Flunitrazepam [45] und dem Risiko der starken Sedation und damit der Atemdepression von Midazolam [45, 56, 58] diese Pharmaka bei Risiko- und älteren Patienten vorsichtig eingesetzt werden. Hier dürfte die halbe Dosierung durchaus genügen.

Psychologische Schlußfolgerungen

Der technische und medizinische Fortschritt in der Anästhesiologie und Chirurgie erlaubt es heutzutage, komplizierte Eingriffe am Patienten routinemäßig vorzunehmen; die Ängste und Befürchtungen vor der Narkose und Operation bleiben ihm jedoch nicht erspart, d.h. die psychische Situation eines Kranken wird dem Leidenden durch Technik und Intensivmedizin nicht abgenommen [23, 30].

Da sich psychische Phänomene und Prozesse wie Angst, Unwohlsein, Empfindlichkeit, Labilität nicht ohne weiteres mit Psychopharmaka lösen lassen [23, 24, 60], da sie meist nur einen zentraldämpfenden und körperlich sedierenden Effekt ohne selektive Wirkung auf die Breite des seelischen Erlebens besitzen, empfehlen wir daher bei psychisch labilen Patienten folgende Maßnahmen zur Streß- und Angstbewältigung:

1) ausgiebige psychische Betreuung durch ein ärztliches Gespräch ohne Hast und Eile (13, 34, 60],
2) Aufbau eines stabilen Vertrauensverhältnisses durch persönlichen Kontakt und emotionale Zuwendung [13, 68],
3) direktes Eingehen auf die vom Patienten selbst oder indirekt geäußerten Befürchtungen und Grundängste (Hatte er negative Vorerfahrungen? [2, 60]),
4) Ermöglichung von Regression durch das Akzeptieren der emotionalen Gefühle des Patienten (Zurückgehen auf ältere Verhaltensweisen früher Entwicklungsstufen, Erlaubtsein von kindlichen Gefühlen, Weinen etc. [34, 66]; Musik als regressives Phänomen [13]), Angsterleichterung durch kontrolliertes Atmen [30], „An die Handnehmen" des Patienten,
5) Hilfe zur Umbewertung bedrohlicher Situationen durch die Operation [30, 70]. Hilfe zur Angstverarbeitung (Coping; [23, 31, 60]),
6) Vermittlung von Perspektiven durch Anwendung positiver Projektion [70],
7) Vermeidung zu vieler Detailinformationen im Rahmen einer ausführlichen Sachaufklärung; an den Patienten orientierte Aufklärung [30, 41, 72],
8) Vermeidung von präoperativen Stressoren wie Schmerzen (orale Prämedikation), Lärm, grelles OP-Licht, soziale Isolation (Begleitung durch eine Schwester), Wasser- und Nahrungsentzug (OP-Plan!) [69, 70],
9) ausreichende medikamentöse Prämedikation mit Benzodiazepinen sowohl zur Schlafvermittlung als auch zur präoperativen Anxiolyse und Amnesie mit z. B. Flunitrazepam und Midazolam.

Zu berücksichtigen ist weiterhin, daß ein leidender Patient in seiner Ängstlichkeit und Hilflosigkeit gerade in der zunehmend technisierten Welt der Anästhesie und Intensivmedizin in erster Linie auf die mitmenschliche Betreuung und Hilfe angewiesen ist und in der letzten Phase vor dem Bewußtseinsverlust durch die Allgemeinnarkose besonders der emotionalen Wärme und der Zuwendung durch die führende Hand des Anästhesisten und der Anästhesieschwester bedarf. Er dankt es mit psychischem und physischem Wohlbefinden.

Literatur

1. Barr A, Moxon A, Woollam CHM, Fryer ME (1977) The effect of diazepam and lorazepam on awareness during anaesthesia for Caesarian section. Anaesthesia 32: 873-878
2. Berlin J, Tolksdorf W, Schmollinger U, Berlin B, Pfeiffer J, Rey ER (1982) Die Wirkung des präoperativen psychischen Befindens auf den intra- und postoperativen Verlauf. Anästh Intensivmed 1: 9-14
3. Braestrup C (1984) VI. Sertürner Workshop: Benzodiazepine und endogene Liganden. Anaesthesist 33: 526-527
4. Brandl M (1983) Präoperative Atemtherapie. Anästh Intensivmed 24: 206-213
5. Breitkopf L (1983) Das Phänomen ‚Verleugnen' aus sozialpsychologischer Sicht. MMG 8: 159-165

6. Clark MM (1969) Droperidol in pre-operative anxiety. Anaesthesia 24: 36-37
7. Danhof M, Breimer DD (1984) VI. Sertürner Workshop: Klinische Pharmakokinetik der Benzodiazepine. Anaesthesist 33: 529
8. Davies-Osterkamp S (1977) Angst und Angstbewältigung bei chirurgischen Patienten. Med Psychol 3: 169-184
9. Doenicke A, Kugler J, Suttmann H, Bretz C, Haegler H, Wörschbauer J (1981) Ausblick über weitere Entwicklungen von i.v. Hypnotika. In: Ahnefeld FW, Bergmann H, Burri C et al. (Hrsg) Die intravenöse Narkose. Springer, Berlin Heidelberg New York (Klinische Anaesthesiologie und Intensivtherapie, Bd 23)
10. Dudziak R (1984) Anforderungen an Medikamente in der Prämedikation. In: Götz E (Hrsg) Midazolam in der Anästhesiologie. Roche, Basel, S 167-172
11. Eggert D (1974) Eysenck - Persönlichkeits-Inventar EPI. Hogrefe, Göttingen
12. Ellis FR, Wilson J (1972) An assessment of droperidol as a premedicant. Br J Anaesth 44: 1288-1290
13. Emmerich M, Emmerich E-A, Lanz E, Theiss D (1983) Präoperative Angst und Prämedikationsvisite - eine Patientenbefragung. In: Droh R, Spintge R (Hrsg) Angst, Schmerz, Musik in der Anästhesie. Roche, Basel, S 31-49
14. Eser A, Ulsamer B, Doenicke A, Suttmann H, Ott H (1984) VI. Sertürner Workshop: Anxiolyse durch Benzodiazepine und Thalamonal. Anaesthesist 33: 534
15. Fitzal S, Knapp-Groll E, Ilias W, Scherzer W, Tonczar L (1979) Vergleich zweier Prämedikationsmethoden: Psychische, sedative und somatische Reaktionen. Anaesthesist 28: 572-577
16. Fitzal S, Groll-Knapp E, Lämger W, Riegler R (1983) Prämedikation mit Flunitrazepam, Lormetazepam oder Pethidin-Promethazin. Anaesthesist 32: 295-303
17. Forrest WH, Brown CB, Brown BW (1977) Subjective responses to six common preoperative medications. Anesthesiology 47: 241-247
18. Frank J (1983) Der mögliche Einfluß psychologischer Faktoren auf den Narkoseverlauf. Dissertation, Universität Bonn
19. Gale GD, Gallon S, Porter WR (1983) Sublingual lorazepam: A better premedication. Br J Anaesth 55: 761-763
20. Galster JV (1979) Über Zusammenhänge zwischen sozialen sowie psychologischen Merkmalen und dem Verhalten chirurgischer Patienten unter besonderer Berücksichtigung der Angstemotion. Phil. Dissertation, Universität Erlangen-Nürnberg
21. Galster JV, Druschky K-F (1975) Bedingungen für Indikatorfragen zur Einschätzung des Patientenverhaltens. In: Rügheimer E (Hrsg) Kongreßbericht. Deutsche Gesellschaft für Anaesthesiologie und Wiederbelebung, Erlangen, S 196-203
22. Galster V, Spörl G (1979) Entwicklung einer Skala zur Quantifizierung transitorischer und habitueller Angstzustände. Neurol Psychiatr 5: 223-226
23. Gisevius W (1980) Über die Angst bei chirurgischen Patienten in der Anästhesie vor und nach der Operation. Dissertation, Universität Mainz
24. Grabow W, Hein A, Hendrikx B, Thiel W, Schilling E (1986) Gleichwertigkeit von oraler und intramuskulärer Prämedikation. Anästh Intensivther Notfallmed 21: 13-19
25. Greenblatt DJ, Shader RI, Abernethy DR (1983) Current status of benzodiazepines. N Engl J Med 6: 354-358, 7: 410-416
26. Grote B (1984) VI. Sertürner Workshop: Amnesie nach Benzodiazepinen. Anaesthesist 33: 531
27. Grote B, Doenicke A (1981) Benzodiazepine. In: Ahnefeld FW, Bergmann H, Burri C et al. (Hrsg) Die intravenöse Narkose, Springer, Berlin Heidelberg New York (Klinische Anaesthesiologie und Intensivtherapie, Bd 23)
28. Hack G, Stoeckel H (1981) Benzodiazepine zur Prämedikation und bei Regional- und Allgemeinanästhesie. Anästh Intensivther Notfallmed 16: 128-134
29. Hjortsø E, Mondorf T (1982) Does oral premedikation increase the risk of gastric aspiration? A study to compare the effect of diazepam given orally and intramuscularly on the volume and acidity of gastric aspirate. Acta Anaesthesiol Scand 26: 505-506
30. Höfling S, Butollo W (1985) Prospektiven einer psychologischen Operationsvorbereitung. Anaesthesist 34: 273-279
31. Höfling S, Dworzak H et al. (1983) Der Angstprozeß unter verschieden hohen Thalamonaldosen zur Prämedikation. Anaesthesist 32: 511-518

32. Horowski R, Dorow R (1982) Die Bedeutung pharmakokinetischer Befunde für die klinische Wirkung von Benzodiazepinen. Internist (Berlin) 23: 632-640
33. Houghton GH (1983) Use of lorazepam as a premedicant for caesarean section. Br J Anaesth 55: 767-771
34. Hutschenreuter K, Hutschenreuter U (1975) Die psychische Führung des Patienten, Einführungsreferat. In: Rügheimer E (Hrsg) Kongreßbericht. Deutsche Gesellschaft für Anaesthesiologie und Wiederbelebung, Erlangen, S 177-184
35. Jochemsen R, Rijn PA van, Hazelet TGM, Boxtel CJ van, Breimer DD (1983) Comparative pharmacokinetics of midazolam and loprazolam in healthy subjects after oral administration. In: Jochemsen R (ed) Clinical pharmacokinetics of benzodiazipine hypnotics, Gravenberg, chap 6
36. Kamp H-D, Pasch T, Michelson G, Schmidt H (1984) Narkoseeinleitung mit Midazolam. In: Götz E (Hrsg) Midazolam in der Anästhesiologie. Roche, Basel
37. Kanto J (1981) Benzodiazepines as oral premedicants. Br J Anaesth 53: 1179-1188
38. Kanto J, Leppänen T, Kangas L (1984) Vergleichende Untersuchung von oralen Gaben Flunitrazepam zu Pentobarbital und intramuskulärer Verabreichung von Atropin und Pethidin (Meperidin) als Prämedikation. Anaesthesist 33: 133-136
39. Kapp W (1981) Pharmakologische und toxikologische Aspekte zu Benzodiazepinen. Anästh Intensivther Notfallmed 16: 125-127
40. Kapp W (1984) Pharmakologie und Toxikologie der Benzodiazepine. In: Götz E (Hrsg) Midazolam in der Anästhesiologie. Roche, Basel, S 11-22
41. Katz C, Mann F (1986) Positive Wirkung auf Angstniveau und Wissensstand. Klinikarzt 15: 410-419
42. Korttila K, Tarkkanen L, Kuurne T, Himberg J-J, Abbondati G (1982) Unpredictable central nervous system effects after lorazepam premedication for neurosurgery. Acta Anaesthesiol Scand 26: 213-216
43. Krohne HW (1974) Untersuchungen mit einer deutschen Form der Repression - Sensitization - Skala. Z Klin Psychol 3: 238-260
44. Krohne HW (1975) Angst und Angstverarbeitung. Kohlhammer, Stuttgart
45. Lauven PM, Stoeckel H, Schwilden H, Schüttler J (1981) Klinische Pharmakokinetik von Midazolam, Flunitrazepam und Diazepam. Anästh Intensivther Notfallmed 16: 135-142
46. Laux L, Glanzmann P, Schaffner P, Spielberger CD (1981) Das State-Trait Angstinventar. Beltz, Weinheim
47. Leutner V (1984) Schlafmittel - Porträt einer Medikamentengruppe. Roche, Basel
48. Macha H (1984) Zur Prämedikation in der Anästhesiologie: Gründe und Wirkungsweisen. Med. Dissertation, Universität Erlangen-Nürnberg
49. Male CG, Johnson HD (1984) Oral benzodiazepine premedication in minor gynaecological surgery. Br J Anaesth 56: 499-507
50. Male CG, Lim YT, Male M, Stewart JM, Gibbs JM (1980) Comparison of three benzodiazepines for oral premedication in minor gynaecological surgery. Br J Anaesth 52: 429-436
51. Mayrhofer O (1984) Die Bedeutung der Benzodiazepine für die modernen Anästhesie-Verfahren. In Götz E (Hrsg) Midazolam in der Anästhesiologie. Roche, Basel, S 7-10
52. Müller WE (1982) Benzodiazepinrezeptoren - Eigenschaften und Bedeutung. In: Hippius H (Hrsg) Benzodiazepine in der Behandlung von Schlafstörungen. Internationales Symposium. München
53. Pagano RR, Conner JT, Bellville JW, Graham CW, Schehl D, Katz RL (1978) Lorazepam, hyoscine and atropine as i.v. surgical premedicants. Br J Anaesth 50: 471-476
54. Parbrook GD, Steel DF, Dalrymple DG (1973) Factors predisposing to postoperative pain and pulmonary complications. Br J Anaesth 45: 21-33
55. Pinnock CA, Fell D, Hunt PCW, Miller R, Smith G (1985) A comparison of triazolam and diazepam as premedication agents for minor gynaecological surgery. Br J Anaesth 40: 324-328
56. Reinhart K, Dallinger-Stiller G, Dennhardt R, Heinemeyer G, Eyrich K (1985) Comparison of midazolam, diazepam and placebo i.m. as premedication for regional anaesthesia. Br J Anaesth 57: 294-299
57. Rügheimer E (1981) Neuroleptanästhesie. In: Ahnefeld FW, Bergmann H, Burri C et al.

(Hrsg) Die intravenöse Narkose. Springer, Berlin Heidelberg, New York (Klinische Anaesthesiologie und Intensivtherapie, Bd 23)
58. Ruiz K, Asbury AJ, Thorton JA (1983) Midazolam - does it cause resedation. Anaesthesia 38: 898-902
59. Salehi E (1981) Die Psychopharmaka in der Prämedikation. Krankenhausarzt 54: 709-714
60. Schmidt LR (1978) Methoden der psychologische Operationsvorbereitung. Anästhesiol Inf 8: 331-335
61. Sehhati-Chafai GH, Kau G (1984) Vergleichende Untersuchung über die anxiolytische Wirkung von Valium und Musik bei Patienten während der Operation in Regionalanästhesie. In: Droh R, Spintge R (Hrsg) Musik in der Medizin, Roche, Basel, S 231-236
62. Sjövall S, Kanto J, Kangas L, Pakkanen A (1982) Comparison of midazolam and flunitrazepam for night sedation. Anaesthesia 37: 924-928
63. Skubella U, Schoeller K (1985) Thalamonal versus Dikaliumclorazepat in der Prämedikation. Anästh Intensivmed 5: 155-159
64. Skubella U, Henschel WF, Franzke HG (1981) Abendliche Prämedikation mit Dikaliumclorazepat in der Anästhesiologie-Doppelblindstudie gegen Diazepam und Placebo. Anästh Intensivther Notfallmed 16: 327-332
65. Sold M, Schedel R, Kühn R (1984) Die Bedeutung von Persönlichkeitsmerkmalen inklusive Streßreagibilität und Streßbewältigung für das Erleben operativer Eingriffe in Regionalanästhesie und die Rolle der Musik. In Droh R, Spintge R (Hrsg) Musik in der Medizin. Roche, Basel, S 257-270
66. Strotzka H (1982) Die Regression und ihre Bedeutung für die Psychotherapie. In: Leuner H, Lang O (Hrsg) Psychotherapie mit dem Tagtraum. Huber, Bern, S 14-25
67. Suttmann H, Kugler J, Doenicke A (1984) VI. Sertürner Workshop: Vigilanz und Amnesie. Anaesthesist 33: 530-531
68. Tarnow J (1985) Prämedikation. Anaesth Intensivmed 26: 174-181
69. Tolksdorf W (1985) Perioperative Psychometrie. In: Rügheimer E, Pasch T (Hrsg) Notwendiges und nützliches Messen in Anästhesie und Intensivmedizin. Springer, Berlin Heidelberg New York, S 425-435
70. Tolksdorf W (1985) Der präoperative Streß. Springer, Berlin Heidelberg New York
71. Tolksdorf W, Berlin J, Bethke U, Striebel JP, Westphal KTP, Lutz H (1979) Rohypnol (Flunitrazepam) als Sedativum bei Leitungsanästhesien unter besonderer Berücksichtigung der amnestischen Wirkung. Prakt Anästh 14: 59-70
72. Tolksdorf W, Grund R, Berlin J, Pfeiffer J, Rey ER (1981) Zur Risikoaufklärung vor Anästhesieverfahren aus psychosomatischer Sicht. Anästh Intensivmed 9: 283-285
73. Tolksdorf W, Andrianopolos I, Schmollinger U, Even T, Berlin J (1982) Zum präoperativen psychischen Befinden und Verhalten streßrelevanter Parameter bei chirurgischen Patienten unter klinischen Bedingungen. Anästh Intensivther Notfallmed 17: 21-28
74. Tolksdorf W, Schmollinger U, Berlin J, Rey R (1983) Das präoperative psychische Befinden - Zusammenhänge mit anästhesierelevanten psychophysiologischen Parametern. Anästh Intensivther Notfallmed 18: 81-87
75. Tolksdorf W, Berlin J, Rey ER (1983) Präoperatives psychisches Befinden und Risiko der Anästhesie. In: Droh R, Spintge R (Hrsg) Angst, Schmerz, Musik in der Anästhesie. Roche, Basel, S 61-67
76. Tolksdorf W, Berlin J, Rey ER, Schmidt R, Kollmeier W, Storz W (1984) Der präoperative Streß. Anaesthesist 33: 212-217
77. Tolksdorf W, Kappa F, Müller P, Jung M (1984) VI. Sertürner Workshop: Psychometrische Untersuchungen unter i.v. Benzodiazepinen. Anaesthesist 33: 533-534
78. Tolksdorf W, Mittelstädt S von, Kiss I, Seifert R (1984) VI. Sertürner Workshop: Plasmakatecholamin-, Blutdruck- und Herzfrequenzverhalten nach Prämedikation mit Flunitrazepam, Triflupromazin, Atropin und Placebo. Anaesthesist 33: 534
79. Tolksdorf W, Berlin J, Petrakis N, Rey ER, Schmidt R (1984) Streßreduktion durch i.m. Praemedikation mit sechs Einzelsubstanzen. Anästh Intensivther Notfallmed 19: 1-7
80. Tolksdorf W, Merkel G, Rehder H, Rey ER, Berlin J (1984) Psychologische Aspekte der Spinalanaesthesie. Anaesthesist 33: 307-310
81. Tolksdorf W, Wagener M, Schmidt R (1984) Hochdosiertes Thalamonal/Rohypnol zur Praemedikation. Anaesthesist 33: 489-492

82. Tonscheidt S (1981) Die Verständlichkeit von medizinischen Informationen für Laien. Diplomarbeit, Psychol. Institut Heidelberg
83. Turner TJ (1973) Lorazepam as a premedicant in anaesthesia. Curr Med Res Opin 1: 302-304
84. Ulsamer B (1981) Beitrag zur Anxiolysemessung in der Anästhesie. In: Ahnefeld FW, Bergmann H, Burri C et al. (Hrsg) Die intravenöse Narkose. Springer, Berlin Heidelberg New York (Klinische Anaesthesiologie und Intensivtherapie, Bd 23)
85. Ulsamer B, Doenecke A et al. (1983) Präoperative Anxiolyse mit Lormetazepam. Anaesthesist 32: 304-312
86. Wassenarr W, Lancee WJ, Galloon S, Gale GD (1977) The measurement of anxiety in the presurgical patient. Br J Anaesth 49: 605-608
87. Weinberger DA, Schwartz GE, Davidson RJ (1979) Low-anxious, high-anxious, and repressive coping styles: Psychometric patterns and behavioral and physiological responses to stress J Abnorm Psychol 88: 369-380
88. Wijhe M van, Voogt-Frenkel E de, Stijnen T (1985) Midazolam versus fentanyl/droperidol and placebo as intramuscular premedicant. Acta Anaesthesiol Scand 29: 409-414
89. Williams JGL, Workhoven JR, Williams B (1975) The psychological control of preoperative anxiety. Psychophysiology 12: 50-54
90. Wilson J, Ellis FR (1973) Oral premedication with lorazepam (activan). Br J Anaesth 45: 738-743
91. Zerssen D von (1975) Die Befindlichkeits-Skala. Beltz, Weinheim

Zusammenfassung der Diskussion zu Teil 8

Frage: Haben Patienten, die bereits eine Anästhesie hinter sich gebracht haben, ein erhöhtes Angstniveau? Gibt es hier Unterschiede zwischen Erwachsenen und Kindern?

Antwort: Es muß zwischen Persönlichkeits- und Zustandsangst unterschieden werden, und nur letztere kann zunehmen, wenn frühere Erfahrungen ungünstig waren. Das hat sich für Kinder nachweisen lassen [1]. Auch für Erwachsene muß man annehmen, daß erhöhte Angstniveaus bei Wiederholungsnarkosen auf vorangehende schlechte Erfahrungen zurückzuführen sind. Dies würde auch erklären, daß sich eine Zunahme der Angst nicht durchgehend nachweisen läßt und in erheblichem Maße von der Methodik der Befragung abhängt [4].

Frage: Wie können erfahrene Psychologen oder Psychotherapeuten den Anästhesisten bei der Aufgabe unterstützen, die situative Angst des Patienten vor Narkose und Operation zu verringern?

Antwort: Der Psychologe bzw. Psychotherapeut kann bei dieser Aufgabe den Anästhesisten nicht voll ersetzen. Dieser muß - zumindest quantitativ - den größeren Anteil übernehmen und die Patienten durch Aufklärung und Gespräch psychisch vorbereiten. Bei besonders schwierigen Fällen ist zu erwägen, ob sich der Arzt der Hilfe eines erfahrenen, mit der spezifischen Situation vertrauten Psychologen oder Psychotherapeuten versichern soll.

Viel verbessern läßt sich in diesem so überaus wichtigen, aber auch schwierigen Feld in der Ausbildung der Anästhesisten. Zu empfehlen ist die Teilnahme an Balint-Gruppen, in denen sehr viel über das Verhältnis zum Patienten gelernt, aber auch Selbsterfahrung gewonnen werden kann, welche letztlich wiederum dem Patienten zugute kommt [2].

Frage: Die Rechtsprechung fordert für den mündigen Patienten von heute ein hohes Maß an Aufklärung, damit seine Einwilligung zu Anästhesie und Operation rechtswirksam ist. Steht dieses Verlangen nicht der Forderung an den Anästhesisten entgegen, dem Patienten zu helfen, seine Ängste so weit wie möglich zu bewältigen und abzubauen?

Antwort: Selbstverständlich hat der Patient das Recht, über die geplanten Maßnahmen alles zu erfahren, was er zu wissen wünscht. Dieser Grundsatz darf aber nicht dahin führen, daß von der Persönlichkeit des Patienten, seinen aktuellen Bedürfnissen und den Umständen des Eingriffs völlig abgesehen wird. Vielmehr muß versucht werden, die ärztliche Vorgehensweise soweit wie möglich an diese Gegebenheiten anzupassen und das Angstniveau nicht noch durch Maximalaufklärung zu erhöhen [3]. Mit der von Weißauer inaugurierten Stufenaufklärung [5] scheint hier ein gangbarer Weg eröffnet worden zu sein, weil der Patient den über das unbedingt erforderliche Maß hinausgehenden Umfang der Aufklärung selbst bestimmen kann.

Frage: Auf welche typischen Ausprägungen der präoperativen Angst muß man sich bei Kindern einstellen?

Antwort: Ganz kleine Kinder im Vorschulalter haben am meisten Angst vor der Trennung von den Eltern, besonders der Mutter. Bei ihnen kann versucht werden, durch spielerisches Einüben solcher Situationen diese Art von Ängsten abzubauen. Für Kinder im frühen Schulalter sind Mutilations-, also Verletzungsängste üblich, ab dem 10. Lebensjahr gehen sie in allgemeine Todesängste über. Auch auf diese Formen muß man bei der Vorbereitung der Kinder und ihrer Eltern gezielt eingehen.

Frage: Was ist in der perioperativen Phase bei Patienten, die an eine dauernde Einnahme von Benzodiazepinen gewöhnt sind, besonders zu beachten?

Antwort: Man muß damit rechnen, daß zwischen 5 und 10% der erwachsenen Patienten, die anästhesiert werden müssen, regelmäßig Benzodiazepinpräparate einnehmen, ohne das bei der Befragung immer anzugeben. Bei ihnen sind meistens höhere Dosen als üblich notwendig. Spezifische Probleme ergeben sich in der postoperativen Phase. Hier muß die Benzodiazepineinnahme nach Möglichkeit fortgesetzt werden, weil es sonst zu Entzugserscheinungen kommt. Eine echte Entwöhnung ist im Regelfall nur über einen sehr langen Zeitraum, nicht aber innerhalb weniger postoperativer Tage möglich.

Frage: Die medikamentöse Prämedikation geriatrischer Patienten ist besonders schwierig. Mitunter treten paradoxe Reaktionen auf. Wie sollten aus diesen Gründen Benzodiazepine bei alten Patienten verordnet werden?

Antwort: Indikation und Dosierung von Benzodiazepinen müssen am Individuum ausgerichtet werden. Es ist bei alten Patienten empfehlenswert, die Gedächtnisfunktion durch wenige Fragen zu prüfen. Erscheint sie eingeschränkt, ist Vorsicht mit der Gabe von Benzodiazepinen angebracht. Da der zerebrale Stoffwechsel des alten Patienten verändert ist, darf die Dosis ohnehin nur die Hälfte der beim Normalpatienten eingesetzten Menge betragen. Im übrigen kann nicht mit Sicherheit vorausgesagt werden, welcher Patient eine paradoxe Reaktion mit Unruhe- und Erregungszuständen entwickelt. Vorsicht ist auf jeden Fall bei denen geboten, die anamnestisch berichten, daß sie auf eine abendliche Tasse Kaffee gut schlafen. Bei diesen Patienten werden wahrscheinlich durch das Koffein ihre zentral ausgelösten Schlafapnoephasen gebessert. Es ist verständlich, daß dann Sedativa gefährliche Wirkungen haben können. – Erforderlichenfalls können paradoxe Reaktionen auf Benzodiazepine mit dem Benzodiazepinantagonisten Flumazenil (Anexate) sofort kupiert werden.

Frage: Wie für alle Sedativa, Hypnotika und Anästhetika gilt auch für Benzodiazepine, daß sie die Geschäftsfähigkeit einschränken. Lassen sich über die Dauer genaue Angaben machen?

Antwort: Hierzu gibt es keine breit angelegten und zuverlässigen Untersuchungen, so daß keine exakten Zahlen angegeben werden können. Zu berücksichtigen ist neben der Dosis selbstverständlich die Pharmakokinetik, die Rezeptoraffinität und die Rezeptorhaftung der verwendeten Substanz, schließlich auch die in Kombination eingesetzten Pharmaka (Opiate, volatile Anästhetika u.a.).

Literatur

1. Breitkopf L, Büttner W (1986) Die Effekte früherer Operationen auf Narkose- und Operationsängste bei Kleinkindern. Anaesthesist 35: 30
2. Degwitz R, Hoffmann SO, Kind H (1982) Psychisch krank. Einführung in die Psychiatrie für das klinische Studium. Urban & Schwarzenberg, München Wien Baltimore, Kap. 21
3. Höfling S, Butollo W (1985) Prospektiven einer psychologischen Operationsvorbereitung. Anaesthesist 34: 273
4. Tolksdorf W (1985) Der präoperative Streß. Springer, Berlin Heidelberg New York Tokyo
5. Weißauer W (1978) Das Konzept des Aufklärungs- und Anamnesebogens aus rechtlicher Sicht. Anästh Inf 19: 245

Teil 9

Prämedikation (2)

Sind Analgetika in der Prämedikation obsolet?

H.-D. Kamp

Geschichtliche Entwicklung

Starke (narkotische) Analgetika bzw. Opioide werden seit langer Zeit zur medikamentösen Anästhesievorbereitung im Rahmen einer unmittelbar präoperativen Prämedikation verwendet:

1846	Morton	40 „minims Laudanum" vor seiner historischen Demonstration
1850	Bruno, Italien	benutzt Morphin zur Prämedikation
1868	Greene, Amerika	empfiehlt Morphin s.c. (30–60 mg) vor einer Äthernarkose
1870	Claude Bernard, Frankreich	untersucht Morphinprämedikation experimentell am Hund und findet Minderung des Chloroformverbrauchs
1901	Schneiderlein, Deutschland	verwendet Kombination von Morphin und Scopolamin
1939	Schlungbaum, Deutschland	verwendet Pethidin (erstes synthetisches Opioid)
1952	Laborit, Frankreich	Chlorpromazin; verringert Analgetika- und Anästhetikaverbrauch und mindert so Atemdepression bzw. Übelkeit und Erbrechen

Schon vor der ersten öffentlichen Demonstration einer Äthernarkose durch W.T.G. Morton im Jahre 1846 erhielt der Patient 40 Tropfen Laudanum, d.h. Opium. Später wurde die orale Verabreichung eines nicht standardisierten Alkaloidgemischs mit variabler Resorption durch die Injektion der Reinsubstanz Morphin abgelöst. Damit sollte Schmerzen vorgebeugt, der Anästhetikaeinfluß verkürzt, die Exzitation verringert und „Schock, Delirium und Nausea" verhütet werden [4]. Allerdings war dieses Vorgehen nie ganz unumstritten, weil die erwünschte Wirkung meist nur durch hohe Opioiddosierungen zu erreichen war. Diese führten jedoch zu Erbrechen und Atemdepression, auch bei Verwendung anderer, synthetischer Substanzen. Die Kombination mit Scopolamin oder Neuroleptika, die seit den 50iger Jahren dieses Jahrhunderts verfügbar waren, erlaubte eine Dosisreduktion und erbrachte dadurch und durch ihren antiemetischen Effekt eine Verringerung der Nebenwirkungen.

Heutige Prämedikationsgewohnheiten

Obwohl sich die Anästhesieverfahren in den letzten Jahrzehnten erheblich geändert haben, blieben die ursprünglich auf die Äthernarkose zugeschnittenen Prämedikationsgewohnheiten (Kombination eines Opioids mit einem Neuroleptikum) offensichtlich weitgehend erhalten.
Dies zeigt die Durchsicht der Originalartikel der Zeitschrift „Der Anaesthesist" (Jahrgänge 1981-1985). Dabei fanden sich 150 Angaben zur unmittelbar präoperativen Prämedikation mit 30 unterschiedlichen „Prämedikationsrezepten" (ohne besondere Berücksichtigung von Atropin) (Tabelle 1). In keinem Fall war vermerkt, daß präoperative Schmerzen bestanden. Am häufigsten, bei ⅔ aller Angaben, wurden zentrale Analgetika verwendet. Selten wurden sie als Einzelsubstanzen verabreicht, meistens in Kombination mit anderen Substanzen und zwar fast immer mit einem Neuroleptikum. Die beliebteste Kombination bestand aus Pethidin und Promethazin, dicht gefolgt von der Kombination Fentanyl mit Droperidol (Thalamonal) (Abb. 1). Wenn es auch zu Verschiebungen zwischen den einzelnen

Tabelle 1. Prämedikation 1981-1985. (Aus *Anaesthesist*)

Angaben zur Prämedikation		n = 150
Zahl unterschiedlicher Prämedikationen		n = 30
Analgetika	- in Kombination	n = 87
	- allein	n = 12
Neuroleptika	- in Kombination	n = 76
	- allein	n = 10
Benzodiazepine	- in Kombination	n = 16
	- allein	n = 38
Barbiturate	- in Kombination	n = 3

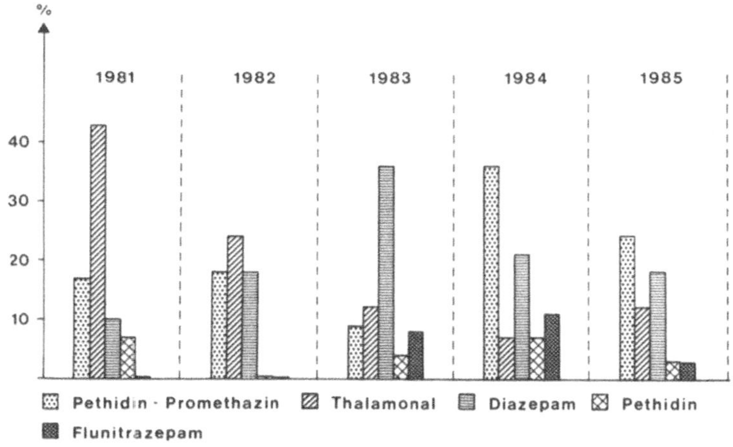

Abb. 1. Häufigkeit verschiedener Prämedikationsverfahren (aus den Originalarbeiten im *Anaesthesist*, Jahrgänge 1981-1985). In der Darstellung sind die 5 am häufigsten verwendeten Substanzen bzw. Kombinationen berücksichtigt

Kombinationen gekommen ist (z.B. zu ungunsten von Thalamonal), so blieb in den letzten Jahren die Anwendung zentraler Analgetika bei der Prämedikation in ihrer Häufigkeit relativ konstant und dominierend.

Im Gegensatz zu diesem Vorgehen wird immer wieder gefordert, die routinemäßige Anwendung zentraler Analgetika zu überdenken. Analgetika werden als Relikt überholter Anästhesieverfahren bezeichnet [15 oder 22] und es wird empfohlen, sie nur dann anzuwenden, wenn ein Patient Schmerzen hat [19]. Gründe für die anscheinend ungebrochene Vorliebe der Anwendung von Opioiden in der Prämedikation sind neben der Neigung, an Gewohntem festzuhalten, [8] v.a. wohl eine Reihe erhoffter Vorteile, die sich aus ihrem Wirkspektrum [5] ergeben.

Analgesie:
- präoperativ,
- intraoperativ,
- postoperativ;

Sedierung;
Euphorie, Stimmungsaufhellung;
Reduktion von Nebenwirkungen der Neuroleptika.

Erwünschte Opioidwirkungen in der Prämedikation

Von der Applikation eines Opioids in der Prämedikation verspricht man sich eine Basisanalgesie für die gesamte perioperative Phase.

Präoperativ leiden jedoch nur die wenigsten aller Patienten an Schmerzen. Lagerungs- und punktionsbedingte Schmerzen lassen sich effektiver durch andere Maßnahmen verhindern, z.B. durch die Narkoseeinleitung im Bett oder durch die Verwendung einer Lokalanästhesie.

Die intraoperative Einsparung anderer Anästhetika durch eine Opioidprämedikation ist ausgesprochen gering. Saidman u. Eger [16] bestimmten die minimale alveoläre Konzentration (MAC) von Halothan mit und ohne Morphinprämedikation. 8-15 mg Morphin s.c. führten dabei lediglich zu einer MAC-Reduktion (Halothan in O_2) von 0,05 Vol.-%.

Bei Kindern ergab die Prämedikation mit 2 mg Pethidin, 1 mg Promethazin und 0,1 mg Droperidol jeweils pro kg KG nur dann eine Reduktion der Enflurane-MAC (um durchschnittlich 25%), wenn kein Lachgas während der Anästhesie verwendet wurde. Bei gleichzeitiger Inhalation von Lachgas sank der MAC-Wert um durchschnittlich 65%, unabhängig davon, ob die Kinder eine Prämedikation erhalten hatten oder nicht [17].

Lehmann [11] hat nach Thalamonal-, Diazepam- oder Piritramid-Prämedikation die sog. „analgetischen Blutspiegel" von Fentanyl im Rahmen von Neuroleptanästhesien bestimmt. Hierbei ergaben sich praktisch identische Fentanylspiegelverteilungen, d.h. die Applikation eines Opioids in der Prämedikation führte intraoperativ nicht zu einer Verminderung des Analgetikaverbrauchs.

In einer eigenen Untersuchung anläßlich knochenchirurgischer Eingriffe an den Extremitäten wurden entweder 100 mg Tramadol oder 5 mg Midazolam jeweils

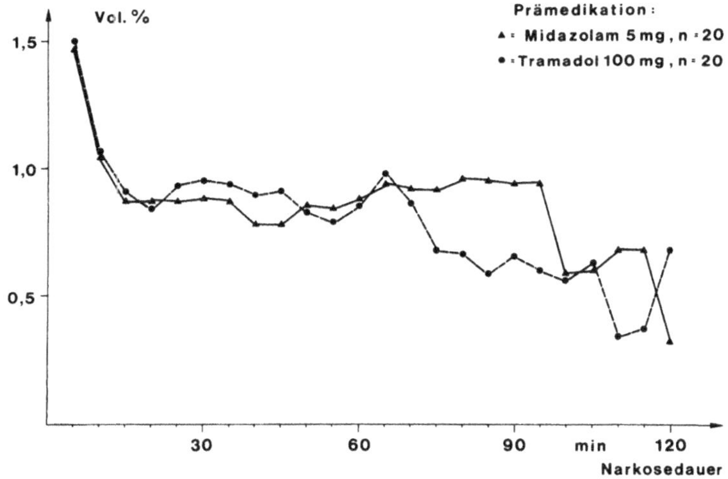

Abb. 2. Inspiratorische Enfluranekonzentrationen bei unterschiedlicher Prämedikation (5 mg Midazolam vs. 100 mg Tramadol i.m., randomisiert, doppelblind, 40 Patienten)

i.m. zur Prämedikation verabreicht (Naujoks; unveröffentlicht). Bei der anschließenden Anästhesie (Thiopentaleinleitung, Muskelrelaxation, Beatmung mit einem Lachgas-Sauerstoffgemisch, F_IO_2:0,3) wurden die erforderlichen inspiratorischen Enfluranekonzentrationen aufgezeichnet, wobei immer der gleiche Verdampfer, das gleiche Narkosegerät und der gleiche Anästhesist eingesetzt waren. Es fand sich dabei kein deutlicher Unterschied in den inspiratorischen Enfluranekonzentrationen, d.h. die Prämedikation mit dem Analgetikum führte nicht zu einer wesentlichen Einsparung beim Inhalationsanästhetikum (Abb. 2).

In der postoperativen Phase sind die analgetischen Auswirkungen einer Opioidprämedikation deutlicher zu erkennen. Im Rahmen der erwähnten eigenen Studie wurde im Anschluß an die Narkosen mit Hilfe einer visuellen Skala auch die Schmerzintensität überprüft. Nach einer durchschnittlichen Anästhesiedauer von ca. 100 min fand sich bei den Patienten, die zur Prämedikation 100 mg Tramadol erhalten hatten, ein etwas niedrigerer Schmerzscore in den ersten postoperativen Stunden als in der Gruppe, die zur Prämedikation Midazolam erhalten hatte (Abb. 3). Zusätzlich war der Analgetikabedarf während des Beobachtungszeitraums bei den Patienten, die zuvor Tramadol erhalten hatten, nur halb so groß wie in der Vergleichsgruppe (durchschnittlich 35 mg gegenüber 70 mg).

Günstige Effekte hinsichtlich der Analgesie in der postoperativen Phase ließen sich auch nach einer Prämedikation mit Buprenorphin [2], Morphin [7] und Pethidin [6] nachweisen; all diesen Untersuchungen ist jedoch gemeinsam, daß mit der Opioidprämedikation zwar eine merkliche, jedoch bei weitem keine ausreichende Analgesie zu erzielen war.

Bezüglich der Analgesie bringt somit die Applikation von Opioiden in der Prämedikation lediglich einen geringen Nutzen bei üblicher Dosierung. Will man eine wesentliche Einsparung anderer Anästhetika im Rahmen der Narkose erreichen, so ist es effektiver, starke Analgetika bei Narkosebeginn i.v. zu verabreichen [13].

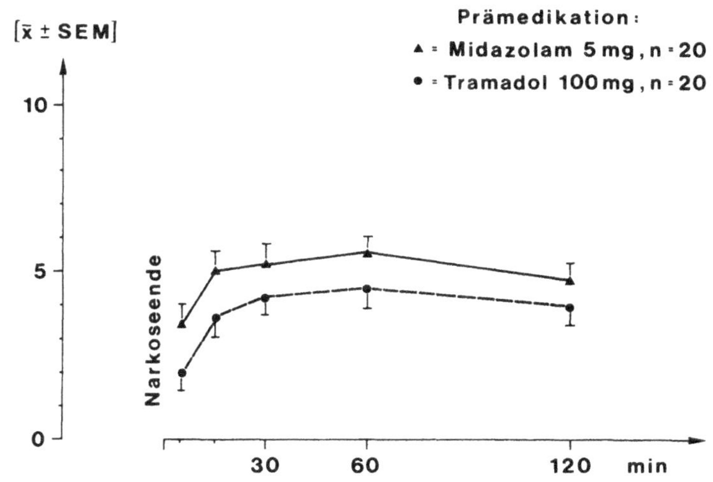

Abb. 3. Postoperativer Schmerzscore (visuelle Skala 0–10, $\bar{x} \pm$ SEM) bei unterschiedlicher Prämedikation (5 mg Midazolam vs. 100 mg Tramadol i. m., randomisiert, doppelblind, 40 Patienten)

Wird eine Inhalationsnarkose durchgeführt, so ist die postoperative Analgesie am besten durch die intravenöse Opioidinjektion kurz vor Ende des chirurgischen Eingriffes zu erreichen [18].

Starke Analgetika besitzen auch sedierende und euphorisierende Begleitwirkungen [5]. Verwendet man sie im Rahmen der Prämedikation, so erwartet man deshalb eine Verbesserung der präoperativen psychischen Befindlichkeit.

Wie weit die opioidinduzierte Sedierung und Euphorisierung dabei wirklich genutzt werden kann, bleibt oft verborgen, weil in der Regel Kombinationen mit anderen psychotropen Substanzen (Neuroleptika) zum Einsatz gelangen. Der Einfluß von Opioiden (als Einzelsubstanzen) auf die Psyche eines Patienten in der präoperativen Phase ist bisher nur wenig untersucht.

Wenn auch davon auszugehen ist, daß sich grundsätzlich die Wirkprofile aller Opioide ähneln, so sind doch die Einzelwirkqualitäten oft unterschiedlich stark ausgeprägt. Die jüngsten Erkenntnisse aus der Opioidrezeptorenforschung zeigen, daß für stimmungsaufhellende Effekte vor allen Dingen die μ-Rezeptoren verantwortlich sind [5]. Zusätzlich werden euphorisierende Eigenschaften durch eine hohe Intrinsic activity und durch eine schnelle Anflutung am Rezeptor gefördert. Nach diesen Erkenntnissen lassen sich am ehesten von Fentanyl und Piritramid günstige Auswirkungen auf die präoperative psychische Befindlichkeit erwarten. Deshalb wurde die Wirkung dieser beiden Substanzen in einer eigenen, randomisierten Doppelblindstudie überprüft. 120 Patienten erhielten am Vorabend des Eingriffes (ESWL) 20 mg Dikaliumclorazepat. Zur eigentlichen präoperativen Prämedikation wurden entweder 15 mg Piritramid, 0,1 mg Fentanyl oder 5 mg Midazolam jeweils 30 Patienten i.m. injiziert, 30 weitere Patienten erhielten keine präoperative Prämedikation. Die psychometrischen Untersuchungen erfolgten am Vorabend nach der Prämedikationsvisite und 45 min nach intramuskulärer Applikation des betreffenden Medikamentes. Zur Bestimmung des Faktors „situative

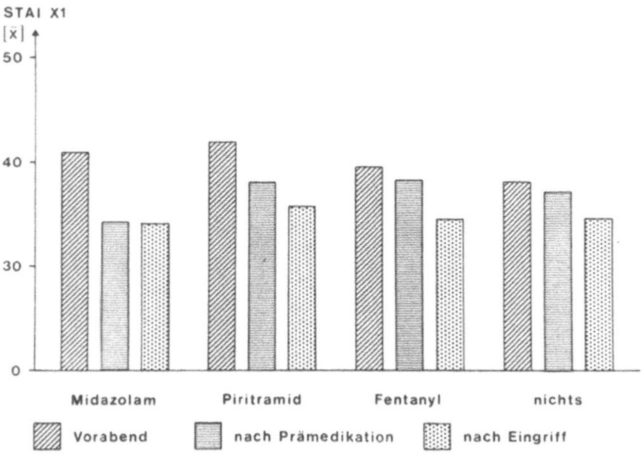

Abb. 4. Angstscore (STAI X1) vor und nach Prämedikation (5 mg Midazolam i. m., 15 mg Piritramid i. m., 0,1 mg Fentanyl i. m. bzw. „nichts") bzw. nach dem Eingriff (extrakorporale Stoßwellenlithotripsie) bei je 30 Patienten (randomisiert, doppelblind)

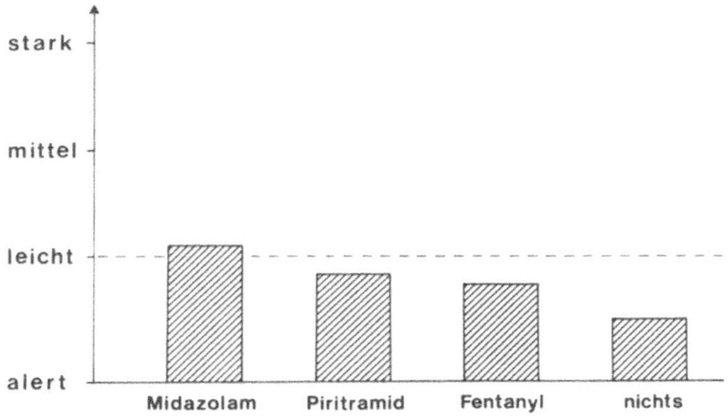

Abb. 5. Sedierungsgrad, Einstufung durch ärztlichen Beobachter. Medikamente und Vorgehen wie bei Abb. 4

Angst" diente das „state-trait anxiety inventory" nach Spielberger (zit. nach [22]). Die deutlichste Reduktion des Angstscores zeigte sich nach Anwendung des Benzodiazepins Midazolam. 45 min nach Injektion wurden hier Scorewerte erreicht, die denjenigen entsprachen, die nach dem Eingriff zu ermitteln waren (Abb. 4). Geringer waren die positiven Effekte nach Piritramid und noch geringer nach Fentanyl. Diejenigen Patienten, die Fentanyl erhalten hatten, wiesen dabei etwa gleichstarke Veränderungen auf wie die Patienten, die keinerlei unmittelbar präoperative Prämedikation erhalten hatten.

Parallel dazu waren die sedierenden Effekte am stärksten nach Anwendung von Midazolam ausgeprägt, weniger nach Piritramid oder Fentanyl (Abb. 5). Auch bei den Patienten ohne Prämedikation war ein geringer Sedierungseffekt nachweisbar,

Tabelle 2. Veränderungen der Faktoren Depression und Schwäche im Rahmen der Prämedikation mit Einzelsubstanzen (↓Abschwächung, ↑Verstärkung, ↕5-15%, ↕↕>15%, ↔ ±5%)

	Depression	Schwäche
Midazolam	↓↓	↓
Diazepam[a]	↔	↓↓
Fentanyl	↔	↑
Piritramid	↔	↔
Pethidin[a]	↓	↑
Buprenorphin[a]	↓	↔
Triflupromazin[a]	↓	↑↑
Droperidol[a]	↑↑	↑↑
Plazebo[a]	↔	↑
Nichts	↑↑	↔

[a] Aus Tolksdorf et al. 1984

der - zusammen mit der ebenfalls meßbaren Angstreduktion - wohl auf die abendliche Prämedikation Dikaliumclorazepat zurückzuführen ist.

Für die Quantifizierung eines euphorisierenden Effektes existieren bisher keine bewährten Meßverfahren. Da die präoperative Situation des Patienten nach Tolksdorf [20] durch Angst, Depression und Asthenie gekennzeichnet ist, läßt sich jedoch indirekt aus einer Beeinflussung dieser Faktoren auf eine Euphorisierung schließen. Anhand visueller Analogskalen ließ sich im Rahmen der oben erwähnten Untersuchung nur eine geringe Veränderung der Faktoren Depression und Asthenie nach Applikation von Piritramid bzw. Fentanyl nachweisen (Tabelle 2). Dies überrascht nicht, da bekannt ist, daß Opioide v.a. bei bestehenden Schmerzen euphorisierend wirken und beim Fehlen von Schmerzen häufig Dysphorie auslösen [18].

Nach Midazolam kam es vorwiegend zu positiven Auswirkungen auf die Befindlichkeit. Die Patienten ohne Prämedikation zeigten eine Zunahme der Depressivität.

Diese Ergebnisse stehen im Einklang mit Untersuchungen von Tolksdorf [22], der ebenfalls bei Verwendung von Einzelsubstanzen zeigen konnte, daß die Opioide Pethidin und Buprenorphin die psychische präoperative Situation nur wenig beeinflussen, im Gegensatz zu Neuroleptika, die sie eher verschlechtern, oder zu Benzodiazepinen, die sie verbessern (s. Tabelle 2).

Nachteilige Opioidwirkungen in der Prämedikation

Den relativ geringen Vorteilen einer Opioidprämedikation steht eine ganze Reihe von potentiellen Nachteilen gegenüber:

- Atemdepression,
- Übelkeit/Erbrechen,
- spasmogene Wirkung,
- Dysphorie,
- ungünstige Resorption (oral),
- Kombination mit Neuroleptika
  (zur Reduktion von Nebenwirkungen der Opioide).

Die gravierendste Nebenwirkung der Opioide ist zweifellos die Atemdepression. Die üblicherweise bei der Prämedikation verwendeten Dosierungen ergeben jedoch in aller Regel keine wesentliche Beeinträchtigung der Atemregulation. Bei besonderer Konstellation, z. B. beim alten oder pulmonal gefährdeten Patienten oder in Kombination mit anderen psychotropen Medikamenten, wird jedoch gelegentlich von einem Abfall des Sauerstoffpartialdrucks berichtet, der insbesondere beim koronarkranken Patienten Bedeutung erlangen könnte [1, 10, 14].

Die häufigsten Nebenwirkungen der starken Analgetika sind Übelkeit und Erbrechen. Bei der eigenen Untersuchung klagten 5 von 30 Patienten nach Gabe von Fentanyl schon vor dem Eingriff über Übelkeit. Nach dem Eingriff erbrachen 8 von 30 Patienten, die Piritramid erhalten hatten, 2 mit Fentanyl- und einer mit Midazolamprämedikation. Übelkeit und Erbrechen werden durch Bewegung verstärkt [18]; durch die Kombination mit potenten Neuroleptika lassen sie sich jedoch in ihrer Frequenz reduzieren.

Die den Opioiden in unterschiedlichem Ausmaß eigene spasmogene Wirkung kann bei Patienten mit Erkrankungen der Gallenwege sogar Schmerz auslösen [18].

Empfehlungen für die Prämedikation bei Patienten ohne präoperativen Schmerz

Ziel einer medikamentösen Prämedikation ist das psychische und physische Wohlbefinden des Patienten in der Vorbereitungs- und Einleitungsphase einer Anästhesie. Dieses ist bei vielen Patienten ohne Schmerzen durch Angst beeinträchtigt. Zwar sind einige Opioide durchaus geeignet - wohl aufgrund ihres sedierenden Effekts, - eine mäßige Angstreduktion herbeizuführen. Allerdings können sie auch eine ganze Reihe unerwünschter Effekte, insbesondere Übelkeit und Erbrechen auslösen. Die Kombination mit Neuroleptika reduziert die Frequenz dieser Nebenwirkungen, nimmt jedoch zwangsläufig Nachteile der Neuroleptika selbst in Kauf [15], wobei angenommen wird, daß diese wiederum von den Opioiden gemildert werden [3]. Die Abwägung von Vor- und Nachteilen der Opioide läßt den Schluß zu, daß ihre routinemäßige Anwendung in der bisherigen Form der Prämedikation nicht sinnvoll ist. Die erwünschten Wirkungen - psychisches und physisches Wohlbefinden - sind einfacher und intensiver durch die bedarfsweise Prämedikation mit einem Benzodiazepin zu erreichen [12, 21, 23].

Für Opioide wurde in vielen Untersuchungen nachgewiesen, daß sie die Häufigkeit der Nebenwirkungen von intravenösen Narkoseeinleitungsmitteln (insbesondere Barbiturate und Etomidate) herabsetzen (Übersicht bei [9]). Allerdings ist es hierfür nicht nötig, sie wie bisher meist üblich, als Prämedikationsmittel i.m. zu verabreichen. Auch hier ist es, wie zur Herstellung einer intraoperativen Basisanalgesie oder zur Erzielung einer postoperativen Analgesie, sinnvoller, sie unmittelbar vor Narkoseeinleitung i.v. zu injizieren.

Nach diesem Konzept sind somit Analgetika bei Patienten ohne Schmerzen in der Prämedikation obsolet, insofern hierunter ihre bevorzugt intramuskuläre Verabreichung noch auf der Pflegestation verstanden wird.

Empfehlungen für die Prämedikation bei Patienten mit präoperativem Schmerz

Opioide sind grundsätzlich als die universellsten Analgetika bei allen Schmerzformen wirksam. Deshalb ist bei Patienten mit präoperativ bestehenden Schmerzen eine Prämedikation mit starken Analgetika sinnvoll [19]. Da sich jedoch aus der Kombination von Opioiden mit anderen zentral dämpfenden Pharmaka zusätzliche Risiken für den Patienten ergeben, sollten - wenn immer möglich - Schmerzbehandlungsverfahren mit peripherem Angriffspunkt erwogen werden, insbesondere weil diese häufig eine effektivere Therapie darstellen. So ist z. B. bei Patienten mit schmerzhaften arteriellen Verschlußkrankheiten der unteren Extremitäten eine Periduralanästhesie durchaus indiziert. Entzündliche rheumatische Schmerzen sprechen besonders gut auf peripher wirksame Analgetika vom Säuretyp an. Wird der Schmerz durch spastische Zustände glattmuskulärer Hohlorgane verursacht, wirken Pyrazolonderivate besser als Opioide, die den Spasmus zusätzlich verstärken können. Beim traumatischen bzw. ischämischen Schmerz, der nicht durch Leitungsanästhesien behandelt werden kann, sind Opioide allerdings die Analgetika der Wahl. Eine seltene Indikation für Opioide in der Prämedikation ergibt sich beim analgetikaabhängigen Patienten, um keine Entzugserscheinungen auszulösen.

Eine differenzierte und möglichst effektive Behandlung präoperativ bestehender Schmerzen erhält ihr besonderes Gewicht dadurch, daß diese die ohnehin bestehenden Störungen der präoperativen Befindlichkeit wie Angst, Hilflosigkeit und Pessimismus extrem steigern können. Dies wiederum verstärkt das Schmerzempfinden. Primärer Ansatzpunkt ist darum hier eine optimale Schmerzbehandlung. Ohne diese wird jedes Bemühen um eine gute psychische Führung unglaubwürdig und die Verabreichung von Psychopharmaka ineffektiv.

Literatur

1. Assaf RAE, Stephen CR (1986) Evaluation and premedication in the elderly. In: Stephen CR, Assaf RAE (eds) Geriatric anesthesia: Principles and practice. Butterworths, Boston London Durban, pp 207-217
2. Barry P, Kay P (1984) Pre-operative sublingual buprenorphine for peri-operative analgesia. In: Bevan PLT, Firth M (eds) Buprenorphine and anaesthesiology. Royal Society of Medicine, London (International congress and symposion series, No 65, pp 5-10)
3. Fitzal S, Knapp-Groll E, Ilias W, Scherzer W, Tonczar L (1979) Vergleich zweier Prämedikationsmethoden: Psychische, sedative und somatische Reaktionen. Anaesthesist 28: 572-577
4. Foldes FF, Swerdlow M, Siker ES (1968) Morphinartige Analgetika und ihre Antagonisten. Springer, Berlin Heidelberg New York (Anaesthesiologie und Wiederbelebung, Bd 25)
5. Freye E, Hartung E (1985) Opioide und ihre Antagonisten in der Anästhesiologie. Perimed, Erlangen

6. Grabow L, Hein A, Hendrikx B, Thiel W, Schilling E (1986) Gleichwertigkeit von oraler und intramuskulärer Prämedikation. III. Wirkung der Prämedikation auf Anästhesie und postoperative Schmerzen. Anästh Intensivther Notfallmed 21: 181-186
7. Gravenstein JS, Beecher HK (1956) The effect of preoperative medication with morphine on postoperative analgesia with morphine. J Pharmacol Exp Ther 113: 506-512
8. Halpern LM (1977) Rational choice of preoperative medication: The emperor's new clothes? Anesthesiology 47: 239-240
9. Kampschulte S, Roth H, Lehmann C (1984) Abhängigkeit der Wirkung intravenöser Narkosemittel von verschiedenen Prämedikationsformen. In: Lehmann C, Landauer B, Roth H (Hrsg) Intravenöse Narkosemittel. Perimed, Erlangen, S 139-153
10. Kopman EA, Ramirez-Inawat RC (1980) Arterial hypoxaemia following premedication in patients with coronary artery disease. Can Anaesth Soc J 27: 132-134
11. Lehmann KA (1984) Fentanyl: Kinetik und Dynamik. Perimed, Erlangen
12. Müller G, Kamp HD (1988) Benzodiazepine in der Prämedikation. In: Rügheimer E, Pasch T (Hrsg) Vorbereitung des Patienten zu Anästhesie und Operation. Springer, Berlin Heidelberg New York Tokyo, S 340-357
13. Murphy MR, Hug CC (1982) The anesthetic potency of fentanyl in terms of its reduction of enflurane MAC. Anesthesiology 57: 485-488
14. Rosenbaum KD, Wolf E, Andreew H (1971) Statistische Betrachtungen über den Einfluß der Prämedikation auf die Atmung. Anaesthesist 20: 375-377
15. Rügheimer E (1981) Neuroleptanästhesie. In: Ahnefeld FW, Bergmann H, Burri C et al. (Hrsg) Die intravenöse Narkose. Springer, Berlin Heidelberg New York (Klinische Anästhesiologie und Intensivtherapie, Bd 23, S 175-191)
16. Saidman LJ, Eger EI (1964) Effect of nitrous oxide and of narcotic premedication on the alveolar concentration of halothane required for anesthesia. Anesthesiology 25: 302-306
17. Schwieger I, Podlesch I, Dähn H (1983) MAC von Enflurane bei Kindern. In: Brückner JB (Hrsg) Kinderanaesthesie - Prämedikation - Narkoseausleitung. Springer, Berlin Heidelberg New York Tokyo (Anaesthesiologie und Intensivmedizin, Bd 157, S 120-125)
18. Stoelting RK (1986) Psychological preparation and preoperative medication. In: Miller RD (ed) Anesthesia, 2nd edn, vol I. Churchill Livingstone, New York Edinburgh London Melbourne, pp 381-397
19. Tarnow J (1985) Prämedikation. Anästh Intensivmed 26: 174-181
20. Tolksdorf W (1985) Der präoperative Streß. Springer, Berlin Heidelberg New York Tokyo
21. Tolksdorf W, Berlin J, Bethke U, Nieder G (1981) Psychische und somatische Auswirkungen der Prämedikation mit Rohypnol, Thalamonal und Plazebo in Kombination mit Atropin. Anästh Intensivther Notfallmed 16: 1-4
22. Tolksdorf W, Berlin J, Petrakis N, Rey ER, Schmidt R (1984) Streßreduktion durch I.M.-Prämedikation mit sechs Einzelsubstanzen. Anästh Intensivther Notfallmed 19: 1-7
23. Wijhe M van, Voogt-Frenkel E de, Stijnen T (1985) Midazolam versus fentanyl/droperidol and placebo as intramuscular premedicant. Acta Anaesthesiol Scand 29: 409-414

Anticholinergika – grundsätzliche oder gezielte Anwendung?

C. Ammermann, H. Grimm, C. Pöpperl

Seit der Zeit der Äthernarkosen gilt die Gabe von Atropin oder verwandter Substanzen vor Narkosebeginn als obligat; zum einen aus forensischen Gründen, zum anderen mit dem Argument, schaden könne es ja nichts. Dem hat z. B. Eger bereits 1962 [3] in einem gründlichen Übersichtsaufsatz widersprochen, und moderne Lehrbuchautoren wie Dudziak [2] oder Larsen [8] empfehlen fast unisono nur eine gezielte Indikation dieser Medikamente. Aufgrund der Ergebnisse der vorliegenden Literatur und einer eigenen Studie wurde am Erlanger Anästhesie-Institut für eine Probezeit die bisher obligate Atropingabe in allen vertretbaren Fällen unterlassen und untersucht, ob schwerwiegende Störungen des Herzrhythmus oder anderer Art auftreten. Unser Beitrag soll die Ergebnisse dieser Erhebung berichten und zuvor die pathophysiologischen und klinischen Überlegungen zusammenfassen.

Anticholinergika sind Antagonisten des Acetylcholins, einer neurohumoralen Transmittersubstanz, die an funktionell unterschiedlichen Stellen wirksam wird [5, 17]. Dieser Beitrag beschäftigt sich mit den muskarinischen Rezeptoren in den parasympathischen Endorganen, an denen Substanzen wie Atropin, Scopolamin und Glycopyrrolat wirksam sind. Dabei werden wir aber mehrfach auf Zusammenhänge zwischen den Rezeptortypen stoßen.

Zwei Eigenheiten der Rezeptorsysteme sind zum Verständnis der funktionellen Vorgänge besonders wichtig [5]:

1) Ganglionäre Synapsen enthalten Spalten von etwa 10 nm Breite, parasympathische Endorgane solche von 1000 nm und mehr. In den letzteren muß daher wesentlich mehr Transmittersubstanz abgegeben werden, damit eine ausreichende Menge zum Rezeptor diffundieren kann. Entsprechend läßt die Wirkung langsamer nach, dies v. a. infolge von Abbau und weniger von Abdiffusion. Anstatt in Millisekunden mißt daher die Geschwindigkeit von Reaktionszyklen an muskarinischen Rezeptoren – z. B. am Herzen – in Sekunden. Dies spielt eine Rolle, wenn nach vagokardialen Reaktionen hohe Dosierungen von Anticholinergika vonnöten sind, um – nach vergleichsweise langer Zeit – eine Anhebung der Herzfrequenz zu erreichen,
2) Neueren Ergebnissen zufolge besteht nicht nur systemisch eine Gegenregulation zwischen Sympathikus und Parasympathikus. Zumindest am Herzen soll die Ausschüttung von Acetylcholin diejenige der sympathischen Transmittersubstanz Noradrenalin hemmen. Umgekehrt führt dann Atropin zur vermehrten Ausschüttung dieses Katecholamins, was u. a. die erhöhte Neigung zu ventrikulären Extrasystolen (VES) nach Atropingabe erklären könnte.

Muskarinische Anticholinergika wie Atropin haben ihre Hauptwirkung in den folgenden Organsystemen: ZNS, Herz, Bronchien [5, 16].

Zentral führen liquorgängige Anticholinergika zu einem zentralen Vagotonus. Atropin bewirkt i. allg. eine Aktivierung, Scopolamin eine Dämpfung. Diese Wirkungen können jedoch auch ins Gegenteil umschlagen, was nicht nur dosisabhängig zu sein scheint [17].

Zumindest im Vergiftungsfall tritt das zentral-anticholinerge Syndrom auf, das sowohl mit komatösen wie auch Erregungszuständen einhergehen kann. Auch nach Narkosen sollen ähnliche Effekte auftreten. Jedenfalls sind scheinbar grundlos nicht aufwachende Patienten teilweise mit dem spezifischen Antagonisten Physiostigmin erweckbar [13, 14]. Sheref hat eine Studie vorgelegt, in der mit Atropin behandelte Patienten schlechter aufwachten als jene, die das nicht liquorgängige Glycopyrrolat erhalten hatten [11]. Es gibt hier viele offene Fragen, aber die Aussage, Atropin schade nichts, wird schon hier recht fragwürdig.

Kardial führt zentraler Vagotonus prinzipiell zur Bradykardie, die nach Atropin v. a. anfangs und nach sehr kleinen Dosierungen zu beachten ist. Sonst dominiert die direkte periphere Atropinwirkung, die zu Tachykardie und - wohl durch die angesprochene sympathische Umschaltung - zu v. a. ventrikulären Rhythmusstörungen führt. Deren vermehrtes Auftreten nach Atropingabe wird von mehreren empirischen Studien bestätigt [4, 5, 9, 15].

Bronchial bewirkt Atropin eine Erweiterung und - wie auch im Mundbereich - eine Sekretionshemmung, die in der Narkosepraxis durchaus erwünscht ist. Scopolamin und Glycopyrrolat haben diesbezüglich eine besonders ausgeprägte Wirkung. Zugleich wird allerdings die mukoziliäre Clearance nachhaltig beeinflußt (Habich, persönliche Mitteilung). So berichten Rühle et al. [10], daß 24 h nach 0,5 mg Atropin bei Patienten mit bronchopulmonalen Erkrankungen die mukoziliäre Clearance durchweg erniedrigt sei, während bei gesunden Nierauchern das Gegenteil genauso signifikant eintritt. Hierfür werden interessante Erklärungen diskutiert; im Zusammenhang mit Narkosen ist allerdings zu fragen, ob Intubation und Gaseinwirkung diesen Effekt der Anticholinergika nicht dominieren.

Tabelle 1 faßt die Haupteigenschaften von Atropin, Scopolamin und Glycopyrrolat zusammen (nach [17]). Glycopyrrolat scheint gegenüber dem bisher weithin üblichen Atropin einige interessante Eigenschaften zu haben, die an dieser Stelle nicht weiter diskutiert werden können: längere Wirkung, mäßige kardiale Frequenzsteigerung, keine zentrale Wirkung.

Die Gabe von Atropin i. m. zur Prämedikation vereint eine vergleichsweise schwache akute Wirkung mit für den Patienten unangenehmen Symptomen von Streß wie Mundtrockenheit und Herzklopfen und hat somit keine Vorteile.

Tabelle 1. Wirkungsspektrum anticholinerger Pharmaka [17]

Wirkung	Atropin	Scopolamin	Glycopyrrolat
Chemisch	Tertiär	Tertiär	Quaternär
Wirkdauer	Kurz	Kurz	Lang
Sekretion reduziert	+	++	++
Herzfrequenz	++	0	+
Arrhythmien	++	++	+
ZNS	Stimulation	Depression	0

Demgegenüber werden für die intravenöse Gabe von Atropin (oder vergleichbarer Substanzen) unmittelbar vor Narkoseeinleitung nach wie vor Pro und Contra diskutiert. Diese Diskussion ist in der folgenden Übersicht zusammengefaßt.

Vorteile:	*Nachteile:*
- kardialer Reflexschutz (?),	- vermehrt Arrhythmien,
- Sekretionshemmung,	- gestörte mukoziliäre Funktion,
- Bronchodilatation;	- vermehrte Regurgitation (?),
	- zentrale Wirkung.

Betrachten wir nun, welche Einflüsse auf das cholinerge System während der Narkoseeinleitung überhaupt Anlaß sein können, Anticholinergika anzuwenden.

Eine wesentliche Rolle kommt der *psychischen Führung* und Prämedikation zu, da die vegetative Stimmungslage mit der psychischen zusammenhängt - allerdings in so komplexer Weise, daß keine einfachen Voraussagen z. B. über die Beeinflussung der Herzfrequenz möglich sind.

Opioide wie Fentanyl führen zentral zur Vagusaktivierung und Sympathikushemmung, was einen Abfall von Herzfrequenz und Blutdruck sowie einen Tonusanstieg der Bronchialmuskulatur zur Folge hat. *Barbiturate* bewirken neben einer zentralen Sympathikusdämpfung hämodynamische Effekte wie negative Inotropie und verminderten venösen Füllungsdruck, so daß der Blutdruck fällt und die Herzfrequenz steigt [6, 8].

Die stärkste cholinerge Stimulation im Narkosezusammenhang finden wir beim *Succinylcholin,* das aufgrund seiner Strukturähnlichkeit zum Acetylcholin alle cholinergen Synapsen - muskarinische wie nikotinartige - erregen kann. Typischerweise dominiert als direkte Herzwirkung eine ausgeprägte Bradykardie, die bis zur kurzfristigen Asystolie führen kann.

Diese bradykarden Reaktionen sehen wir - im Gegensatz zu anderen Autoren - auch nach Vorgabe eines nichtdepolarisierenden Muskelrelaxans [1]. Da Succinylcholin auch nikotinartige sympathische Ganglien erregt, kann es auch Tachykardie, Hypertonus sowie VES bewirken [5].

Von den *nichtdepolarisierenden Relaxanzien* hat Tubocurarin die ausgeprägtesten unerwünschten Wirkungen, da es in klinischen Dosierungen auch autonome Ganglien blockiert. Starker Blutdruckabfall und Tachykardie sind neben der Histaminfreisetzung die Ursache, daß dieses Medikament bei uns verlassen wurde. Gallamin und Pancuronium blocken weitgehend selektiv den Herzvagus, was wieder zu indirekten sympathischen Reaktionen mit Tachykardie, Blutdruckerhöhung und evtl. Arrythmie führt.

Alcuronium hat eine geringe ganglionäre Wirkung. Der periphere Widerstand sinkt kurzzeitig, was beim Kreislaufgesunden durch erhöhtes Herzzeitvolumen kompensiert wird.

Vecuronium schließlich hat weder auf autonome Ganglien noch auf muskarinartige Rezeptoren eine wesentliche Wirkung und gilt daher als frei von kardiovaskulären Nebenwirkungen. Durch die *Intubation* gesetzte Reize können auf vagalen Bahnen zum Laryngospasmus, Bradykardie und Druckabfall führen, auf sympathischen jedoch zu Tachykardie und Druckanstieg. Neben der Narkosetiefe

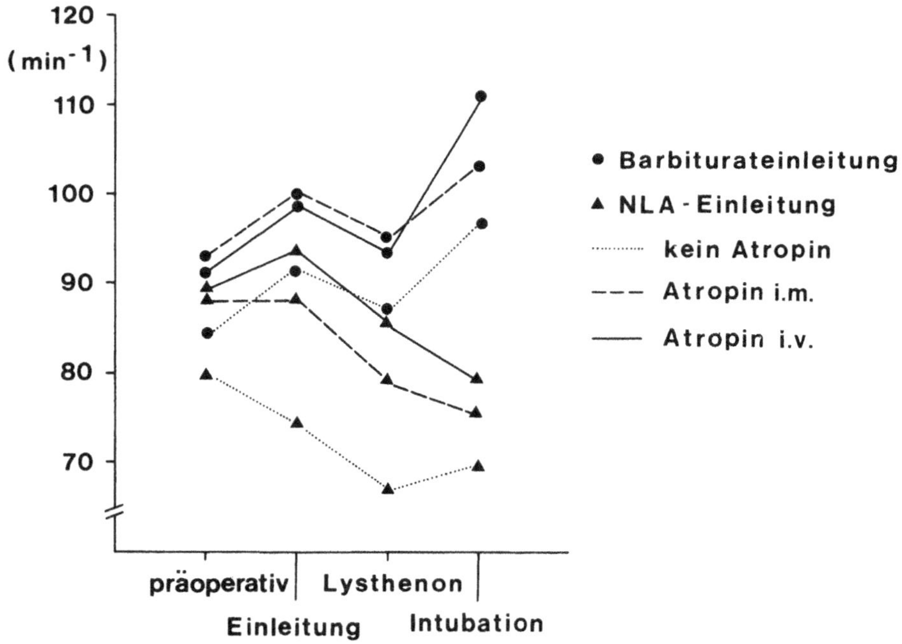

Abb. 1. Verhalten der mittleren Herzfrequenz in der Einleitungsphase

haben die verwendeten Narkotika auf Art und Umfang dieser Reaktionen Einfluß [1, 2, 8].

Das komplexe Zusammenspiel all dieser Einflußgrößen entscheidet letztlich darüber, ob die Gabe von Anticholinergika im Einzelfall sinnvoll sein wird. An unserem Institut wurde bis dato routinemäßig Atropin 0,5 mg i.m. oder i.v. gegeben. Um der Frage der Entbehrlichkeit näher zu kommen, haben wir zunächst gesunde Patienten bei wenig belastenden Wahleingriffen (Septorhinoplastiken) untersucht. Dazu wurden randomisiert 6 Gruppen gebildet, die durch die Narkoseform (Barbiturat-Enfluran oder NLA) sowie die Atropingabe (i.v., i.m., keine) definiert waren. Alle Patienten wurden mit Benzodiazepinen prämediziert, der Herzrhythmus vor und während der Einleitung mit einem EKG-Schreiber dokumentiert.

Abbildung 1 zeigt eine graphische Übersicht über den Verlauf der mittleren Pulsfrequenz vor Einleitung, nach Narkotikum, Lysthenon und Intubation.

Die Barbiturateinleitungen zeigen übereinstimmend eine aufsteigende Frequenzlinie mit einer deutlichen Lysthenonsenke. Bei den Neurolepteinleitungen ist die Tendenz der Frequenz gleichbleibend bis abfallend, so daß schon streuungsbedingt hier gegen Ende der Einleitung vermehrt Bradykardien erwartet werden müssen. In der Tat finden sich die 3 in der Stichprobe aufgetretenen Bradykardien in diesen Gruppen - Bradykardien wohlgemerkt von 48/min bzw. 47/min, also durchaus harmlos. Das gleiche gilt für 3 Patienten mit einzelnen VES, die ohne erkennbare Gruppenzuordnung auftraten. Mit anderen Worten: Im Gegensatz zur sonstigen klinischen Erfahrung ist praktisch nichts Bemerkenswer-

Tabelle 3. Nebenwirkungen ohne und mit pränarkotischer Atropinapplikation

Störung	Ohne Atropin (%)	Mit Atropin (%)
Keine	660 (84)	14 (58)
Rhythmusstörungen	94 (12)	10 (42)
Speichelfluß	31 (4)	- (-)
Gesamt	785	24

tes passiert. Offenbar waren wir in der Auswahl des Patientenguts doch zu vorsichtig gewesen. Wir beschlossen daher, es bei der an sich recht bescheidenen Anzahl von 79 Patienten zu belassen und im gesamten Institutsbereich einen Großversuch zu starten.

Hierbei wurden die Anästhesisten in den von unserem Institut betreuten Häusern angewiesen, nur bei besonders begründeter Indikation Atropin i.v. vor Einleitungsbeginn zu geben, die intramuskuläre Gabe wurde ganz verlassen. Zu jeder Narkoseeinleitung wurde dann ein Fragebogen ausgefüllt - ob und wann Atropin evtl. doch gegeben wurde und ob bzw. welche therapiebedürftigen Rhythmusstörungen beobachtet wurden.

Natürlich gehen in die so erhobenen Daten neben dem Patientenverhalten auch Arztmeinungen mit ein. Andererseits konnte nicht vom Schreibtisch aus die Indikation für Atropin entschieden werden. Es handelt sich hier also nicht um eine kontrollierte Studie, sondern um eine begleitende Erhebung bei Einführung eines neuen Regimes, deren Hauptergebnis Tabelle 3 zeigt.

Von 809 Patienten haben 785 kein Atropin erhalten, 84% dieser Patienten zeigten keine therapiebedürftigen Störungen, gut 10% zeigten therapiebedürftige Rhythmusstörungen, bei 4% führte störende Sekretion zur nachträglichen Atropingabe. Der sehr hohe Komplikationsanteil in der Atropingruppe kann nur dahingehend interpretiert werden, daß hier besonders belastete Patienten Eingang gefunden haben.

Mit Atropin (und Thalamonal) prämedizierte Patienten hat Grimm bereits 1981 [7] unter 8 verschiedenen Einleitungsregimes untersucht. Faßt man diejenigen Rhythmusstörungen zusammen, die während noch heute bei uns üblichen Narkoseformen aufgetreten sind, so waren supraventrikuläre Extrasystolen (SVES), VES mit Überleitungsstörungen und ektope Schrittmacher bei 36% der Patienten zu beobachten. Ernste Zwischenfälle wurden bei 9,4% dieser Dysrhythmien, also knapp 3,5% aller Einleitungen gesehen. Von der Definition des ernsten Zwischenfalls bis zur Prämedikation sind hinsichtlich der Vergleichbarkeit mit den Daten aus unserer Studie einige Einschränkungen angebracht. Dennoch darf festgehalten werden, daß auch nach routinemäßiger intramuskulärer Gabe von Atropin Rhythmusstörungen auftreten, wenn auch mit anderem Verteilungsmuster.

Tabelle 4 zeigt die Verteilung der Rhythmusstörungen in unserer Studie bei Narkoseeinleitungen ohne Atropin. Es zeigt sich, daß praktisch nur Bradykardien aufgetreten sind, wenn man von der Intubationsphase mit ihren bereits erwähnten vagalen und sympathischen Reaktionsmustern absieht. Diese Bradykardien sind über die Einleitungsphase breit gestreut. Dabei fällt auf, daß 41 Fälle - also fast

Tabelle 4. Art der Rhythmusstörungen bei Weglassen des Atropins (n = 785)

Störung	Präoxygenierung	Narkoseeinleitung	Succinylcholin	Intubation	Nach Einleitung
Tachykardie	-	-	-	1	-
Bradykardie	3	17	10	17	41
Gehäufte SVES	-	-	-	2	-
Gehäufte VES (monotop)	-	-	-	1	-
VES (heterotop)	-	-	1	-	-

die Hälfte - erst nach der eigentlichen Narkoseeinleitung beobachtet worden sind. Hierunter fallen v.a. bekannte Reaktionsmuster wie eine Reizung des Carotissinus bei der Punktion der V.jugularis interna oder der okulokardiale Reflex.

90% der berichteten Bradykardien wurden durch einmalige Gabe von 0,5 mg Atropin ausreichend behandelt, 10% erhielten mehr Atropin und knapp 5% benötigen Alupent in der Größenordnung 0,2-0,4 mg zusätzlich (also rund 0,5% der ohne Atropin eingeleiteten Patienten). Die Befürchtung, es könnten unbeeinflußbare Bradykardien oder Asystolien provoziert werden, hat sich nicht bestätigt.

Die dargestellten Überlegungen und Ergebnisse lassen Atropin oder verwandte Substanzen als wichtige Medikamente erscheinen, die bei Einleitung jeder Narkose bereit zu liegen haben. Eine allgemeine pränarkotische Gabe ist in ihrer Effektivität zweifelhaft und durchaus von Nachteilen begleitet. Sie sollte daher, wie bei jedem anderen Medikament, zugunsten einer gezielten Indikation verlassen werden.

Literatur

1. Benzer H, Frey R, Hügin W, Mayrhofer O (Hrsg) (1982) Anaesthesiologie, Intensivmedizin und Reanimatologie, 5. Aufl. Springer, Berlin Heidelberg New York
2. Dudziak R (1982) Lehrbuch der Anästhesiologie, 2. Aufl. Schattauer, Stuttgart New York
3. Eger EI (1962) Atropin, scopolamine, and related compounds. Anesthesiology 23: 365-383
4. Eikard B, Sorensen B (1976) Arrhythmias during halothane anesthesia I: The influence of atropine during induction with intubation. Acta Anaesthesiol Scand 20: 296-306
5. Flacke WE, Flacke JW (1986) Cholinergic and anticholinergic agents. In: Smith NT, Corbascio AN (eds) Drug interactions in anesthesia, 2nd edn. Lea & Febiger, Philadelphia, pp 160-175
6. Goodman Gilman A, Goodman LS, Gilman A (eds) (1980) The pharmacological basis of therapeutics, 6th edn. MacMillan, New York Toronto London
7. Grimm H (1981) Die Veränderungen des Herzrhythmus in der Einleitungsphase von Allgemeinnarkosen. Med. Habilitationsschrift, Universität Erlangen-Nürnberg
8. Larsen R (1985) Anästhesie. Urban & Schwarzenberg, München Wien Baltimore
9. Mirakhur RK, Jones CJ, Dundee JW (1980) Effects of intravenous administration of glycopyrrolate and atropine in anaesthetised patients. Anaesthesia 35: 277-281
10. Rühle K, Köhler D, Kasper D, Matthys H (1984) Der Einfluß von Atropin auf die mukoziliäre Clearance 24 Stunden nach Applikation. Prax Klin Pneumol 38: 465-468
11. Sheref SE (1985) Pattern of CNS recovery following reversal of neuromuscular blockade. Br J Anaesth 57: 188-191
12. Smith NT, Corbascio AN (eds) (1986) Drug interactions in anesthesia, 2nd edn. Lea & Febiger, Philadelphia

13. Stoeckel H (Hrsg) (1982) Das zentral-anticholinergische Syndrom: Physostigmin in der Anästhesiologie und Intensivmedizin. Thieme, Stuttgart New York (INA, Bd 35)
14. Stoeckel H, Lauven P (Hrsg) (1985) Das zentral-anticholinergische Syndrom: Physostigmin in Intensivmedizin, Anästhesiologie, Psychiatrie. Thieme, Stuttgart New York (INA, Bd 55)
15. Thurlow AC (1972) Cardiac dysrhythmias in outpatient dental anaesthesia in children. Anaesthesia 27: 429-435
16. Weiner N (1980) Atropine, scopolamine, and related antimuscarinic drugs. In: Goodman Gilman A, Goodman LS, Gilman A (eds) The pharmacological basis of therapeutics, 6th edn. MacMillan, New York Toronto London, pp 120-137
17. Wood M (1982) Anticholinergic drugs; anesthetic premedication. In: Wood M, Wood AJJ (eds) Drugs and anesthesia. Pharmacology for anesthesiologists. Williams & Wilkins, Baltimore London, pp 141-162

Vor- und Nachteile verschiedener Applikationswege zur Prämedikation

F. J. Kretz

Einleitung

Die Grundbefindlichkeit des Patienten vor Narkose und Operation ist geprägt von Angst und Furcht. Zu den verantwortungsvollsten Aufgaben des Anästhesisten zählt es, auf diese Ängste und Befürchtungen seiner Patienten einzugehen. Damit kann er einen bedeutsamen Beitrag zur Verminderung der Angst leisten. Bei den meisten Patienten wird man jedoch darüber hinaus - es sei denn auf besonderen Wunsch des Patienten - auf eine Prämedikation nicht verzichten wollen.

Die Ziele der Prämedikation haben sich im Laufe der Zeit gewandelt. Stand früher die Absicht, mit der Prämedikation inadäquaten, autonomen Reflexen vorzubeugen, im Vordergrund, so dominieren heute die Bestrebungen, eine Anxiolyse zu erreichen. Auch die analgetische Komponente ist deutlich in den Hintergrund getreten, es sei denn, der Patient hätte bereits vor Operationsbeginn ausgeprägte Schmerzen.

Prämedikationsziele

- Anxiolyse
- Sedation
- Analgesie
- Antihistamineffekt
- Antiemesis
- Erleichterung der Narkoseeinleitung
- Hemmung autonomer Reflexe
- keine Störung der Vitalfunktion Atmung und Herzkreislauf
- keine unangenehmen Erinnerungen

Die Auswahl von Medikament, Dosis und Applikationsweg orientiert sich aber nicht nur an den genannten Zielen der Prämedikation, sondern auch an anderen Kriterien, wie z. B.:

- Alter des Patienten (Kind, Erwachsener, Greis),
- Dringlichkeit des Eingriffs (Notfalleingriff, Elektiveingriff),
- Postoperative Phase:

Ambulante Operation?
Stationäre Weiterbehandlung?
Verlegung auf eine Intensivstation?
Nachbeatmung?

- Vorerkrankung,
- örtliche Gegebenheiten,
- Operationsprogramm und Kooperation mit dem Chirurgen,
- Wunsch des Patienten.

Der Wunsch des Patienten - last, but not least - sollte in die Überlegungen des Anästhesisten, was Medikament und Applikationsweg betrifft, so weit als möglich eingehen. Denn im wesentlichen wird der Anästhesist nicht danach beurteilt, ob er stärkergradige Blutdruckschwankungen intraoperativ beherrscht hat oder ob die Infusionsmenge ausreichend war - beurteilt wird er vom Patienten v.a. danach, ob er ihm den Weg zur Narkose und Operation erleichtert hat.

Intravenöse Applikation

Die intravenöse Applikation ist *ein* möglicher Prämedikationsweg, der allerdings nur sehr selten beschritten wird. Die intravenöse Gabe von Atropin in einer Dosierung von 0,5 mg und Fentanyl in einer Dosierung von 0,1-0,2 mg vor Eingriffen mit Dringlichkeit bei unprämedizierten Patienten ist nicht als Prämedikation, sondern als Teil einer balancierten Anästhesie zu sehen. Auch die intravenöse Applikation von Benzodiazepinen wie Lormetazepam, Flunitrazepam, Midazolam oder Diazepam während Regionalanästhesien ist nicht als Prämedikation einzustufen, sondern als Sedierung während einer Regionalanästhesie.

„Prämedikation" bei Eingriffen mit Dringlichkeit:

- Atropin	0,5 mg i.v.	} ⟶ Teil einer „balanced anaesthesia"
- Fentanyl	0,1-0,2 mg i.v.	

„Prämedikation" bei Regionalanästhesien:

- Lormetazepam (Noctamid)	0,015-0,03 mg/kg KG, i.v.
- Flunitrazepam (Rohypnol)	0,015-0,03 mg/kg KG, i.v.
- Midazolam (Dormicum)	0,1 -0,15 mg/kg KG, i.v.
- Diazepam (Valium)	0,1 -0,15 mg/kg KG. i.v.

⟶ Sedierung bei Regionalanästhesien

Die Kinetik nach intravenöser Applikation ist in der Regel charakterisiert durch einen biexponentiellen Verlauf der Konzentration: Es kommt zu einem raschen Abfall der Blutspiegelkurve (Verteilungsphase, α-Phase), die dann in eine langsame terminale Eliminationsphase (β-Phase) übergeht (s. Abb. 2, S. 383). Die Wirkdauer von kurzwirksamen Narkotika wird durch die Verteilungsphase bestimmt. Die β-Phase beschreibt die Elimination der i.v. verabfolgten Substanz. Bei wiederholter Gabe kann es zu Kumulation und starker Verlängerung der Wirkdauer kommen.

Außer dieser klaren und überschaubaren Kinetik bietet die intravenöse Applikation den Vorteil des raschen Wirkungseintritts, aber auch eine Reihe von Nachteilen. Dazu gehören möglicherweise Schmerzen bei der Injektion, die Möglichkeit einer Thrombophlebitis sowie mögliche Störungen der Vitalfunktionen Atmung und Kreislauf. Injektionsschmerz und Thrombophlebitis sind meist bedingt durch Lösungsvermittler wie z.B. bei den Benzodiazepinen Propylglycol oder Benzylalkohol. Aufgrund der Wasserlöslichkeit von Midazolam braucht dieses Benzodiazepin keinen Lösungsvermittler und führt deshalb nur äußerst selten zu einer Gewebeirritation.

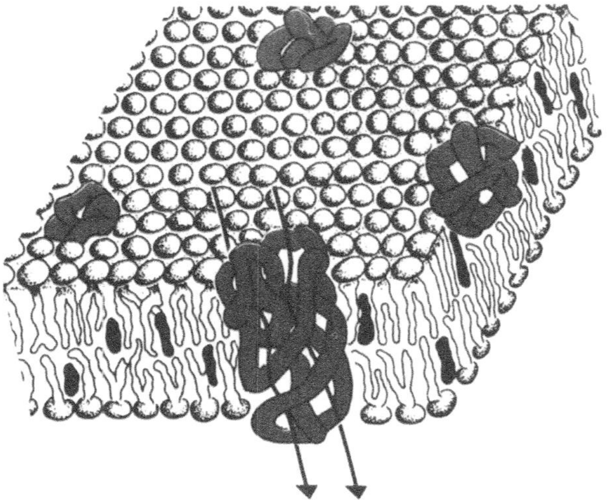

Abb. 1. Beispiel einer biologischen Membran: Sie besteht aus einer Doppelschicht von Phospholipiden und Proteinen, die Kanäle bilden, durch die hydrophile Teilchen diffundieren können [7]

Intramuskuläre Applikation

Die intramuskuläre Applikation ist immer noch der am häufigsten gewählte Prämedikationsweg. Bedeutsam ist aus pharmakokinetischer Sicht, daß bereits bei der intramuskulären Applikation Membranen überwunden werden müssen. Die biologischen Membranen bestehen im wesentlichen aus Phospholipiden, die nur für lipophile Medikamente permeabel sind (Abb. 1). Nur durch in der Membran befindliche Poren ist auch hydrophilen Teilchen eine Penetration möglich. Die Lipidmembranen der Kapillaren im Muskel haben einen großen Porenanteil. Deshalb sind die Kapillaren im Muskel für hydrophile und lipophile Pharmaka durchlässig. Auch größere Substanzen mit einer Molekülgröße bis zu 20000 (z. B. Plasmaalbumine), können penetrieren. Die Geschwindigkeit der Diffusion ist abhängig vom Konzentrationsgradienten und der Art der Lösung. Die gute Durchblutung des Muskels erlaubt einen schnellen Abtransport des Medikaments und garantiert einen steilen Konzentrationsgradienten. Für stark lipophile Substanzen, die - in ihrem Lösungsvermittler gelöst - in den Muskel deponiert werden, ist die Resorption aus dem Muskelgewebe unsicher (z. B. bei Diazepam). Andere Applikationsarten sind bei diesen Medikamenten der intramuskulären Applikation überlegen - und dies angesichts der Gewebeirritation nicht nur aus pharmakokinetischer Sicht (Abb. 2).

Bei intramuskulärer Gabe wird die Höhe der Konzentration durch die Geschwindigkeit und Vollständigkeit der Invasion (Resorption) sowie der Elimination beschrieben. Nach einem Anstieg der Plasmakonzentration bis zu einem Spitzenwert kann in der Regel die Eliminationsphase (entspricht der β-Phase nach intravenöser Gabe) verfolgt werden. Der Blutspiegelverlauf bei gleichzeitiger Invasion und Elimination wird auch durch die Batemann-Funktion beschrieben (Abb. 3).

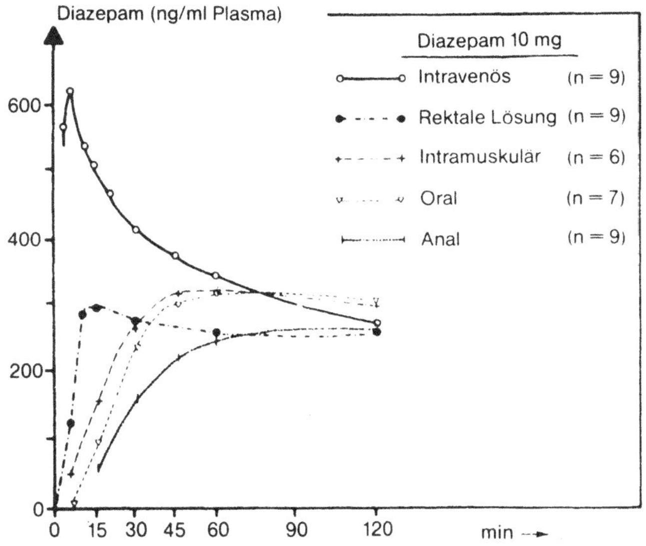

Abb. 2. Diazepamspiegel im Plasma nach intravenöser, rektaler, intramuskulärer, oraler und analer Applikation [26]

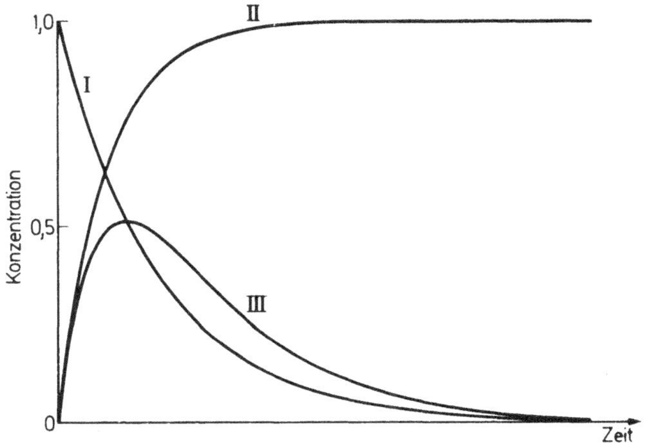

Abb. 3. Batemann-Funktion im linearen Maßstab (*I.* reine Elimination bei intravenöser Gabe; *II.* reine Invasion; *III.* Kurvenverlauf bei gleichzeitig stattfindender Invasion und Elimination [8]

Die am häufigsten angewandte Form der Prämedikation dürfte auch heute noch die intramuskuläre Applikation von Atosil, Dolantin und Atropin sein. Sie genügt einer Reihe von Zielen der Prämedikation, insbesondere ist sie antiemetisch und anticholinerg wirksam und hat auch eine Antihistaminkomponente. Der anxiolytische Effekt ist jedoch den Benzodiazepinen unterlegen [6, 16, 31]. Außerdem verstreicht bis zum Wirkungseintritt eine Latenzzeit von 20–60 min, auf die besonders in großen Operationsabteilungen nur wenig Rücksicht genommen wird.

Eine Modifikation dieser Kombination ist Thalamonal, das nach Fremdbeurteilungskriterien einen hervorragenden Prämedikationseffekt besitzt: Der Patient ist ruhig, wirkt sediert. Innerlich ist er sehr häufig (20-30%) aufgewühlt, kann dies aber aufgrund der psychomotorisch entkoppelnden Wirkung des Thalamonals nicht nach außen vermitteln. Diese als Thalamonalirrtum charakterisierte Diskrepanz zwischen Fremd- und Selbsteinschätzung des Prämedikationseffektes hat die Bedeutung des Thalamonals wesentlich zurückgedrängt [5, 29, 30].

Als Alternative zu dieser Medikamentenkombination bieten sich die Benzodiazepine an. Bedeutsam für den Anästhesisten sind die anxiolytische, sedativ-hypnotische und amnestische Wirkung. Bewährt haben sich Flunitrazepam, Midazolam, Lormetazepam und Diazepam in den folgenden Dosierungen:

Benzodiazepine i.m.
- Flunitrazepam (Rohypnol) 0,015-0,03 mg/kg KG,
- Midazolam (Dormicum) 0,1-0,15 mg/kg KG,
- Lormetazepam (Noctamid) 0,015-0,03 mg/kg KG,
- Diazepam (Valium) 0,1-0,15 mg/kg KG.

Wirkungsweise:
- sedativ-hypnotisch,
- anxiolytisch,
- muskelrelaxierend,
- amnestisch,
- antikonvulsiv.

In einigen Kliniken ist Midazolam bereits *das* intramuskuläre Routineprämedikationsmittel geworden. Der schlafinduzierende und amnestische Effekt von Midazolam ist der intramuskulären Prämedikation mit Promethazin und Pethidin, Diazepam oder einem Plazebo überlegen [27]. Allerdings wird bei dieser Prämedikationsform die Atmungsfunktion tangiert. Insbesondere in der intramuskulären Dosierung von 0,15 mg/kg KG führt Midazolam zu einer Atemdepression (Abb. 4).

Eine andere Form der intramuskulären Prämedikation ist die Applikation eines Opiatanalgetikums, wie z. B. Piritramid oder Buprenorphin. In einer etwas älteren Arbeit [17] wurde dem Piritramid in einer Dosierung von 0,25 mg/kg KG ein ausgeprägter sedativer Effekt bescheinigt. Die kardiovaskulären Wirkungen waren bei den untersuchten herzkranken Patienten günstiger als nach Prämedikation mit Pethidin. Eine Atemdepression war nach Piritramid nicht zu verzeichnen. Buprenorphin führt in einer Dosierung von 0,15-0,3 mg zu einer ausgeprägten Sedation, die anxiolytische Wirkung ist jedoch gering. Die kardiovaskulären Parameter veränderten sich in klinisch unbedeutendem Umfang. Als unerwünschte Wirkung wurden in seltenen Fällen Übelkeit und Erbrechen registriert [31].

Vorteilhaft bei der intramuskulären Applikation ist die sichere Resorption hydrophiler Substanzen. Die intramuskuläre Applikation trägt dem Nüchternheitsgebot Rechnung. Nachteilig ist die erwähnte Unsicherheit bei Resorption lipophiler Substanzen, z. B. der fettlöslichen Benzodiazepine. Die intramuskuläre Applikation ist invasiv und damit patientenunfreundlich. Komplikationsmöglich-

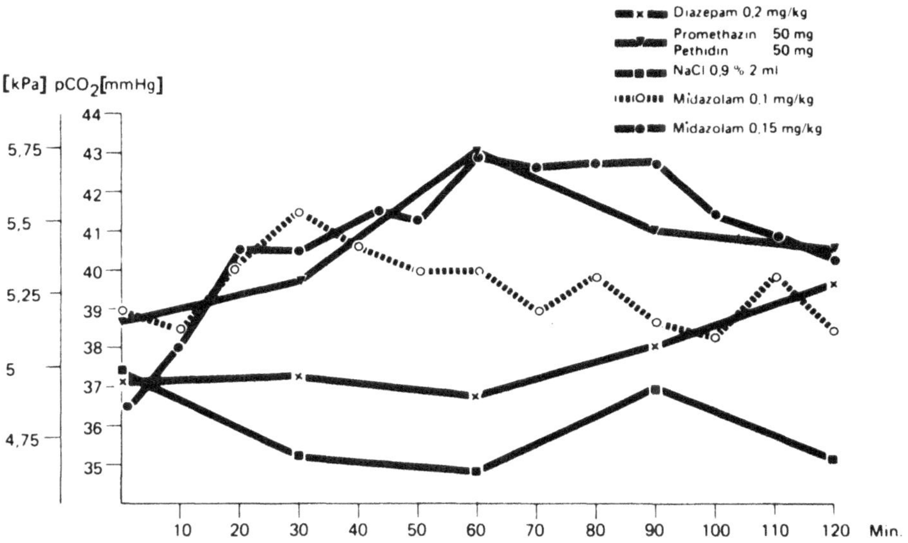

Abb. 4. Verhalten des arteriellen pCO_2 unter verschiedenen Prämedikationen [27]

keiten sind Infektion, Gewebeirritation, Hämatome und Nervenläsionen. Eine versehentliche intravenöse Applikation ist möglich. Als Kontraindikationen sind Marcumartherapie und Schockzustand zu nennen.

Orale Applikation

Die orale Prämedikation gewinnt in den letzten Jahren zunehmend an Bedeutung. Bei der oralen Applikation müssen die Lipidmembranen der Magen- oder Darmmukosa überwunden werden. Diese sind besonders für lipophile und nichtionisierte Medikamente permeabel. Spezielle Transportprozesse haben für die Aufnahme von Pharmaka geringere Bedeutung. Der Magen ist v.a. für stark saure Pharmaka durchlässig, für stark basische Pharmaka undurchlässig. Sehr schwache Basen werden resorbiert. Der Dünndarm dagegen ist gut durchlässig für lipophile, nicht ionisierte Pharmaka, wenig durchlässig für hydrophile Pharmaka und größere Moleküle. Die Resorption aus dem Magen-Darm-Trakt ist abhängig von der Entleerungszeit des Magens sowie dem Füllungszustand des Magens und Dünndarms.

Der Magen bietet eine relativ kleine Resorptionsfläche, der pH-Wert liegt bei 1-3, das dominierende Enzym Pepsin hat ein Wirkungsoptimum bei einem pH-Wert von 1,3-3,8. Der Dünndarm hat dagegen eine wesentlich größere Resorptionsfläche; sie beträgt 100 m^2, der pH-Wert liegt bei 5-8, in diesem pH-Wertbereich arbeiten Proteasen, Peptidasen, Nukleasen und die α-Amylase.

Gegen die orale Prämedikation gab es bislang Bedenken, weil sie gegen das Nüchternheitsgebot verstößt. In mehreren Arbeiten wurde jedoch nachgewiesen, daß die orale Prämedikation zu keiner wesentlichen Sekretionssteigerung von

Tabelle 1. Veränderung von Magensaftvolumen und pH-Wert nach oraler Prämedikation

Autoren	Substanz	Volumen	pH
Hjortsø [12]	Diazepam p.o. 10 mg	1,5 ml	2,4
	Diazepam i.m. 10 mg	20 ml	1,8
Biscoping u. Seidlmayer [3]	Chlorprothixen 2 mg/kg und Atropin p.o.	Kein Aspirat bei 19 Kindern, 0,17 ml/kg KG	
	Thalamonal 0,2-0,8 ml und Atropin i.m.	Kein Aspirat bei 9 Kindern, 0,38 ml/kg KG	
Hirlinger et al. [11]	Keine Prämedikation (n = 30)	0,056 ml/kg KG	2,0
	Chlorprothixen i.m. (n = 30) 1 mg/kg KG	0,064 ml/kg KG	1,5
	Chlorprothixen p.o. (n = 30) 2 mg/kg KG	0,068 ml/kg KG	2,0

Magensaft und zu keiner bedeutsamen pH-Wertveränderung führt [3, 11, 12], es sei denn, wie beim Diazepam nachgewiesen wurde, im günstigen Sinn [12]. Es wurde von diesen Autoren Diazepam oral in einer Dosierung von 10 mg gegeben, das Magensaftvolumen betrug 1,5 ml, der pH-Wert 2,4; bei intramuskulärer Applikation der gleichen Dosis betrug dagegen das Magensaftvolumen 20 ml und der pH-Wert 1,8. Mag dies bei Diazepam aufgrund der unsicheren intramuskulären Bioverfügbarkeit noch substanz- oder applikationsspezifisch sein, so konnten Biscoping u. Seidlmayer [3] und Hirlinger et al. [11] bei der Prämedikation mit Chlorprothixen (Truxal, Taractan) aufzeigen, daß sich bei oraler Applikation dieses Medikaments keine Veränderungen des Magensaftvolumens und pH-Werts im Vergleich zu einer Prämedikation mit Thalamonal bzw. Chlorprothixen i.m. ergeben (Tabelle 1).

In einigen Kliniken wird deshalb die Prämedikation auch heute schon oral mit Benzodiazepinen, wie z.B. Flunitrazepam, Lormetazepam, Diazepam und Midazolam durchgeführt [9, 14, 32].

Orale Prämedikation	
- Flunitrazepam (Rohypnol)	1-2 mg,
- Lormetazepam (Noctamid)	1-2 mg,
- Diazepam (Valium)	5-20 mg,
- Midazolam (Dormicum)	? (klinische Prüfung).

Midazolam befindet sich in der oralen Applikationsform noch im Stadium der klinischen Prüfung, deshalb ist eine exakte Dosierungsangabe nicht möglich. Zu beachten ist jedoch, daß Midazolam nach oraler Applikation eine Bioverfügbarkeit von 50% aufweist (Abb. 5; [10]).

Im Kindesalter hat sich die orale Gabe von Chlorprothixen bewährt [2, 3, 11]. Chlorprothixen besitzt eine gute hypnotische Wirkung, vermindert den Narkotika- und postoperativen Analgetikabedarf, unterdrückt die Hypersalivation, vermindert vegetative Reflexe und hat einen antiemetischen Effekt. Die Vitalfunktion bleibt unberührt, die Latenzzeit bis zum Wirkungseintritt beträgt jedoch 2 h, der Nachschlaf ist mit 4-8 h ausgesprochen lang.

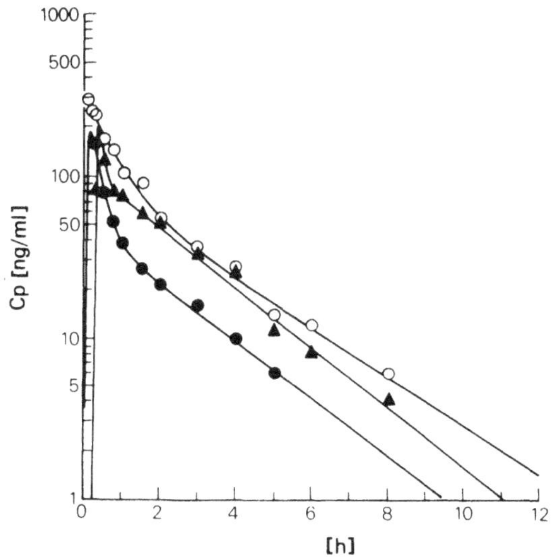

Abb. 5. Plasmaspiegel von Midazolam nach intravenöser (○; 11,42 mg) und oraler (● 10 mg p.o.; ▲ 20 mg p.o.) Applikation [10]

Die orale Applikation hat den Vorteil, daß es sich um den gewohnten Weg der Nahrungs- und Medikamentenaufnahme handelt. Es gibt kaum Probleme mit der Sterilität, es können keine Injektionsschäden entstehen. Nachteilig ist, daß das Nüchternheitsgebot mißachtet wird, nachteilig auch der First-pass-Effekt. Möglicherweise ist diese Applikationsform jedoch die Prämedikationsform der Zukunft. Kontraindikationen sind Dysphagie sowie Verletzungen, Infektionen und Stenosen im oberen Gastrointestinaltrakt.

Sublinguale Applikation

Wer das Nüchternheitsgebot beachten und trotzdem eine enterale Applikationsform wählen will, dem sei die sublinguale Applikation empfohlen. Auch die Mundschleimhaut hat Lipidmembranen, die für nichtionisierte Pharmaka gut durchlässig sind. Die Resorptionsfläche ist sehr klein, der pH-Wert liegt bei 6,2-7,2. Es ist kein First-pass-Effekt zu befürchten, das dominierende Enzym des Speichelsekrets ist die α-Amylase.

Ein Medikament, das bereits sublingual appliziert werden kann, ist Lormetazepam. Es wird von der Herstellerfirma auf einer Oblate geliefert und befindet sich in dieser Applikationsform in klinischer Prüfung. Die Oblate besteht aus Zellulose, die mit diesem Benzodiazepin imprägniert ist. Die α-Amylase des Speichels löst die Zellulose rückstandslos auf, unterdessen wird das Benzodiazepin sublingual resorbiert. Die sublinguale Resorption tritt rascher ein als nach oraler Applikation (s. Abb. 6). Auch der schlafinduzierende Effekt ist nach sublingualer Applikation früher nachweisbar als nach oraler Applikation [28].

Die sublinguale Applikation hat den Vorteil, daß das Nüchternheitsgebot beachtet wird und daß es sich dennoch um eine nichtinvasive Methode handelt. Ein First-pass-Effekt wird verhindert. Nachteilig ist, daß v.a. die Benzodiazepine

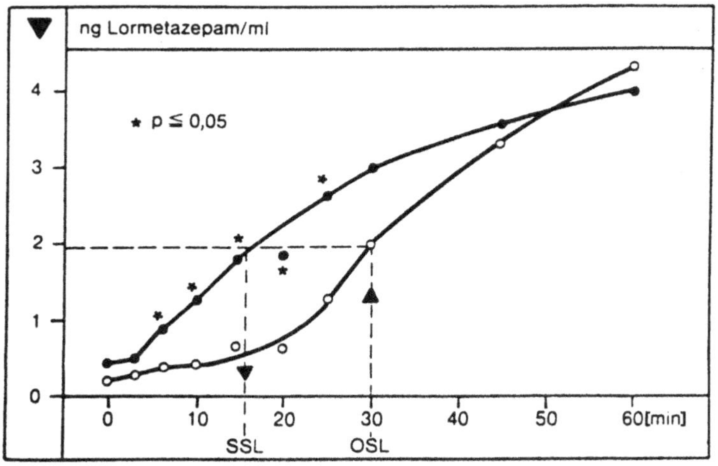

Abb. 6. Mittlerer Plasmaspiegel von Cormetazypam nach sublingualer (●) und oraler (○) Applikation von 1 mg Cormetazypam bei 16 Personen (*SSL* „sublingual sleep latency", *OSL* „oral sleep latency" [28])

einen bitteren Geschmack haben, wobei die jetzt zur klinischen Prüfung vorliegende Oblate mit Lormetazepam eine Ausnahme macht; sie ist geschmacksfrei. Denkbar ist, daß diese Prämedikationsform in Zukunft häufiger Anwendung findet. Kontraindikationen sind Verletzungen und Infektionen im Mundbereich.

Rektale Applikation

Sie ist eine weitere Möglichkeit der Medikamentenapplikation. Die Lipidmembran des Rektums hat wenig Poren und ist deshalb gut durchlässig für lipophile und wenig durchlässig für hydrophile Pharmaka. Die Resorptionsfläche beträgt 0,04–0,7 m^2, der pH-Wert liegt bei 7,8. Der produzierte Schleim hat nur eine geringe Pufferwirkung.

Die rektale Applikation von Medikamenten ist im Säuglings- und Kleinkindesalter eine weit verbreiterte Applikationsmethode. Bei der rektalen Verabreichung von Sedativa und Hypnotika muß man unterscheiden zwischen Prämedikation und Narkoseeinleitung.

Diazepam wurde in unterschiedlichen Dosierungen in zahlreichen Studien auf die Wirksamkeit beim Kleinkind und Säugling überprüft [1, 15]. Es handelt sich bei der Applikation von Diazepam in den genannten Dosierungen um eine Form der Prämedikation, nicht um eine Form der Narkoseeinleitung.

Rektale Applikation in der Prämedikation

- Diazepam	5	mg (Kanto et al. [15])
	0,5	mg/kg KG (Lindahl et al. [23])
	5/10	mg (Mattila et al. [25])
	0,75	mg/kg KG (Ahn et al. [1])
- Morphin	0,15	mg/kg KG (Lindahl et al. [23])

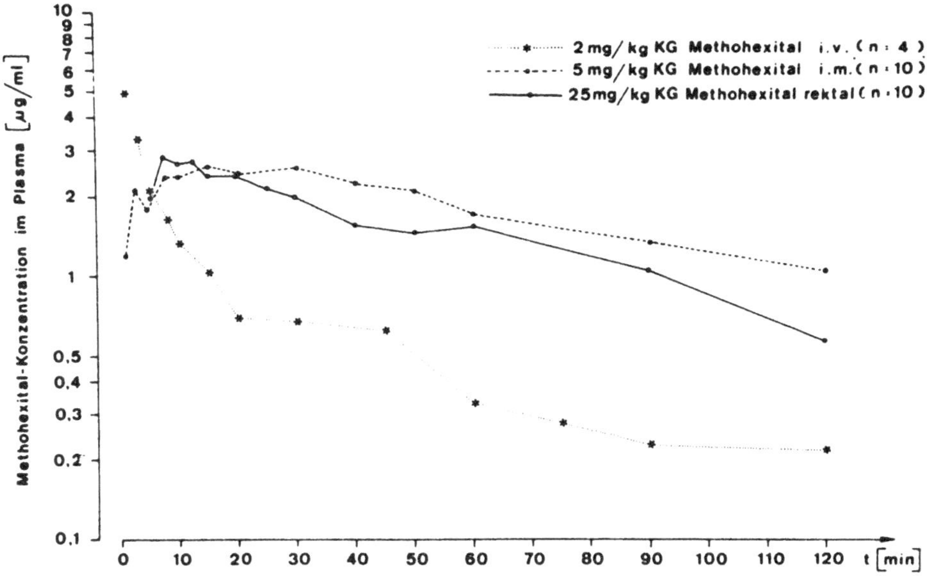

Abb. 7. Methohexital - Konzentration im Plasma nach intravenöser Applikation von 2 mg/kg KG, intramuskulärer Applikation von 5 mg/kg KG, rektaler Applikation von 25 mg/kg KG [18]

Gerade im Kleinkindalter kommt es jedoch in hoher Inzidenz zu paradoxen Reaktionen, die eine Anwendung von Diazepam in diesem Kindesalter als nicht geeignet erscheinen lassen.

Erfahrungen liegen auch über die rektale Applikation von Morphin im Kindesalter vor [23].

Streng davon zu trennen sind jedoch die rektale Applikation von Narkoseeinleitungsmitteln wie Thiopental, Methohexital, Ketamin und Etomidat. Dabei handelt es sich um Formen der Narkoseeinleitung mit den daraus resultierenden Konsequenzen wie sachkundiger Überwachung durch eine Anästhesiepflegeperson sowie die zur Narkoseeinleitung nötige apparative Ausstattung.

Die rektale Narkoseeinleitung mit Thiopental, inaugeriert 1939 durch Weinstein [33], gilt heute aufgrund des langen Nachschlafes und der postoperativen Atemdepression als obsolet. Zu Unrecht blieb jedoch die rektale Narkoseeinleitung mit Methohexital über lange Jahre unbeachtet. Erst seit kurzer Zeit hat diese Form der Narkoseeinleitung in der Bundesrepublik Deutschland wieder Verbreitung gefunden [18, 19]. Ausführliche pharmakokinetische Studien liegen vor (Abb. 7).

Auch Etomidat wurde auf seine Wirksamkeit nach rektaler Applikation überprüft. In einer Studie bei 40 Kindern trat nach Applikation von 4,5-6,5 mg/kg KG nach durchschnittlich 4 min der Schlaf ein, 90% aller Kinder waren unmittelbar nach der Narkose wieder wach [24]. Diese günstigen Ergebnisse konnten in eigenen Studien nicht nachvollzogen werden [21]. Aufgrund der unzuverlässigen Wirksamkeit, der hohen Inzidienz unerwünschter Wirkungen (Bradykardien, Atemdepression, Apnoen) und angesichts der noch nicht abgeschlossenen Kortisoldiskus-

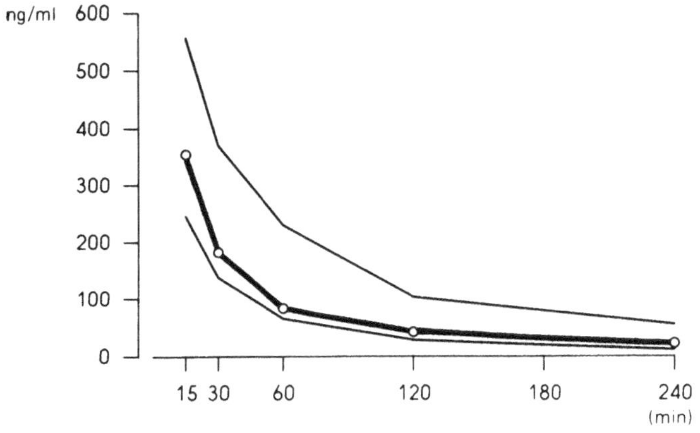

Abb. 8. Midazolamspiegel im Plasma 15, 30, 60, 120 und 240 min nach rektaler Applikation von 1 mg/kg KG [22]

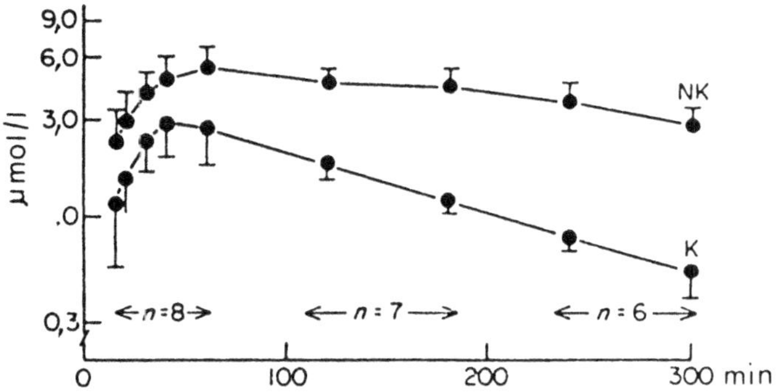

Abb. 9. Serumspiegel der Plasmakonzentration von Ketamin *(K)* und Norketamin *(NK)* nach rektaler Applikation bei 8 Kindern [13]

sion sollte auf eine rektale Applikation von Etomidat zur Narkoseeinleitung bei Kindern verzichtet werden.

Die rektale Narkoseeinleitung mit Ketamin erbrachte nach einer Studie von Idvall et al. [13] einen narkoseinduzierenden Effekt bei einer Dosierung von 6–10 mg/kg KG. Die Inzidenz unerwünschter Wirkungen (Defäkation, Hypersalivation, respiratorische und kardiovaskuläre Nebenwirkungen) waren gering. Allerdings ist darauf hinzuweisen, daß relativ lang ein sehr hoher Ketaminspiegel im Plasma nachweisbar ist (Abb. 9).

Bei Midazolam liegt eine besondere Problematik vor. Es führt, rektal appliziert, in einer Dosierung von 0,5 mg [4, 20] beziehungsweise 1,0 mg/kg KG [22] nicht zum Schlaf, sondern zu einem Stimmungsumschwung von weinerlich-ängstlicher zu heiter-gelassener Gestimmtheit, in der niedrigen Dosierung in einer Häufigkeit von 85–90%, in der höheren in einer Häufigkeit von 90–95%. Gegenstand zahlreicher Diskussionen war die Frage, ob es sich hierbei um eine Prämedikation oder um eine Narkoseeinleitung handelt. Klinisch fehlen die Kriterien, die zur Bezeichnung Narkoseeinleitung zwingen: Die Kinder schlafen nicht ein, machen einen angstfreien Eindruck und sind gut leitbar. Die Blutspiegelverläufe nach rektaler Applikation von 1 mg/kg KG (Abb.8) ähneln jedoch denen nach intravenöser Applikation von 0,2 mg/kg KG beim Kind und 0,15 mg/kg KG beim Erwachsenen. Ein pragmatischer Ausweg bietet sich an: Die rektale Gabe von Midazolam an der Schleuse oder am Operationsvorbereitungsraum - unter Aufsicht einer Anästhesiepflegeperson in Anwesenheit der Eltern.

Nach diesem Überblick über pharmakodynamische und pharmakokinetische Indikationen mutet es wie eine rhetorische Pflichtübung an, auf die Bedeutung einer tragenden Beziehung zwischen Anästhesist und Patient hinzuweisen. Sie allein schon kann Angst mindern, Befürchtungen zerstreuen - vielleicht sogar eine Prämedikation entbehrlich machen. Das ärztliche Gespräch kommt aber in der Klinik im Spannungsfeld von Operations- und Stellenplan oft zu kurz. Umso wichtiger ist es, stets wieder auf die Bedeutung der Patient-Arzt-Interaktion hinzuweisen.

Literatur

1. Ahn NC, Andersen GW, Thomsen A, Valentin N (1981) Preanaesthetic medication with rectal diazepam in children. Acta Anaesthesiol Scand 25: 158-160
2. Bauer-Miettinen U, Horazdovsky-Nabak R (1975) Chlorprothixen als Prämedikation bei Kindern: orale contra intramuskuläre Verabreichung. Anaesthesist 24: 354-360
3. Biscoping J, Seidlmayer E (1984) Vergleichende Untersuchungen bei oraler und intramuskulärer Prämedikation von Kindern. Anästh Intensivmed 25: 296-300
4. Czorny-Rütten M, Büttner W, Finke W (1986) Rektale Gabe von Midazolam als Adjuvans zur Prämedikation bei Kleinkindern. Anaesthesist 35: 197-202
5. Fitzal S, Knapp-Groll E, Ilias W, Scherzer W, Tonczar L (1979) Vergleich zweier Prämedikationsmethoden - psychische, sedative und somatische Reaktionen. Anaesthesist 28: 572-577
6. Fitzal S, Knapp-Groll E, Länger W, Riegler R (1983) Prämedikation mit Flunitrazepam, Lormetazepam oder Pethidin-Promethazin. Anaesthesist 32: 295-303
7. Forth W, Henschler D, Rummel W (1977) Allgemeine und spezielle Pharmakologie und Toxikologie, 2. überarb. u. erw. Aufl. Wissenschaftsverlag Bibliographisches Institut, Mannheim
8. Gladtke E, Hattingberg HM von (1977) Pharmakokinetik, 2. neubearb. Aufl. Springer, Berlin Heidelberg New York
9. Grabow L, Hein A, Hendrikx B, Thiel W, Schilling E (1986) Gleichwertigkeit von oraler und intramuskulärer Prämedikation. I. Orale versus intramuskuläre Prämedikation. Anaesth Intensivther Notfallmed 21: 13-16
10. Heinzmann P, Eckert M, Ziegler WH (1983) Pharmacokinetics and biovailablility of midazolam in man. Br J Clin Pharmacol 16: 43S-49S
11. Hirlinger WK, Dick W, Mehrkens HH, Lehmann M (1984) Vergleichende klinische Untersuchungen zur parenteralen und oralen Prämedikation im Kindesalter unter besonderer Berücksichtigung von Magensaftmenge und Azidität. Anaesthesist 33: 39-46
12. Hjortsø E, Mondorf T (1982) Does oral premedication increase the risk of gastric aspiration? Acta Anaesthesiol Scand 26: 505-506
13. Idvall J, Holasek J, Stenberg P (1983) Rectal ketamine for induction of anaesthesia in children. Anaesthesia 38: 60-64
14. Kanto J (1981) Benzodiazepines as oral premedicants. Br J Anaesth 50: 332
15. Kanto J, Jisalo E, Kangas L, Valovirta E (1980) A comparative study on the clinical effects of rectal diazepam and pentobarbital on small children. Relationship between plasma level and effect. Int J Clin Pharmacol Ther Toxicol 18: 348-351
16. Kanto J, Leppänen T, Kangas L (1984) Vergleichende Untersuchung von oralen Gaben Flunitrazepam zu Pentobarbital und intramuskulärer Verabreichung von Atropin und Pethidin (Meperidin) als Prämedikation. Anaesthesist 33: 133-136

17. Karliczek G, Hempelmann G, Kirchner E (1972) Piritramid zur Prämedikation bei herzchirurgischen Eingriffen. In: Henschel WF (Hrsg) Neuroleptanalgesie. Schattauer, Stuttgart New York
18. Kraus G, Schmitt H, Frank S, Knoll R (1985) Pharmakokinektik von Barbituraten bei Kindern. In: Kretz FJ, Eyrich K (Hrsg) Anaesthesie im Kindesalter. Springer, Berlin Heidelberg New York Tokyo
19. Kretz FJ, Piepenbrock S (1983) Narkoseeinleitung bei Kleinkindern durch rektale Applikation von Methohexital. In: Kühn K, Hausdörfer J (Hrsg) Prämedikation im Kindesalter. Springer, Berlin Heidelberg New York Tokyo
20. Kretz FJ, Liegl M, Heinemeyer G, Eyrich K (1985) Die rektale Narkoseeinleitung mit Diazepam und Midazolam. Anaesth Intensivmed 26: 343-346
21. Kretz FJ, Gonzalez J, Striebel HW (1986) Die rektale Narkoseeinleitung mit Etomidat bei Kleinkindern. Anästhesist 35/2: 128
22. Kretz FJ, Abu Dorrah T, Striebel HW (1986) The rectal induction of anaesthesia using midazolam at a dosage of 1 mg/kg body weight. In: VII European Congress of Anaesthesiology (Abstracts III). Maudrich, Wien München Bern (Beiträge zur Anaesthesiologie und Intensivmedizin Bd 18, S 89)
23. Lindahl S, Olsson AK, Thomson D (1981) Rectal premedication in children - use of diazepam, morphine and hyoscine. Anaesthesia 36: 376-379
24. Linton DM, Thornington RE (1983) Etomidate as a rectal induction agent. SAfr Med J 64: 309-310
25. Mattila MAK, Ruoppi MK, Ahlström-Bengs E, Larni HM, Pekkola PO (1981) Diazepam in rectal solution as premedication in children, with special reference to serum concentrations. Br J Anaesth 53: 1269
26. Moolenaar F, Schoonen AJM (1980) Biopharmaceutics of the rectal administration of drugs. Pharm Int July 144-146
27. Reinhart K, Dallinger-Stiller G, Heinemeyer G, Dennhardt R, Eyrich K (1983) Respiratorische und schlafinduzierende Wirkung von Midazolam i. m. als Prämedikation zur Regionalanästhesie. Anaesthesist 32: 525-531
28. Täuber U, Tack JW, Dorow R, Hilman J (1984) Plasma levels of Lormetazepam after sublingual and oral administration of 1 mg to humans. Drug Dev Ind Pharm 10: 1587-1596
29. Tolksdorf J, Berlin J, Bethke U, Nieder G (1981) Psychische und somatische Auswirkungen der Prämedikation mit Rohypnol, Thalamonal und Plazebo in Kombination mit Atropin. Anaesth Intensivther Notfallmed 16: 1-4
30. Tolksdorf W, Wagener M, Schmidt R (1984) Hochdosiertes Thalamonal/Rohypnol zur Prämedikation. Anaesthesist 33: 489-492
31. Tolksdorf W, Berlin J, Petrakis N, Rey ER, Schmidt R (1984) Streßreduktion durch i.m.-Prämedikation mit sechs Einzelsubstanzen. Anaesth Intensivther Notfallmed 19: 1-7
32. Ulsamer B, Doenicke A, Ott A, Suttmann H (1983) Präoperative Anxiolyse mit Lormetazepam. Anaesthesist 32: 304-312
33. Weinstein ML (1939) Rectal pentothal sodium: A new pre- and basal anesthetic drug in practise of surgery. Anesth Analg 18: 221

Zusammenfassung der Diskussion zu Teil 9

Frage: Historisch gesehen, war die anticholinerge Prämedikation mit Belladonnaderivaten wegen der sekretionssteigernden Wirkung von Anästhetika wie dem Diäthyläther eine Notwendigkeit, die unter juristischen Gesichtspunkten sogar verpflichtend war. Mehrere Gründe haben dazu geführt, daß Atropin nicht mehr integrierender Bestandteil der Prämedikation ist: es kann selbst unerwünschte Nebenwirkungen haben, insbesondere wenn es in hinreichend hoher Dosis gegeben wird; die Sekretionssteigerung durch moderne Anästhetika ist in der Klinik zu vernachlässigen; die durchgängige Anwendung der Intubationsnarkose hat die Bedeutung einer erhöhten Sekretion in den oberen Luftwegen verringert. So bleiben heute 2 Möglichkeiten der Atropinanwendung. Einmal kann man es im Regelfall weglassen und nur bei gezielter Indikation einsetzen, zum anderen kann man es generell geben und dann darauf verzichten, wenn nachteilige Wirkungen zu erwarten sind. Welchem Vorgehen ist der Vorzug zu geben?

Antwort: Hierzu können keine eindeutigen Empfehlungen mit verbindlichem Charakter gegeben werden, da die Meinungen der Anästhesisten geteilt sind. Es gibt für beide Arten des Vorgehens gute Gründe, so daß es dem einzelnen Anästhesisten überlassen bleiben muß, wie er verfährt. Ein Vorteil der gezielten Anwendung ist die Möglichkeit der intravenösen Injektion direkt vor Narkosebeginn, d.h., man kann auf die intramuskuläre Injektion verzichten. Damit erspart man dem Patienten eine Injektion, wenn ohnehin auf oralem Wege prämediziert wird.

Frage: Zweifellos ist Atropin das in der Anästhesie am weitesten verbreitete anticholinerge Pharmakon. Wie ist es im Vergleich zu anderen Substanzen zu bewerten, v.a. gegenüber dem Glycopyrrolat?

Antwort: Die Effekte der bekanntesten Anticholinergika Atropin (dl-Hyoscyamin), Scopolamin (l-Hyoscin) und Glycopyrrolat sind qualitativ ähnlich, aber quantitativ verschieden. Sie sind in dem Beitrag von Ammermann vergleichend zusammengestellt. Scopolamin hat eine deutlich antisekretorische Wirkung ohne störende tachykarde Effekte, ist aber mit dem Nachteil behaftet, daß es wegen seiner guten Penetration in das ZNS einen starken sedativen Effekt hat und in höheren Dosen sogar Verwirrtheitszustände hervorrufen kann. Die Gedächtnisfunktion ist postanästhetisch mehr beeinträchtigt als nach Atropin [1]. All dies läßt es gegenüber dem Atropin wenig vorteilhaft erscheinen, v.a. bei jungen und alten Patienten. Glycopyrrolat (Robinul) wirkt praktisch ausschließlich peripher, weil es die Blut-Hirn-Schranke und die Plazenta nicht überwindet. Es fehlen deshalb unerwünschte zentralnervöse Wirkungen, die Gedächtnisfunktion bleibt gut erhalten [5]. Darüber hinaus hat sich nachweisen lassen, daß Arrhythmien nach Glycopyrrolat in der Einleitungsphase seltener auftreten als nach Atropin [4]. Es ist jedoch zu betonen, daß die Erfahrungen mit Glycopyrrolat in Deutschland noch sehr gering sind und daß es erheblich teurer ist als Atropin.

Bei bestimmten Indikationen bietet auch das Ipratropiumbromid (Itrop) Vorteile gegenüber dem Atropin. Seine herzfrequenzsteigernde Wirkung ist doppelt so stark und länger anhaltend [2], so daß es zur Prophylaxe oder Behandlung unerwünschter Bradykardien als Alternative zum Atropin betrachtet werden muß. Allerdings liegen hierüber noch keine kontrollierten Studien aus dem Bereich der Anästhesie vor. Weiterhin ist diese Substanz als Alternative zum Atropin beim Patienten mit Asthma bronchiale zu erwägen. Die parenterale Atropinapplikation kann bei ausreichender Dosierung durch mechanische Reize ausgelöste parasympathische Reflexkonstriktionen der Bronchialmuskulatur blockieren. Damit muß aber der Nachteil in Kauf genommen werden, daß das Sekret in den Atemwegen eingedickt wird, was bei manchen dieser Patienten sehr gefährlich werden kann. Hier bietet sich alternativ die inhalative Anwendung von Ipratropiumbromid als Atrovent-Dosier-Aerosol vor der Narkoseeinleitung an [3].

Frage: Die orale oder sublinguale Prämedikation ist für den Patienten subjektiv angenehmer als die intravenöse oder gar die intramuskuläre. Nachteilig ist zweifellos die weniger sichere und nicht so gut kalkulierbare Bioverfügbarkeit. Darüber hinaus stellt sich die Frage, ob nicht das Nüchternheitsgebot verletzt wird.

Antwort: Zweifellos ist die intravenöse Prämedikation hinsichtlich der Wirkung der sicherste Zugangsweg, kann aber im Regelfall nicht auf der Station vorgenommen werden. Bei der oralen Prämedikation sind die Dosierung und die Terminierung schwierig, und man sieht bei Benzodiazepinen immer wieder zu spät einsetzende, zu lang anhaltende, zu schwache oder zu starke Wirkungen. Hier müssen noch mehr Erfahrungen gesammelt, vielleicht auch geeignetere Präparate abgewartet werden. Eine Vielzahl publizierter Studien hat gezeigt, daß das Nüchternheitsgebot nicht durchbrochen wird; weder die Menge noch die Azidität des Magensafts nehmen zu. Psychologisch können in diesem Punkt allerdings Schwierigkeiten auftreten. Nicht jeder Operateur wird die Unterscheidung zwischen der oralen Prämedikation und der Aufnahme kleiner Nahrungsmengen ohne weiteres akzeptieren. Besondere Vorsicht ist natürlich auch bei Kindern geboten. Das sind aber keine prinzipiellen Einwände gegen die Möglichkeit der oralen Prämedikation, sondern organisatorische Probleme, die angepaßt an die örtlichen Gegebenheiten vom jeweils verantwortlichen Anästhesisten zu lösen sind.

Literatur

1. Anderson S, McGuire R, McKeown D (1985) Comparison of the cognitive effects of premedication with hyoscine and atropine. Br J Anaesth 57: 169
2. Bender F, Hartmann C, Brisse B (1975) Therapie der Bradykardie mit einem Atropinester. Z Kardiol 64: 329
3. Loddenkämper R (1976) Ipratropiumbromid, ein anticholinergischer Bronchodilatator. Verhalten des Atemwegswiderstandes nach Inhalation verschiedener Dosierung bei Patienten mit reversibler Atemwegsobstruktion. Arzneimittelforsch 26: 1017
4. Mirakhur RK, Clarke RSJ, Elliott J, Dundee JW (1978) Atropine and glycopyrronium premedication. A comparison of the effects on cardiac rate and rhythm during induction of anaesthesia. Anaesthesia 33: 906
5. Simpson KH, Smith RJ, Davies LF (1985) Comparison of the effects of atropine and glycopyrrolate on cognitive function following general anaesthesia. Br J Anaesth 57: 821P

Teil 10

Prämedikation (3)

Antiallergika – Nur bei bekannter Allergie?

A. Doenicke, W. Lorenz

Müßte das mir gestellte Thema nicht auf einem anästhesiologischen, sondern auf einem dermatologischen Fachkongreß behandelt werden, so wäre die Frage mehr aus dem Themenkreis „Allergie" zu beantworten.

Antiallergika: Begriffe, Mechanismen, Wirksamkeit

Zur Begriffsbestimmung einige Vorbemerkungen: Unter Antiallergika werden folgende Substanzgruppen angeführt, die z. B. bei Nahrungsmittelallergien verordnet werden:

- Kortikosteroide,
- Antihistaminika,
- Dinatrium cromoglicicum (mit Schutz- und Stabilisierungswirkung auf die Membran der Mastzelle bei Antigenkontakt).

Bei der anaphylaktischen Reaktion, d. h. der Bindung des Antigens an die fixierten IgE-Antikörper, werden aus den Mastzellen eine geradezu unbegrenzte Anzahl von Mediatoren freigesetzt (Tabelle 1; [10, 11, 24]). Neben den genannten Prostaglandinen, Thromboxan, Leukotrienen, PAF etc. sind diese Mediatoren klinisch bis heute niemals nachgewiesen worden. Wenn sie nachgewiesen wurden, z. B. bei der Kälteurtikaria [13], hatten sie oft keine Bedeutung, so daß bei jedem Stoff der individuelle Mechanismus über die Mediatorengemische entscheidet. Je nach Pharmakon wird ein unterschiedliches Mediatorspektrum freigesetzt, dabei spielt aber Histamin immer eine nachweisbare, d. h. kausal eindeutige Rolle [15, 23, 24]. Histamin wird in den metachromatischen Granula der Mastzellen, meist an Heparin gebunden, gespeichert. Während einer anaphylaktoiden Reaktion werden Mastzellen degranuliert und Histamin freigesetzt.

Viele Autoren behalten den Begriff „anaphylaktisch" nur noch der IgE-vermittelten Reaktion vor. Solange der Nachweis eines spezifischen IgE aussteht, empfiehlt sich der Begriff „anaphylaktoid". Anaphylaktoide Reaktionen können durch eine Reihe von immunologischen und nichtimmunologischen Prozessen ausgelöst werden [10] (Tabelle 1 a).

Daher läßt das Spektrum der freigesetzten und hochwirksamen Mediatoren eine therapeutische Wirkung eines Arzneimittels (insbesondere eines Antagoni-

Tabelle 1. Aktive „Substanzen" a) als Kandidaten für pathologische Reaktionen, b) unter klinischen Bedingungen [8]
a) Aktive Substanzen sind als chemisch identifizierende Compounds zu bezeichnen, die Signale von Zelle zu Zelle vermitteln
b) Pathologische Reaktionen sind allergische Reaktionen vom Typ I-IV nach Gell u. Coombs [11] und/oder pseudoallergische Reaktionen vom Typ I-IV nach Dukor et al. [10]

Classes of chemical substances	Active substances (single compounds or groups)	Specification or examples of active substances
Biogenic amines	Histamine	
	Acetylcholine	
	Serotonin (5-HT)	
	Catecholamines	Adrenaline, noradrenaline, dopamine, tyramine
Oligo- and polypeptides	Tachykinins	Substance P
	Bradykinins	Bradykinin, kallidin
	Peptide hormones	Neurotensin, somatostatin, vasoactive intestinal peptide (VIP), vasopressin, angiotensins
	Endogenous opioids	Enkephalins, β-endorphin
	Anaphylatoxins	C4a, C3a, C5a
	Chemotactic factors	Eosinophil chemotactic factor of anaphylaxis (ECF-A)
	Lymphokines	
	Macrophage-derived factors	Interleukin I
Proteins	α_2-Glycoprotein	
	Fibronectin	
	Chemotactic factors	Neutrophil chemotactic factor (NCF-A)
	Proteolytic enzymes	Hageman factor (HF_a), plasmin, chymase, tryptase, C1-esterase, arginine esterases
	Complement	Factors of the classical and alternative pathways
	Acid hydrolases	β-Glucuronidase, arylsulphatase
Fatty acid derivatives	Prostaglandins	Prostaglandin E_2 and D_2
	Thromboxanes	Thromboxane A_2
	Prostacyclin	Prostaglandin I_2
	Leukotrienes	Slow-reacting substances, LTD
	Arachidonic acid metabolites	5-HETE, 5-HPETE
	Platelet-activating factors	PAF-acether and derivatives
Miscellaneous compounds	Heparins	ATP, inosine, cyclic nucleotides
	Nucleotides and nucleosides	Ca^{2+}, calcium ionophores (e.g., tetracycline)
	Ca ions and ionophores	O_2^-, H_2O_2
	Oxygen metabolites	

Tabelle 1a. Immunologische und nicht immunologische Reaktionen

- *Klassische Immunreaktion:*
  - IgE-vermittelte Reaktion,
  - zytotoxische Reaktion,
  - Immunkomplexreaktion (Arthusreaktion)
- *Proteinaggregate als auslösende Faktoren:*
  - Globulinaggregate,
  - Albuminaggregate,
  - Mischkomplexe (makromolekulare Substanzen?).
- *Antigenunabhängige Komplementaktivierung:*
  Nebenschlußaktivierung über C3, Mangel eines Anaphylatoxininaktivators.
- *Direkte Freisetzung vasoaktiver Mediatorsubstanzen:*
  - Histamin,
  - Serotonin,
  - Kinine,
  - „slow reacting substance of anaphylaxis" (SRS-A),
  - „platelet activating factor" (PAF),
  - Prostaglandine,
  - „eosinophil chemotactic factor of anaphylaxis" (ECF-A).
- *Beeinflussung des Gerinnungssystems*
  Mikroembolien.

sten) nicht erwarten. Die Ausschaltung eines Mediators führt entweder zum erwarteten therapeutischen Erfolg - wie beim Morphin [25, 26] und wie beim Haemaccel [4, 18, 20, 21, 32] - oder nicht, wie beim Dextran.

Interessant für die Allergietherapie bzw. Prophylaxe sind aber auch solche Pharmaka, die die Freisetzung mehrerer Wirkstoffe hemmen, z. B. Verbindungen, die über eine Steigerung des zyklischen Adenosinmonophosphat (cAMP)-Gehaltes der Mastzellen die Wirkstoffliberation, z. B. des Histamins, unterdrücken oder den Kalziumeintritt blocken [31]. Auch in diesem System spielen die Antihistaminika eine entscheidende Rolle, da sie die Wirkung des Histamins an den H_1- bzw. H_2-Rezeptoren verhindern. Aber auch das Theophyllin, welches den cAMP-Abbau in der Mastzelle hemmt, und somit zu einem cAMP-Anstieg in der Zelle führt, dürfte in der Praxis eine Rolle spielen.

Das Dinatrium cromoglicicum, das über eine Hemmung der Mediatorfreisetzung wirkt, ist für die praktische Anästhesie unbedeutend, da es nicht i.v. applizierbar ist. Das Antiallergikum kann nur per inhalationem verabreicht werden und scheidet somit zur Prophylaxe in der Anästhesie aus.

Histamin-H_1- und -H_2-Rezeptorantagonisten: Prophylaxe

In der anästhesiologischen Praxis hat sich aufgrund klinisch-experimenteller Ergebnisse verschiedener Arbeitsgruppen die prophylaktische Gabe der klassischen Antihistaminika bewährt, wenn auch hiermit nur die Histaminwirkung an den Rezeptoren blockiert wird [4, 17, 19, 20, 21, 26, 28, 32, 37].

An das Thema „Antihistaminika auch bei Patienten ohne Allergieanamnese" schließt sich die Frage an, ob Antihistaminika bei bekannter Allergie überhaupt prophylaktisch vom Anästhesisten gegeben werden.

Sowohl am Patienten als auch an Probanden, die frei von einer nachweisbaren Allergieanamnese sind, haben die Ergebnisse gezeigt, daß es eine Reihe von Pharmaka gibt, die eine Histaminfreisetzung verursachen.

Obwohl in zahlreichen Publikationen im In- und Ausland hierauf hingewiesen wurde, - auch in mehreren Leitartikeln [18, 19, 38, 39] ist diese Frage positiv beantwortet worden - halten klinisch tätige Anästhesisten diese Prophylaxe noch für verfrüht bzw. für klinisch nicht relevant.

Es ist überflüssig, nochmals jene Ergebnisse aufzuzählen, die zur Eliminierung der Substanzen Propanidid, Althesin und „Haemaccel alt" geführt haben, da sie eine gesicherte Histaminfreisetzung verursachten, was zum Zurückziehen der Pharmaka aus dem klinischen Alltag geführt hat.

Histaminliberation in der anästhesiologischen Praxis

Einige Pharmaka aus der Anästhesie, die heute noch Verwendung finden, sollen kurz erwähnt werden, da sie potente Histaminliberatoren sind und zu den wichtigsten Pharmaka der anästhesiologischen Praxis gehören. Die Ergebnisse sind z.T. an Probanden ohne allergische Anamnese, teils jedoch auch an Patienten erzielt worden [2, 3, 8, 15, 16, 22, 23, 25, 27, 36].

Von den Muskelrelaxantien dürfte das Curare neben Suxamethonium zu den stärksten Histaminliberatoren gehören [8, 15, 16, 25]. Der Plasmahistaminspiegel

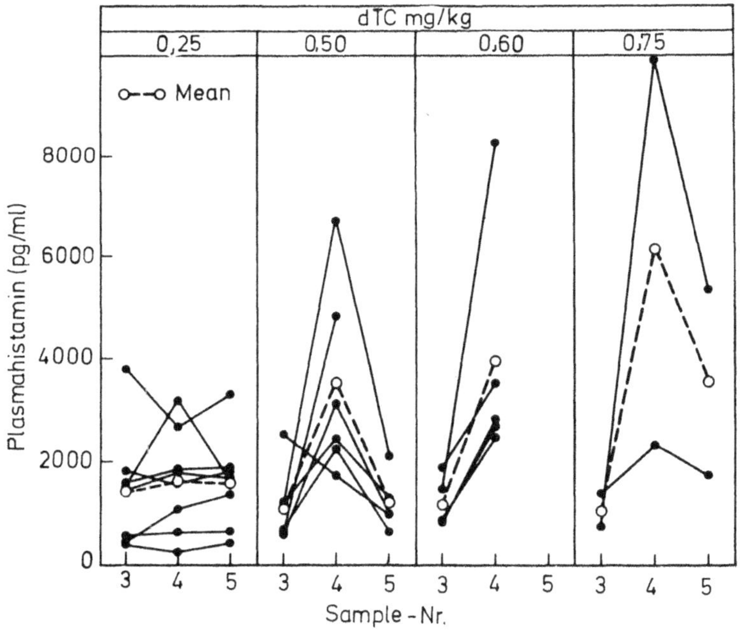

Abb. 1. Plasmahistaminkonzentration nach bestimmten d-Tubocuraredosierungen am Patienten. Einzelwerte und Mittelwerte von 21 Patienten, die sich einem elektiven orthopädischen Eingriff unterzogen [25]

Abb. 1) zeigte entsprechend der höheren Curarekonzentration eine vermehrte Histaminfreisetzung, d.h. es lag eine echte Dosisresponse vor.

Schon vor 15 Jahren konnten wir in einer prospektiven Studie an Probanden eine Histaminfreisetzung nach Thiopental nachweisen, während diese zur damaligen Zeit nach Etomidat nicht nachweisbar war ([2, 5, 15, 16, 22, 23, 24]; Abb. 2). Vereinzelt konnten in den späteren Jahren anaphylaktoide Reaktionen an Patienten auch nach Etomidat beobachtet werden. In Probandenstudien konnte erstmals 1978 auch nach Etomidat eine Histaminfreisetzung nachgewiesen werden [6, 7].

Nach diesen Erfahrungen muß man bei neu eingeführten Substanzen, die anfangs nicht Histamin freisetzten, mit der Prognose, daß das jeweils neue Pharmakon keine anaphylaktoide Reaktion mit Histaminfreisetzung verursachen würde, zurückhaltend sein.

Ganz anders bei den Opioiden, denn schon Sertürner [34] beobachtete nach Morphium 1817 bei seinem 1. Selbstversuch und bei Beobachtungen an jungen Probanden, die Morphium eingenommen hatten, klinische Symptome ähnlich einer anaphylaktoiden Reaktion. Moss et al. und Philbin et al. haben 170 Jahre später nach 1 mg/kg KG Morphin bei Patienten eine gesicherte Histaminfreisetzung (Abb. 3) [25, 26, 30] gemessen. Diese Histaminfreisetzung ging mit einer deutlichen Blutdruckabnahme einher und konnte durch die Prämedikation mit H_1- und H_2-Rezeptorantagonisten vermieden werden [26] (Abb. 4).

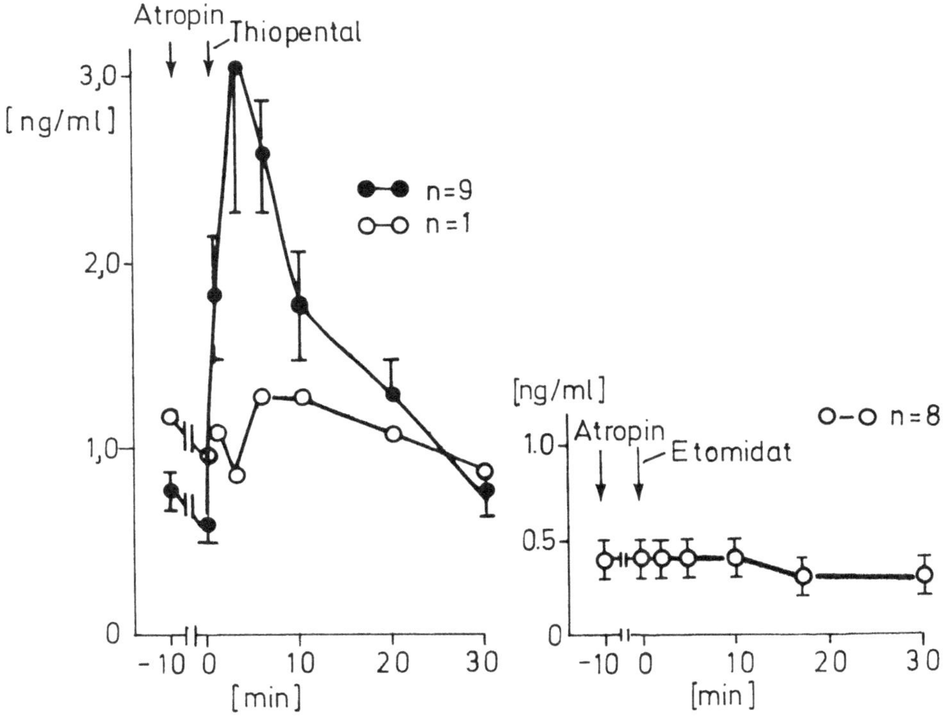

Abb. 2. Histaminfreisetzung bei Probanden nach Applikation von Thiopental 5 m/kg^{-1} KG i.v. oder Etomidat 0,3 mg/kg^{-1} KG. ○ Zeit der Injektion. $\bar{x}$ ±SEM

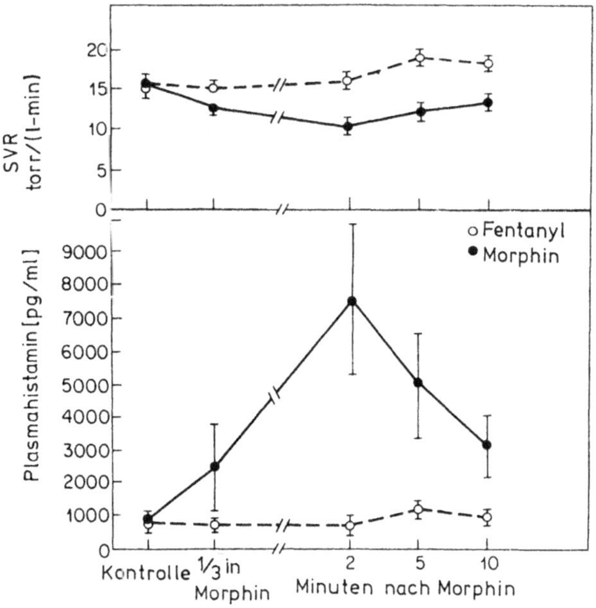

Abb. 3. Nach Morphin (1 mg/kg^{-1} KG) kommt es zu einem signifikanten Histaminanstieg und zu einem Abfall des SVR. Fentanyl führt zu keiner Histaminfreisetzung [25, 26]

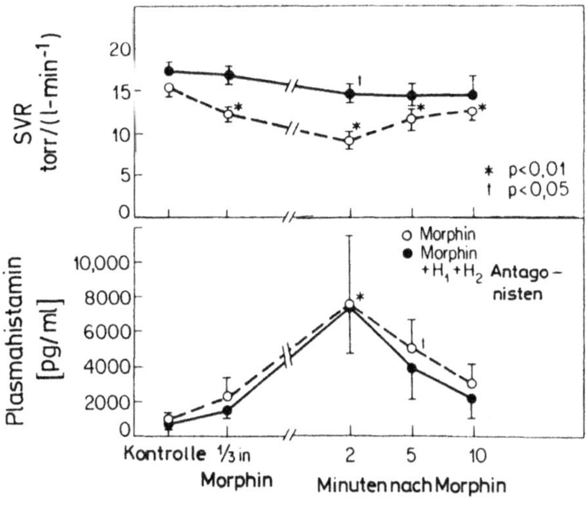

Abb. 4. Graphische Darstellung der Histaminfreisetzung und des SVR nach Morphin (s. Abb. 3). Nach Prämedikation mit H_1- und H_2-Rezeptorantagonisten keine Kreislaufveränderungen [26]

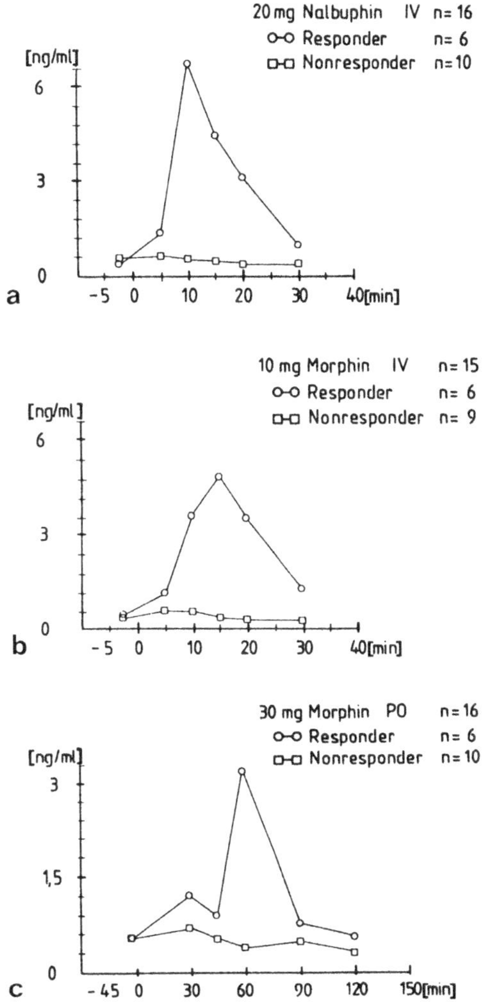

Abb. 5. Mittlere Plasmahistaminspiegel nach **a** Nalbuphin, **b** Morphin i.v., **c** Morphin oral. Die Probanden wurden in Responder (Plasmahistamin > 1 ng/ml) und Nichtresponder (Plasmahistamin < 1 ng/ml) eingeteilt [36]

Aber auch 0,15 mg/kg KG Morphin führte an Probanden zu kutanen anaphylaktoiden Reaktionen, und bei einigen Probanden kam es zu einem Histaminanstieg im Plasma über 1 ng/ml (Abb. 5). Kreislaufdepressionen waren bei diesen Dosierungen nicht nachweisbar [36]. Nach Fentanyl und Alfentanil kam es in einer Versuchsserie von 16 Probanden pro Gruppe zu einigen Respondern, Histaminanstiege über 1 ng/ml wurden jedoch nicht gemessen [9].

Mehr als in der Anästhesie sind in den letzten Jahren Zwischenfälle nach Kontrastmitteln beobachtet worden. Die Reaktionen sind denen nach Anästhesie sehr ähnlich [14, 35] und bewegen sich um 4,7 %.

Symptome, die sich Sekunden bis Minuten nach intravasaler Gabe eines Kontrastmittels einstellen können:

1) allgemein:	Juckreiz, Unruhe, Tremor, Schwindel.
2) Haut:	Rötung, Urtikaria, Ödem.
3) kardiovaskulär:	Tachykardie oder Bradykardie von mehr als 20/min, Rhythmusstörungen, Blutdruckabfall von mehr als 20 mm Hg (2,7 kPa), Schock, Kreislaufstillstand.
4) respiratorisch:	Beklemmungsgefühl, Dyspnoe, Bronchospasmus, Atemstillstand.
5) gastrointestinal:	Kratzen im Hals, Übelkeit, Erbrechen, Leibschmerzen.
6) neurologisch:	Kopfschmerz, Krampfanfälle, Bewußtseinsstörung.

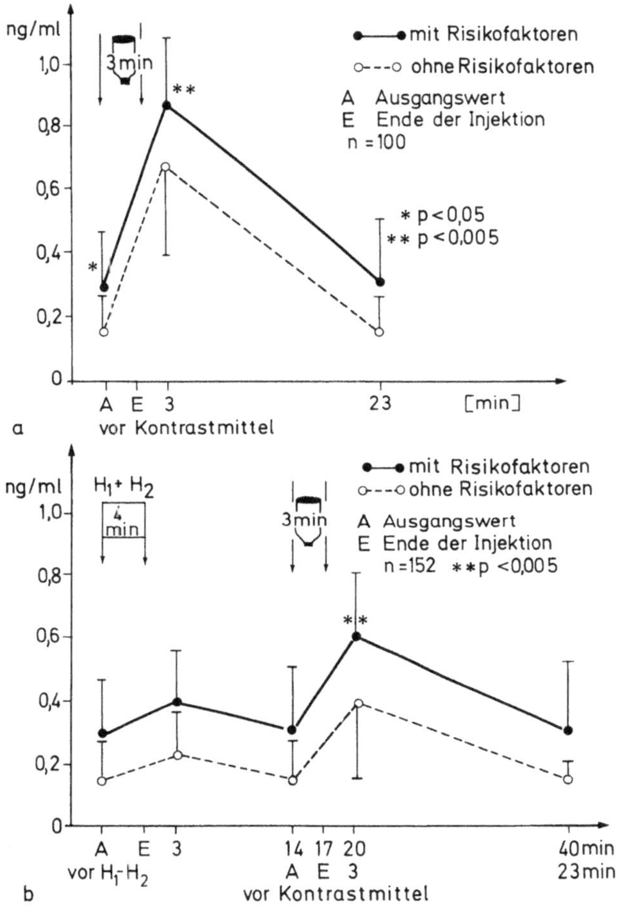

Abb. 6. a Plasmahistaminspiegel nach Kontrastmittel [27]. Mittelschwere Reaktionen mit generalisierter Urtikaria, Schüttelfrost, Glottisödem, Blutdruckabfall mit Tachykardie und Bronchospasmen (2mal in der Risikogruppe). Leichte Reaktionen mit Übelkeit, Erbrechen, Kopfschmerzen, Wärmegefühl und vereinzelten Quaddeln (14mal in der Risikogruppe). **b** Plasmahistaminspiegel nach Prämedikation (H_1- und H_2-Rezeptorantagonisten) und Kontrastmittel. Keine schweren lebensbedrohlichen Reaktionen; 4 leichte Reaktionen mit Übelkeit, Erbrechen, Kopfschmerzen, Wärmegefühl und vereinzelten Quaddeln

Im Gegensatz zur Anästhesie konnte eine Auflistung der Reaktionen nach Vorerkrankungen vorgenommen werden. Prozentual die höchste Reaktionsrate mit 10,9% ereignete sich bei jenen Patienten, die schon bei der 1. Untersuchung reagiert hatten (Tabelle 2). Aber auch für Asthmatiker stellt sich mit 5,1% Reaktionen ein hohes Risiko dar [33, 35].

Tabelle 2. Risikoerhöhung in Abhängigkeit vorbestehender Erkrankungen (*R.* Reaktionen)

	Leichte R.	Mittelschwere R.	Schwere R.	Letale R.
Allergie (alle Typen)	1,6	2,6	3,9	
Heuschnupfen	1,7	1,8	2,3	
Urtikaria	1,5	4,8	2,0	
Asthma	1,2	2,7	5,1	
Vorausgegangene Reaktion auf Kontrastmittel	6,9	8,7	10,9	
Vorausgegangene Reaktion auf andere Medikamente	1,8	2,0	3,2	
Herzerkrankung (v.a. KHK)	1,1	0,9	4,5	8,5

Wie sehr Patienten mit Risikofaktoren ein erhöhtes Risiko im Sinne einer Histaminfreisetzung darstellen, zeigen die Untersuchungen von Tauber [37] und Reimann et al. [27]. Signifikant höher war der Plasmahistaminspiegel vor und nach einem Kontrastmittel bei Patienten mit erhöhtem Risiko (Abb. 6a). Dies trifft auch zu, wenn eine Prämedikation mit H_1- und H_2-Rezeptorantagonisten erfolgte (Abb. 6b). Reaktionen waren in dieser Gruppe signifikant geringer als ohne Prämedikation. Diese Ergebnisse wurden auch von der Arbeitsgruppe Ring [28] bestätigt (Tabelle 3). Mit der Versuchsanordnung dieser Untersuchung ist auch ein praktischer Aspekt der Prämedikation mit H_1- und H_2-Rezeptorantagonisten zu besprechen.

Tabelle 3. Häufigkeit von Nebenreaktionen (Prozentsatz der Patienten) nach Infusion von Röntgenkontrastmittel (Meglunin-Diatrizoat). (Nach [28])

Nebenreaktionen	Prophylaxegruppe			
	I (n = 198)	II (n = 191)	III (n = 196)	IV (n = 194)
Insgesamt	18,7	18,8	16,8	19,1
Ausgeschlossen „Hitzegefühl“	10,1	12,0	**6,1***	12,9
Subjektive Symptome	13,4	13,5	13,9	10,8
Objektive Symptome	5,9	6,1	**3,1***	9,6
Patienten mit objektiven *und* subjektiven Symptomen	2,0	3,1	**1,0***	4,6

*$p < 0.05$; *I* Clemastin, *II* Prednisolon, *III* Clemastin + Cimetidin, *IV* Kochsalz

Klinische Verabreichung von H_1- und H_2-Rezeptorantagonisten

Um eine echte Rezeptorblockade zu erhalten, sollten die Antihistaminika, z. B. Fenistil 0,1 mg/kg KG und Cimetidin 5 mg/kg KG mindestens 10 min vor der Kontrastmittelgabe appliziert werden. Der Applikationsmodus muß nach eigenen

Erfahrungen sehr langsam erfolgen, pro Medikament mindestens 2 min lang, am besten beide zusammen in einer Infusion, die ungefähr 5 min lang einlaufen sollte. Werden die Antihistaminika im Schuß gegeben, so ist die Histaminfreisetzung seitens dieser Medikamente besonders hoch. Nebenwirkungen treten gehäuft auf. Wird ein Intervall von mindestens 10 min nicht eingehalten, so kann es geschehen, daß die Rezeptoren noch nicht besetzt sind und die in der Literatur beobachteten Nebenwirkungen wie nach Kontrastmitteln ohne Prämedikation eintreten.

Patienten mit erhöhtem Histamingehalt

Kommen wir zu jenen Patienten, die schon vor einem operativen Eingriff einen erhöhten Histaminspiegel besitzen und somit einer potentiellen Gefahr ausgesetzt sind. Die ersten Erfahrungen mit einem derartigen Patienten, der einen erhöhten Histaminspiegel hatte, konnten wir 1969 sammeln (Abb. 7). Da dieser Patient uns wichtige Erkenntnisse für das weitere Vorgehen auf dem Gebiet der Prophylaxe und Therapie einer anaphylaktoiden Reaktion lieferte, wird der Ablauf über die verschiedenen Narkosen und der Krankheitsverlauf ausführlicher beschrieben [2, 8].

Fallbeschreibung:

Im August 1969 kam der Patient nach einem schweren Verkehrsunfall mit einer rechten Oberschenkelfraktur und einer offenen Unterschenkelfraktur (die Tibia war zertrümmert und große Teile der Tibia fehlten) zu einer ca. 4–5 h dauernden Operation. Die Oberschenkelfraktur wurde in Allgemeinnarkose versorgt. Der Narkoseverlauf war nach Thalamonal- und Clemastinprämedikation, Propanidideinleitung, Intubation nach Suxamethonium und Aufrechterhaltung mit Halothan/N_2O/O_2 komplikationslos. 14 Tage später war eine erneute Allgemeinnarkose zum Abtragen von Nekrosen notwendig: Prämedikation wie bei der 1. Narkose, d.h. mit Clemastin. Nach der Einleitung mit Propanidid kam es zum Kreislaufstillstand, der sofort beherrscht werden konnte. Der erforderliche operative Eingriff wurde vorgenommen. Weitere Operationen waren in den darauffolgenden Wochen notwendig, und es kam zu Beginn der 3. Narkose (9.9. 1969), die ebenfalls mit Propanidid eingeleitet wurde, wieder zu einem Kreislaufstillstand. Auffallend war die ausgeprägte Tachykardie, auch nach Normalisierung des Blutdrucks. Da wir vor der 3. Narkose Blut zur Histaminbestimmung und auch nach Propanidid weitere Blutproben abgenommen hatten, konnte die Ursache der Komplikation geklärt werden.

Vor der 3. Narkose waren die Plasmahistaminwerte mit 9 ng/ml pathologisch erhöht. Zum Verständnis: Die Ausgangswerte von 50 Probanden lagen damals zwischen 0,3 und 0,6 ng/ml Histamin im Plasma. Nach Propanidid stieg das Histamin über 26 und zum Zeitpunkt des Kreislaufstillstands auf 100 ng/ml an. Bis zu diesem Zeitpunkt hatte der Patient keine weiteren Medikamente erhalten, vor allem keine Relaxantien.

Nach Rücksprache mit dem Patienten wurde vor der nächsten Operation (5.11. 1969) als Prämedikation neben einem Antihistaminikum auch 200 mg Prednisolon i.v. injiziert und die Nar-

▷

Abb. 7. **a** Propanididanästhesie des Patienten G.A. am 4.8. 69 „ohne Nebenwirkungen". *1* Atropin 0,5 mg; *2* Tavegil 2 ml; *3* Thalamonal 1 ml; *4* Flaxedil 20 mg; *5* Propanidid 400 mg; *6* Lysthenon 50 mg; *7* 2 Amp. Tetatoxoid i.m. und 1 Amp. Tetanusserum (Pferd), **b** Plasmahistaminwerte des Patienten (G.A.) während der 3. Propanididnarkose innerhalb von 5 Wochen. Einleitung der Sauerstoff-Lachgas-Halothan-Narkose mit 400 mg Propanidid bei einer Injektionsgeschwindigkeit von 80 s; 7½ min nach der Einleitung Kreislaufstillstand. Wiederbelebung, Intubation. Gabe von Glukokortikoid. Ab der 15. Minute nach der Narkoseeinleitung normaler Narkoseverlauf

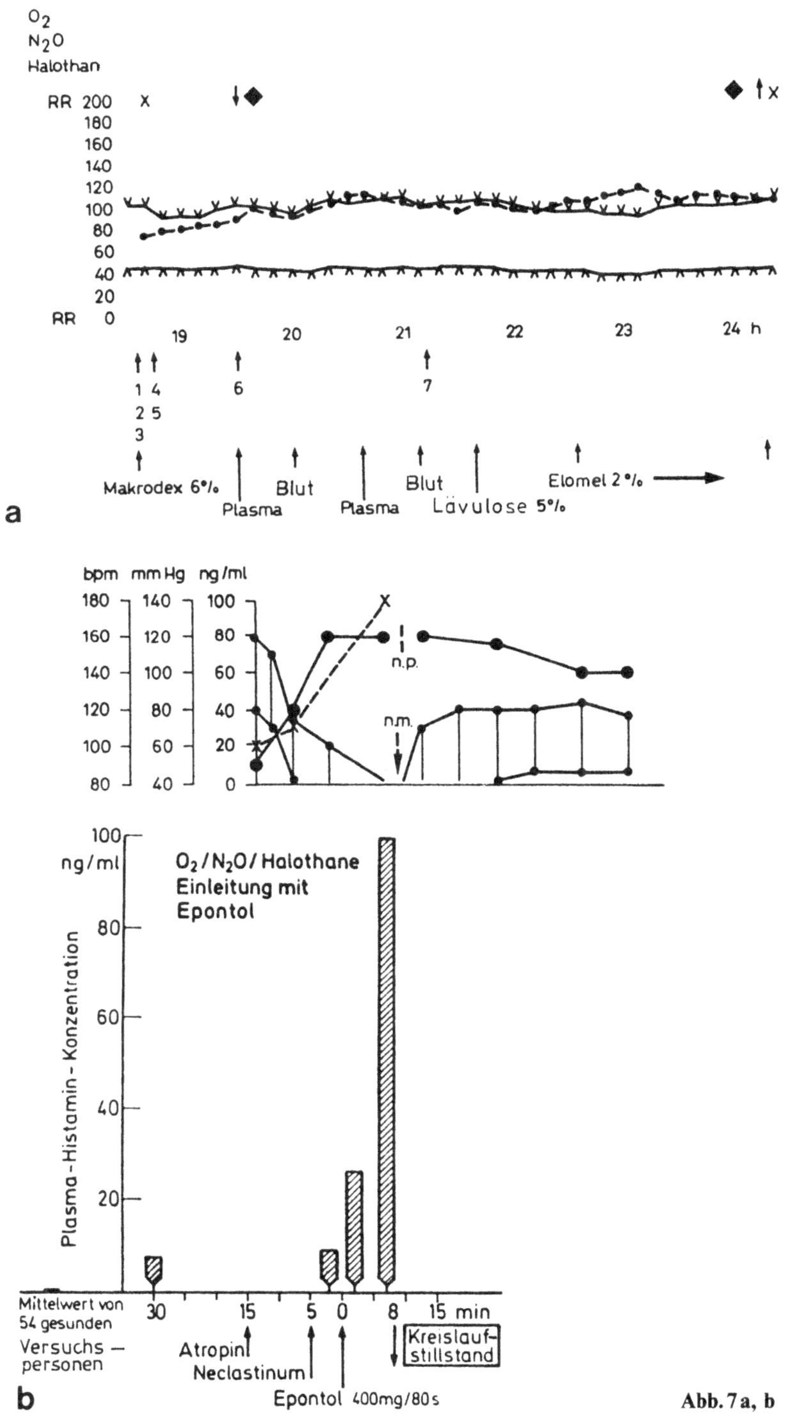
O2
N2O
Halothan
RR 200
180
160
140
120
100
80
60
40
20
RR 0
19
20
21
22
23
24 h
1 4
2 5
3
6
7
Makrodex 6%
Plasma
Blut
Plasma
Blut
Lävulose 5%
Elomel 2%
a
bpm
mm Hg
ng/ml
n.p.
n.m.
100
ng/ml
O2/N2O/Halothane
Einleitung mit
Epontol
Plasma-Histamin-Konzentration
Mittelwert von
54 gesunden
Versuchs-personen
30
15
5
0
8
15 min
Atropin
Neclastinum
Epontol 400mg/80s
Kreislauf-stillstand
b

Abb. 7 a, b

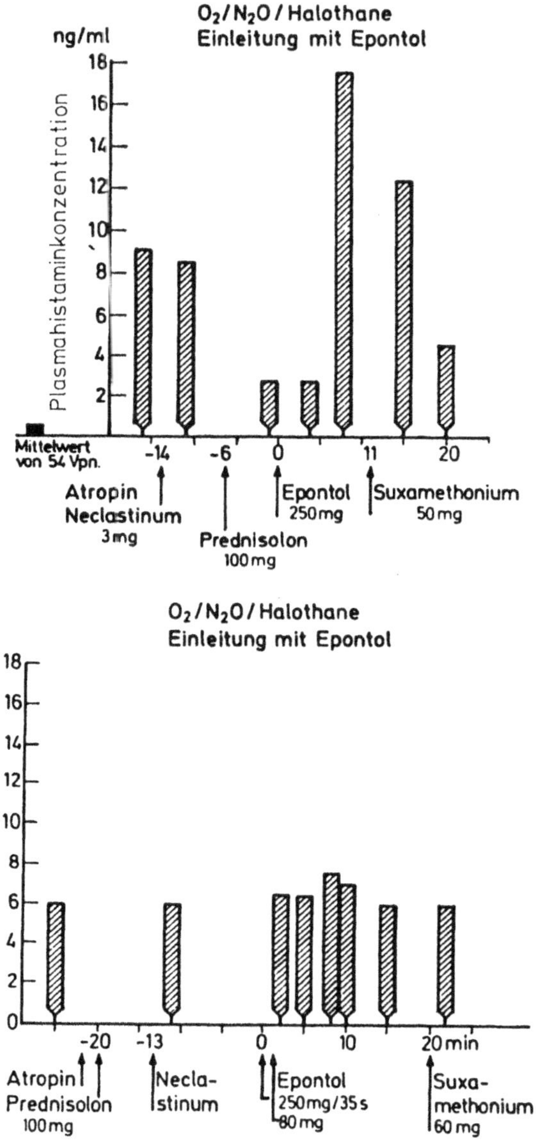

c

Abb. 7. c Plasmahistaminwerte mit hohen Ausgangswerten (vgl. Abb. 7 a, b). Die Anästhesien am 4.11. 69 und am 22.1. 70 (4. und 5. Narkose) wurden erst nach Neclastinum (Tavegil) und einem Glukokortikosteroid eingeleitet

kose wieder mit Propanidid eingeleitet. Es kam auch hier nach Propanidid wieder zu einem Anstieg des Plasmahistamins, jedoch zu keiner Kreislaufreaktion. Die folgenden Anästhesien (z. B. am 22.1. 1970) wurden ebenfalls erst nach der Prämedikation mit einem Antihistaminikum und dem Glukokortikosteroid eingeleitet, anaphylaktoide Reaktionen traten nicht mehr auf.

Nach dieser Erfahrung stellten wir uns 1969/70 folgende Fragen:

1. Warum besaß der Patient nach dem Unfall so extrem hohe Histaminausgangswerte?
2. Wie ist die Wirkung der Glukokortikosteroide erklärbar?

Zu 1: Unsere Erklärung war damals mehr eine indirekte. Wir vertraten die Ansicht, daß die Patienten mit ausgedehnten Nekrosen und entzündlichen Prozessen, Patienten mit septischen Herden oder malignen Tumoren, Patienten nach Röntgenbestrahlung, insbesondere mit Radiumeinlagen, einen erhöhten Histamingehalt der Mastzellen haben müßten, da sich nach Propanidid als nachgewiesenem potentem Histaminliberator anaphylaktoide Reaktionen mit Todesfolge vorwiegend beim genannten Patientengut ereignet hatten.

Zu 2: Unsere Vorstellung über den Wirkmechanismus der Glukokortikosteroide war: Glukokortikosteroide sind in der Lage, einmal die Histidindecarboxylase (Synthese von Histidin zu Histamin) zu hemmen und zum andern wie Antihistaminika die Wirkung am Rezeptor zu verhindern, also wie Antihistaminika zu wirken [2, 3, 8].

Weitere Risiken in der perioperativen Phase

Daß der Histamingehalt in Blutkonserven bei Transfusionen eine entscheidende Rolle spielt, konnte erstmals Harke [12] nachweisen: Im Konservenblut kommt es mit zunehmender Lagerung infolge einer Einschränkung der Zellfunktion zu einer übermäßigen Freisetzung verschiedenster Mediatoren und Enzyme (Abb. 8). Ein initialer Zusatz von Aprotinin zu ACD-Blut bewirkt eine Stabilisierung der Zellmembranen und verhindert auf diese Weise die Freisetzung von Histamin, Serotonin und bestimmten Enzymen. Die klinischen Vorteile bei der Verwendung von mediatorarmen Aprotinin-ACD-Blutkonserven werden durch den Verlauf massiv transfundierter Patienten eindrucksvoll belegt: Während nach Transfusion herkömmlicher Blutkonserven eine vermehrte Histamin- und Serotonineinwirkung auf die Endothelien der pulmonalen Kapillarstrombahn unvermeidbar ist und demzufolge eine signifikante Störung des Gasstoffwechsels und der kardiopulmonalen Hämodynamik nachweisbar wird, ist eine vergleichbare Beeinträchtigung nach Einsatz von Aprotinin-ACD-Blut nicht zu beobachten [12]. Bei der Transfusion über einen Filter (Abb. 9) konnte bei Patienten ein deutlich höherer Histaminspiegel gemessen werden als in der Blutkonserve [17, 29]. Bei Massivtransfusionen, insbesondere bei älterem Konservenblut, kann somit die Gefahr einer vermehrten Histamininfusion bestehen.

Über die intra- und posttraumatische Histaminfreisetzung, z. B. nach abdominalchirurgischen Eingriffen, haben Büchler et al. [1] 1984 berichtet. In den ver-

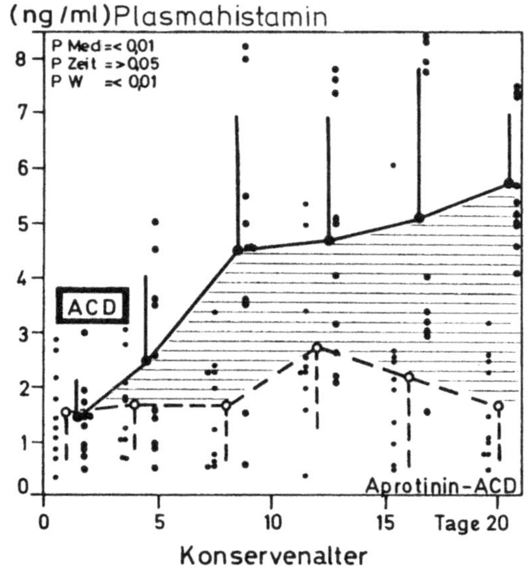

Abb. 8. Änderungen der Histaminkonzentration im lagernden ACD-Blut *(durchgezogene Kurve).* Signifikante Hemmung der Histaminfreisetzung nach initialem Zusatz von Aprotinin *(gestrichelte Kurve).* Darstellung der Mittelwerte und Standardabweichungen [12]

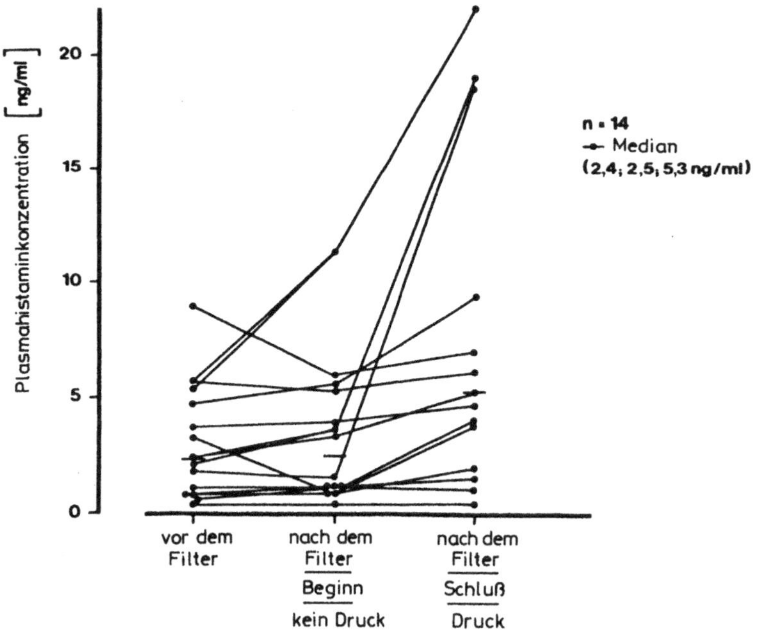

Abb. 9. Erythrozytenkonzentrat gelöst in 200 ml NaCl bzw. in 2 Fällen in Gefrierfrischplasma wurden infundiert nach Passage eines 10 µ Mikrofilters

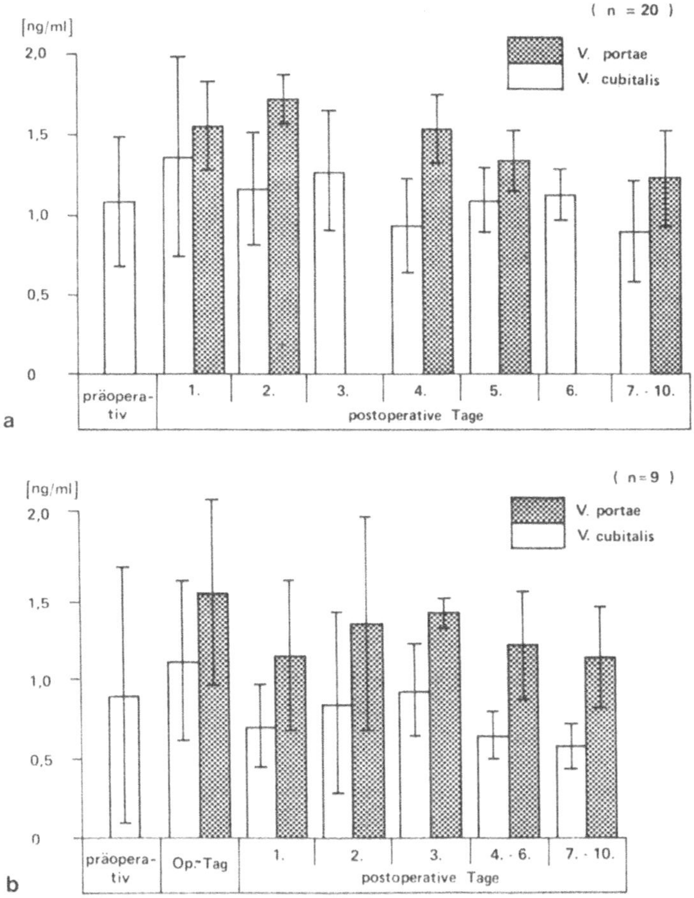

Abb. 10 a, b. Posttraumatische Histaminfreisetzung. Messung im periphervenösen und Splanchnikusblut nach abdominalchirurgischen Eingriffen [1]. **a** Plasmahistamin bei Patienten mit Ulcus Duodeni. **b** Plasmahistamin bei Patienten mit Pankreatitis

schiedensten Gruppen, z. B. bei Patienten mit Oberbauchoperationen bzw. Ulcus duodeni und akuter Pankreatitis kam es postoperativ zu einer gesteigerten Freisetzung von Histamin, v. a. in das Splanchnikusgebiet (Abb. 10a, b).

Palacos: In eigenen Untersuchungen kam es beim Einlegen von Palacos zu deutlichen Kreislaufreaktionen, und bei einem tödlichen Zwischenfall nach Palacoseinlage konnte ein erhöhter Histaminspiegel gemessen werden ([8]; Tabelle 4). Nach persönlicher Mitteilung von Tryba, der in einer prospektiven Studie Patienten mit H_1- und H_2-Rezeptorenblockern prämediziert hatte, kam es nach Palacoseinlage bei keinem Patienten zu einer Blutdruckveränderung, im Gegensatz zu jener Patientengruppe, die keine Prämedikation erhalten hatte. Hier mußte die Studie abgebrochen werden.

Tabelle 4. Anaphylaktoide Reaktionen auf Knochenzement während einer Operation. (Nach [8])

Patient	Drug Application	Clinical Symptoms	Plasma Histamine (ng/ml)
L. K.: 82-year-old, 45-kg woman in poor condition, with history of no allergy and an endoprothesis of the left femur	11:40: Peridural anesthesia with 5 ml of 0.5% bupivacaine 40 min later: 250 ml of 5% human albumin (10 min after start of operation) 50 min later: implantation of bone cement (30 g per patient)	Until implantation of bone cement *no* symptoms of an anaphylactoid reaction Few min after implantation, sudden respiratory arrest, successful treatment by artificial respiration Few min later cardiac arrest Reanimation unsuccessful	- - 6.0 (6)† 0.5 (18)†

* Methylmethacrylate-methylacrylate-copolymer with gentamicin sulfate (Refobacin, Palacos R).

† Time in minutes after respiratory arrest

Zusammenfassung

Nahezu alle Pharmaka, die zur Anästhesie benutzt werden, sowie eine Reihe chirurgischer Maßnahmen können Histamin freisetzen. Es ist daher ratsam, die H_1- und H_2-Rezeptorenblockade (Fenistil und Tagamet) zumindest für folgende Risikopatienten zu empfehlen:

1) Patienten, die eine Überempfindlichkeit gegen i.v. applizierte Medikamente und Röntgenkontrastmittel aufweisen,
2) Patienten, die Risikofaktoren in der Anamnese haben wie z. B. Atopie (Heuschnupfen, Asthma, Nahrungsmittelallergie) sowie kardiale und/oder pulmonale Vorschädigungen,
3) Patienten, die sich Operationen mit hohem Risiko einer Histaminfreisetzung unterziehen müssen (Palacos, Bluttransfusionen, extrakorporale Zirkulation),
4) Patienten mit Herzinsuffizienz oder nach Herzinfarkt,
5) Patienten, die älter als 70 Jahre sind.

Die Röntgenologen geben seit kurzem generell bei ionischen Kontrastmitteln H_1- und H_2-Rezeptorantagonisten.

Von den allgemein bekannten Allergika haben sich in der Anästhesie nur die H_1- und H_2-Rezeptorantagonisten vor möglicher Histaminliberation bewährt.

In einer prospektiven Studie an 535 Patienten kam es während des Narkose- und Operationsverlaufs zu keiner auf Histamin zurückzuführenden systemischen Reaktion. Als Anästhesieverfahren wurden alle allgemein üblichen Anästhesiemethoden angewandt (keine Regionalanästhesie).

Die Prophylaxe mit einem H_1- und H_2-Rezeptorantagonisten erwies sich in unserer Studie unproblematisch und effektiv; sie schließt eine Lücke zwischen perioperativem Risiko und dem Ziel, eine histaminfreie Anästhesie und Chirurgie zu erreichen.

Literatur

1. Büchler M, Stopik D, Beger HG (1985) Posttraumatische Histaminfreisetzung. Messungen im periphervenösen und Splanchnicus-Blut nach abdominalchirurgischen Eingriffen. In: Doenicke A, Lorenz W (Hrsg) Histamin- und Histamin-Rezeptor-Antagonisten. Springer, Berlin Heidelberg New York Tokyo (Sertürner Workshop, Bd 5, S 176)
2. Doenicke A, Lorenz W (1970) Histaminfreisetzung und anaphylaktische Reaktionen bei i.v. Narkosen. Biochemische und klinische Aspekte. Anaesthesist 19: 413
3. Doenicke A, Lorenz W (1973) Nachweis von Histaminfreisetzung bei hypotensiven Reaktionen nach Propanidid und Therapie mit Corticosteroiden. Springer, Berlin Heidelberg New York (Anaesthesiologie und Wiederbelebung, Bd 74, S 189)
4. Doenicke A, Lorenz W (1982) Histamine release in anaesthesie and surgery. Premedication with H_1- and H_2-receptor antagonists: Indications, benefits and possible problems. Klin Wochenschr 60: 1039
5. Doenicke A, Lorenz W, Beigl R, Bezecny H, Uhlig G, Praetorius B, Mann G (1973) Histamin release after i.v. application of shortacting hypnotics. A comparison of etomidate, althesin CT 134 and propanidid. Br J Anaesth 45: 1097
6. Doenicke A, Lorenz W, Hug P (1978) Histamine et etomidate. Ann Anesth Fr 19: 207
7. Doenicke A, Lorenz W, Dittmann J, Hug P (1980) Histaminfreisetzung nach Diazepam/Lormetazepam in Kombination mit Etomidat. In: Doenicke A, Ott H (Hrsg) Lormetazepam. Springer, Berlin Heidelberg New York (Anaesthesiologie und Wiederbelebung, Bd 133, S 1.1)
8. Doenicke A, Ennis M, Lorenz W (1985) Histamin release in anesthesia and surgery: A systematic approach to risk in the perioperative period. Int Anestesiol Clin 23: 41
9. Doenicke A, Lorenz W, Suttmann H, Duka T, Bretz C, Schmal A (1985) Histaminfreisetzung und Katecholamine. In: Doenicke A, Lorenz W (Hrsg) Histamin und Histamin-Rezeptor-Antagonisten. Springer, Berlin Heidelberg New York Tokyo (Sertürer Workshop, Bd 5, S 25)
10. Dukor P, Kallos P, Schlumberger HD, West GB (1980) Introduction. In: PAR. Pseudo-allergic reactions. Involvement of drugs and chemicals vol 1. Karger, Basel, p 9
11. Gell PGH, Coombs RRA (1975) Clinical aspects of immunology. Blackwell, Oxford, p 1754
12. Harke H (1985) Der Histamingehalt in Blutkonserven. In: Doenicke A, Lorenz W (Hrsg) Histamin und Histamin-Rezeptor-Antagonisten. Springer, Berlin Heidelberg New York Tokyo (Sertürner Workshop, Bd 5, S 39)
13. Kaplan AP, Beaven MA (1976) In vivo studies of the pathogenesis of cold urticaria, cholinergic urticaria, and vibration-induced swelling. J Invest Dermatol 67: 327
14. Lalli AF (1980) Contrast media reactions: Data analysis and hypothesis. Radiology 134: 1
15. Lorenz W, Doenicke A (1978) Histamine release in clinical conditions. Mt Sinai J Med 45: 357
16. Lorenz W, Doenicke A (1978) Anaphylactoid reactions and histamine release by intravenous drugs used in surgery and anaesthesia. In: Watkins J, Ward AM (eds) Adverse response to intravenous drugs. Academic Press, London, p 83
17. Lorenz W, Doenicke A (1985) H_1- and H_2-blockade: A prophylactic principle in anaesthesia and surgery against histamine-release responses of any degree of severity. N Engl Reg Allergy Proc Part I 6: 37, Part II 6: 174
18. Lorenz W, Doenicke A (1985) Anaphylactoid reactions and histamine release by barbiturate induction agents: Clinical relevance and patho-mechanisms. Editorial views. Anesthesiology 63: 351
19. Lorenz W, Doenicke A (1986) Histaminfreisetzung als perioperative Risiko-Prophylaxemaßnahmen (Editorial). Dtsch Ärztebl 83: 952
20. Lorenz W, Doenicke A, Dittmann I, Hug P, Schwarz B (1977) Anaphylaktoide Reaktionen nach Applikation von Blutersatzmitteln beim Menschen: Verhinderung dieser Nebenwirkung von Haemaccel durch Prämedikation mit H_1- und H_2-Rezeptorantagonisten. Anaesthesist 26: 644
21. Lorenz W, Doenicke A, Schöning B et al. (1980) $H_1 + H_2$-receptor antagonists for premedication in anaesthesia surgery: a critical view based on randomized clinical trials with haemaccel and various antiallergic drugs. Agents Actions 10: 114
22. Lorenz W, Doenicke A, Schöning B, Neugebauer E (1980) The role of histamine in adverse reactions to intravenous agents. In: Thornton A (ed) Adverse reactions of anaesthetic drugs. Elsevier/North-Holland Biomedical Press, Amsterdam Oxford New York, p 169

23. Lorenz W, Doenicke A, Schöning B, Ohmann CH, Grote B, Neugebauer E (1982) Definition and classification of the histamine-release response to drugs in anaesthesia and surgery: Studies in the conscious human subject. Klin Wochenschr 60: 896
24. Lorenz W, Röher HD, Doenicke A, Ohmann O (1984) Histamine release in anaesthesia and surgery: A new method to evaluate its clinical significance with several types of causal relationship. Clin Anaesthesiol 2: 403
25. Moss J, Rosow CE (1983) Histamine release by narcotics and muscle relaxants in humans. Anesthesiology 59: 330
26. Philbin DM, Moss J, Akins CW et al. (1981) The use of H_1 and H_2-histamine blockers with high dose morphine anesthesia: A double blind study. Anesthesiology 55: 292
27. Reimann HJ, Tauber R, Schmidt U (1985) Histaminfreisetzung durch Kontrastmittel. In: Doenicke A, Lorenz W (Hrsg) Histamin und Histamin-Rezeptor-Antagonisten. Springer, Berlin Heidelberg New York Tokyo (Sertürner Workshop, Bd 5, S 54)
28. Ring J, Rothenberger KH, Clauss W (1985) Prevention of anaphylactoid reactions after radiographic contrast media infusion by combined histamine H_1- and H_2-receptor antagonists: Results of a prospective controlled trial. Int Arch Allergy Appl Immunol 78: 9
29. Röher HD, Lorenz W, Lennartz H, Kusche J, Dietz W, Gerdes B, Parkin JV (1982) Plasma histamine levels in patients in the course of several standard operations: Influence of anaesthesia, surgical trauma and blood transfusion. Klin Wochenschr 60: 926
30. Rosow CW, Moss J, Philbin DMD, Savarese JJ (1982) Histamine release during morphine and fentanyl anesthesia. Anesthesiology 56: 93
31. Schauer A (1985) Die Mastzelle - Morphologie und Funktionen. In: Doenicke A, Lorenz W (Hrsg) Histamin und Histamin-Rezeptor-Antagonisten. Springer, Berlin Heidelberg New York Tokyo (Sertürner Workshop Bd 5, S 39)
32. Schöning B, Lorenz W, Doenicke A (1982) Prophylaxis of anaphylactoid reactions to a polypeptidal plasma substitute by H_1- plus H_2-receptor antagonists: Synopsis of three randomized controlled trials. Klin Wochenschr 60: 1048
33. Schrott KM, Behrends B, Clauß W, Kaufmann J, Lehnert J (1986) Iohexol in der Ausscheidungsurographie - Ergebnisse des Drugmonitoring. Fortschr Med 104: 51
34. Sertürner FWA (1817) Über das Morphium, eine neue salzfähige Grundlage, und die Mekonsäure als Hauptbestandteil des Opiums. Annalen der Physik 55: 56
35. Shehadi WH, Toniolo G (1980) Adverse reactions to contrast media. Radiology 137: 299
36. Suttmann H, Doenicke A, Lorenz W, Ennis M, Müller OA, Dorow R, Ackenheil M (1986) Is perioperative stress a real surgical phenomenon or merely a drug-induced effect? A study comparing the actions of nalbuphine and morphine on subjective factors and endocrinological parameters in volunteers. Theor Surg 1: 119
37. Tauber R (im Druck) Die Ausscheidungsurographie unter den Aspekten des Kontrastmittelrisikos und der Kostendämpfung. Urologe 27 [Ausg B]
38. Thornton JA (1982) Editorial - The problem of histamine in anaesthesia. Br J Anaesth 54: 1
39. Thornton JA, Lorenz W (1983) Histamine and antihistamine in anaesthesia and surgery. Report of a symposium. Anaesthesia 38: 373

Besonderheiten der präoperativen Vorbereitung in der Geburtshilfe

M. Tryba, U. Lips

Die anästhesiologische Vorbereitung geburtshilflicher Patienten hat auf Besonderheiten Rücksicht zu nehmen, die ausschließlich oder typischerweise bei diesen Eingriffen auftreten. Der Anästhesist muß die Auswirkungen der normalen Prämedikation auf die Vigilanz nicht nur der Mutter, sondern auch des Neugeborenen beachten. Als typische Erkrankung in der Spätschwangerschaft bedroht die Eklampsie das mütterliche und kindliche Leben. Die Aspiration von Mageninhalt kommt bei geburtshilflichen Narkosen besonders häufig vor und steht seit Jahrzehnten unverändert an der Spitze tödlicher anästhesiologischer Komplikationen in der Geburtshilfe [23, 44].

Prämedikation

Ziel der Prämedikation ist es, den Patienten möglichst ruhig und angstfrei in die Narkose zu führen. Opioide, Benzodiazepine und Neuroleptika sind die am häufigsten eingesetzten Substanzgruppen, die entweder allein oder in Kombination appliziert werden. Neben möglicher negativer Auswirkungen auf die Mutter verdienen die Wirkungen der Prämedikation auf das Neugeborene besondere Beachtung, da es wesentlich empfindlicher auf diese Medikamente reagiert. Gefürchtet sind v.a. atemdepressive Nebenwirkungen.

Opioide

Morphin als das klassische Opioid hat in der Geburtshilfe keine Bedeutung mehr, nachdem nachgewiesen wurde, daß in äquianalgetischer Dosis der atemdepressorische Effekt auf das Neugeborene um den Faktor 10 höher liegt als unter Pethidin [49]. Auch Fentanyl in einer Dosierung von 0,1 mg führt zu einer signifikanten Atemdepression und sollte deshalb weder allein noch in Kombination (Thalamonal) in der Geburtshilfe eingesetzt werden. Das am häufigsten in der Geburtshilfe eingesetzte Opioid ist Pethidin. Nach intravenöser Injektion kommt es schon innerhalb von 2 min zum plazentaren Übertritt. Auch die intramuskuläre Applikation führt zu klinisch relevanten Plasmaspiegeln beim Neugeborenen. Noch 2–3 h nach intramuskulärer Pethidingabe finden sich signifikant niedrigere APGAR-Werte (Abb. 1) als bei einem Applikationsintervall unter 60 min oder über 4 h [42]. Neben der im Vergleich zur intravenösen Injektion verlangsamten Resorption nach intramuskulärer Applikation werden Metabolite des Pethidin für den verzö-

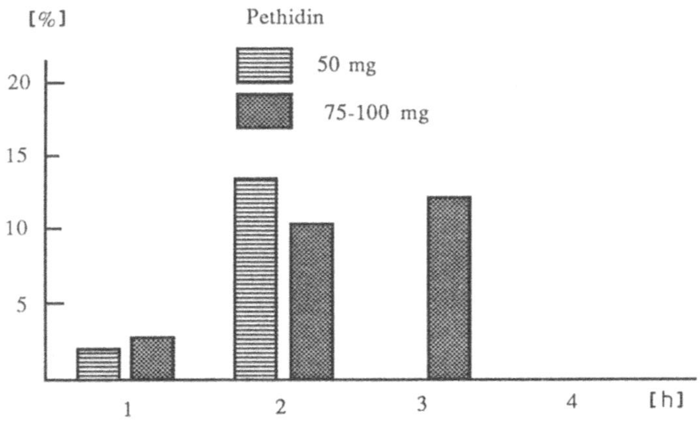

Abb. 1. Häufigkeit von APGAR-Werten 0–6 in Abhängigkeit vom Intervall zwischen Pethidinapplikation und Entbindung [42]

gerten atemdepressorischen Effekt verantwortlich gemacht [25]. Als ausreichend sicher werden Dosierungen von bis zu 50 mg Pethidin i.m. angesehen, wenn das Applikationsintervall unter 60 min liegt. Vorsicht scheint angebracht bei wiederholter Pethidinmedikation sowie zusätzlicher Gabe von Sedativa (Barbiturate, Benzodiazepine), da diese Kombinationen zu einer Verstärkung der atemdepressorischen Effekte führen [42].

Bei der Schwangeren führen Opioide zu einer Verzögerung der Magenentleerung [31], sie reduzieren den Tonus am distalen Ösophagussphinkter [41] und stimulieren das Brechzentrum. Alle diese Mechanismen erhöhen die Aspirationsgefahr. Die Indikation zum Einsatz von Opioiden in der Prämedikation sollte deshalb in jedem Einzelfall sehr sorgfältig abgewogen werden.

Sedativa

Aufgrund des depressiven Effektes auf das Neugeborene sollten Barbiturate in der Geburtshilfe nicht mehr eingesetzt werden [37, 42].

Neuroleptika

Die größten Erfahrungen in der Geburtshilfe liegen mit der Applikation von Phenothiazinen vor. Insbesondere Promethazin hat sich in einer Dosierung bis zu 50 mg i.m. als sichere Substanz erwiesen. Phenothiazine führen zu keinen relevanten atemdepressiven Wirkungen auf das Neugeborene [34]. Bei der Mutter erweist sich neben dem sedierenden und anxiolytischen Effekt insbesondere der antiemetische Effekt als vorteilhaft.

Benzodiazepine

Benzodiazepine haben sich in zahlreichen Untersuchungen aufgrund ihrer anxiolytischen Eigenschaft als vorteilhaft für die Prämedikation erwiesen. In der Geburtshilfe liegen die umfangreichsten Erfahrungen mit Diazepam vor. Relevante negative Auswirkungen der Diazepamprämedikation auf das Neugeborene sind bei einer Dosis von 5–10 mg kaum zu erwarten [38].

Ob die neueren Benzodiazepine mit kürzerer Halbwertszeit in der Geburtshilfe von Vorteil sind, kann aufgrund fehlender Untersuchungen noch nicht beurteilt werden.

Wir selbst haben ausgezeichnete Erfahrungen mit der vorabendlichen oralen Gabe von Bromazepam (6 mg) als alleinige sedierende Prämedikation bei elektiver Sectio caesarea gemacht. Die sedierende Komponente führt zu einer guten Schlafinduktion, am Operationsmorgen findet sich noch ein ausreichender anxiolytischer Effekt. Um diesen voll zu nutzen, haben wir mit unseren Geburtshelfern vereinbart, daß geplante Sectiones möglichst als erste Termine auf dem Operationsplan vorgesehen werden.

Anticholinergika

In der Geburtshilfe sind die Nebenwirkungen der Anticholinergika von größerer Bedeutung als in allgemeinen operativen Bereichen. Atropin überschreitet innerhalb kurzer Zeit die Plazentaschranke und verursacht beim Feten eine Tachykardie. Die meisten Schwangeren weisen zum Zeitpunkt der Narkoseeinleitung eine Tachykardie auf. Die intravenöse Atropingabe wenige Minuten vor der Narkoseeinleitung führt zu einer weiteren Erhöhung der Herzfrequenz und erscheint deshalb wenig sinnvoll. Zudem senkt Atropin den Tonus des distalen Ösophagussphinkters und erhöht die Regurgitationsgefahr [41]. Glykopyrrolat wird vom Feten in geringerem Maße aufgenommen und führt zu keiner relevanten Tachykardie [1].

Empfehlungen

Elektive Sectio caesarea

Als vorabendliche orale Prämedikation hat sich an unserer Klinik die Gabe von 6 mg Bromazepam bewährt. Dies führt in der Regel zu einer guten Schlafinduktion mit ausreichendem anxiolytischem Effekt am Morgen. Kann mit den Geburtshelfern vereinbart werden, daß elektive Sectiones sofort am Morgen operiert werden, ist eine morgendliche sedierende Prämedikation nicht mehr erforderlich. Damit entfallen mögliche depressive Effekte der morgendlichen Prämedikation auf das Neugeborene. Wird bei späterer Narkoseeinleitung eine morgendliche Prämedikation erforderlich, sind die geringsten Nebenwirkungen auf das Neugeborene bei Gabe von 25–50 mg Promethazin i.m. zu erwarten. Soll die Sectio-caesarea-Entbindung in Periduralanästhesie durchgeführt werden, erscheint die Gabe von 5- maximal 10 mg Diazepam vorteilhaft, da Diazepam neben Sedierung und Anxiolyse die Schmerzgrenze erhöht und die Gefahr lokalanästhetikainduzierter zentralnervöser Nebenwirkungen reduziert. Aufgrund der potentiellen Nebenwirkungen bei Mutter und Neugeborenem verzichten wir grundsätzlich auf die Gabe von Opioiden und Anticholinergika vor Narkoseeinleitung.

Dringliche Sectio caesarea
Die Indikation zur dringlichen Sectio caesarea wird in aller Regel aus kindlicher Indikation gestellt. Jegliche zusätzliche Depression des Neugeborenen ist deshalb zu vermeiden. Da in der überwiegenden Zahl der Fälle die Schwangeren schon im Kreißsaal Sedativa oder Opioide erhalten haben, verzichten wir auf die zusätzliche präoperative Gabe dieser Substanzen.

Eklampsie

Die EPH-Gestose (Präeklampsie) ist die häufigste typische Schwangerschaftserkrankung. Sie wird in der Regel nach der 24. Schwangerschaftswoche klinisch manifest und ist charakterisiert durch Hypertension, Proteinurie und Ödeme. Kommt es zusätzlich zum Auftreten zerebraler Krampfanfälle, spricht man von Eklampsie. Bei ca. 5% der Patientinnen entwickelt sich aus der EPH-Gestose eine manifeste Eklampsie und bedroht damit gleichermaßen das Leben von Mutter und Kind. Unter den Ursachen der mütterlichen Sterblichkeit liegt die Eklampsie mit an der Spitze. 10–20% der mütterlichen Todesfälle werden durch die Eklampsie verursacht [23]. Der exakte pathophysiologische Mechanismus der Eklampsieentstehung ist noch unbekannt. Man vermutet jedoch als Auslöser der EPH-Gestose eine Minderperfusion des Uterus mit nachfolgendem Anstieg von Renin, Angiotensin, Aldosteron, Thromboplastin und Prostaglandinen [43]. Auch immunologische Ursachen werden diskutiert.

Die pathophysiologischen Veränderungen betreffen nahezu jedes Organsystem. Die generalisierte Vasokonstriktion führt dazu, daß trotz Natrium- und Wasserretention das intravaskuläre Volumen signifikant vermindert ist. Häufig kommt es zu einer Beeinträchtigung der Nierenfunktion sowie zu Gerinnungsstörungen.

Unter den zahlreichen Vorschlägen zur Eklampsietherapie haben in den letzten Jahren insbesondere die tiefe Sedierung (mit Barbituraten) sowie die parenterale Magnesiumgabe weite Verbreitung gefunden [35]. Magnesium wirkt dämpfend auf das ZNS und die Muskulatur, führt zu einer Vasodilatation und senkt die Uteruskontrakturen, wodurch die Durchblutung des Uterus verbessert wird [3].

Sowohl die tiefe Sedierung, die häufig eine Respiratorbehandlung erfordert, als auch die parenterale Magnesiumgabe sind jedoch mit z.T. gravierenden Nebenwirkungen bei Mutter und Kind (Muskelschwäche, respiratorische Insuffizienz, Herzinsuffizienz) verbunden. Selbst Todesfälle durch die Behandlung selbst sind bekannt geworden. Das intensive Monitoring und die Seltenheit der Erkrankung verlangen deshalb, daß Schwangere mit Eklampsie einem gynäkologischen Zentrum zugeführt werden [22].

Neues Therapiekonzept

Um diese Nebenwirkungen zu vermeiden und gleichzeitig auch dann gefahrlos eine Therapie der Eklampsie durchführen zu können, wenn keine Möglichkeit besteht, die Schwangere in ein geburtshilfliches Zentrum zu überführen, wurde an unserer Klinik ein neues Therapiekonzept entwickelt, das sich an den pathophy-

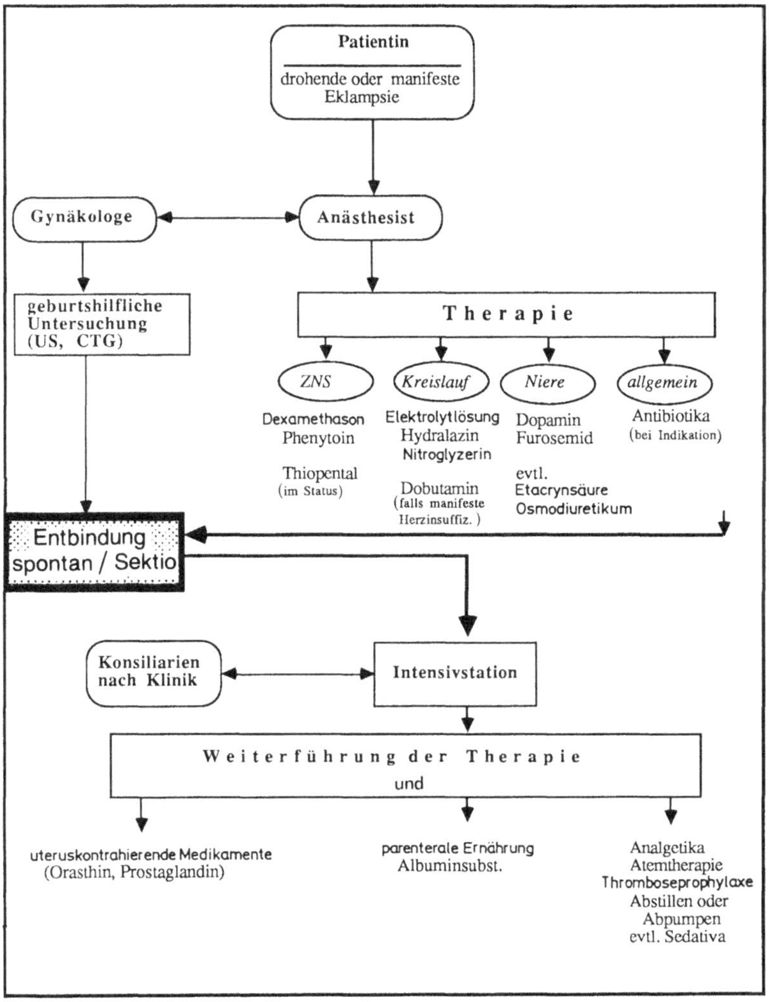

Abb. 2. Schema zur Behandlung der Eklampsie/Präeklampsie

siologischen Veränderungen orientiert (Abb. 2). Die besondere Zielsetzung galt der Verhinderung zerebraler Schäden sowie der Erhaltung der Vigilanz.

Prophylaxe und Therapie zerebraler Krämpfe

Zur Verminderung des intrakraniellen Druckes erhalten die Patientinnen initial 48 mg Dexamethason und weiter 8mal 4 mg/d. Die erhöhte Krampfbereitschaft wird mit Phenytoin (3mal 125 mg/d) gesenkt. Nur wenn ein akuter zerebraler Anfall auftritt, erhalten die Patientinnen Thiopental zur Beherrschung der Notfallsituation. Phenytoin beeinflußt im Gegensatz zu den Benzodiazepinen die Vigilanz der Mutter und des Neugeborenen kaum. Dies erlaubt ein intensives Atemtraining und eine suffiziente physikalische Therapie der Mutter und vermindert so die Gefahr thromboembolischer und pulmonaler Komplikationen. Die kurzfristige peripartale Gabe von Phenytoin hat keine toxischen Einflüsse auf das Neugeborene. Regelmäßige EEG-Kontrollen (normalerweise in täglichem Abstand) erleichtern die Prognose und Differentialdiagnose und sind möglicherweise in der Lage, Spätschäden zu verhindern. Eine Anfalls*voraussage* durch EEG-Überwachung ist jedoch nicht möglich; deshalb ist eine kontinuierliche Überwachung nicht erforderlich.

Therapie kardiovaskulärer Veränderungen

Die komplexen pathophysiologischen Veränderungen werden möglichst selektiv angegangen. Zur Therapie des durch den generalisierten Vasospasmus verursachten Hypertonus werden Vasodilatanzien (Nitroglycerin, Hydralazin) verabreicht und gleichzeitig das reduzierte intravasale Volumen mit Elektrolytlösungen und Albumin substituiert. Als besonderer Vorteil der Nitroglycerintherapie ist die Drucksenkung im Pulmonalarteriengebiet anzusehen, da hierdurch die Gefahr eines Lungenödems vermindert wird. Die Volumenzufuhr und Vasodilatanziendosierung richtet sich nach klinischen Parametern wie Blutdruck, zentralem Venendruck und Urinausscheidung. Die Notwendigkeit eines invasiven Monitorings (Pulmonaliskatheter, blutige Druckmessung) ergab sich bei unseren Patienten nicht, kann jedoch im Einzelfall erforderlich werden. Bei manifester Herzinsuffizienz kann der Einsatz von Dobutamin erforderlich werden.

Therapie von Nierenfunktionsstörungen

Niedrig dosiertes Dopamin unterstützt die Urinausscheidung. Unter der adäquaten Volumenzufuhr kann bei oligurischen Zuständen durch Gabe von Furosemid, ggf. Etacrynsäure und/oder Osmodiuretika in aller Regel eine suffiziente Urinausscheidung erreicht werden. Wir haben bei unseren Patientinnen unter dieser Therapie keine manifeste Niereninsuffizienz beobachten können, jedoch ließ sich die erhöhte Eiweißausscheidung im Urin nicht beeinflussen.

Allgemeine Maßnahmen

Sobald eine befriedigende Stabilisierung des Zustands der Schwangeren erreicht ist, streben wir in Absprache mit dem Geburtshelfer eine möglichst schnelle - operative - Entbindung an. Dies stellt die einzig kausale Behandlung der Eklampsie dar. Innerhalb von 48 h kommt es in aller Regel zu einer Normalisierung des Zustandes. Die oben angeführten Maßnahmen werden jedoch in Abhängigkeit vom Zustand der Patientin zumindest über 3-4 Tage fortgeführt, um dann sukzessive mit der Medikation auszuschleichen. Zu den unabdingbaren Maßnahmen in der postoperativen Phase gehören intensive Atemtherapie sowie medikamentöse Thromboseprophylaxe. Analgetika, Sedativa und Antibiotika werden bei Bedarf eingesetzt.

Ergebnisse

Das hier vorgestellte Therapiekonzept wurde bei bisher mehr als 30 Eklampsiepatientinnen überprüft. Alle Patientinnen überlebten die Erkrankung ohne Residuen. Ebenso konnten die zerebralen Krämpfe ausnahmslos beherrscht werden. Eine respiratorische Insuffizienz trat unter der Therapie nicht auf. Auch konnten keine negativen Auswirkungen der Behandlung auf die Kinder beobachtet werden. Mögliche Nebenwirkungen der Kortikosteroidmedikation wie eine erhöhte Infektionsrate oder Wundheilungsstörungen wurden nicht gesehen.

Diskussion
Die Ergebnisse des hier vorgestellten Therapiekonzepts lassen trotz der relativ geringen Zahl der Fälle schon jetzt seine Wirksamkeit erkennen, wenn man sie mit den Resultaten der Magnesiumtherapie vergleicht. Mit 20% und mehr wird die mütterliche Mortalität angegeben, wenn massive Sedierung und primäre Beatmung erforderlich wurden [27]. Als Vorteil erscheint das erheblich geringere Monitoring und die gezielte Verwendung von in der Intensivmedizin gebräuchlichen Einzelsubstanzen in Abhängigkeit von den klinischen Bedürfnissen. Diese Tatsache erlaubt den sofortigen Beginn einer effektiven Therapie der Eklampsie auch in den Krankenhäusern, die keine besondere Erfahrung in der Behandlung dieser Erkrankung besitzen. Nichtsdestoweniger empfiehlt sich angesichts der bisher hohen Mortalität die möglichst schnelle Verlegung der Patientinnen in ein speziell ausgerüstetes Zentrum.

Trotz der bisher guten Erfahrungen mit unserem Therapiekonzept verstehen wir die angeführten Maßnahmen nicht als endgültige Lösung der Eklampsietherapie. Erst ein umfangreicherer Einsatz kann den Stellenwert dieses Konzeptes im Vergleich zur Magnesiumtherapie verdeutlichen. Insbesondere muß unter den zwischenzeitlich aufgetauchten Zweifeln an der hirnprotektiven Effektivität der Kortikosteroidmedikation überlegt werden, ob in der Eklampsiebehandlung nicht auf Dexamethason verzichtet werden kann.

Prophylaxe der Aspirationspneumonie

Bei geburtshilflichen Narkosen besteht ein besonders hohes Risiko der Aspiration. Während bei elektiven chirurgischen Eingriffen die Inzidenz dieser Komplikation mit ca. 1:1000-2000 angegeben wird [45], findet sich in der Geburtshilfe eine etwa 10fach höhere Aspirationsrate [5, 24]. Diese deutlich höhere Gefährdung spiegelt sich wider, wenn man die tödlichen Komplikationen als Folge der Anästhesie analysiert. In der allgemeinen Anästhesieklientel wird die Aspiration für 6-19% aller tödlichen Komplikationen verantwortlich gemacht [19, 45]. In der Geburtshilfe (Abb.3) dagegen schwanken die entsprechenden Zahlen zwischen 30 und fast 50% [29, 44]. Diese Zahlen lassen sich vorbehaltlos auf die Bundesrepublik übertragen [8]. 38,1% aller anästhesiologisch bedingten Todesfälle in der Geburtshilfe wurden durch die Aspiration von Mageninhalt verursacht (Abb.4). In 75% kam es im Verlauf der Narkoseeinleitung vor Plazierung des Endotrachealtubus zur Aspiration. Auch Maskennarkosen stellten bei solchen Eingriffen ein bedeutsames Risiko dar.

In der weit überwiegenden Zahl wird die pulmonale Schädigung durch das Eindringen von saurem Magensaft verursacht [29, 44]. Nahrungsreste führen nur sehr selten zu schwerwiegenden Obstruktionen der Luftwege.

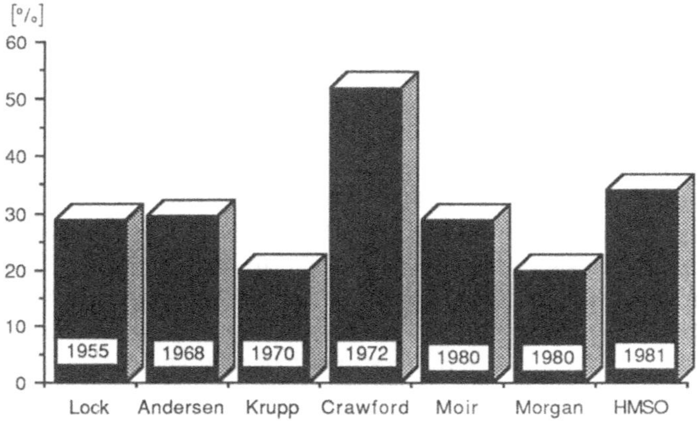

Abb. 3. Anteil der Aspiration an tödlichen anästhesiologisch bedingten Todesfällen in der Geburtshilfe (Literatur in [45])

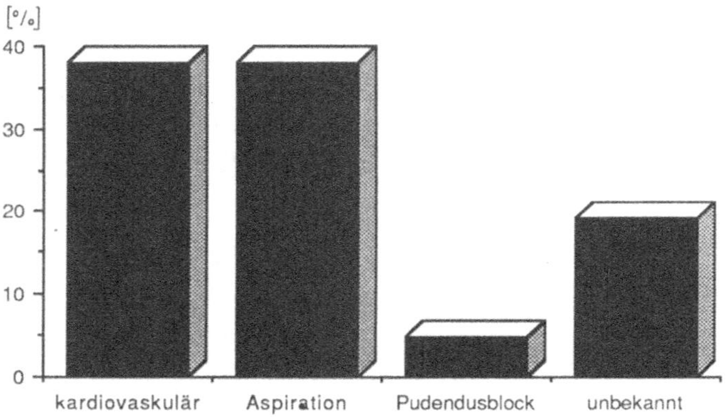

Abb. 4. Ursachen letaler anästhesiologisch bedingter Todesfälle in der Geburtshilfe in der Bundesrepublik [8]

Pathophysiologie

Der Mageninhalt bei Schwangeren ist im Vergleich zu Normalpatienten deutlich vermehrt [12, 36]. Auch bei Einhaltung einer Nahrungskarenz von 6 h finden sich häufig mehr als 100 ml [12, 36], in Extremfällen bis zu 3 l. Besonders gefährdet erscheinen Patienten mit Übergewicht und solche mit einer Nahrungsaufnahme nach Wehenbeginn, da ab diesem Zeitpunkt die Magen-Darm-Passage deutlich verzögert ist [36]. Die während der Geburt häufig applizierten Opiate verlangsamen die Magenentleerung zusätzlich [31].

Der extrem vergrößerte Uterus führt über einen erhöhten intraabdominalen Druck auch zu einer Steigerung des intragastralen Druckes. Gleichzeitig kommt es in der Spätschwangerschaft häufig zu einer funktionellen Hiatushernie, was sich bei diesen Patientinnen in Sodbrennen äußert. Die in der Narkoseeinleitung gebräuchlichen Anästhetika führen zudem sämtlich zu einer weiteren Senkung des Verschlußdrucks am distalen Ösophagussphinkter [41]. Zusammen senken diese Mechanismen den sog. „barrierpressure" während der Narkoseeinleitung und erklären so die hohe Rate von Aspirationen bei diesen Patienten. Bei Maskennarkosen bleibt die Aspirationsgefahr auch während der Narkose bestehen, zudem kommt es häufig zu Luftinsufflation in den Magen mit zusätzlicher Erhöhung des intragastralen Druckes.

50–80% aller Schwangeren weisen zur Narkoseeinleitung einen Magensaft-pH unter 2,5 auf [45]. Dringt saurer Mageninhalt in die Lunge, kommt es innerhalb weniger Sekunden zu einer Schädigung tiefer Lungenabschnitte. Dyspnoe und Zyanose, Bronchospasmus, Lungenödem, respiratorische und metabolische Azidose, Hypoxie, Tachykardie und Hypotension sind typische Zeichen einer Aspiration. Röntgenologische Veränderungen finden sich nicht selten erst nach mehreren Stunden.

Experimentell findet man nach Instillation von saurem Magensaft Bronchospasmus, fleckförmige Hämorrhagien und Ödeme mit entsprechenden histologischen Veränderungen [10, 14, 15, 45]. Oberhalb eines pH-Wertes von 2,5 werden nur noch geringfügige Lungenveränderungen beobachtet [10, 45]. Diese experimentellen Befunde werden durch klinische Fallberichte und Untersuchungen unterstützt [4, 50]. Die Aspiration von Magensaft mit einem pH-Wert > 2,5 hat bisher zu keinem tödlichen Ausgang geführt, während bei einem pH-Wert < 1,75 eine 100%ige Letalität beobachtet wurde, die bei einem pH-Wert zwischen 1,75 und 2,5 auf 25% sank [45]. Die pulmonale Funktionseinschränkung nach Aspiration von Nahrungsresten wird durch sauren Magensaft erheblich vergrößert. Die 24-h-Letalität erhöhte sich von 33% bei pH 5,9 auf 100% bei pH 1,8 [45].

Auch die Menge des aspirierten Materials beeinflußt das Ausmaß der pulmonalen Schädigung. Schwere Aspirationspneumonien treten aufgrund experimenteller Befunde erst auf, wenn ein Grenzwert von 0,4 ml/kg KG überschritten wird [36]. Dies entspricht ca. 25 ml beim Erwachsenen.

Maßnahmen der Prophylaxe

Trotz zahlreicher Vorschläge zur Verminderung der Aspirationsgefahr ließ sich jedoch in der Vergangenheit die Häufigkeit tödlicher Aspirationen nicht senken. Viele Maßnahmen sind in ihrer Wirkung unsicher, andere erfordern manuelle Versiertheit und Vertrautheit mit der speziellen Methodik. Nur von einer Prophylaxe, die jeder Anästhesist ohne besondere Übung zu jeder Zeit durchzuführen vermag, kann jedoch eine wirksame Verminderung der Häufigkeit von Aspirationspneumonien erwartet werden.

Eine Nahrungskarenz von 6 h bietet keine Gewähr für einen leeren Magen. Auch nach dieser Zeit können gerade bei Schwangeren exzessiv hohe Magenvolumina auftreten [36].

Zwar reduziert das Absaugen des Mageninhalts über eine Sonde das Volumen u. U. entscheidend, durch Kompartimentierung des Magen können jedoch immer noch hohe Restvolumina verbleiben. Eine liegende Magensonde kann den Verschlußdruck am distalen Ösophagussphinkter vermindern [46]. In Einzelfällen kann die Plazierung der Magensonde für die Patienten außerordentlich belastend sein. Die Reizung des Rachenraums direkt vor der Narkoseeinleitung stimuliert das Brechzentrum. Wird aus kindlicher Indikation eine notfallmäßige Sectio caesarea erforderlich, kann die Zeitverzögerung durch das Legen der Magensonde den Zustand des Kindes verschlechtern. Dies gilt insbesondere dann, wenn die Patientin würgt und preßt, da dann die Plazentaaperfusion abnimmt. Falls möglich, empfiehlt sich jedoch das Legen einer Magensonde bei Risikopatienten, um zumindest die Magensaftmenge zu reduzieren.

Durch Hochlagerung des Oberkörpers um 40° kann das Risiko einer Regurgitation vermindert werden. Kommt es jedoch zum Erbrechen, kann eine Aspiration kaum mehr verhindert werden. Die Oberkörpertieflage von mindestens 40° verhindert sicher das Eindringen von Mageninhalt in den Bronchialtrakt, erschwert jedoch die Intubation. Viele Operationstische lassen sich gar nicht oder nicht schnell genug ausreichend neigen. Im Kreißsaal entfällt diese Lagerungsform grundsätzlich. Eine Kopftieflage mit einer geringeren Neigung als 40° erhöht das Regurgitationsrisiko, ohne jedoch eine Aspiration verhindern zu können. Als Grundregel sollte der Anästhesist die Lagerung wählen, die die schnellste Intubation gewährleistet.

Der Krikoiddruck kann nur dann ausreichend sicher eine Regurgitation verhindern, wenn ein genügender Druck ausgeübt wird. Mehrere Todesfälle trotz Gebrauch dieser Maßnahme werden berichtet [50]. Im Fall von Erbrechen muß der Krikoiddruck gelöst werden, um die Gefahr einer Ösophagusruptur zu vermeiden.

Die Wachintubation kann das Risiko einer Aspiration entscheidend reduzieren, ist jedoch für den Patienten äußerst belästigend und erschwert dem Anästhesisten die Intubation erheblich. Diese Intubationsform sollte deshalb ausreichend sicher beherrscht werden, bevor sie in der Notfallsituation eingesetzt wird.

Metoclopramid beschleunigt über eine Tonussteigerung am distalen Ösophagussphinkter und eine Erschlaffung des Pylorus die Magenentleerung und erschwert gleichzeitig die retrograde Magenentleerung. Schon 30 min nach der Injektion findet man eine signifikante Volumenverminderung [45]. Die Tonussteigerung am distalen Ösophagusspinkter tritt innerhalb weniger Minuten nach intravenöser Injektion ein und hält über mindestens 60 min an.

Säurereduktion

Alle säurereduzierenden Maßnahmen haben das Ziel den Magensaft-pH-Wert auf mindestens 2,5 anzuheben.

Vor allem im angloamerikanischen Raum haben Antazida zur Prämedikation weite Verbreitung gefunden. Die Anzahl tödlicher Aspirationspneumonien ließ sich hierdurch jedoch nicht beeinflussen. Im Gegenteil, die überwiegende Zahl der geburtshilflichen Aspirationstodesfälle hatte vor Narkosebeginn ein Antazidum erhalten [29, 44]. Es stellte sich heraus, daß partikuläre Antazida selbst Lungenschäden bewirken, die schwerer ausfallen als die Aspiration von saurem Magensaft allein [10]. Flüssige Puffersubstanzen wie Natriumzitrat sollen frei von dieser Nebenwirkung sein und finden derzeit zunehmend Aufmerksamkeit [10, 20].

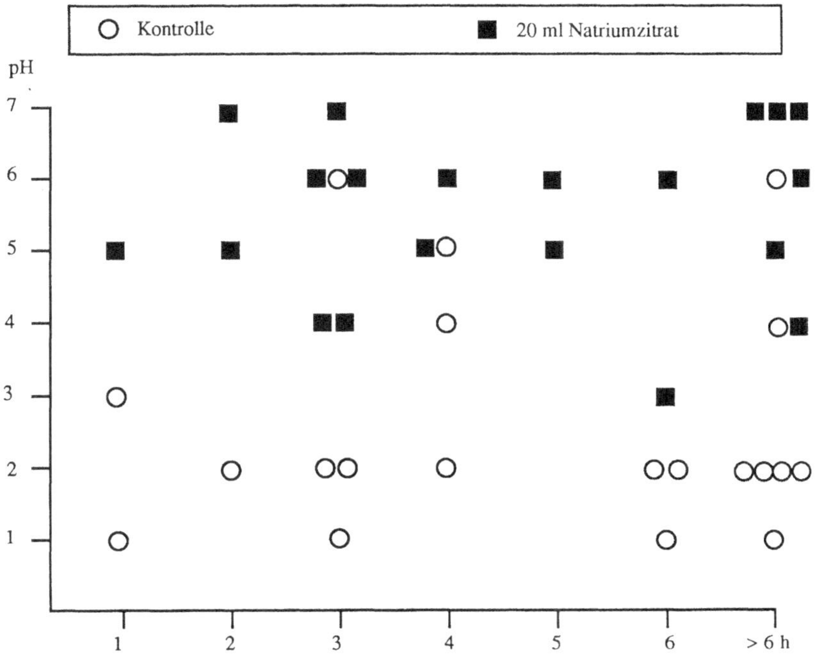

Abb. 5. Magensaft-pH bei dringlichen Sectiones in Abhängigkeit von der letzten Nahrungsaufnahme und der Prämedikation

Eine Analyse der vorliegenden Untersuchungen über die Wirksamkeit von Natriumzitrat zur präoperativen Anhebung des Magensaft-pH läßt erkennen, daß eine ausreichende Effektivität nur unter folgenden Kautelen erwartet werden kann: Konzentration 0,3 molar, Dosis 20–30 ml, Intervall zwischen Applikation und Narkoseeinleitung 10–45 min [2, 6, 7, 9, 11, 12, 13, 16, 26, 28, 32, 33, 39, 40, 47, 48, 51]. Selbst unter Berücksichtigung dieser Voraussetzungen werden bei geburtshilflichen Patientinnen Versagerquoten ($pH < 2{,}5$) bis zu 30% berichtet. In den meisten Untersuchungen jedoch ließ sich sowohl bei elektiver als auch dringlicher Sectio caesarea bei über 95% der Schwangeren der pH über 2,5 anheben. In einer eigenen Untersuchung bestätigte sich die Effektivität einer Natriumzitratprämedikation bei notfallmäßiger Sektio im Vergleich zu einer unbehandelten Kontrollgruppe (Abb. 5). Als Nachteil der Antazidamedikation muß die zwangsläufige Volumenvermehrung angesehen werden [12].

Histamin-H_2-Rezeptorantagonisten reduzieren die Magensaftazidität auf pharmakologischem Weg. Aufgrund ihrer Wirkungsweise beeinflussen sie nicht den im Magen befindlichen Inhalt. Um eine effektive pH-Anhebung zur Narkoseeinleitung zu erreichen, ist deshalb ein ausreichendes, von der Applikationsroute abhängiges Zeitintervall zur Narkoseeinleitung erforderlich [21]. H_2-Antagonisten reduzieren andererseits nicht nur die Wasserstoffionen-, sondern auch die Magensaftsekretion. Mittlerweile liegt eine ganze Reihe von Studien [45] zur Wirksamkeit von Cimetidin und Ranitidin als Prämedikation bei elektiven (Tabelle 1) und dringlichen (Tabelle 2) geburtshilflichen Eingriffen vor.

Tabelle 1. Wirksamkeit von H_2-Antagonisten zur präoperativen Anhebung des Magensaft-pH bei elektiver Sectio caesarea (Sammelstatistik; *C* Cimetidin, *R* Ranitidin)

Applikation	Dosis	pH < 2,5	[%]
Oral	C: 400 mg	16/115	13,9
	R: 150 mg	3/80	3,8
Intravenös	C: 200-300 mg	9/56	16,1
Intramuskulär	C: 200 mg	3/15	20
	300-400 mg	5/106	4,7
Gesamt		36/372	9,7

Tabelle 2. Wirksamkeit von H_2-Antagonisten zur präoperativen Anhebung des Magensaft-pH bei dringlicher Sectio caesarea in Abhängigkeit von Applikationsmodus und -intervall (Sammelstatistik; *C* Cimetidin, *R* Ranitidin)

Applikation	Dosis	pH < 2,5	%
Oral	C: 400 mg und 200 mg/2 h	2/59	7,0
	R: 150 mg/6 h	4/51	7,8
Intravenös	C: 200 mg/2 h	12/30	40,0
	R: 50 mg	11/44	25,0
Gesamt		34/196	17,3
Intervall Applikation/Sectio	0-60 (120 p.o.)	27/60	45,0
	> 60 (120 p.o.)	7/136	5,1

Bei elektiven Eingriffen führt die vorabendliche und morgendliche Applikation zu deutlich sicherer pH-Anhebung als die alleinige morgendliche Gabe des H_2-Antagonisten [45]. Während die abendliche Einnahme oral erfolgen kann, sollte aufgrund der Besonderheiten bei Schwangeren (s. oben) am Operationsmorgen der parenteralen Injektion der Vorzug gegeben werden. Die intramuskuläre führt gegenüber der intravenösen Gabe zu einer nur unwesentlich verzögerten Resorption und kann problemlos durch das Pflegepersonal erfolgen. Sie hat sich in unserer Klinik mittlerweile bei vielen tausend Patienten als komplikationslos durchführbar erwiesen. Selbst bei dringlichen Eingriffen konnten wir keine Nachteile in der Sicherheit der pH-Anhebung der intramuskulären Applikation gegenüber der intravenösen feststellen, im Gegenteil, es zeigte sich ein Trend zu effektiverer Säuresuppression über einen längeren Zeitraum nach intramuskulärer Gabe.

Aufgrund dieser Ergebnisse sehen wir auch bei dringlichen geburtshilflichen Eingriffen nicht die Notwendigkeit einer intravenösen Injektion, ggf. kann jedoch ein liegender Zugang benutzt werden.

Die Zahl von Patienten in kontrollierten Studien bei dringlichen geburtshilflichen Eingriffen ist derzeit noch begrenzt, eine Analyse der Ergebnisse erlaubt trotzdem die Aussage, daß unter Beachtung einer ausreichend hohen Dosierung und eines genügenden Zeitintervalls bei ca. 95% der Patientinnen ein pH meist weit über 2,5 erzielt werden kann.

Tabelle 3. Mittleres Magensaftvolumen zur Narkoseeinleitung bei Sectio caesarea in Abhängigkeit von der Prämedikation (Literatur in [45])

Autor	Sectio	H_2-Antagonist (ml)	Antazidum (ml)
Frank (1984)	elektiv	10	49
Frank (1984)	akut	23	45
Johnston (1982)	elektiv	10	42
Hodgkinson (1983)	elektiv	11	33
Ostheimer (1982)	elektiv	8	22

Dosierung und zeitliche Abstimmung

Es stellt sich die Frage, welche Dosierungen erforderlich sind und wie groß das Zeitintervall zwischen Applikation und Narkoseeinleitung sein muß, um eine sichere pH-Anhebung bei Schwangeren zu erzielen. Übereinstimmend findet sich in den Untersuchungen bei elektiver Sectio caesarea mit vorabendlicher oraler und morgendlicher intramuskulärer Applikation unter Cimetidinmedikation eine Versagerquote von maximal 6% (s. Tabelle 1). Die vorabendliche Dosis sollte mindestens 400 mg Cimetidin (oder äquivalente Dosierungen anderer H_2-Antagonisten) betragen. Bei einer Morgendosis von ebenfalls 400 mg i.m. erscheint aufgrund unserer Untersuchung bei über 1000 elektivchirurgischen Patienten eine Zeitspanne von 2-4 h zwischen der morgendlichen Gabe und Narkoseeinleitung als optimal.

Bei dringlichen geburtshilflichen Eingriffen (s. Tabelle 2) hat sich ein Intervall von mindestens 60 min als notwendig erwiesen, um eine signifikante pH-Anhebung zu erzielen. Bis zu 2 h nach Applikation einer entsprechenden Dosis Cimetidinäquivalent (400 mg) muß jedoch noch mit einer Versagerquote von ca. 10% gerechnet werden.

Die Prämedikation mit H_2-Antagonisten führt aber nicht nur zu einer pH-Anhebung, sondern auch zu einer signifikanten Volumenreduktion. Alle vergleichenden Untersuchungen mit Antazida belegen diesen wichtigen Begleiteffekt (Tabelle 3). Während fast alle Patientinnen nach Antazidamedikation ein Magensaftaspirat weit über der kritischen Grenze von 25 ml aufweisen - mit Spitzenwerten deutlich über 100 ml - finden sich unter Cimetidin oder Ranitidin häufig keine aspirierbaren Magensaftvolumina. Die Mittelwerte liegen in der Regel um mehr als 50% unter dem kritischen Grenzwert. Es ist also zu erwarten, daß die Prämedikation mit H_2-Antagonisten nicht nur die Folgen einer Aspiration mindern kann, sondern auch die Häufigkeit der Aspiration selbst. Hierin unterscheidet sich diese Prophylaxe sehr deutlich von der Antazidamedikation. Eine weitere Reduktion der Aspirationsinzidenz läßt sich erwarten, da ein alkalischer Magensaft den Tonus des distalen Ösophagussphinkters erhöht.

Die trotz adäquater Dosierung von H_2-Antagonisten v.a. bei dringlichen geburtshilflichen Eingriffen immer noch bestehende Versagerquote von 5-10% auch bei einem Intervall von mehr als 1 h hat Untersuchungen der Frage initiiert, ob durch kombinierte Prämedikation von Natriumzitrat und H_2-Antagonisten die Sicherheit der pH-Anhebung noch weiter erhöht werden kann [17]. Die vorliegenden Ergebnisse unterstützen diese Vermutung hinreichend. Die Erfolgsrate ließ sich durch eine solche Kombination auf über 98% anheben, wobei der volumenreduzierende Effekt der H_2-Antagonisten im wesentlichen erhalten blieb.

Während bei längerfristiger Medikation von Cimetidin oder Ranitidin mittlerweile eine ganze Anzahl von Nebenwirkungen bekannt sind, ist die 1- oder 2malige orale oder intramuskuläre Applikation (soweit bekannt) nebenwirkungsfrei. In unserer Klinik konnten bei nunmehr mehr als 15000 Patienten mit Cimetidinprämedikation keine unerwünschten Wirkungen verifiziert werden. Obgleich sowohl Cimetidin als auch Ranitidin die Placentaschranke überschreiten, ließen sich in mehreren Untersuchungen keine nachteiligen Wirkungen auf den Feten nachweisen [45]. Auch der Geburtsverlauf selbst wird durch H_2-Antagonisten nicht beeinflußt [45]. Bei aller notwendigen Vorsicht, die die Applikation von Medikamenten während der Geburt erfordert, ergeben sich keine Hinweise auf mögliche Kontraindikationen der Prämedikation mit H_2-Antagonisten in der Geburtshilfe.

Klinische Ergebnisse

Während bisher nur Untersuchungen zur Wirksamkeit der Prämedikation mit H_2-Antagonisten auf die Magensaftazidität vorlagen, können heute auch Ergebnisse hinsichtlich der Aspirationsinzidenz vorgelegt werden. Seit Einführung der Intubationsnarkose wird in der Literatur zusammenfassend eine Aspirationsinzidenz von ca. 1:200 bei geburtshilflichen Eingriffen angegeben [5, 24, 30]. In der eigenen Klinik fand sich bei ca. 300 geburtshilflichen Allgemeinnarkosen pro Jahr in den letzten 5 Jahren vor Einführung der Prämedikation mit Cimetidin fast jedes Jahr mindestens eine Aspiration. Unter Einschluß von ca. 900 geburtshilflichen Narkosen mit Cimetidinprämedikation in der eigenen Klinik wurde bei mehr als 1800 elektiven und dringlichen geburtshilflichen Allgemeinnarkosen keine einzige Aspiration beobachtet. Vergleicht man dieses Ergebnis mit den vorliegenden Zahlen ohne spezifische Prämedikation (Tabelle 4), wird bei allen Vorbehalten gegenüber einem solchen Vergleich die Wirksamkeit einer Prämedikation mit H_2-Anta-

Tabelle 4. Häufigkeit von Aspirationen bei geburtshilflichen Allgemeinnarkosen in Abhängigkeit von der Prämedikation ohne oder mit H_2-Antagonisten (Literatur in [45])

Autor	Aspirationen (n)	Quotient (Gesamtzahl)
Krantz	7	1:430 (n = 3076)
Crawford	22	1:112 (n = 2472)
Müller/Hempelmann	2	1:26 (n = 53)
Total	31	1:180 (n = 5601)
Prämedikation mit H_2-Antagonisten	0	0:1800

gonisten ersichtlich. Dieses Resultat bestätigt die schon geäußerte Vermutung, daß eine solche Prophylaxe nicht nur die Folgen, sondern auch die Häufigkeit der Aspiration selbst entscheidend reduzieren kann.

Empfehlungen

Grundvoraussetzung für die Entwicklung einer Aspirationspneumonie ist das Eindringen einer genügend großen Menge sauren Magensaftes in das Tracheobronchialsystem. Folgerichtig muß das primäre Ziel aller prophylaktischen Maßnahmen darin liegen, diese Faktoren möglichst zu eliminieren. Da alle Methoden, die dieses Ziel anstreben, keine absolut sichere Gewähr bieten, muß parallel hierzu alles unternommen werden, um zu verhindern, daß es im Fall einer Regurgitation oder bei Erbrechen zur Aspiration kommt.

Bei elektiven Eingriffen in der Spätschwangerschaft und in der Geburtshilfe (im wesentlichen Cerclage, Sectio caesarea) bietet die vorabendliche Prämedikation mit 800 mg Cimetidin (bzw. entsprechenden Äquivalenzdosierungen) und 400 mg Cimetidin i.m. 2- maximal 4 h vor Narkosebeginn ausreichende Gewähr, daß praktisch kaum noch Risikopatientinnen ($pH < 2{,}5$ und $Volumen > 25$ ml) zu erwarten sind. Von besonderer Bedeutung erscheint die Tatsache, daß nur noch extrem selten Restvolumina über 100 ml beobachtet werden. Aus diesem Grund kann die Prämedikation mit Natriumzitrat nur als zweite Wahl angesehen werden. Zwar wird durch diese Maßnahme der pH mit der gleichen Sicherheit angehoben wie durch H_2-Antagonisten, jedoch unter Inkaufnahme einer z.T. erheblichen Volumenzunahme.

Dringliche geburtshilfliche Eingriffe bedeuten eine besonders hohe Aspirationsgefahr. Gleichzeitig muß sowohl nach Prämedikation mit H_2-Antagonisten als auch mit Natriumzitrat mit einer höheren Versagerquote im Vergleich zu elektiven Eingriffen gerechnet werden. Es erscheint deshalb sinnvoll, bei dieser besonderen Risikogruppe die anhaltende säure- und volumenreduzierende Wirkung der H_2-Antagonisten mit der schnellen, jedoch nur begrenzten Säureneutralisation von Natriumzitrat zu verbinden; dies um so mehr, da mit dieser Kombination keine wesentliche Volumenvermehrung, aber eine effektivere pH-Anhebung erzielt wird. Da die Wirksamkeit der Prämedikation mit H_2-Antagonisten entscheidend von einem ausreichenden Zeitintervall zwischen Applikation und Narkoseeinleitung abhängt, andererseits sich der Anästhesist nur in den wenigsten Kliniken ständig im Kreißsaal aufhält, haben wir in Zusammenarbeit mit den Gynäkologen eine Indikationsliste erarbeitet, bei welchen Patienten mit einer H_2-Antagonistenprophylaxe so früh wie möglich begonnen werden sollte. Hierzu zählen: *protrahierte Geburt, schwierige Kindslage, bekanntes Mißverhältnis, vorhergehende Sectio caesarea, Dezelerationen, Totgeburt, Adoption.* Sobald eine dieser Indikationen bekannt wird, veranlaßt der Geburtshelfer oder die Hebamme von sich aus die sofortige Applikation von Cimetidin entweder als intramuskuläre Injektion (400 mg) oder bei liegender Venenverweilkanüle als Kurzinfusion der gleichen Dosis in 50–100 ml Infusionslösung. Alternativ kann auch die langsame Injektion über ca. 5 min durchgeführt werden. Repetitionsgaben werden nach ca. 3–4 h durchgeführt. Eine weitere Möglichkeit stellt die kontinuierliche Infusion von 75–100 mg

Tabelle 5. Prophylaxe der Aspirationspneumonie

	Cimetidin	Metoclopramid (MCP)	Natriumzitrat (0,3 molar)
Elektive Sectio	800 mg oral und 400 mg i. m. (2-4 h vor Op.)	0	0
Dringliche Sectio	400 mg i. m.	10 mg i. v.	20 ml i. v.

zusätzlich: (Magensonde), Cricoiddruck, Crasheinleitung

Kommentar:
Cimetidin i. v. wirkt nur unwesentlich schneller als i. m., deshalb keine Notwendigkeit der i. m.-Applikation.
Liegen zwischen Injektion von Cimetidin und Narkoseeinleitung weniger als 90 min, ist keine ausreichende Wirkung vorhanden.
Säurenneutralisation bei diesen Operationen durch 20 ml Natriumzitrat (0,3 mol).
Puffert ca. 300 ml Magensaft mit pH 1,5 auf mindestens 3, wenn ca. 10-15 min vor Narkoseeinleitung gegeben. Wirkt jedoch nur ca. 45 min.
MCP erhöht Tonus des distalen Ösophagussphinkters innerhalb von 2-3 min um 100%. Hält mindestens 1 h an. Beschleunigt Magenentleerung bedeutsam, wenn zwischen Injektion und Einleitung mindestens 30 min liegen.

Cimetidin (20-25 mg Ranitidin) pro Stunde dar (z. B. 400 mg Cimetidin in 500 ml Infusionslösung, 100 ml/h).

Patientinnen, die tatsächlich einer Allgemeinnarkose bedürfen, erhalten 10-15 min vor Narkoseeinleitung 20 ml Natriumzitrat 0,3 molar. Diese Lösung muß von der Krankenhausapotheke zusammengestellt werden, da sie derzeit noch nicht im Handel erhältlich ist. Zur Geschmacksverbesserung wird Lakritzöl zugesetzt (Tabelle 5).

Eine Analyse der Sectio-caesarea-Eingriffe in unserer Klinik zeigte, daß unter Berücksichtigung obiger Indikationsliste bei über 90% aller Schwangeren meist deutlich mehr als 60 min zwischen Indikationsstellung und Narkoseeinleitung verblieben, so daß auch in der weit überwiegenden Zahl der dringlichen Eingriffe ein Effekt der H_2-Antagonisten erwartet werden kann. Lediglich bei den wenigen wirklich akuten Notfällen verbleibt Natriumzitrat als alleiniges Medikament zur pH-Anhebung.

Eine zusätzliche medikamentöse Beschleunigung kann durch frühzeitige Applikation von Metoclopramid erreicht werden. Wir injizieren bei dringlichen geburtshilflichen Eingriffen mit der ersten Cimetidindosis gleichzeitig 10 mg Metoclopramid. Liegen zwischen dieser Injektion und Operationsbeginn mehr als 60 min oder wurde kein Metoclopramid appliziert, werden ca. 5 min vor Narkoseeinleitung weitere 10 mg i. v. gegeben. Hierdurch kann der Barrier pressure um bis zu 100% angehoben und somit die Regurgitationsgefahr erheblich gesenkt werden. Nebenwirkungen unter dieser kurzfristigen Medikation sind nicht zu erwarten und wurden auch in mehreren kontrollierten Studien nicht beobachtet.

Neben dieser medikamentösen Prämedikation sollten alle gesicherten Maßnahmen der Ileuseinleitung zum Einsatz kommen, um eine Aspiration zu vermeiden.

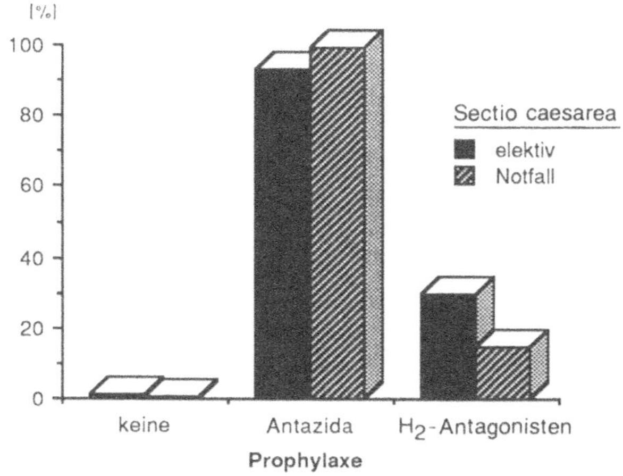

Abb. 6. Häufigkeit des Einsatzes säurereduzierender Maßnahmen im Rahmen der präoperativen geburtshilflichen Vorbereitung in Großbritannien (1984, 294 Abteilungen in Großbritannien)

Bei konsequenter Beachtung dieser Empfehlungen sollten schwerwiegende Aspirationspneumonien fast sicher zu vermeiden sein. Selbst wenn - was in der klinischen Situation nicht ausgeschlossen werden kann - die eine oder andere prophylaktische Maßnahme nicht durchgeführt wurde, kann eine entscheidende Reduktion dieser Komplikation erwartet werden. Allein die säurereduzierenden Maßnahmen lassen eine Verminderung schwerer Aspirationspneumonien um mehr als 90% möglich erscheinen. In einer 1984 durchgeführten Erhebung an fast 300 geburtshilflichen Kliniken in Großbritannien (Abb. 6) sahen fast alle Anästhesisten die Notwendigkeit einer medikamentösen Prophylaxe zumindest bei dringlichen geburtshilflichen Eingriffen. Die Anzahl der Kliniken, in denen H_2-Antagonisten eingesetzt werden, hat in der Zwischenzeit erheblich zugenommen, da erst zum Erhebungszeitpunkt die Wirksamkeit der H_2-Antagonisten in der Prämedikation durch eine Vielzahl von Studien bekannt wurde.

Literatur

1. Abboud TK, Read J, Miller F (1981) Use of glycopyrrolate in the parturient: Effect on the maternal and fetal heart rate and uterine activity. Obstet Gynecol 57: 224-227
2. Abboud TK, Curtis J, Earl S, Henriksen EH, Hughes SC, Levinson G, Shnider SM (1984) Efficacy of clear antacid prophylaxis in obstetrics. Acta Anaesthesiol Scand 28: 301
3. Aldrete JA (1974) Clinical implications of magnesium therapy. In: Shnider SM, Moya F (eds) The anesthesiologist, mother and newborn. Williams & Wilkins, Baltimore, pp 128-135
4. Bond VK, Stoelting RK, Gupta CD (1979) Pulmonary aspiration syndrome after inhalation of gastric fluid containing antacids. Anesthesiology 51: 452
5. Crawford JS, Opit LJ (1976) A survey of the anaesthetic services to obstetrics in the Birmingham region. Anaesthesia 31: 56
6. Dewan DM, Writer WDR, Wheeler AS, James FM, Floyd HM, Bogard TD, Rhyne L (1982) Sodium citrate premedication in elective cesarean section patients. Can Anaesth Soc J 29: 355
7. Dewan DM, Floyd HM, Thistlewood JM, Bogard TD (1984) Sodium citrate premedication for elective cesarean section. Anesth Analg 63: 203

8. Dick W, Traub E, Baur H, Konietzke D (1985) Anaesthesiebedingte mütterliche Mortalität während der Geburt. Anaesthesist 34: 481
9. Duffy BL, Woodhouse PC (1982) Sodium citrate and gastric acidity in obstetric patients. Med J Aust 2: 37
10. Eyler SW, Cullen BP, Murphy ME, Welch WD (1982) Antacid aspiration in rabbits: A comparison of mylanta and bicitra. Anesth Analg 61: 288
11. Foulkes E, Jenkins LC (1981) A comparative evaluation of cimetidine and sodium citrate to decrease gastric acidity: Effectiveness of the time of induction of anaesthesia. Can Anaesth Soc J 28: 29
12. Frank M, Evans M, Flynn P, Aun C (1984) Comparison of the prophylactic use of magnesium trisilicate mixture B.P.C., sodium citrate mixture or cimetidine in obstetric practice. Br J Anaesth 56: 355
13. Gibbs CP, Banner TC (1984) Effectiveness of bicitra as a preoperative antacid. Anesthesiology 61: 97
14. Gibbs CP, Hempling RE, Wynne JW, Hood CJ (1979) Antacid pulmonary aspiration. Anesthesiology 51: S 290
15. Gibbs CP, Schwartz DJ, Wynne JW, Hood CJ, Kuck EJ (1979) Antacid pulmonary aspiration in the dog. Anesthesiology 51: 380
16. Gibbs CP, Spohr L, Schmidt D (1982) The effectiveness of sodium citrate as an antacid. Anesthesiology 57: 44
17. Gillett GB, Watson JD, Langford RM (1984) Ranitidine and single-dose antacid therapy as prophylaxis against acid aspiration syndrome in obstetric practice. Anaesthesia 39: 638
18. Hester JB, Heath ML (1977) Pulmonary acid aspiration syndrome: Should prophylaxis be routine? Br J Anaesth 49: 595
19. INSERM (1982) Enquête epidemiologique sur les anesthésies. Institut Nationale de la Santé et de la Recherche Médicale, Paris
20. James CF, Gibbs CP (1983) An evaluation of sodium citrate solution. Anesth Analg 62: 241
21. Johnston JR, Moore J, McCaughey W, Dundee JW, Howard PJ, Toner W, McClean E (1983) Use of cimetidine as an oral antacid in obstetric anesthesia. Anesth Analg 62: 720
22. Kaulhausen H (1980) Klinik und Therapie der Gestose (Präeklampsie). Nieren Hochdruckkr 9: 65
23. Kaunitz AM, Hughes JM, Grimes DA, Smith JC, Rochat RW, Kafrissen ME (1985) Causes of maternal mortality in the United States. Obstet Gynecol 65: 603-612
24. Krantz ML, Edwards WL (1973) The incidence of nonfatal aspiration in obstetric patients. Anesthesiology 39: 359
25. Kuhnert BR, Linn PL, Kennard MJ, Kuhnert PM (1985) Effects of low doses of meperidine on neonatal behavior. Anesth Analg 64: 335-342
26. Lahiri SK, Thomas TA, Hodgson RMH (1973) Single-dose antacid therapy for the prevention of Mendelson's syndrome. Br J Anaesth 45: 1143
27. Larsen R, Turner E, Radke J (1980) Intensivbehandlung der schweren Präeklampsie-Eklampsie. Anaesthesist 29: 292
28. Lim HS, Tan PL (1981) Sodium bicarbonate, injection, U.S.P. as an oral antacid for emergency cesarean section patients. Anesthesiology 55: A 339
29. Moir DD (1980) Maternal mortality and anaesthesia. Br J Anaesth 52: 1
30. Müller H, Hempelmann G (1981) Vollnarkose in der Geburtshilfe - Vergleich zur Periduralanaesthesie. In: Zenz M, Weitzel H (Hrsg) Anaesthesie und Geburtshilfe. Springer, Berlin Heidelberg New York, S 29
31. Nimmo WS, Wilson J, Prescott LF (1975) Narcotic analgesics and delayed gastric emptying during labour. Lancet I: 890-893
32. O'Sullivan GM, Bullingham RES (1984) Does twice the volume of antacid have twice the effect in pregnant women at term? Anesth Analg 63: 752
33. O'Sullivan GM, Bullingham RES (1985) Noninvasive assessment by radiotelemetry of antacid effect during labor. Anesth Analg 64: 95
34. Powe CE, Kiem IM, Fromhager C (1962) Propiomazine hydrochloride in obstetrical analgesia. JAMA 181: 290-294
35. Pritchard JA, Pritchard SA (1975) Standardized treatment of 154 consecutive cases of eclampsia. Am J Obstet Gynecol 123: 543

36. Roberts RB, Shirley MA (1974) Reducing the risk of acid aspiration during cesarean section. Anesth Analg 53: 859
37. Root B, Eichner E, Sunshine I (1961) Blood secobarbital levels and their clinical correlation in mothers and newborn infants. Am J Obstet Gynecol 81: 948
38. Scher J, Hailey DM, Beard RW (1972) The effects of diazepam on the fetus. J Obstet Gynecol Br Commonw 79: 635-638
39. Schmidt JS, Jorgensen BC (1984) The effect of metoclopramide om gastric contents after preoperative ingestion of sodium citrate. Anesth Analg 63: 841
40. Schmidt JF, Schierup L, Banning A-M (1984) The effect of sodium-citrate on the pH and the amount of gastric contents before general anaesthesia. Acta Anaesthesiol Scand 28: 263
41. Sehati-Chafai G (1979) Zum Problem der Aspiration bei der Narkose. Springer, Berlin Heidelberg New York
42. Shnider SM, Moya F (1964) Effects of meperidine on the newborn infant. Am J Obstet Gynecol 89: 1009
43. Speroff L (1973) Toxemia of pregnancy: Mechanism and therapeutic management. Am J Cardiol 32: 582
44. Tomkinson JS, Turnball AC, Robson G, Dawson I, Cloake E, Adelstein AM, Ashley J (1982) Report on confidential enquiries into maternal deaths in England and Wales 1976-1978. Rep Hlth Soc Subj, HM Stationary Office, London
45. Tryba M (1985) H_2-Antagonisten in der Prämedikation. Spinger, Berlin Heidelberg New York Tokyo (Anaesthesiologie und Intensivmedizin, Bd 172)
46. Tryba M, Zenz M, Mlasowsky B, Huchzermeyer H (1983) Erleichtert eine Magensonde die Regurgitation in der Narkose? Anaesthesist 32: 407
47. Viegas OJ, Ravindran RS, Shumacker CA (1981) Gastric fluid pH in patients receiving sodium citrate. Anesth Analg 60: 521
48. Viegas OJ, Ravindran RS, Stoops CA (1982) Duration of efficacy of sodium citrate as an antacid. Anesth Analg 61: 220
49. Way WL, Costley EC, Way EL (1965) Respiratory sensivity of the newborn infant to meperidine and morphine. Clin Pharmacol Ther 6: 454
50. Whittington RM (1979) Fatal aspiration (Mendelson's syndrome) despite antacids and cricoid pressure. Lancet II: 228
51. Wrobel J, Koh TC, Saunders JM (1982) Sodium citrate: An alternative antacid for prophylaxis against aspiration pneumonitis. Anaesth Intensive Care 10: 116

Besonderheiten der Vorbereitung und der Prämedikation bei Kindern

G. B. Kraus

Einleitung

Das Kind unterscheidet sich vom Erwachsenen nicht nur durch die Größe, sondern ganz wesentlich in psychischer, physiologischer und pharmakologischer Hinsicht. Im folgenden werden deshalb ein Überblick über die psychologische Vorbereitung, die erforderlichen Befunde und Nüchternzeiten sowie über eine kindgerechte Prämedikation und Narkoseeinleitung gegeben.

Psychologische Vorbereitung

Das Kind kommt, im Gegensatz zum Erwachsenen, meist nicht freiwillig in die Klinik und läßt damit ärztliche und pflegerische Maßnahmen normalerweise nur unter mehr oder minder großem Protest über sich ergehen. Abgesehen von dem aktuellen „Streß" für Patient und Behandlungsteam ergeben sich dadurch z.T. tiefgreifende Persönlichkeitsveränderungen des Kindes, die erst nach dem Krankenhausaufenthalt zutage treten. Das Problem des kindlichen Psychotraumas hat bereits 1953 Eckenhoff veranlaßt, psychische Veränderungen im postoperativen Verhalten bei Kindern zu untersuchen [4]: Er fand, daß 40% der 2- bis 3jährigen, 25% der 4jährigen und noch 15% der 5jährigen nach einem unbefriedigenden Einleitungsverfahren unter Alpträumen litten und Furchtreaktionen vor Dunkelheit und unbekannten Gerüchen, vor Fremden und interessanterweise vor dem Bedecken des Gesichtes zeigten. Von den untersuchten Kindern fingen 20% wieder mit Bettnässen an.

Schlüsselt man die Hauptfaktoren des Psychotraumas bei Kindern auf, die sich einer Operation unterziehen müssen, so ergibt sich folgendes:

1) Alter:	Trennungsängste (Vorschulalter), Mutilationsangst (6-9 Jahre), Angst vor dem Tod (10-14 Jahre);
2) Eltern:	Mißverständnisse von seiten der Eltern, familiärer Hintergrund, Persönlichkeitsstruktur der Eltern;
3) Patient:	Mißverständnisse von seiten des Kindes, familiäre Verhältnisse, Persönlichkeitsstruktur des Kindes (Schweiger!);

4) Krankenhaus:	kindgerechtes Umfeld, Anästhesist, Narkosetechnik (Prämedikation, Narkoseeinleitung).

Das Psychotrauma hängt ganz wesentlich vom Alter des Kindes ab. Überwiegen im Vorschulalter ganz eindeutig die Trennungsängste, so herrscht bei 6- bis 9jährigen eine tiefe Angst vor Eingriffen in die körperliche Integrität vor, während die 10- bis 14jährigen eine ausgeprägte Furcht vor dem Tod haben.

Die Eltern beeinflussen unbewußt ihr Kind sehr stark: abgesehen von der Persönlichkeitsstruktur der Eltern können Unklarheiten bei der Therapie des Kindes sowie selbstgemachte negative Erfahrungen bei Narkose und Operation sich massiv als Unruhe auf den kleinen Patienten übertragen.

Das Psychotrauma ist natürlich wesentlich von der Persönlichkeit des Kindes abhängig, doch auch der familiäre Hintergrund muß berücksichtigt werden: Ist z. B. erst vor kurzem ein kleines Geschwisterchen angekommen, das die Aufmerksamkeit der Eltern auf sich zieht, so kann sich das Kind vermeintlich in die Klinik abgeschoben und zutiefst verlassen fühlen.

Eine mangelnde altersgemäße Aufklärung erzeugt massive reale und irreale Ängste, die das Kind nicht wie ein Erwachsener artikulieren und rational verarbeiten kann.

Einen sehr wichtigen Beitrag leistet das Krankenhaus: eine kindgerechte Umgebung erleichtert die Umstellung und Eingewöhnung sehr. Ein verständnisvoller Anästhesist, zu dem das Kind Vertrauen fassen kann, ist von eminenter Bedeutung. Als letzter Punkt ist hier die Narkosetechnik zu nennen. Man ersieht hieraus, daß die Prämedikation und Narkoseeinleitung nur einen Teilaspekt von vielen für das psychische Befinden der kleinen Patienten darstellen. Mit einer Prämedikation allein, ohne Berücksichtigung der anderen wesentlichen Faktoren, werden somit keine befriedigenden Ergebnisse zu erzielen sein.

Es gibt mehrere Ansatzpunkte das kindliche Psychotrauma, welches durch Krankenhausaufenthalt, Anästhesie und Operation bedingt wird, zu vermindern:

1) beim Patienten:	Vertrauensverhältnis schaffen durch altersentsprechende und ehrliche Aufklärung, Ausräumung ausgesprochener und unausgesprochener Ängste;
2) bei den Eltern:	vollständige Aufklärung, Ausräumung von Mißverständnissen, (Besuche, Aufforderung zur Mitarbeit, evtl. „Rooming-in");
3) durch das Krankenhaus:	kindgerechtes Umfeld, Herstellung des persönlichen Kontaktes, optimale Vorbereitung, Teamarbeit, Förderung des Einfühlungsvermögens in die kindliche Psyche.

Von zentraler Bedeutung ist die Schaffung eines soliden Vertrauensverhältnisses. Es kann nur durch eine absolut ehrliche und dem Alter des Kindes angepaßte Aufklärung sowie die Ausräumung ausgesprochener und unausgesprochener Ängste erreicht werden. Hierbei ist es noch wichtiger als bei Erwachsenen, daß Prämedikation und Narkose vom gleichen Anästhesisten durchgeführt werden.

Das Vertrautwerden mit der primär fremden Umgebung im Krankenhaus sollte bereits präklinisch zu einem möglichst frühen Zeitpunkt einsetzen. So können die Eltern durch Bilderbücher und Geschichten sowie durch situationsbezogenes Rollenspiel mit arztspezifischen Utensilien, das von Kindern begeistert gespielt wird, die Angst vor dem Unbekannten deutlich reduzieren. Darüber hinaus kann man bei der ersten ambulanten Vorstellung des Kindes durch einen präklinischen Besuch der Kinderstation und der Demonstration eines kindgerechten kurzen Videofilms über Vorbereitung, Narkoseeinleitung, Klinikaufenthalt und -entlassung eines kleinen Jungen die Schwellenangst weiter vermindern [7]. Die 3- bis 6jährigen können ein Ausmalbuch, die Älteren eine ihrer vorgesehenen Operation entsprechende Aufklärungsgeschichte geschenkt bekommen, um sich im Vorfeld der Klinikaufnahme mit der auf sie zukommenden Situation auseinandersetzen zu können.

In der Kinderklinik von Toronto haben sich die primär für Kinder konzipierten, von freiwilligen Helfern durchgeführten sog. „pre-hospital rounds" mit Besuch von Klinikaufnahme, Station, Spielzimmer, Operationssaal und Aufwachraum und einer kleinen Diavorführung mit anschließender Gelegenheit zum Fragen und der Möglichkeit des Rollenspiels in der Woche vor der Operation außerordentlich bewährt. Überraschenderweise haben dabei die begleitenden Eltern durch die Information und die Gelegenheit zum Gespräch und zur Ausräumung von Mißverständnissen ganz wesentlich profitiert und damit indirekt die Sicherheit ihrer Kinder erhöht: Bei diesen Patienten ist eine sedierende Prämedikation in aller Regel nicht notwendig!

In Erlangen ist von der Kinderchirurgie eine operationsspezifische Aufklärung für die Eltern, die auch die Zeit nach der Entlassung einschließt, und ein Elternbrief mit allgemeinen Informationen zum Krankenhausaufenthalt konzipiert worden.

Die Mitarbeit der Eltern sollte aktiv gefördert werden, z.B. durch großzügige Besuchsmöglichkeiten und eventuelles Rooming-in bei Kleinkindern.

Im Krankenhaus kann ein kindgerechtes Umfeld, ein gutes Einvernehmen des Behandlungsteams, eine freundliche Atmosphäre und die optimale Vorbereitung des Kindes die Herstellung eines persönlichen Kontaktes wesentlich erleichtern.

Klinische Befunde und notwendige Laborwerte

Welche Befunde sind nun für eine Regeloperation notwendig? Die klinische Untersuchung kann von einem Pädiater, Kinderchirurgen oder vom Anästhesisten durchgeführt werden und umfaßt folgende Bereiche:

allgemein:	Gewicht und Größe, Puls und Blutdruck (möglichst an beiden oberen und evtl. einer unteren Extremität), Temperatur, tastbare Lymphknoten;
Haut und Schleimhäute:	Ausschläge, Zyanose, Ikterus, Exsikkose, Ödeme;
Kopf:	Waldeyer-Rachenring (Nasenatmung?), Ohr (Otitis?)
Thorax (Herz, Lunge):	Herztöne, Herzgeräusche, Perkussions- und Auskultationsbefund, Dyspnoe (Nasenflügeln? Einziehungen?), Stridor;
Abdomen:	Meteorismus, pathologische Resistenzen, Druckschmerz, Hepatosplenomegalie;
Neurostatus:	Motorik, Tonus, Reflexe, Meningismus.

Die Beurteilung der Narkosefähigkeit obliegt allerdings ausschließlich dem Anästhesisten. Ergeben sich Hinweise auf Störungen in einem System, so können weitergehende Untersuchungen indiziert sein: Störungen im kardiopulmonalen System können eine Röntgenthoraxaufnahme, EKG, Echokardiographie, Prüfung der Lungenfunktion und Blutgasanalyse erfordern.

Chronische Beschwerden der oberen Atemwege können mit einer Nasennebenhöhlenröntgenaufnahme und einer Immunglobulinbestimmung weiter abgeklärt werden.

Störungen im Magen-Darm-Bereich erfordern die Bestimmung von Serumelektrolyten (K, Na, Cl, bei Säuglingen auch Ca) und Gesamteiweiß, sowie eine Blutgasanalyse.

Bei Erkrankungen der Leber und Galle wird durch die Bestimmung von Bilirubin, Transaminasen, Albumin und durch die Gerinnungswerte das Ausmaß der Schädigung erkennbar.

Zur Abklärung von Nierenerkrankungen dienen neben der Messung von Kreatinin und Harnstoff röntgenologische Verfahren (Abdomenübersicht, Urogramm, Pyelogramm) sowie Szintigramm und Clearancemessungen.

Muskelerkrankungen lassen sich durch die Bestimmung von Serum-CPK, von Myoglobin im Urin und einer evtl. durchzuführenden Muskelbiopsie weitergehend diagnostizieren.

Stoffwechselerkrankungen können neben Blutzucker- und Harnsäurebestimmungen spezielle Hormonanalysen, z. B. Schilddrüsenhormone, erfordern.

Bei manifesten Gerinnungsstörungen kann es sich empfehlen, neben den normalen Suchtesten wie Quick und PTT die Thrombinzeit, Fibrinogen und Thrombozytenzahl zu bestimmen und evtl. eine Faktorenanalyse durchzuführen.

Ist das Kind jedoch gesund, so reichen als Basislaboruntersuchung die Bestimmung von Hämoglobin bzw. Hämatokrit im Blut aus, bei größeren Eingriffen sollte zusätzlich die Blutgruppe bestimmt werden. Darüber hinaus ist in jedem

Fall der Urin auf Eiweiß, Zucker und Sediment (Erythrozyten, Leukozyten, Bakterien) zu untersuchen. Eine Bestimmung der Blutungszeit wird empfohlen.

Während der physiologischen Trimenonanämie haben gesunde Säuglinge Hb-Werte von 10-12 g%: dringliche Operationen können in dieser Phase auch ohne Bluttransfusion durchgeführt werden, sofern man sich über die Reduktion des Sauerstoffgehaltes im Blut im klaren ist. Bei einer größeren Blutung oder einer bestehenden kardiopulmonalen Erkrankung kann allerdings eine Transfusion indiziert sein. Deshalb empfiehlt sich bei Säuglingen die präoperative Bestimmung der Blutgruppe in jedem Fall.

Bei allen Kindern wird der Urin auf Eiweiß- und Zuckergehalt, das Sediment auf Erythrozyten, Leukozyten, Bakterien und ggf. Keimzahl untersucht. Empfehlenswert ist darüber hinaus, die Blutungszeit zu messen. Die vorliegenden Befunde sollten in aller Regel nicht älter als 14 Tage sein.

Ein immer aktuelles Thema zwischen Chirurgen und Anästhesisten ist der Operationszeitpunkt bei Kindern mit Infekten der oberen Luftwege. Dabei ist es wichtig, zwischen einer allergischen, meist chronischen Rhinitis und einer temporären Infektion der oberen Luftwege zu unterscheiden. Kontakt mit infizierten Personen, Fieber- und Leukozytenanstieg in Verbindung mit Appetitlosigkeit, Müdigkeit und ein entsprechender Auskultationsbefund sollten, wenn möglich, zu einer Operationsverschiebung führen. Bis zum 6. Lebensjahr bleibt die Größenzunahme der peripheren Atemwege im Verhältnis zum übrigen Lungenwachstum stark zurück [5]. Dies dokumentiert sich u.a. in der Tatsache, daß der vorzeitige Verschluß kleiner Atemwege auch bei einer normalen funktionellen Residualkapazität auftritt und zu den niedrigen p_aO_2-Werten in dieser Altersgruppe führt [9]. Eine Entzündung der oberen Atemwege führt u.a. zu einer Überempfindlichkeit von Rezeptoren in Trachea und Bronchien und zu einer Konstriktion der peripheren Atemwege, so daß es zusätzlich zu einer obstruktiven Ventilationsstörung kommen kann: bei Säuglingen dokumentiert sich dies durch das Auftreten von Giemen. Diese Veränderungen überdauern die akute Krankheitsphase und halten ca. 4-6 Wochen an [3]. Deshalb sollte ein Kind mit einer Erkältung perioperativ wie ein Patient mit obstruktiver Lungenerkrankung behandelt und bei Wahleingriffen erst nach 4 Wochen wieder einbestellt werden.

Impfungen mit Lebendviren, also die Impfungen gegen Mumps, Röteln und Masern sollten mindestens 14 Tage zurückliegen.

Präoperative Karenzzeiten

Kinder leiden präoperativ, je jünger sie sind, desto schlimmer an Hunger und Durst. Doch nicht nur aus subjektiven Erwägungen sollte die Nahrungs- und Flüssigkeitskarenz zeitlich limitiert werden. Einmal können besonders Kinder unter 4 Jahren aufgrund ihrer geringen Glykogenreserven rasch eine Hypoglykämie entwickeln [13], zum anderen beträgt der tägliche Flüssigkeitsumsatz eines Säuglings 50%, eines Erwachsenen dagegen nur 14% des Extrazellulärvolumens [1]. Kinder geraten deshalb wesentlich häufiger in eine bedrohliche Hypovolämie, die durch Narkose und Operation verstärkt werden kann [10]. Die Karenzzeiten sollten deshalb knapp gehalten und möglichst nicht zu sehr überschritten werden.

Für feste Nahrung bzw. Milch gilt allgemein eine 8stündige Karenzzeit. Flüssigkeit in Form von gezuckertem Tee oder oraler Gabe von 10%iger Glukoselösung kann bei Säuglingen unter 6 Monaten 4 h vor dem geplanten Eingriff bis zur Menge einer normalen Flaschenmahlzeit angeboten werden, da unseren Untersuchungen zufolge nach 4 h die Magensaftmenge nicht mehr erhöht und der pH-Wert unverändert waren [6]. Ältere Säuglinge und Kleinkinder bekommen 6 h, Schulkinder 6–8 h vor der Operation die letzte Flüssigkeit oral. Dieses Regime impliziert eine disziplinierte Operationsabfolge durch die Chirurgen und ggf. ein Aufwecken der Kinder in der Nacht, um ihnen die Flüssigkeit anzubieten.

Eine Infusion bereits in der präoperativen Phase bekommen alle Früh- und Neugeborenen, Kinder mit Störungen im Wasser-, Elektrolyt-, Säure-Basen-Haushalt und Stoffwechsel, sowie Kinder mit erhöhter Temperatur, bei intestinalen Erkrankungen sowie bei organisatonsbedingten Operationsverzögerungen.

Prämedikation

Die Prämedikation im Kindesalter ist ein weiterer Punkt intensiver Diskussion. Die zahlreichen Präparate, Kombinationen und Applikationsformen legen ein beredtes Zeugnis davon ab, daß es das „ideale Prämedikationsmittel" für Kinder nicht gibt. Jeder Anästhesist muß für die ihm gegebenen Voraussetzungen der Klinik, des Organisationsablaufes, der Anästhesieform und für den Patienten sein Idealmittel auswählen. Das kann unter optimalen Bedingungen den Verzicht auf jegliche Prämedikation bedeuten oder aufgrund ungünstiger Strukturen seitens des Krankenhauses, z. B. lange Transportwege, unruhiger Umbettraum oder eine hohe Anzahl ambulanter Operationen, die Benötigung einer sehr starken Sedierung.

Ist bereits präoperativ eine Analgesie erforderlich oder möchte man – wie bei der Liverpool-Technik – auf den intraoperativen Gebrauch von Analgetika bei größeren Eingriffen verzichten, so bieten sich in der Prämedikation Opiate wie Morphin oder Dolantin an. Allerdings muß auch bei therapeutischen Dosen mit einer Atemdepression besonders bei Säuglingen und Kleinkindern gerechnet werden. Sie wird auf die gesteigerte Permeation der Opiate in das Gehirn, der noch nicht abgeschlossenen Entwicklung der Blut-Hirn-Schranke sowie die sehr verzögerte Elimination und die relative Unreife des Atemzentrums zurückgeführt.

Eine Sedierung mit Tranquillanzien und Neuroleptika bei Kindern erbringt im klinischen Gebrauch außerordentlich große interindividuelle Unterschiede. Ein Grund liegt sicherlich darin, daß mit zunehmend spezifischerer Pharmakonwirkung im ZNS, von Hypnotika über Neuroleptika zu Tranquillanzien, der Erfolg der Wirkung entsprechend stärker vom Differenzierungsgrad in der psychischen Ausgangslage abhängig zu sein scheint. Darüber hinaus ist die sichere therapeutische Breite bei Kindern eingeschränkt, unerwünschte oder gefährliche Nebenwirkungen treten schneller auf.

Da Spritzen im Kindesalter äußerst unbeliebt sind, sollte die Prämedikation wenn irgend möglich oral oder rektal erfolgen, bei liegender Infusion bietet sich auch die intravenöse Applikation an.

In letzter Zeit haben sich zunehmend die neueren Benzodiazepine in der Prämedikation von Kindern bewährt. Die Dosierung nach folgendem Schema gestattet es, einen Sedierungseffekt innerhalb von 30 min zu erzielen:

Unter 6 Monaten erübrigt sich in aller Regel eine Prämedikation. Bei Kindern bis 30 kg Körpergewicht bieten sich die orale Gabe von Diazepam 0,3 mg/kg KG, Midazolam 0,2 mg/kg KG oder bei längerdauernden Eingriffen 0,05-0,1 mg/kg KG Flunitrazepam sublingual an, eine Alternative ist die rektale Applikation von Midazolam 0,5 mg/kg KG.

Bei größeren Kindern kann neben der oralen Applikation von Midazolam 0,1 mg/kg KG, bzw. 0,05-0,1 mg/kg KG Flunitrazepam auch die intramuskuläre Injektion von 0,1 mg/kg KG Midazolam bzw. 1 mg/kg KG Pethidin zu zufriedenstellenden Resultaten führen. Möchte man ein schlafendes Kind zur Narkose bekommen, so kann man Chlorprothixen 1,0 mg/kg KG mit gutem Erfolg einsetzen. Nachteilig ist hierbei der frühe, ca. 2 h vor Operation einzuhaltende Applikationszeitpunkt, der lange Nachschlaf und eine Überdosierungsgefahr durch die relativ geringe therapeutische Breite.

Nachdem bei Kindernarkosen die Vagolyse, weniger die sekretionshemmenden und sedierenden Eigenschaften der Parasympathikolytika im Vordergrund stehen, ist Atropin das Mittel der Wahl [11]. Es ist Bestandteil der Narkoseeinleitung, einmal wegen der sichereren Wirkung nach intravenöser Gabe und zum anderen, um dem Kind die unangenehme Mundtrockenheit zu ersparen.

Narkoseeinleitung

Auch die Narkoseeinleitungsverfahren werden neben den patientenspezifischen Erfordernissen stark von äußeren Gegebenheiten abhängen.

Prinzipiell sollen bei kleinen Patienten unnötige Wartezeiten vermieden und das Kind erst in den Einleitungsraum gebracht werden, wenn alles vorbereitet ist. Dazu gehören ein der Größe des Kindes entsprechendes Instrumentarium und angepaßte Medikamentverdünnungen. Von Beginn an sind Maßnahmen zur Verhinderung von Wärmeverlusten zu ergreifen, die gerade bei Säuglingen und Kleinkindern in der Einleitungsphase z. B. durch Venensuche, Monitoring, Desinfektion des Operationsgebietes beträchtliche Ausmaße annehmen können.

Möglichkeiten zur Verhinderung von prä- und intraoperativen Wärmeverlusten:

- Raumtemperatur erhöhen,
- servogesteuerter Ohio-Wärmetisch (für alle Säuglinge unter 3 Monaten),
- Wärmematte (Wassermatte bzw. elektrisch beheizte Matte),
- Wärmestrahler (vorwiegend in der Einleitungsphase bis zum Operationsbeginn geeignet!),
- Kopfbedeckung (Stülpa),
- Watte (Extremitäten),
- *warme* Abdecktücher,
- Plastikadhesivfolie zum Abdecken,
- Metallinefolie (nicht bei monopolarer Diathermie!),
- Anwärmen von Spüllösungen (Urologie, Abdominalchirurgie),
- Anwärmen von Infusions- und Transfusionslösungen,
- Anwärmen und Befeuchten der Narkosegase,
- Verwendung von Narkosekreissystemen.

Ob die Eltern bis zum Einschlafen ihres Kindes anwesend sein können und auf den Patienten beruhigend wirken, hängt sehr von den örtlichen Gegebenheiten und den Eltern selbst ab.

Wenn keine Kontraindikation vorliegt, wird die Maskeneinleitung von den Kindern noch am ehesten akzeptiert: Durch die Schwerkraft wirkt das Lachgas-Sauerstoff-Gemisch, welches über das Gesicht des Kindes geleitet wird, schon nach kurzer Zeit auch bei nicht aufgesetzter Maske, so daß nach 1-2 min Halothan, Enfluran oder Isofluran in steigender Konzentration zugegeben werden können. Neuere Entwicklungen, wie die Produktion durchsichtiger[1] statt schwarzer Masken und die Anwendung von aromatischen Duftstoffen[2] erleichtern den Kindern diese Art der Narkoseeinleitung sehr.

Die intravenöse Narkoseeinleitung ist zweifellos die sicherste Methode:

1) Barbiturate:		
Thiopental:	(< 1 Jahr)	3-4 mg/kg KG,
	(> 1 Jahr)	5-6 mg/kg KG,
Methohexital:		1-2 mg/kg KG,
2) Etomidate:		0,2-0,3 mg/kg KG,
3) Ketamin:	(< 4 Jahre)	4 mg/kg KG,
	(> 4 Jahre)	2 mg/kg KG,
(Kombination mit Benzodiazepinen empfohlen!),		
4) Benzodiazepine:		
Valium:		0,4 mg/kg KG,
Dormicum:		0,1-0,2 mg/kg KG.

Sie bietet sich an, wenn der kleine Patient bereits mit liegender Infusion zur Operation kommt. Ist das Kind kooperativ, so hat man die Möglichkeit, eine gut sichtbare Vene mit einer kleinen Kanüle zu punktieren oder einen Zugang in Lokalanästhesie z. B. mit dem Dermojet oder mit der hoffentlich bald in Deutschland erhältlichen Emlacreme 5% (Firma Astra) zu legen.

Zur Narkoseeinleitung werden am häufigsten Thiopental bzw. Methohexital eingesetzt. Etomidate ist durch seine Kreislaufstabilität sehr geeignet, störend sind jedoch der Injektionsschmerz, besonders bei den dünnen Venen der Kinder, sowie die Myoklonien bei nichtprämedizierten Patienten. Ketamin sollte in jedem Fall mit einem niedrig dosierten Benzodiazepin kombiniert werden, um die durch äußere Stimuli provozierten unangenehmen Träume und Zwangsvorstellungen in der Aufwachphase auszuschalten. Aufgrund seiner langen Nachwirkung kann es nicht routinemäßig als Einleitungsnarkotikum empfohlen werden. Benzodiazepine haben sich zur Narkoseeinleitung bei Kindern nicht durchsetzen können: Die relativ hohe Einschlafdosis ist von Kind zu Kind verschieden, der Effekt nicht voraussehbar und die Wirkdauer fast doppelt so lange wie beim Erwachsenen [12].

In ausgewählten Fällen bietet sich die intramuskuläre Narkoseeinleitung z. B. bei retardierten unkooperativen Kindern an: Hier stehen Ketamin (4-8 mg/kg KG), wieder in Kombination mit Benzodiazepin, oder 5%iges Methohexital (5 mg/kg KG) zur Verfügung [2]. Die Injektion beider Medikamente ist allerdings schmerzhaft und damit wenig beliebt.

[1] Firma Rüsch.

[2] Aromachemie Dr. Ziegler, Aufseß

Als weitere Möglichkeit, besonders für ambulante Operationen bei Kindern im Vorschulalter - einer bekannt schwierigen Gruppe - kann die rektale Gabe einer 10%igen Methohexitallösung (25 mg/kg KG), evtl. im Beisein der Eltern gegeben, zu einer für alle Seiten befriedigenden Narkoseeinleitung führen [8]:

Erfolgsquote:	90%,
Einschlafzeit:	5-10 min,
Nebenwirkungen:	20% Stuhldrang, 10% Absetzen von Stuhl,
Kontraindikationen:	Alter < 1 Jahr, Entzündungen im Darmbereich, Darmoperation, Schock, Anämie, nicht nüchterne Kinder.

Krankenhausaufenthalt, Anästhesie und Operation stellen für die Kinder primär eine belastende Situation dar. Wenn wir sie durch unser Verhalten und unser Tun davon überzeugen, daß wir es gut mit ihnen meinen und daß wir ihnen helfen wollen, mit den Unannehmlichkeiten fertig zu werden, sind sie die besten, geduldigsten und kooperativsten Patienten, die wir uns wünschen können.

Literatur

1. Ahnefeld FW (1978) Prä-, intra- und postoperative Infusionstherapie. In: Dick W, Ahnefeld FW (Hrsg) Kinderanästhesie. Springer, Berlin Heidelberg New York, S 71
2. Bauer-Miettinen U, Palas T (1980) Narkoseeinleitung bei Kindern durch intramuskuläre Verabreichung von Methohexital. Anästh Intensivther Notfallmed 15: 237
3. Collier AM, Pimmel RL, Hasselblad V, Clyde WA, Knelson JH, Brooks JG (1978) Spirometric changes in normal children with upper respiratory infections. Am Rev Respir Dis 117: 47-53
4. Eckenhoff JE (1953) Relationship of anesthesia to postoperative personality changes in children. Am J Dis Child 86: 587
5. Hogg JC, Williams J, Richardson JB, Macklam PT, Thurlbeck WM, Path MC (1970) Age as a factor in the distribution of lower-airway conductance and in the pathologic anatomy of obstructive lung disease. N Engl J Med 282: 1283-1287
6. Kraus GB (1981) Untersuchung zur präoperativen Flüssigkeitskarenz bei Säuglingen. Anästh Intensivther Notfallmed 16: 103-106
7. Kraus GB, Kaiser HP (1988) Vorbereitung von Kindern zu Anästhesie und Operation (Videoband). In: Rügheimer E, Pasch T (Hrsg) Vorbereitung des Patienten zu Anästhesie und Operation. Springer, Berlin Heidelberg New York London Paris Tokyo, S 495
8. Kraus G, Taeger K (1982) Methohexital zur rektalen Narkoseeinleitung bei Kindern. Anästh Intensivther Notfallmed 17: 285-289
9. Mansell A, Bryan C, Levison H (1972) Airway closure in children. J Appl Physiol 33: 711-714
10. Rackow HE, Salanitre E, Green LT (1961) Frequency of cardiac arrest associated with anesthesia in infants and children. Pediatrics 28: 679
11. Steward DJ (1985) Manual of pediatric anesthesia. Churchill Livingston, New York Edinburgh London Melbourne
12. Steward J, Nisbet HIA (1981) Anaesthetic and narcotic agents in relation to neonates and children. In: Rees J, Gray C (eds) Pediatric anaesthesia. Butterworths, London, pp 61-73
13. Thomas DKM (1974) Hypoglycaemia in children before operation: Its incidence and prevention. Br J Anaesth 46: 66-68

Besonderheiten der Vorbereitung und der Prämedikation bei alten Menschen

G. Hempelmann, E. Seidlmayer-Grimm

Einführung

Die zunehmende Lebenserwartung und die Erweiterung der operativen Spektren haben dazu geführt, daß der Anästhesist heute immer häufiger mit der perioperativen Versorgung alter Patienten konfrontiert wird.

Im Laufe der Menschheitsgeschichte ist die mittlere Lebenserwartung von 19 Jahren während der Steinzeit auf etwa 40 Jahre während der Jahrhundertwende, 67 Jahre in der Mitte unseres Jahrhunderts bis auf 73,8 Jahre 1985 gestiegen [4]. Nach einer Angabe aus dem *Deutschen Ärzteblatt* betrug 1950 der Anteil der Menschen über 65 Jahre 9,7% der Gesamtbevölkerung in Deutschland, 1983 waren es bereits 16,5%, und im Jahre 2030 werden es voraussichtlich über 25% sein.

Bis vor gar nicht langer Zeit galten ein erhöhtes Lebensalter und die Schwere einer Erkrankung als Kontraindikation für eine Narkose. Mit zunehmendem medizinischen und anästhesiologischen Wissen und Können sollte es heute praktisch keine Kontraindikation für eine Anästhesie mehr geben; hieraus ergibt sich ein weiterer Hinweis für den steigenden Bedarf an Narkosen und Operationen bei alten Patienten. So zeigt eine Aufschlüsselung der Herzoperationen an der Gießener Universitätsklinik (Hehrlein 1986, persönliche Mitteilung), daß Operationen mit extrakorporaler Zirkulation 1982 zu 3,7% bei Patienten über 65 Jahre durchgeführt wurden, 1985 betrug der Anteil dieser Altersgruppe bereits 10%.

Nach einer Mitteilung der amerikanischen „Commission on Professional and Hospital Activities" [5] betrug 1975 die Krankenhaussterblichkeit aller operativen Patienten über 65 Jahre 4,88%, während die Sterblichkeitsrate für alle Patienten nur bei 0,75% lag. Diese wenigen statistischen Angaben verdeutlichen die Aktualität und Notwendigkeit der intensiven anaesthesiologischen Vorbereitung bei alten Menschen.

Besonderheiten bei alten Menschen

Einigkeit besteht darin, daß der Alterungsprozeß an sich keine Krankheit darstellt, sondern wie andere Lebensabschnitte (Schwangerschaft, Perinatalphase, Kindheit) mit z.T. eigenen physiologischen Gegebenheiten einhergeht. Die Veränderungen des Gesamtorganismus im Laufe des Alterns führen alle dazu, daß die maximale Leistungsgrenze des Menschen wie seiner einzelnen Organe herabgesetzt wird. Man erkennt dies an einigen vitalen Funktionen wie Überleitungsge-

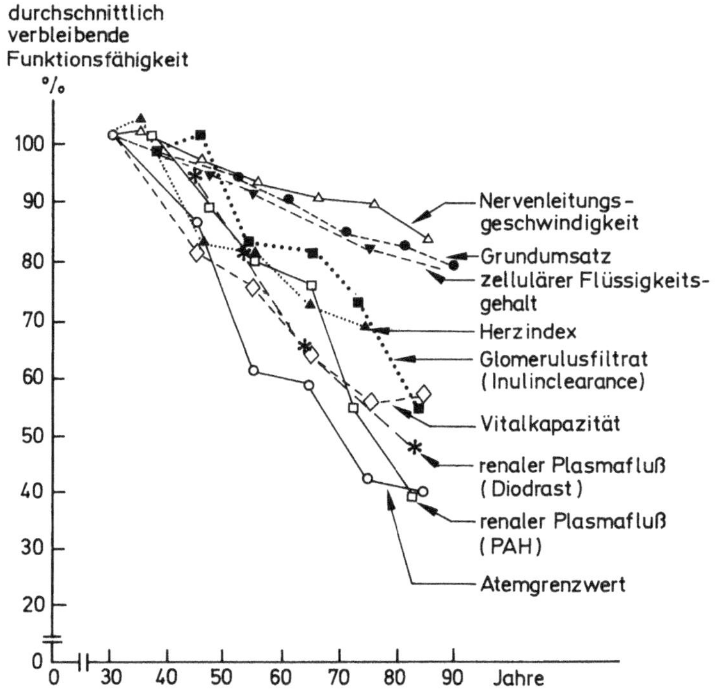

Abb. 1. Abnahme vitaler Körperfunktionen während des Alters. (Nach [6])

schwindigkeit, basaler Stoffwechselrate oder Vitalkapazität aus einer Zusammenstellung von Kohn (1963, Human aging and disease, zit. nach [6]; Abb. 1). Die homöostatischen Regulationsprozesse funktionieren mit geringerer Elastizität und Bandbreite, so daß ein alter Mensch bereits durch kleine Irritationen aus seinem physiologischen Gleichgewicht gebracht werden kann. Alltagsbelastungen hingegen werden oft gut und subjektiv beschwerdefrei toleriert. Die Anpassung des Organismus mit seinen Möglichkeiten an seine Situation ist bis zu einem gewissen Grad als „relative Gesundheit" zu verstehen; eine künstliche „Normalisierung" abweichender Parameter zwingt den Organismus möglicherweise aus seinem „Steady state", kann ihn destabilisieren und so mehr Schaden als Nutzen bringen.

Nach einer Definition der Weltgesundheitsorganisation (WHO) gilt ein Mensch jenseits des 65. Lebensjahres als alt. Hierbei ist jedoch zu berücksichtigen, daß das biologische Alter von weit größerer Bedeutung ist als das kalendarische. Grundsätzlich gilt es somit, die physiologische Abnahme der Organfunktion im Alter von den vielfältigen pathologischen Prozessen, die sich mit zunehmendem Alter einstellen, zu trennen und u. a. diese möglichst präoperativ zu beheben [3].

Nach einer Untersuchung von Franke (Abb. 2; [1]) an 8000 Patienten weisen die Teenager in über 75% nur eine Diagnose auf. Bei über 60jährigen liegen in fast 60% 3 oder mehr Erkrankungen vor, die über 80jährigen weisen alle wenigstens 2 in über 90% 4 und in über 70% 5 und mehr Diagnosen auf. Hieraus läßt sich ableiten, daß mit zunehmendem Alter die Anzahl der gleichzeitig bei alten Men-

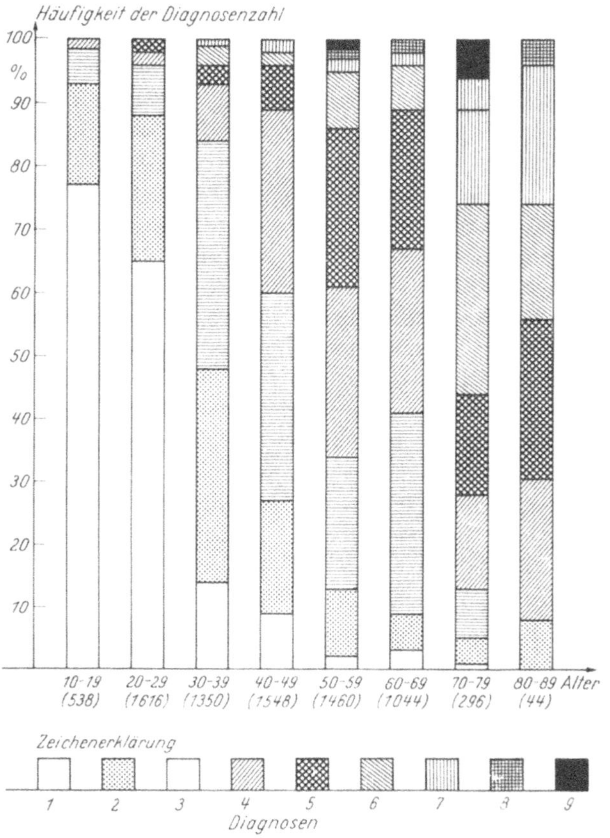

Abb. 2. Anzahl der Diagnosen in den einzelnen Altersstufen; in Klammern die absolute Zahl der untersuchten Patienten. (Nach [1])

schen vorkommenden, vorwiegend chronischen Erkrankungen zunimmt. Multimorbidität ist demnach charakteristisch für alte Menschen.

Den Hauptanteil präoperativer Begleiterkrankungen stellen dabei die Funktionsbeeinträchtigungen des Herz-Kreislauf-Systems, der Atemwege, des zentralen Nervensystems, der metabolischen Organe und des gastrointestinalen Systems. Bedeutsam macht diesen Sachverhalt, daß die Überlebenswahrscheinlichkeit in direkter Beziehung zur Anzahl der Begleiterkrankungen steht.

Präoperative Vorbereitung: diagnostisches Basisprogramm

Je nach Dringlichkeit eines operativen Eingriffs hat sich das im folgenden dargestellte präoperative Screening an die zur Verfügung stehende Zeit und den möglichen Rahmen anzupassen. Das Basisprogramm der präoperativen Diagnostik besteht dabei aus der Anamnese, ggf. der Fremdanamnese, dem körperlichen Untersuchungsbefund, der apparativen Diagnostik sowie der Labordiagnostik.

Anamnestische Daten lassen sich dabei am effektivsten anhand der inzwischen allgemein verwendeten Anamnese-Aufklärungsbögen erfassen und dokumentieren.

Die körperliche Untersuchung muß gründlich sein, um besonders die Einschränkung der kardiopulmonalen Leistungsreserve und andere gravierende Risikofaktoren zu erfassen.

Im Rahmen der apparativen Diagnostik sollte ein Ruhe-EKG mit 12 Ableitungen erstellt werden, um Herzrhythmus, Blockbilder, Überleitungsstörungen, Hypertrophiezeichen, Erregungsrückbildungsstörungen und Infarktzeichen zu erfassen. Wenn möglich, sollte der Befund mit dem früherer EKGs verglichen werden. Bei Schrittmacherträgern ist die Funktion des Pacers zu kontrollieren.

Mit der Thorax-Röntgenaufnahme (möglichst in 2 Ebenen) sollen Herz, Lunge und Mediastinum beurteilt werden. Am Herzen ist besonders auf Dilatation, vitientypische oder aneurysmabedingte Umformungen, Perikardergüsse und Perikardverkalkungen zu achten. An der Lunge lassen sich ein Emphysem, intrapulmonale Infiltrate, Atelektasen, Stauungszeichen (Pleuraergüsse, zentrale Stauung, Kerley-B-Linien) oder ein Pneumothorax erkennen, während beim Mediastinum Hinweise auf eine retrosternale Struma mit oder ohne Trachealverziehungen und perihiläre Lymphknoten gesucht werden.

Die Lungenfunktionsprüfung zeigt oft eine über die Altersnorm hinausgehend reduzierte Vitalkapazität und gibt Aufschlüsse über das Vorliegen obstruktiver Ventilationsstörungen. Eine Wiederholung dieser Untersuchung nach medikamentöser Bronchospasmolyse weist auf eine mögliche therapeutische Beeinflußbarkeit des Leidens hin. Gelegentlich leidet allerdings die Interpretierbarkeit der Lungenfunktionsprüfung an der eingeschränkten Kooperation des Patienten, dann kann auf labordiagnostische Möglichkeiten zurückgegriffen und eine arterielle oder kapilläre Blutgasanalyse, am besten bei F_IO_2 0,21 und 1,0 bestimmt werden.

Das Basisprogramm der Labordiagnostik sollte die in folgender Übersicht angeführten Werte enthalten:

Apparative Diagnostik:
- EKG (12 Ableitungen),
- Thorax-Röntgen auf 2 Ebenen,
- Lungenfunktionsprüfung;

Labordiagnostik:
- Blutbild und Thrombozyten,
- Gerinnung mit Quick-Wert, PTT, PTZ,
- Gesamteiweiß, Albumin, (Elektrophorese),
- Blutzucker,
- Harnstoff, Kreatinin, Harnsäure,
- Natrium, Kalium, Kalzium, Chlorid,
- GOT, GPT, aPh, gGt CHE,
- Urinstatus,
- Blutgasanalyse (arteriell oder kapillär):
  pO_2, pCO_2, pH, $^-HCO_3$, BE, O_2-Sättigung,
  O_2-Gehalt.

Äußerst empfehlenswert ist ein im Operationssaal stationiertes Akutlabor, mit dem sowohl im Eilfall als auch intraoperativ wenigstens ein Blutbild, Elektrolyte und eine Blutgasanalyse bestimmt werden können.

Präoperative Vorbereitung: Vorbehandlung

Aufgrund der skizzierten Basisdiagnostik lassen sich wesentliche präoperative Vorbereitungsmöglichkeiten herausstellen. Den höchsten Stellenwert dürfte die kardiale Vorbereitung besitzen, zumal nach Powers [7] jeder Mensch ab dem 80. Lebensjahr diesbezüglich eine pathologische Funktionsbeeinträchtigung aufweist. Eine Untersuchung von Schmucker et al. [8] aus dem Jahre 1984 bestätigt diesen Befund; dominierend sind Herzinsuffizienz, koronare Herzerkrankung und Arrhythmien, derartige Störungen liegen bereits bei den über 60jährigen in etwa 70% vor.

Die bestmögliche Kompensation einer Stauungsinsuffizienz erfolgt durch körperliche Schonung, Digitalisierung, Rhythmisierung, Blutdruckeinstellung und Diuretikagabe. Diese Behandlung sollte, genau wie die von koronarer Herzerkrankung, Rhythmusstörungen und Hypertonie bei gravierenden Störungen in einer vorgeschalteten Phase stationärer internistischer Therapie erfolgen. Bei aufgrund der Dringlichkeit des operativen Eingriffes unzureichender Vorbereitungszeit ist es eine ganz wesentliche Aufgabe des Anästhesisten, kardiale Entgleisungen zu korrigieren. Man wird sich dazu intravenöser Medikamente mit kurzer Halbwertszeit und guter Steuerbarkeit bedienen und häufig positiv inotrope Medikamente, Vasodilatantien, Schleifendiuretika und gelegentlich auch die apparative Entwässerung mit Hilfe der Hämofiltrationsverfahren einsetzen.

Bei entsprechend gefährdeten Patienten ist eine Schrittmacherimplantation zu erwägen: Nach Heinecker [2] besteht eine absolute Indikation zur permanenten Schrittmacherimplantation bei Asystolien von 3 s, bei alten Patienten vielfach schon von 2 s Dauer. Eine temporäre transvenöse Schrittmacheranwendung ist bei asystoliebedrohten Erregungsleitungsstörungen und bei Bradykardien mit tendentiell unzureichendem Herzzeitvolumen angebracht: Diese bestehen bei bi- oder trifaszikulärem Block, proximalem AV-Block I. oder II. Grades, AV-Block II. Grades, Typ II oder AV-Block III. Grades mit Knoten- oder Kammerersatzrhythmus. Von den bradykarden Störungen seien die Sinusknotendysfunktionen, das Bradykardie-Tachykardie-Syndrom, niederfrequente Kammerarrhythmien bei Vorhofflimmern und Kammerbradykardien bei Vorhofflattern mit höhergradiger AV-Blockierung erwähnt.

Nach der bereits zitierten Studie von Schmucker [8] sind neben Herz-Kreislauf-Komplikationen pulmonale Komplikationen die häufigste Ursache postoperativer vitaler Bedrohungen. Einen großen Stellenwert sollte folglich die präoperative Atemtherapie bei alten Patienten einnehmen. Vorhandene Störungen können dadurch gemildert oder beseitigt werden. Infekte werden antibiotisch behandelt oder durch prophylaktische Maßnahmen zu vermeiden gesucht. Sekrete können durch Inhalationsbehandlung und Mukolytika verflüssigt und durch Lagerungs- und Klopfdrainage sowie Vibrationsmassage mobilisiert werden. Hier haben Krankengymnastin und Atemtherapeutin ein wichtiges Arbeitsfeld. Pleuraergüsse sollten präoperativ drainiert und Pneumothoraces entlastet werden. Bei obstruktiven Ventilationsstörungen sind Bronchospasmolytika angezeigt; ein striktes Rauchverbot ist selbstverständlich.

Die 2. Komponente präoperativer Atemtherapie hat die Vorbeugung postoperativer pulmonaler Komplikationen zum Ziel. Unter Anleitung übt der Patient –

auch der „Lungengesunde“, tief und langsam zu atmen, abzuhusten, gegen Widerstand zu atmen und ein druckgesteuertes Atemtherapiegerät zu benutzen. Diese Übungen sollten präoperativ erlernt und in der postoperativen Atemgymnastik angewendet werden. Besonders wichtig ist dies vor Eingriffen im Thorax- und Oberbauchbereich, bei denen postoperativ die Vitalkapazität für mehrere Tage auf unter 50% des Ausgangswertes absinken kann. Hier kann die Planung einer suffizienten Analgesie zur Verhinderung einer Schonatmung, z. B. über eine Katheterperiduralanästhesie nützlich sein.

Weitere vorbereitende Maßnahmen betreffen Störungen aus dem neurologischen, endokrinologischen und gastroenterologischen Fachgebiet, sowie die Erreichung eines möglichst guten Ernährungszustandes, auf die an anderer Stelle bereits im Detail eingegangen worden ist.

Zahlreiche alte Patienten erhalten eine medikamentöse Dauertherapie, die in vielen Fällen keinesfalls unterbrochen werden sollte, um unerwünschte Rebound-Effekte nach dem Absetzen oder durch fehlenden Therapieerfolg zu vermeiden. Bei den Cardiaca betrifft dies Digitalisglykoside, β-Blocker, Kalziumantagonisten, Vasodilatatoren, Antiarrhythmika, Antihypertensiva und Diuretika. Ferner sollten Mukolytika, Bronchospasmolytika, Schilddrüsenpräparate, Antiparkinsonmittel, Antiepileptika und Kortikoide bis zum Operationstag weiter verabreicht werden.

Präoperative Vorbereitung: Planung der Operation

Sind die Risikofaktoren seitens des Patienten abgeklärt und entsprechend vorbehandelt, müssen Probleme, die der geplante Eingriff möglicherweise mit sich bringt, in die präoperativen Überlegungen einbezogen werden. Manche Operationen werden üblicherweise in Lagerungen durchgeführt, die die kardiopulmonalen Reserven der alten Patienten erheblich strapazieren würden, z. B. Steinschnittlage, Bauchlage und Kopftieflage. Hier sind Absprachen mit dem Operateur über weniger belastende Lagerungen sinnvoll, z. B. kann eine Osteosynthese am Oberarm statt in Bauchlage auch in Rücken- oder Halbseitenlage durchgeführt werden. Bei zu erwartenden Blutverlusten sind entsprechend Konserven vorzuhalten. Eine prä- und intraoperative Hämodilution empfiehlt sich nicht bei alten Patienten. Hingegen ist der Einsatz eines „cell saver“ zur Aufbereitung des aus dem Operationsfeld abgesaugten Blutes sinnvoll.

Bei transurethralen Prostataresektionen sind engmaschige Kontrollen zur frühzeitigen Erkennung einer hypotonen Hyperhydratation wichtig, am besten findet sich ein Elektrolytmeßgerät direkt am Narkosearbeitsplatz.

Bei Eingriffen am Auge, im Rachen- oder Dammbereich sind bradykarde Arrhythmien, die auf Atropingabe ungenügend ansprechen, durch die Aktivierung vagaler Reflexe häufiger. Ein externer Schrittmacher sollte hier sofort verfügbar sein (transvenöse Stimulationssonde, Ösophagussonde, externe Aufklebestimulationselektroden).

In Abhängigkeit vom Eingriff und dem Zustand des Patienten ist das Anästhesieverfahren zu wählen, wobei wir bei alten Patienten der Leitungsanästhesie grundsätzlich den Vorzug geben würden. Janda u. Salem [5] haben 1984 über vergleichende Untersuchungen bei annähernd 80jährigen berichtet, wobei im Hinblick auf die Überlebensrate die Spinalanästhesie deutliche Vorteile gegenüber der Vollnarkose aufwies. Auch zwischen Narkosedauer und Überlebensrate bestehen nach mehreren Untersuchergruppen eindeutige Zusammenhänge, so daß ein operativer Eingriff beim alten Patienten nicht einem Anfänger überlassen werden sollte.

Zu den organisatorischen Planungen gehört auch das perioperative Monitoring, wobei wir mit dem Einsatz invasiver Techniken großzügig umgehen. Für eine adäquate postoperative Überwachung und Therapie muß ebenfalls gesorgt sein. Dies hat zur Folge, daß mit wachsendem Anteil alter Patienten in operativen Kliniken umfangreichere Bettenkapazitäten in Aufwachräumen, Intensivüberwachung und Intensivtherapie bereitgestellt werden müssen. Der zur Zeit betriebene allgemeine Abbau der Bettenkapazität berücksichtigt die sich verändernde Altersstruktur der Bevölkerung nicht und läuft den angesprochenen Notwendigkeiten gerade entgegen. Solche Fehlentwicklungen baldigst zu korrigieren, ist die dringliche Aufgabe der verantwortlichen Gesundheitspolitiker.

Medikamente zur Prämedikation

Ein vergleichsweise geringer Teil der Vorbereitungstätigkeit bezieht sich auf die Verordnung der Prämedikationsmedikamente. Hier findet man sich in der Situation, zwischen „zuviel" und „zuwenig" den richtigen Weg finden zu müssen. Die Narkoseeinleitung bei einem ängstlichen, aufgeregten und schmerzgeplagten Patienten ist komplikationsträchtiger. Auf der anderen Seite besteht bei der eingeschränkten Medikamententoleranz und metabolischen Kapazität alter Leute in besonderem Maße die Gefahr der Überdosierung mit tiefer Sedation und Beeinträchtigung von Atmung und Kreislauf. Ein weiteres Problem besteht in der Neigung alter Menschen, auf psychotrope Medikamente, besonders Benzodiazepine, seltener auch auf Neuroleptika, paradox mit Verwirrungs- und Erregungszuständen zu reagieren.

Zur Sedation für die Nacht ziehen wir Barbiturate mit ihrer „nur sedierenden" Wirkung anderen Medikamentengruppen vor; Schmerzen müssen natürlich adäquat behandelt werden. Am Operationstag geben wir, wenn keine Kontraindikationen vorliegen, geringe Mengen eines Opiats in Kombination mit einem Neuroleptikum. Allgemein liegt die Medikamentendosierung unter der für einen gleich schweren jüngeren Erwachsenen. Entgegen dem derzeitigen Trend zur oralen Gabe ziehen wir am Operationstag immer noch die intramuskuläre Darreichungsform vor. Oft entschließen wir uns, überhaupt keine medikamentöse Prämedikation zu verabreichen und erklären dieses Vorgehen dem Patienten entsprechend. Ein stabiler Kontakt des Patienten mit seinem Anästhesisten ersetzt häufig größere Mengen an Sedativa.

Es kann außerordentlich mühsam sein, sich auf Probleme und Denkweise von Menschen einzustellen, die mehrere Jahrzehnte älter sind als man selbst und eine andere Erlebniswelt haben. Doch ist ein guter menschlicher Kontakt mit dem Arzt gerade für alte Patienten ein wichtiger Teil der stabilisierenden Therapie, so daß auch die aufgewendete Geduld und Mühe Teil einer letztlich befriedigenden ärztlichen Aufgabe sein kann.

Literatur

1. Franke H (1984) Wesen und Bedeutung der Polypathie und Multimorbidität in der Altersheilkunde. Internist (Berlin) 25: 451-455
2. Heinecker R (1975) EKG in Praxis und Klinik, 10. Aufl. Thieme, Stuttgart New York
3. Hempelmann G, Biscoping J (1985) Alter und Narkosefähigkeit. Med Welt 36: 1180
4. Hempelmann G, Stoyanov M, Müller H (1981) Preparation for anesthesia and surgery of the aged patient with circulatory disease. In: Rügheimer E, Zindler M (eds) Anaesthesiology. Proceedings of the 7th World Congress of Anaesthesiologists. Excerpta Medica, Amsterdam Oxford Princeton
5. Janda Ä, Salem C (1984) Bemerkungen zur Arbeit von Kreienbühl „Allgemein- oder Regionalanaesthesie?" Anaesthesist 33: 301

6 Krechel SW (1984) Anesthesia and the geriatric patient. Grune & Stratton, London, p 232

7. Powers JH (1968) Co-existing debilitating and degenerative disease: pre-operative investigation and management of elderly patients. In: Powers JH (ed) Surgery of the aged debilitated patient. Saunders, Philadelphia London
8. Schmucker P, Unterl K, Schmitz E (1984) Das physiologische Profil des fortgeschrittenen Lebensalters. Anaesth Intensivmed 25: 173

Zusammenfassung der Diskussion zu Teil 10

Frage: Doenicke hat in seinem Referat Patientengruppen genannt, bei denen die Wahrscheinlichkeit für eine Histaminfreisetzung während der Anästhesie erhöht ist, so daß aus seiner Sicht die Indikation für eine Prophylaxe mit H_1- und H_2-Rezeptoren-Blockern gegeben ist. In seinem Patientengut sind das ⅙ aller Fälle. Besteht über die Notwendigkeit einer solchen Prophylaxe mit Histaminantagonisten Einigkeit?

Antwort: Die Befunde der Arbeitsgruppe von Doenicke u. Lorenz, aber auch anderer Autoren belegen zum einen, daß bestimmte Patientengruppen tatsächlich ein erhöhtes Risiko der Histaminfreisetzung aufweisen und daß durch die Prophylaxe v.a. Blutdruckabfälle verhütet werden können. Nicht bewiesen ist andererseits, daß anaphylaktische Reaktionen grundsätzlich nicht mehr auftreten. Die Diskutanten waren mehrheitlich der Auffassung, daß eine Prophylaxe bei entsprechenden anamnestischen Hinweisen („Allergieanamnese"), bestimmten Vorerkrankungen (z.B. Asthma bronchiale) und bestimmten Eingriffen (z.B. Hüftgelenkersatz mit Palacos) empfehlenswert, aber keineswegs in dem Sinne verpflichtend ist, daß Unterlassung einen Kunstfehler bedeutet. Es müssen zumindest unterschiedliche örtliche Gegebenheiten berücksichtigt werden; so ist die Inzidenz palacosinduzierter Kreislaufreaktionen sehr stark von der Erfahrung und der Technik des Operateurs abhängig.

Frage: Wie wird die Prophylaxe mit Histaminantagonisten korrekt durchgeführt?

Antwort: Grundsätzlich müssen sowohl H_1- als auch H_2-Blocker verabreicht werden. Ihre Injektion muß rechtzeitig und langsam erfolgen. Das bedeutet, daß die Gabe 10–15 min vor Beginn der Anästhesie abgeschlossen sein muß, damit eine ausreichende Zahl von Rezeptoren blockiert ist. Es hat sich in der Praxis bewährt, beide Antihistaminika zusammen in 50 ml Trägerflüssigkeit als Kurzinfusion einlaufen zu lassen.

Frage: Häufig wird der Anästhesist erst dann von einer bevorstehenden Sectio caesarea unterrichtet, wenn sie sofort durchzuführen ist. Es bleibt für eine sicher wirksame Aspirationsprophylaxe mittels H_2-Blockern keine Zeit mehr. Welche alternativen Möglichkeiten bieten sich dann an?

Antwort: Die intravenöse Verabreichung von H_2-Blockern bringt in dieser Situation keinen wesentlichen Gewinn, weil die volle und ausreichende Wirkung nur etwa 5 min eher eintritt als nach intramuskulärer Injektion. Deshalb sollte in diesen Fällen 20 ml eines wasserlöslichen Antazidums (0,3 molares Natriumcitrat) gegeben werden. Damit läßt sich der Magensaft ausreichend puffern und das Volumen des Mageninhalts nimmt nur in unbedenklichem Maße zu: unbestritten kann die Aspiration von 20 ml saurem Mageninhalt ein schweres Mendelson-Syndrom auslösen, aber man muß davon ausgehen, daß 20 ml zusätzliches Volumen die Regurgitationsgefahr nicht wesentlich erhöhen. Erst Magenvolumina von 150, 200 ml oder mehr steigern die Wahrscheinlichkeit einer Regurgitation, wobei dann 20 ml einer sicher puffernden Lösung nur noch wenig ausmachen. Die intravenöse Gabe von Metoclopramid (Paspertin) ist auch 5-10 min vor der Narkoseeinleitung noch sinnvoll, weil es sehr schnell wirksam wird. Es begünstigt die orthograde Magenentleerung und Peristaltik des oberen Dünndarms.

Hinzuweisen ist hier darauf, daß die Meinungen über die Notwendigkeit der Magensaftdrainage vor der Intubation geteilt sind. Es gibt Schulen, welche bei Kaiserschnittpatientinnen vor der Intubation nicht generell einen Magenschlauch legen, um nicht den Regurgitationsweg zu schienen.

Frage: Wie lange sollen selektive Eingriffe nach einer Atemwegsinfektion verschoben werden?

Antwort: Meistens sind die klinischen Erscheinungen einer Atemwegsinfektion nach 1-2 Wochen abgeklungen. Mit detaillierten spirometrischen Untersuchungen ist festgestellt worden, daß bei Kindern die Neigung zu einer peripheren Atemwegsobstruktion bis zu 6 Wochen nach einem solchen Affekt persistieren kann. Eine wesentliche Ursache hierfür wird in der inhomogenen Reifung der Lunge während des Wachstums gesehen: die Aussprossung der Alveolen erfolgt schneller als das Weiterwerden der Bronchiolen (16.-18. Generation). Diese Befunde begründen allerdings nicht, operative Eingriffe grundsätzlich um 6 Wochen zu verschieben. Bei Kindern werden gerade HNO-Operationen häufig durchgeführt, um die Infektanfälligkeit und -häufigkeit zu verringern. Demgegenüber muß die Situation bei anderen Eingriffen, etwa orthopädischen, differenzierter gesehen werden.

Frage: Müssen Kinder immer mit Atropin prämediziert werden, oder ist eine gezielte Anwendung sinnvoll?

Antwort: Grundsätzlich ist bei Kindern wie bei Erwachsenen die gezielte Atropingabe zu vertreten. Vielfach wird im 1. Lebensjahr nicht auf Atropin verzichtet (Kraus). Wenn es gezielt eingesetzt wird, sollte es immer intravenös verabreicht werden. Eine der wichtigsten Indikationen ist die Prophylaxe, gegebenenfalls auch Therapie der schweren Bradykardie bei wiederholter Injektion von Succinylcholin. Aus theoretischen Gründen könnte hierfür Ipratropiumbromid (Itrop) geeigneter sein, ohne daß dies bislang klinisch belegt ist.

Frage: Ist die medikamentöse Prämedikation beim alten Patienten anders als beim jüngeren Erwachsenen durchzuführen?

Antwort: Neben der Gefahr der paradoxen Reaktion und der schweren Voraussagbarkeit der Wirkung von Benzodiazepinen beim alten Patienten (vgl. Diskussion zu Teil 8) ist zu bedenken, daß Anxiolyse und Sedierung vor der Operation bei vielen geriatrischen Patienten weniger wichtig sind als bei jüngeren. Alte Menschen stehen der Anästhesie und der Operation oft gefaßter gegenüber und haben eine höhere Schmerztoleranz, so daß eine zurückhaltende Anwendung von Psychopharmaka nicht nur pharmakokinetisch und pharmakodynamisch, sondern auch von der Indikation her gut begründet ist. Werden Psychopharmaka für erforderlich gehalten, ist die intramuskuläre Injektion sicherer als der orale Weg.

Poster

Präoperative Risikobeurteilung bei chronischer Pankreatitis

H. Zirngibl, R. Meister, B. Husemann

Einleitung

Ursache der chronisch-rezidivierenden Pankreatitis ist in mehr als ⅔ aller Fälle ein chronischer Alkoholabusus. In den letzten Jahren beobachtet man in der westlichen Welt eine deutliche Zunahme der Zahl akuter und chronisch entzündlicher Bauchspeicheldrüsenerkrankungen, verbunden mit einer hohen Mortalität v. a. bei unveränderter Lebensweise.

Krankheitsverlauf

Die fortlaufende Destruktion der Bauchspeicheldrüse mit Fibrosierung, Pseudozystenbildung und Kalzifizierung führt zum Funktionsverlust des Organs. Der Krankheitsverlauf ist deshalb neben häufigen schweren Schmerzattacken gekennzeichnet durch eine zunehmende endokrine und exokrine Insuffizienz. Dies hat für den Patienten schwerwiegende Folgen. Unzureichende Verdauungsleistung und eingeschränkte Nahrungszufuhr führen zur Mangelernährung, kombiniert mit einem meist schlecht eingestellten medikamenten- oder insulinpflichtigen Diabetes mellitus. Häufig beobachtet man eine Exsiccose mit Wasser- und Elektrolytstörungen. Kennzeichnend ist auch eine hohe Komorbiditätsrate mit nutritiv-toxischen Erkrankungen wie Fettleber und Leberzirrhose oder entzündlichen Erkrankungen als Ausdruck einer schlechten Abwehrlage wie z. B. Lungentuberkulose. Viele Patienten geraten im Spontanverlauf der Erkrankung in den Zustand der Kachexie.

Operative Maßnahmen

Der rezidivierende Verlauf der chronischen Pankreatitis führt zu mehrfachen stationären Krankenhausaufenthalten wegen akuter Schübe mit Schmerzattacken. Die Intervalle werden immer kürzer, häufig kommt es zum konservativ nicht mehr beherrschbaren Dauerschmerz mit erheblichem Analgetikaabusus. Pseudozysten und entzündliche Vergrößerung des Pankreaskopfes (Tabelle 1) bedingen eine Duodenalstenose mit häufigem Erbrechen und Elektrolytverlust sowie Gewichtsabnahme. Eine Cholestase mit zunehmender Leberfunktions- und Gerinnungsstörung ist häufig. Pseudozystenkomplikationen wie akute Blutungen in die Pseudozyste, Infektion oder Perforation sind zwar selten, erfordern aber stets ein notfallmäßiges chirurgisches Vorgehen.

Tabelle 1. Operationsindikation bei 271 Patienten mit chronischer Pankreatitis (Chirurgische Universitätsklinik Erlangen, 01.01. 1978–31.12. 1985)

Operationsindikationen	n	[%]
Duodenalstenose	28	10,5
Verschlußikterus	34	12,5
Pseudozystenkomplikation (Infektion, Perforation, Blutung)	8	3,0
Chronischer Analgetikaabusus wegen extremer Schmerzen	171	63,0
Karzinomverdacht	30	11,0

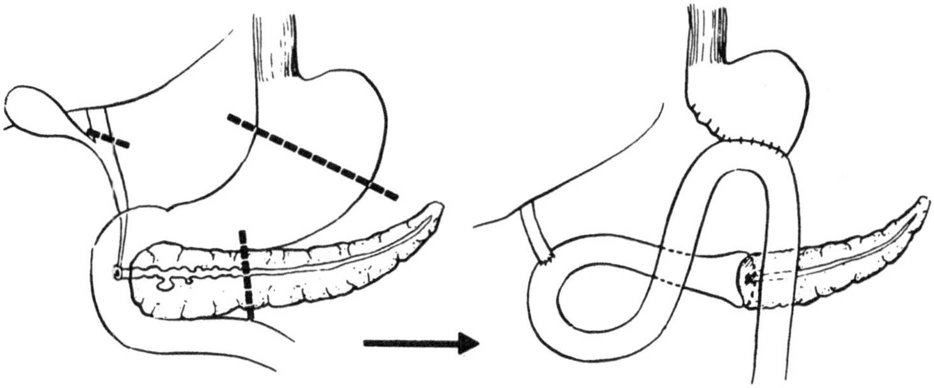

Abb. 1. Schematische Darstellung der Resektionslinien der partiellen Duodenopankreatektomie (Whipple-Operation)

Das Verfahren der Wahl ist die Whipple-Operation mit Resektion von Pankreaskopf, Duodenum, ⅔ des Magens und partieller Resektion der extrahepatischen Gallengänge (Abb. 1). Das operative Verfahren erfordert eine lange Operationszeit (4–6 h), führt oftmals zu einem hohen Blutverlust (durchschnittlich 1–2 l) und zu Gerinnungsstörungen. Eine Substitution von Gerinnungsfaktoren ist unabdingbar.

Bei sorgfältiger Planung, Durchführung und Überwachung der Patienten ist die Rate der postoperativen Komplikationen gering (Tabelle 2). Wegen chronisch rezidivierender Pankreatitis wurde vom 01.01. 1978–31.12. 1986 in der Chirurgischen Klinik der Universität Erlangen-Nürnberg bei 271 Patienten eine partielle Duodenopankreatektomie (sog. Whipple-Operation) durchgeführt. Das Durchschnittsalter betrug 41 Jahre. Etwa ⅓ (37%) der Patienten waren bereits wenigstens einmal im Bereich des Oberbauchs operiert worden. Die durchschnittliche Anamnesedauer betrug 44 Monate, der mittlere präoperative Gewichtsverlust 13 kg.

Während des postoperativen Verlaufs in der Klinik bzw. innerhalb von 30 Tagen nach Entlassung aus der stationären Behandlung verstarben 3 Patienten (1,1%). Postoperative nichtletale Komplikationen wurden bei 7,8% aller Patienten beobachtet.

Tabelle 2. Komplikationen nach Whipple-Operation wegen chronischer Pankreatitis (Chirurgische Universitätsklinik Erlangen)

Komplikationen	n	[%]
Letal:	3/271	1,1
Herzinfarkt	1	
Blutung aus A. lienalis	1	
Pilzsepsis	1	
Postoperativ, nicht letal	21/268	7,8
Intraabdominelle Nachblutung	7	
Nachblutung aus Drainagekanal	1	
Gallefistel	2	
Stenose der biliodigestiven Anastomose	1	
Pankreasfistel	2	
Septische Komplikationen	3	
Ileus	2	
Pfortaderthrombose	1	

Die Langzeitkontrolle [3] zeigt jedoch den günstigen Einfluß dieses Vorgehens für die Langzeitprognose. Die Gangokklusion verminderte die endokrine Pankreasfunktion um 40%. Unter Wertung aller bisher vorliegenden Untersuchungsergebnisse und unter Berücksichtigung einer maximalen exokrinen und endokrinen Pankreasinsuffizienz im natürlichen Verlauf der nicht invasiv behandelten chronischen Pankreatitis stellt die partielle Duodenopankreatektomie mit intraoperativer Gangokklusion ein gutes Verfahren zur langfristigen Erhaltung der Restfunktion des Pankreas bei Beschwerdefreiheit des Patienten dar.

Zusammenfassung

Bei Patienten mit chronisch rezidivierender Pankreatitis handelt es sich um ein multimorbides Krankengut: Alkoholiker, Diabetiker, Patienten mit Analgetikaabhängigkeit, reduziertem Allgemein- und Ernährungszustand, Leberschaden, häufigen Begleiterkrankungen und Voroperationen. Durch Optimierung des operativen Vorgehens, Standardisierung der Narkoseführung und intensivmedizinische postoperative Betreuung kann das Operationsrisiko trotz dieser hohen Gefährdung gering gehalten werden.

Literatur

1. Gall FP, Gebhardt C, Zirngibl H (1981) Chronische Pankreatitis. Ergebnisse bei 116 konsekutiven, partiellen Duodenopankreatektomien mit Gangokklusion. Fortschr Med 1967: 47
2. Gebhardt C (1984) Chirurgie des exokrinen Pankreas. Thieme, Stuttgart New York
3. Schneider MU, Lux G, Gebhardt C et al. (1985) Therapeutische Pankreasgangokklusion bei chronischer Pankreatitis: klinische, exokrine und endokrine Konsequenzen bei 12-monatiger Nachbehandlung. Langenbecks Arch Chir 363: 149-163

Beurteilung des prä- und postoperativen Risikos bei entzündlichen, chronisch konsumierenden Dünn- und Dickdarmerkrankungen

B. Husemann, H. Kessler

Einleitung

Die chirurgische Behandlung des M. Crohn weist in vielerlei Hinsicht Besonderheiten auf: Weil die Ätiologie bisher ungeklärt und eine kausale Behandlung somit nicht möglich ist und wegen multifokaler Läsionen mit hohem Rezidivrisiko besteht die Tendenz, erkrankte Patienten möglichst lange konservativ zu behandeln, selbst dann, wenn gravierende Komplikationen eingetreten sind [1, 3].

Patienten

Vom 01.01. 1970-31.12. 1984 wurden bei 350 Patienten wegen M. Crohn insgesamt 353 resektive Eingriffe im Bereich des Gastrointestinaltrakts vorgenommen. Das mittlere Alter der Patienten betrug 29 Jahre. Eine eindeutige Geschlechterbevorzugung findet man nicht, obwohl die Frauen leicht überwiegen (159 Männer, 191 Frauen).

Lokalisation der Erkrankung

Bevorzugt wird das terminale Ileum und das Colon ascendens von Erkrankungsherden befallen (Tabelle 1). Eine Lokalisation isoliert im Dünndarm bzw. isoliert im Kolon und Rektum ist im Vergleich hierzu mit jeweils 25% relativ selten.

Tabelle 1. Lokalisation des M. Crohn (Chirurgische Universitätsklinik Erlangen)

Erkrankungsort	n	[%]
Dünndarm	84	24
Dünndarm und Kolon	144	41
Kolon	36	11
Kolon und Rektum	84	24
Unbestimmt	2	
Gesamt	350	

Operatives Vorgehen

Bei 60% aller Patienten war eine elektive Operation möglich. Ein erhöhtes Risiko fanden wir bei 40% aller Patienten, v.a. hochgradige Mangelernährung und toxisches Megakolon (Tabelle 2). Die zu erwartende globale postoperative Komplikationsrate erhöht sich dadurch um 50%. Auch die globale Letalität steigt von 3% auf 6% bzw. 18% bei Vorliegen einer Peritonitis an.

In 15% aller Fälle mußte eine notfallmäßige Operation vorgenommen werden. Sie beeinflußt zwar die globale postoperative Komplikationsdichte im Vergleich zum Elektiveingriff nicht signifikant, die postoperative Letalität steigt jedoch auf das 2½fache an (Tabelle 3). Die Letalität im Gesamtkollektiv beträgt 5%. Durch kurzfristige Optimierung mit Bilanzierung von Elektrolyt- und Wasserhaushalt läßt sich diese Rate auf die Häufigkeit beim elektiven Eingriff senken.

Die mögliche postoperative Komplikationsrate hängt auch von der Lokalisation der Erkrankung ab. Eingriffe im Dünndarm haben ein geringeres Risiko als kolorektale Resektionen (Tabelle 4).

Tabelle 2. Präoperative Komplikation und Operationsrisiko korrelieren nicht bei der globalen Rate postoperativer Komplikationen, nur hinsichtlich der Letalität

Präoperative Komplikation	n	[%]	Globale postoperative Komplikationen		Letalität	
			n	[%]	n	[%]
Keine	212	60	43	20,3	6	2,8
Mangelernährung, Ileus, toxisches Kolon	130	37	39	30,0	8	6,2
Peritonitis	11	3	4	36,4	2	18,0
Signifikanz			n.s.		p < 0,05	

Tabelle 3. Komplikationsdichte bei elektiven, semielektiven und Notfalleingriffen

Operationsdringlichkeit		Globale postoperative Komplikationen		Letalität	
		n	[%]	n	[%]
Elektiv	(n = 265)	59	22	10	4
Semielektiv	(n = 58)	18	31	3	5
Notfall	(n = 30)	9	30	3	10
Gesamt	(n = 353)	86	24	16	5

Tabelle 4. Postoperative Komplikationsrate, Letalität und Lokalisation der Läsionen bei M. Crohn

Lokalisation	Postoperative Komplikationsrate		Letalität	
	n	[%]	n	[%]
Dünndarm (n = 84)	19	(22,6)	3	(3,6)
Dünndarm und Kolon (n = 144)	23	(16,0)	5	(3,5)
Kolon (n = 36)	10	(27,8)	2	(5,6)
Kolon und Rektum (n = 84)	34	(40,5)	6	(7,1)

Konsequenzen

Die operative Behandlung des M. Crohn hat eine hohe Rate postoperativer, aber nicht letaler Komplikationen. Die entscheidende Risikoerhöhung im Hinblick auf die Letalität ergibt sich aus dem präoperativen Zustand des Patienten. Besonders gefährdet ist er dann, wenn Komplikationen einen Notfalleingriff erforderlich machen [2].

Daraus ergeben sich folgende wichtige Konsequenzen:

- Die Grundtendenz der Behandlungsstrategie beim M. Crohn ist abwartend.
- Die rechtzeitige Operationsindikation ist andererseits für das Operationsrisiko von großer Bedeutung.
- Patienten mit M. Crohn sollten daher einem operativen Eingriff zugeführt werden, wenn sich den Allgemeinzustand beeinträchtigende Komplikationen eingestellt haben bzw. besser, wenn sie drohen.
- Der Notfalleingriff ist immer die schlechteste Lösung.
- Eine kurze Vorbereitungszeit von 12-36 h (semielektiver Eingriff) kann das Risiko entscheidend mindern.

Literatur

1. Gall FP, Mühe E (1982) In: Gall FP, Groitl H (Hrsg) Entzündliche Erkrankungen des Dünn- und Dickdarmes. Perimed, Erlangen
2. Husemann B, Kessler H (1986) Risikoreduzierung beim Morbus Crohn. Fortschr Med 104: 193-196
3. Wolfson DM et al. (1982) Gastroenterology 83: 405

Sind routinemäßige präoperative EEG-Kontrollen sinnvoll?

P. Lehmkuhl, D. Prass, U. Lips, I. Pichlmayr

Einleitung

Die intraoperative Überwachung der zerebralen Funktion durch EEG-Ableitungen wird bei Risikopatienten und bestimmten operativen Eingriffen empfohlen [8]. Die präoperative EEG-Kontrolle soll bei bestehender Epilepsie die Krampfbereitschaft im perioperativen Zeitraum abklären [12]. Vor allem geriatrische Patienten zeigen jedoch auch ohne vorbestehende Symptomatik im postoperativen Zeitraum Veränderungen der Hirnleistung. Dies kann bedingt sein durch intra- und postoperative metabolische Störungen, Veränderungen der Hirndurchblutung, verlängerte Narkotikawirkungen und Störungen unter der nachfolgenden Intensivtherapie [2, 3, 6, 7, 10, 11]. Verwirrtheitszustände und Somnolenz können die postoperative Mobilisierung verzögern [6, 10].

In einer Studie sollte geklärt werden, ob durch präoperative EEG-Kontrolle eine Vorhersage über die postoperative zerebrale Leistung getroffen werden kann. Dies könnte frühzeitige Gegenmaßnahmen ermöglichen und eine Abschätzung des Operations- und Narkoserisikos vervollständigen.

Methodik

Bei 100 Patienten über 70 Jahre (mittleres Alter 74,5 ± 4,8 Jahre) und 50 Patienten unter 70 Jahre wurden prä- und postoperative EEG-Kontrollen durchgeführt. Die Patienten wurden ausgedehnten intraoperativen Eingriffen unterzogen, die mittlere Narkosedauer betrug 200 min, die mit Hypnomidate induzierte Vollnarkose wurde mit Ethrane fortgeführt. Pro Narkose wurde im Mittel 0,3 mg Fentanyl verbraucht. In 43% der Narkosen wurden intraoperativ Katecholamine oder Nitropräparate eingesetzt, um eine gleichbleibende Kreislaufsituation zu ermöglichen.

Der zerebrale Funktionszustand wurde durch 12kanalige EEG-Ableitungen nach dem 10/20-System präoperativ und 8–12 h postoperativ erhoben. Die Kanäle C3–P3 und C4–P4 wurden einer spektralen Frequenzanalyse mittels Fast-Fourier-Transformation unterzogen. Bei 40 Patienten über 70 Jahre konnten die postoperativen EEG-Veränderungen über mehrere Tage täglich auf der Intensivstation registriert werden. Bei allen Patienten wurden klinischer Status und Bewußtseinszustand protokolliert.

Ergebnisse

Die mittlere Verweildauer auf der Intensivstation betrug 5 Tage, 29% der geriatrischen Patienten wurden nachbeatmet. Postoperativ waren 38% der Patienten über 70 Jahre verwirrt, nach 2-3 Tagen noch zusätzlich 16%. Bei den jungen Patienten waren lediglich 16,3% direkt postoperativ verwirrt.

Bei den über 70jährigen fand sich eine deutliche Korrelation zwischen Verwirrtheit und EEG-Verlangsamung:
65% der Patienten mit perioperativen EEG-Veränderungen waren entweder direkt postoperativ oder nach 2-3 Tagen verwirrt und desorientiert.

Alle Patienten über 70 Jahre, die schon präoperativ ein deutlich verlangsamtes EEG zeigten (unregelmäßiges EEG/LAV;) waren postoperativ verwirrt und somnolent bei weiterer Verlangsamung der Grundaktivität. Von den Patienten mit postoperativem unregelmäßigem EEG waren 45% verwirrt, 30% der Patienten mit einem β-EEG bzw. einem partiellen β-EEG zeigten Agitiertheit, Aggressivität und Desorientiertheit.

Prä- und postoperative EEG-Veränderungen sind den Tabellen 1-3 zu entnehmen.

Tabelle 1. Prä- und postoperative EEG-Befunde bei Patienten über 70 Jahre (n=100)

Befund	Präoperativ (n)	Postoperativ (n)
α-EEG (10-12 Hz)	47	2
α-EEG (7,5-9,5 Hz)	-	14
β-EEG	10	4
Partielles β-EEG	12	7
Flaches EEG	8	2
Unregelmäßiges EEG	19	50
Unregelmäßiges EEG mit leichter AV	-	10
Leichte AV	4	6
Mittlere bis schwere AV	-	5
EEG-Verschlechterung	83%	

Tabelle 2. Prä- und postoperative EEG-Befunde bei Patienten unter 70 Jahren (n=50)

Befund	Präoperativ (n)	Postoperativ (n)
α-EEG (10-12 Hz)	25	10
α-EEG (7,5-9,5 Hz)	-	4
β-EEG	6	5
Partielles β-EEG	13	6
Flaches EEG	4	3
Unregelmäßiges EEG	2	18
Unregelmäßiges EEG mit leichter AV	-	2
Leichte AV	-	2
EEG-Verschlechterung	48%	

Tabelle 3. EEG-Veränderungen bei geriatrischen Patienten über 70 Jahre (n = 100) *LAV* leichte Allgemeinveränderung, *MAV* mittlere Allgemeinveränderung, *SAV* schwere Allgemeinveränderung

Präoperativer Befund	n	Postoperativer Befund
α-EEG (10-12 Hz)	26 (von 31)	Unregelmäßiges EEG
α-EEG (10-12 Hz)	14 (von 16)	α-EEG (7,5-9,5 Hz)
Partielles β-EEG	12 (von 12)	Unregelmäßiges EEG
Flaches EEG	6 (von 8)	Unregelmäßiges EEG
Unregelmäßiges EEG	15 (von 17)	Unregelmäßiges EEG/LAV LAV, MAV/SAV
Unregelmäßiges EEG/LAV	2 (von 2)	LAV
LAV	4 (von 4)	MAV/SAV

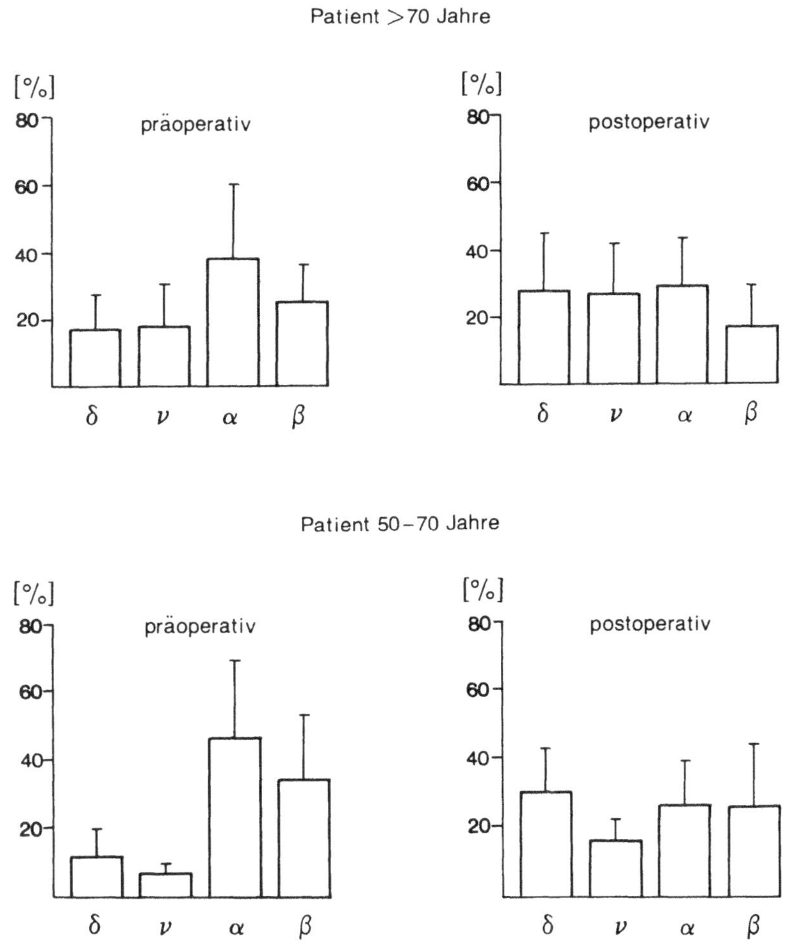

Abb. 1. Prä- und postoperative Verteilung der relativen Power bei 100 geriatrischen Patienten

Patienten von 50–70 Jahren zeigten ähnliche Veränderungen wie Patienten über 70 Jahre: Anstieg der relativen Power von δ und ϑ-Wellen Abfall der relativen Power von α- und β-Wellen (Abb. 1).

Bei 40 geriatrischen Patienten konnte der weitere Verlauf auf der Intensivstation dokumentiert werden: erst am 3. postoperativen Tag stieg der Anteil an α-Wellen im EEG wieder an, verbunden mit einem leichten Absinken der relativen Ausprägung von δ- und ϑ-Wellen und Zunahme schnellerer Frequenzanteile im α-Bereich (Abb. 2, Tabelle 4).

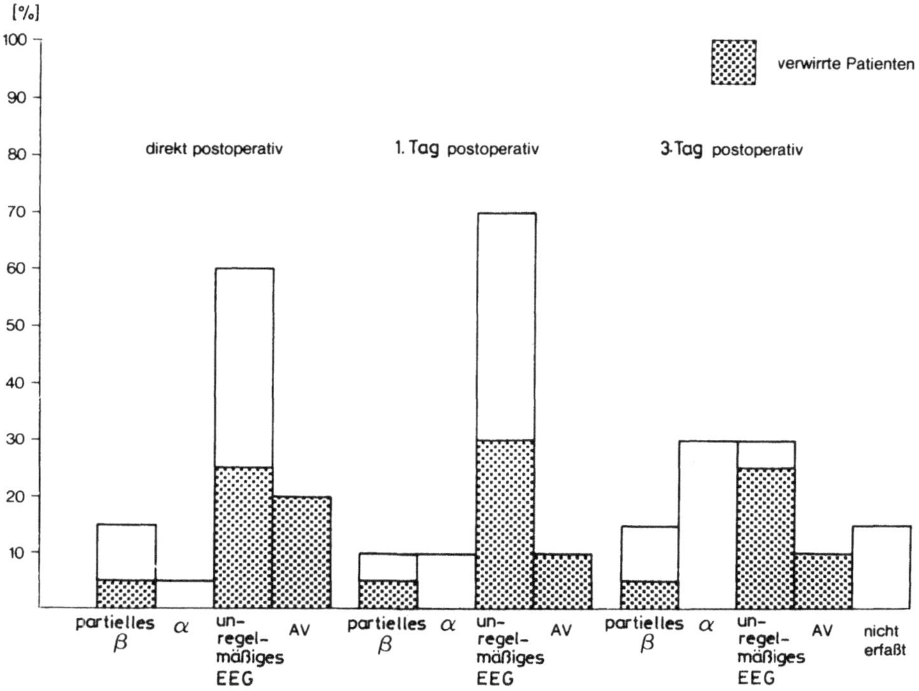

Abb. 2. Der Anteil der EEG-Typen bei 40 geriatrischen Patienten im postoperativen Zeitraum

Tabelle 4. Verteilung der dominanten Frequenzen des β-, α- und ϑ-Bereichs im postoperativen Zeitraum (n = 40)

	Direkt postoperativ (n)	1. Tag postoperativ (n)	3. Tag postoperativ (n)
β (18–22 Hz)	3	5	7
β (15 Hz)	11	9	5
α (9–10 Hz)	8	19	21
α (8–8,5 Hz)	24	13	11
ϑ (6–7 Hz)	26	21	26
ϑ (5–5,5 Hz)	14	7	4

Diskussion

Alle alten Patienten mit präoperativ verlangsamtem EEG mit hohem ϑ-Anteil zeigten postoperativ eine weitergehende EEG-Verschlechterung mit Störung der zerebralen Funktion. Jedoch war auch bei Patienten mit präoperativ unauffälligem α-EEG eine postoperative Einschränkung der Hirnleistung nicht auszuschließen.

Altersbedingte EEG-Veränderungen [1, 4, 5, 9] und Einflüsse der Narkose können sich in der postoperativen Phase addieren und eine Zunahme der langsamen Frequenzanteile, eine Abnahme des α-Anteils und eine allgemeine Spannungsreduktion im EEG bewirken. Intraoperative Komplikationen - die in dieser Studie ausgeschlossen wurden - können ebenfalls eine postoperative Einschränkung der zerebralen Leistung auslösen.

Verbunden mit diesen Veränderungen sind die Abnahme des Wahrnehmungsvermögens, Verlangsamung der Motorik, Halluzination und Verwirrtheit. Nachbeatmete Patienten zeigten keine von den nicht nachbeatmeten Patienten abweichende Befunde. Die Patienten im Alter von 50-70 Jahren wiesen zwar präoperativ einen deutlich höheren α-Anteil auf, waren aber postoperativ nicht signifikant unterschiedlich von den Patienten über 70 Jahren.

Die routinemäßige präoperative EEG-Ableitung kann dazu dienen, bei gefährdeten alten Patienten mit vorbestehenden EEG-Veränderungen eine postoperative Störung der zerebralen Funktion vorherzusagen. Gemeinsam mit einem EEG-Monitoring der intraoperativen Phase kann die Sicherheit des Patienten erhöht werden. Durch frühzeitige Erkennung und Therapie können postoperative negative Auswirkungen auf die Hirnfunktion verringert werden.

Zusammenfassung

Ältere Patienten zeigen oft postoperative Störungen der Hirnfunktion. Ob bei diesen Patienten durch präoperative EEG-Kontrollen eine Vorhersage über die postoperative zerebrale Situation getroffen werden kann, sollte durch eine Studie geklärt werden.

Bei 100 Patienten über 70 Jahre (mittleres Alter: 74,5 Jahre) und 50 Patienten unter 70 Jahre wurden bei ausgedehnten intraabdominellen Eingriffen perioperative EEG-Ableitungen durchgeführt. Es wurden 12kanalige EEG-Ableitungen nach dem 10/20-System mit spektraler Frequenzanalyse der Kanäle C3-P3 und C4-P4 gewählt.

Eine postoperative EEG-Verschlechterung trat bei 83% der alten Patienten und bei 48% der jungen Patienten auf.

Alle Patienten über 70 Jahre, die schon präoperativ ein verlangsamtes EEG zeigten, waren postoperativ verwirrt und somnolent mit weiterer Verlangsamung der Grundaktivität.

Die relative Ausprägung von δ- und ϑ-Wellen nahm bei allen alten Patienten und den Patienten zwischen 50 und 70 Jahren zu.

Routinemäßig präoperative EEG-Kontrollen sind für Patienten über 70 Jahre für ein Abschätzen der postoperativen zerebralen Leistung bedingt einsetzbar.

Der präoperative Nachweis eines pathologisch verlangsamten EEG läßt eine postoperative Verschlechterung der Hirnfunktion und des EEG mit hoher Wahrscheinlichkeit vorhersagen.

Bei gefährdeten alten Patienten kann ein perioperatives EEG-Monitoring die Sicherheit des Patienten erhöhen und postoperative negative Auswirkungen auf die Hirnfunktion vorhersagen und verringern helfen.

Literatur

1. Christian W (1982) Klinische Elektroenzephalographie, 3. Aufl. Fischer, Stuttgart, S 34
2. Doenicke A (1984) Bedeutung von Vigilanzveränderungen in der Anästhesiologie. In: Kugler J, Leutner V (Hrsg) Vigilanz. Ihre Bestimmung und Beeinflussung. Symposion Titisee 22. u. 23.10. 1983. Roche, Basel, S 161-183
3. Grabow L (1983) Postoperative Intensivtherapie. Fischer, Stuttgart, S 147-203
4. Harrer G, Harrer A (1984) Vigilanzschwankungen im Alter. In: Kugler J, Leutner V (Hrsg) Vigilanz. Ihre Bestimmung und Beeinflussung. Symposion Titisee 22. u. 23.10. 1983. Roche, Basel, S 209-227
5. Klass DW, Daly DD (1984) Klinische Elektroenzephalographie. Fischer, Stuttgart
6. Lung K, Frey R, Halmagyi M (1974) Intensivtherapie im Alter. Springer, Berlin Heidelberg New York (Anästhesiologie und Wiederbelebung, Bd 86)
7. Nolte H, Meyer J, Wurster J (1974) Morbidität und Mortalität geriatrischer Patienten unter Berücksichtigung verschiedener Anästhesietechniken. In: Ahnefeld FW, Halmagyi M (Hrsg) Anästhesie im Alter. Springer, Berlin Heidelberg New York (Anästhesiologie und Wiederbelebung, Bd 83)
8. Prior PF (1979) Monitoring cerebral function. Elsevier North Holland, New York Oxford, p 269
9. Remond A (1976) Problems of aging, In: Obrist HD, Lairy GC (eds) The normal EEG throughout life. Elsevier, Amsterdam (Handbook of electroencephalography and clinical neurophysiology, vol 6, pp 274-292)
10. Wendt M (1983) Die Intensivbehandlung und ihre Belastungsfaktoren. In: Hannich HJ, Wendt M, Lawin P (Hrsg) Psychosomatik der Intensivmedizin. Thieme, Stuttgart New York (INA, Bd 43, S 10-22
11. Wilson D (1974) Anaesthesia for the aged. In: Ahnefeld FW, Halmagyi M (Hrsg) Anaesthesie im Alter, Springer, Berlin Heidelberg New York (Anaesthesiologie und Wiederbelebung, Bd 83, S 62-65)
12. Yamashiro M, Sumitoma M, Furuya H, Paroxysmal electroencephalographic discharges during enflurane anaesthesia in patients with a history of cerebral convulsions. Br J Anaesth 57/10: 1029-1037

Psychometrie der perioperativen Phase – die präoperative Angstsituation in Abhängigkeit vom Invasivitätsgrad chirurgischer Interventionen

R. Angster, M. Madler, C. Madler, G. Mendl

Einleitung

Die Betreuung operativer Patienten durch den Anästhesisten erstreckt sich neben der Durchführung der Anästhesie an sich auch auf die psychische Führung in der prä- wie postoperativen Phase. Subjektives Befinden und präoperativer emotionaler Status des Patienten können durch Negativbeeinflussung physiologischer Funktionen spezielle therapeutische Interventionen zur Anpassung des geplanten Anästhesieverfahrens erfordern, was bei kardialen Risikopatienten relevant sein kann. Die präoperative subjektive Befindlichkeit wirkt sich v.a. auf die Kooperationsfähigkeit des Patienten aus, die postoperative Schmerzsensitivität wird entscheidend vom Grad der Zustandsangst vor invasiven Eingriffen beeinflußt. Neue chirurgische Behandlungsmethoden induzieren häufig Änderungen im anästhesiologischen Vorgehen. Aus diesem Grund erscheint es wichtig zu erkennen, ob sich Patienten, die mit einer neuen, nicht invasiven Therapietechnik konfrontiert werden, einer geringeren physischen Gefährdung ausgesetzt sehen und somit das präoperative Angstniveau wie die subjektive Befindlichkeit differieren im Vergleich zu Patienten, welche bei identischer Grunderkrankung eine chirurgisch invasive Therapie erwarten.

Ziel der Studie war die Erfassung der perioperativen Zustandsangst und der subjektiven Befindlichkeit von Nierensteinträgern unter dem Einfluß der nichtinvasiven Methode der extrakorporalen Stoßwellenlithotripsie (ESWL), verglichen mit konventionellen Operationstechniken.

Methode

Von 40 untersuchten Patienten unterzogen sich 20 einer ESWL, die Kontrollgruppe wurde mit invasiven Operationstechniken wie Nephro- bzw. Ureterolithotomie, Litholapaxie oder Ureteroskopie therapiert. Ein psychologisches Profil wurde durch Selbstbeurteilung der Patienten erstellt und basiert nicht auf der Beurteilung der Untersucher. Zur Erhebung der subjektiven Befindlichkeit kam die Selbstbeurteilungsskala nach v. Zerrsen zur Anwendung. Das Angstniveau wurde mit Hilfe des State-trait-anxiety-Inventars (STAI) nach Spielberger gesondert bestimmt. Die Daten wurden am Vorabend des Eingriffs, 1 h vor Beginn der Therapie sowie am 1. postoperativen Tag erhoben und mittels eines Friedman-Tests statistisch aufgearbeitet.

Ergebnisse und Diskussion

Einen Tag vor Behandlung zeigt sich kein Unterschied in der Ausgangsbefindlichkeit beider Gruppen. Eine Stunde vor Behandlungsbeginn verschlechtert sich die subjektive Befindlichkeit invasiv zu therapierender Patienten signifikant, diejenige der ESWL-Patienten nur insignifikant. Der postoperative Tag birgt für ESWL-Patienten einen signifikant besseren Status im subjektiven Befinden, in etwa im Bereich eines Normalkollektivs. Die Eigenschaftsangst, d.h. Angst als Persönlichkeitscharakteristik, ist in beiden Gruppen gleich stark. Die situative Angst liegt am Vorabend in beiden Gruppen auf demselben Niveau. Eine Stunde vor Behandlungsbeginn steigt die Zustandsangst der ESWL-Patienten nur gering, die der Kontrollgruppe jedoch erheblich an. Die postoperativen Werte erreichen in beiden Kollektiven nahezu das Ausgangsniveau (Abb. 1).

Die Untersuchung zeigt klar die Abhängigkeit von präoperativer emotionaler Situation und Angststatus von der Art der Behandlungsmethode. Der Grund für die vergleichsweise stabile emotionale Situation der ESWL-Patienten vor der Behandlung mag in der nichtinvasiven Natur der Therapiemethode liegen. In der Tat wird die Anwendung einer neuen medizinischen Technologie emotional bereitwilliger akzeptiert als ein Vorgehen, das mit der körperlichen Integrität interferiert. In diesem Zusammenhang kann auch die relativ hohe Akzeptanz regionaler Anästhesieverfahren in Verbindung mit ESWL gesehen werden, Anxiolytika wie Sedativa müssen nicht zwangsläufig zur Prämedikation verabreicht werden. Auf letztere kann man in der Regel verzichten, sie sollte nur in gerechtfertigten Einzelfällen appliziert werden. Am ersten postoperativen Tag verbessert sich das subjektive Befinden von ESWL-Patienten im Vergleich mit der Situation vor der Behandlung. Dies läßt sich der raschen Mobilisierbarkeit, der nur geringen Schmerzbelastung mit Ausnahme von vereinzelt auftretenden Koliken und einem

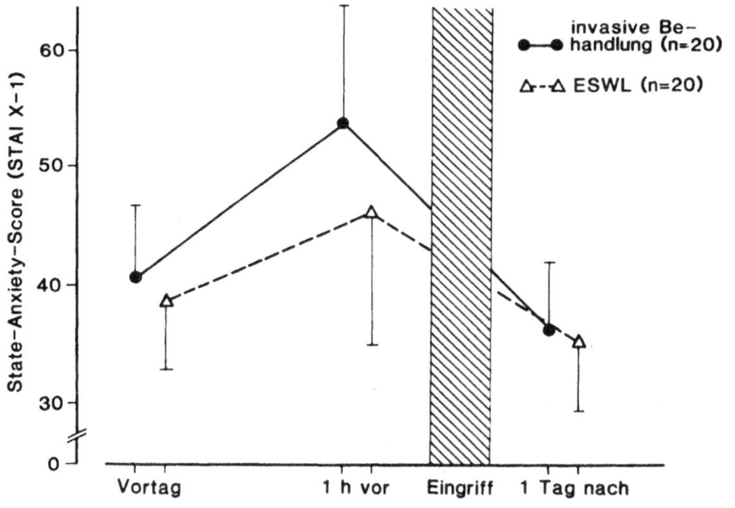

Abb. 1. Situative Angst in beiden Gruppen

Anästhesieverfahren zuschreiben, welches dem nichtinvasiven Charakter der Behandlungsmethode entspricht. Nichtsdestoweniger war in beiden Gruppen, besonders jedoch in der chirurgisch therapierten, das Niveau der situativen Angst am höchsten unmittelbar vor Therapiebeginn. Dies ist ein deutliches Zeichen dafür, daß im Falle der invasiv behandelten Patienten unangenehme Erfahrungen, die sich aus der postoperativen Phase ergeben, keine so negativen Effekte auf die emotionale Situation hervorrufen wie die Erwartung einer invasiven chirurgischen Intervention induziert.

Präoperative Erfassung des Risikos septischer Komplikationen durch Hauttests mit Recallantigenen

W. Hohenberger, B. Husemann, R. Scheck, J. Guggenmoos-Holzmann, J. Willmann

Einleitung

Die Hautreaktion vom verzögerten Typ (DCH „delayed cutaneous hypersensitivity") nach intrakutaner Applikation von (Recall)Antigenen ist eine zellvermittelte, immunologisch spezifische Reaktion. Sie erlaubt die orientierende Beurteilung der Immunabwehr eines Individuums. Folgender Frage soll in diesem Beitrag nachgegangen werden: Läßt sich anhand der perioperativen Hautreaktion vom verzögerten Typ das Risiko postoperativer septischer Komplikationen abschätzen?

Methodik

Bei 103 Patienten mit kolorektalen Karzinomen (61 Männer, 42 Frauen, durchschnittliches Alter: 61 Jahre) wurden präoperativ sowie am 3. und 7. postoperativen Tag mit einem kommerziell verfügbaren System (Merieux) 7 Antigene intrakutan appliziert und jeweils 48 h später die Hautreaktion abgelesen und die Reaktionslage als anerg, hyperg, normerg oder hypererg beurteilt (Dürig et al. 1982).

Das Ausmaß der septischen Komplikationen wurde unterteilt in schwere (diffuse Peritonitis, Sepsis mit Organversagen), mittelschwere (Bauchdecken-, lokalisierter intraabdomineller oder sakraler Abszeß, Anastomoseninsuffizienz mit der Notwendigkeit einer Kolostomie) und leichte septische Komplikationen (sekundäre Wundheilung, klinische nicht relevante Anastomoseninsuffizienz, Harnwegsinfekt und pulmonaler Infekt).

Ergebnisse

Von den untersuchten Patienten erlitten 65% keine Komplikationen; 2 der 20 anergen Patienten machten schwere septische Komplikationen durch. Umgekehrt wiesen 2 der Patienten mit schwereren septischen Komplikationen präoperativ eine anerge Reaktionslage auf. Die Spezifität der Hautreaktion vom verzögerten Typ bezüglich der Voraussage schwerer septischer Komplikationen beträgt damit 40%, die Sensitivität 91,8%.

Männer, nicht jedoch Frauen zeigten hinsichtlich der Reaktionslage im postoperativen Verlauf und postoperativen Komplikationen einen signifikanten Unterschied zwischen anergen und hyp- bzw. normergen Patienten ($p < 0{,}01$).

Von den Männern verstarben 5 postoperativ. Alle wurden oder blieben postoperativ anerg. Die Spezifität bezüglich der Voraussage tödlicher postoperativer Komplikationen betrug damit bei Männern 60%, die Selektivität 98%. Es bestand ein signifikanter Unterschied beim Vergleich präoperativ anerger männlicher Patienten mit hyp-, norm- oder hyperergen hinsichtlich der postoperativen Letalität ($p < 0{,}001$).

Zusammenfassung

Eine routinemäßige präoperative Erfassung der Hautreaktion vom verzögerten Typ im Hinblick auf die Voraussage schwerer septischer Komplikationen im postoperativen Verlauf ist wegen der geringen Spezifität nicht sinnvoll.

Präoperativ anerge männliche Patienten verstarben postoperativ signifikant häufiger ($p < 0{,}001$), im Vergleich zu hyp-, norm- oder hyperergen. Allerdings waren die Verstorbenen durch eine Reihe weiterer ungünstiger Parameter charakterisiert (signifikant vermehrter Gewichtsverlust präoperativ, niedrigeren Broca- und Karnofsky-Index, Lymphopenie, höhere alkalische Phosphatase, Residualtumor, nichtsignifikante Erniedrigung von Hämoglobin, Cholinesterase, Serumalbumin und Eiweiß).

Postoperativ anerge Patienten entwickelten signifikant häufiger mittelschwere und schwere septische Komplikationen. Alle Verstorbenen waren postoperativ anerg.

In einem größeren Kollektiv sollte prospektiv untersucht werden, inwieweit die postoperative Anergie im Falle septischer Komplikationen auf ein erhöhtes letales Risiko hinweist und ob durch therapeutische Maßnahmen dieser Verlauf zu beeinflussen ist.

Literatur

Dürig M, Heberer M, Harder F (1982) Technik und Bedeutung des Intracutantestes mit Recall-Antigenen in der Allgemeinchirurgie. Chirurg 53: 427–430

Schweregradklassifikationssysteme und Einschätzung kritisch kranker, polytraumatisierter Patienten

M. Möllmann, P. Lawin, E. Neumann

Einleitung

Schweregradklassifikationssysteme können zur besseren Beschreibung von Patientengruppen genutzt werden sowie zur Ermittlung prognostischer Daten, zur Risikoeinstufung und zur besseren Bestimmbarkeit des therapeutischen, diagnostischen und pflegerischen Aufwands.

In dem Bestreben, für eine möglichst große Zahl von Erkrankungen ein einheitliches Klassifizierungssystem zu erhalten, war es das Ziel dieser Studie, zu prüfen, ob der „Simplified Acute Physiology Score" (SAPS) [3], der „Acute Physiology And Chronic Health Evaluation Score" (APACHE II) [2] oder der „Therapeutic Intervention Score" (TISS) [1] auch bei einem speziellen Krankengut, wie es polytraumatisierte Patienten darstellen, anwendbar sind, und welche Bedeutung ihnen zukommt.

Das 1. Klassifikationssystem, welches wir angewandt haben, ist der von LeGall 1984 entwickelte SAPS. Hierbei werden 14 einfach zu erhebenden Meßwerte und Labordaten sowie das Alter der Patienten und der „Glasgow Coma Score" berücksichtigt. Die Bewertung der Parameter wird mit 0-4 Punkten vorgenommen, je nach dem Grad der Abweichung von den Normalwerten. Je höher die Punktzahl, um so schwerer die Erkrankung. Die Patienten werden nach ihrer Punktzahl in 10 Risikogruppen eingeteilt.

Der APACHE-II-Score umfaßt 12 physiologische Meßwerte und Labordaten, dazu wird der Glasgow Coma Score, das Alter und der vorbestehende Gesundheitsstatus gewertet.

Die Patienten werden danach in 8 Risikostufen klassifiziert. Der TISS stellt auf den notwendigen therapeutischen, diagnostischen und pflegerischen Aufwand ab. Es werden dabei 76 intensivmedizinische Maßnahmen beschrieben, die entsprechend ihrer Bedeutung mit 1-4 Punkten gewertet werden.

Hierbei wird davon ausgegangen, daß die zugrundeliegende Erkrankung um so schwerer ist, je höher der therapeutische Aufwand ist.

Die Anwendung bei mehrfachverletzten Patienten ist deshalb von besonderem Interesse, weil es sich bei diesem Krankengut, im Unterschied zu anderen Patienten auf einer Intensivstation, in den meisten Fällen um sehr junge Patienten handelt. Diese werden in der Regel aus voller Gesundheit heraus durch ein Unfallereignis betroffen und auf die Intensivstation aufgenommen. Diese Ausgangssituation könnte die prognostische Beurteilung beeinflussen. Im eigenen Krankengut waren 50% der Patienten unter 30 Jahren.

In einer retrospektiven Studie wurden 113 Patienten erfaßt, die zwischen Januar 1983 und August 1985 mit Mehrfachverletzungen auf die Intensivstation aufgenommen wurden (76 Schädelhirntraumen, 71 Thoraxtraumen, 53 Becken- und Wirbelsäulenverletzungen, 52 Abdominalverletzungen, 95 Extremitätenverletzungen). Außer einer notärztlichen Versorgung am Unfallort, im Rettungswagen oder Hubschrauber waren die Patienten nicht vorbehandelt.

Für den SAPS und den APACHE II wurde die Verteilung auf die einzelnen Risikoklassen und die Mortalität ermittelt und mit den Literaturangaben [2, 3] verglichen.

Dabei zeigten sich keine signifikanten Unterschiede (χ^2-Test, $p = 0{,}05$) in Verteilung und Mortalität in den einzelnen Risikostufen, die Sensitivität und Spezifität zeigten ebenfalls keine signifikanten Unterschiede.

Das bedeutet, daß auch polytraumatisierte Patienten mit gleicher prognostischer Genauigkeit mit dem SAPS oder APACHE II klassifiziert werden können.

Die sehr einfachen Systeme APACHE II und SAPS sind mit ihren 12 bzw. 14 Parametern auch für die tägliche Routine geeignet.

Die Anwendung des TISS ist bei 76 Parametern aufwendiger. Der therapeutische Aufwand wird dabei aber gut wiedergegeben. Hinsichtlich Aufwand und Auslastung kann dieses System Intensivstationen und Patientenkollektive vergleichbar machen.

Die praktische Bedeutung ist auch darin zu sehen, daß die Patientengruppen zu klassifizieren und damit besser zu beschreiben sind.

Dies könnte dazu führen, daß z. B. Multicenterstudien mit größerer Genauigkeit möglich werden.

Literatur

1. Cullen DJ (1974) Therapeutic intervention scoring system: A method for quantitative comparison of patient care. Crit Care Med 2: 57-60
2. Knaus WA (1985) APACHE II: A severity of disease classification system. Crit Care Med 13: 818-829
3. LeGall JR (1984) A simplified acute physiology score for ICU patients. Crit Care Med 12: 975-977

Präoperative Beurteilung Schwerstkranker mit Hilfe rechnergestützter Programme

G. G. Braun, G. B. Kraus, H. Schmitt, R. Knoll

Die vorgestellten Programme erlauben die systematische Erfassung und automatisierte Berechnung wichtiger Kreislauf-, Nieren- und Atmungsparameter zur Beurteilung und Therapie der aktuellen hämodynamischen, renalen und respiratorischen Situation bei schwerstkranken Patienten.

Nach Eingabe der entsprechenden Kreislauf-, Nieren- und respiratorischen Parameter werden folgende Ausdrucke erstellt:

1) „Kreislaufprogramm“: erlaubt Aussagen über Widerstandsindizes im großen und kleinen Kreislauf, gibt Hinweise auf den myokardialen O_2-Verbrauch bzw. das O_2-Angebot und zeigt in Graphiken den Cardiac Index bzw. den LVSWI in Abhängigkeit vom Wedge-Druck.
2) „Nierenprogramm“: erlaubt das frühe Erkennen eines beginnenden Nierenversagens, eine Differenzierung zwischen prärenalem und renalem Nierenversagen, die Beurteilung einer verminderten Nierenfunktion unter Beatmung, ein Abschätzen der renalen Konzentrationsfähigkeit und ein Erstellen kumulativer Elektrolytbilanzen.
3) „Atmungsprogramm“: ermöglicht Aussagen über das Verhältnis von O_2-Angebot und O_2-Aufnahme, die CO_2-Produktion, das Shuntvolumen und Totraumventilation, die alveoloarterielle O_2-Druckdifferenz und die Compliance.

Durch die Programme ist es möglich, präoperativ die Funktion (Leistungsreserve, Restfunktion) von Kreislauf, Nieren und Atmung zu bewerten, eine optimierende Therapie einzuleiten und in kurzen Abständen deren Erfolg zu dokumentieren.

Pulmonary Function in Coronary Heart Disease and Valve Disease

T. Allhoff, U. Sander, W. Sauerbrei, M. Meythaler, W. Rödl, J. E. Rein, B. Kunkel

Introduction

Preoperative clinical evaluation for cardiac surgery includes pulmonary function tests. Cardiac disease can alter lung function or induce pulmonary disease through the effect of pulmonary venous hypertension caused by elevated left ventricular end-diastolic pressure (LVEDP). Our study describes the interrelation between respiratory patterns, hemodynamic findings and radiological characteristics in patients suffering from coronary heart disease and aortic and mitral valve disease.

Patients, Methods, and Statistical Methods

Radiological, hemodynamic, and pulmonary function data from 75 patients (ages 33-76) suffering from coronary heart disease or valve disease were analyzed retrospectively (1984-1986). Each patient underwent hemodynamic assessment by cardiac catheterization. The patients were divided into four groups: 24 patients with coronary heart disease and normal left ventricular function (group 1), 10 patients with aortic valve disease and normal left ventricular function (ejection fraction, EF > 60%; group 2), 13 patients with aortic valve disease or coronary heart disease and poor left ventricular function (EF < 60%; group 3), and 28 patients with mitral valve disease of varying severity (group 4). In no subject was there evidence of primary pulmonary disease. The pulmonary function tests were all carried out with the patient in the sitting position (body plethysmograph). Standard chest radiographs of the patients were examined to find the cardiothoracic ratio, as an index of the heart size relative to size of the chest cage. For each of the five parameters (cardiothoracic ratio, LVEDP/PC, resistance, vital capacity, residual volume) differences between groups were examined by the Kruskal-Wallistest. If the global test was significant ($\alpha = 0.05$), pairwise comparisons were performed according to the method of Bonferroni-Holm (Holm [4]).

Results

Our results are summarized in Table 1.

For LVEDP/PC, resistance, vital capacity and cardiothoracic ratio (CR) we found significant differences between the groups; no difference could be found for residual volume. In group 1, LVEDP/PC and CR were significantly lower than in the other groups and group 4 showed significantly higher values than groups 2 and 3.

Table 1. Summary of results

Group	*n*	Age	Sex (m/f)	Cardiothoracic ratio		LVEDP/ PC	Resistance (cmH_2O s/l)	Vital capacity (% normal)	Residual volume (% normal)
1	24	57.5	22/2	Mean	0.436	14.25	1.70	101.5	120
		(S.D. 8.3)		Median	0.431	13.5	1.65	101.6	111
				(S.D.)	(0.03)	(4.52)	(0.59)	(15.3)	(28)
2	10	53.4	8/2	Mean	0.500	19.20	1.80	98.1	126
		(S.D. 9.8)		Median	0.500	16.5	1.40	93.8	112
				(S.D.)	(0.04)	(6.20)	(0.94)	(12.3)	(29)
3	13	64.1	9/4	Mean	0.512	20.85	2.89*	78.5	115
		(S.D. 9.2)		Median	0.517	18.3	2.65	79.3	107
				(S.D.)	(0.03)	(7.30)	(1.31)	(20.2)	(32)
4	28	55.7	7/21	Mean	0.585	27.43	3.01	77.7	139
		(S.D. 10.7)		Median	0.556	27.83	2.45	76.9	135
				(S.D.)	(0.09)	(7.02)	(1.62)	(16.7)	(33)

* One outlier (value 15.3) was eliminated from the analysis.

Groups 2 and 3 did not differ from each other. Vital capacity was significantly higher in groups 1 and 2 than in groups 3 and 4. Resistance in group 1 was significantly lower than in groups 3 and 4. Age and sex differences did not interfere with the examined parameters. Patients with ischemic heart disease and normal left ventricular function showed normal pulmonary parameters. Patients with aortic valve disease and normal EF had no ventilatory impairment. By contrast, in cases with poor left ventricular function restrictive and obstructive abnormalities were observed. In all patients with mitral valve disease lung function was severely impaired and showed restrictive and obstructive characteristics.

Discussion

It is evident that lung function parameters are influenced by underlying heart disease and cannot be regarded as signs of primary pulmonary alterations. Our study mainly illustrates the effects of a decreased EF on pulmonary parameters. The results, however, must be interpreted within the context of the clinical situation of each patient: cardiac disease often requires medical treatment. Thus, depending on the individual case, pharmacological agents may interfere with the hemodynamic and pulmonary function.

References

1. Dawson A, Rocamora JM, Morgan JR (1976) Regional lung function in chronic pulmonary congestion with and without mitral stenosis. Am Rev Respir Dis 113: 51-59
2. Giuntini C, Mariani M, Barsotti A, Fazio F, Santolicandro A (1974) Factors affecting regional pulmonary blood flow in left heart valvular disease. Am J Med 57: 421-436
3. Goeckenjan G, Oebbecke B, Worth H, Loogen F (1981) Korrelation zwischen Lungenfunktion und Hämodynamik bei Mitralvitien. Atemwegs Lungenkr 7/3: 160-162
4. Holm S (1979) A simple sequentially rejective multiple test positure. Scand J Stat 6: 65

Perioperative Plasma Concentrations of Free Fatty Acids with Special Reference to Premedication

P. P. Kleemann, J. P. Jantzen, R. Fenner, U. Wiegand

Plasma concentrations of free fatty acids (FFApl) can be used as a stress indicator. It was the goal of our study to evaluate perioperative stress with special reference to premedication.

Material and Methods

Twelve healthy patients, of age 14-49 years (mean 24 ± 10) presenting for elective surgery were investigated. No subject had a history of steroid therapy or had suffered from hepatic, renal or endocrine disease. Premedication included heptabarbital (200 mg) on the preoperative night and morphine (15 mg) and promethazine (50 mg) 45 min before transfer to the theatre. After establishing an intravenous line and a period of preoxygenation, anaesthesia was induced with alcuronium (2 mg), atropine (0.5 mg), and thiopentone (5.0 mg/kg). Following neuromuscular blockade with suxamethonium (1.73 mg/kg), oral intubation was performed with a low-pressure cuff armoured tube, lubricated with lidocaine gel. Relaxation and intubation were preceded by a short period of positive pressure ventilation with oxygen through a face mask. Anaesthesia was maintained with 70% nitrous oxide in oxygen and enflurane (inspiratory concentration 1%, Normac). The patients were ventilated by a Dräger anaesthesia machine (AV1) using a low-flow rebreathing technique. Ventilation was monitored with the Capnolog (Dräger). Further monitoring included ECG, peripheral pulse, blood pressure (Dinamap, Critikon) and oxygen concentration (Oxycom, Dräger). The cases were restricted to soft-tissue facial surgery. The patients fasted for 8 h before the samples c and s_1 and for 4 h before s_9. Intraoperatively an electrolyte solution was given (5-10 ml/kg h). All patients had experienced anaesthesia before. Anaesthesia and surgery were performed without complication.

Blood samples for FFApl analysis were obtained from all patients at the following times: one day preoperatively (control, c), before induction of anaesthesia (s_1), after administration of thiopentone (s_2), after tracheal intubation (s_3), 10 min after start of enflurane application (s_4), after surgical incision (s_5), intraoperatively (s_6), after extubation (s_7), 1 h after extubation (s_8) and on the first postoperative day (s_9). Each sample of 5 ml venous blood was drawn into a cooled plastic tube prepared with 100 µl 10% aqueous solution of Na EDTA and centrifuged immediately for 10 min at 4 °C and 3000 rpm. All samples were then stored at −20 °C. Based on an internal standard method, free fatty acids were separated and quantitated as methyl esters by "on-column" methylation with trifluormethyl-trimethylanilinium-hydroxid (TMTFTH) in a gas-chromatographic system. The method is a variant of the method published by MacGee and Allen [3] modified to an internal standard technique by Gerhardt and Gehrke [2]. A Fractovap G1 (Carlo Erba) gaschromatograph with fit control 331 from Dani was used. The column was packed with Gas Chrom Q (100–120 mm) with 10% Silar 10C. For determination of free fatty acids the samples were acidified with H_3PO_4 and extracted immediately with hexane. An aliquot of the hexane extract was then extracted with TMTFTH and chromatographed. The recovery of free fatty acids ranged from to 90% to 109%. Determination of FFApl (myristic, palmitic, palmitoleic, stearic, oleic, and linoleic acids) was carried out by double testing. Statistical significance was tested using the Wilcoxon signed rank test ($p \triangleq 0.05$).

Results

The results of FFApl determination are given in Fig. 1. All FFApl from the preoperative day (c) were within the normal range. FFApl at s_1, s_2, s_3 and (to a lesser extent) s_4 were significantly greater than the control values. The maximal FFApl occurred at s_2. A decrease from this maximum was found in samples s_4, s_5 and s_6 (the latter was the minimum intraoperative FFApl). The FFApl at s_7, s_8 and s_9 were similar to the control value.

Discussion

There is evidence of a relation between preoperative emotional state and stress parameters in surgical patients [5]. Our results indicate that the premedication given did not prevent a stress-induced rise of FFApl in the preoperative period. Induction of anaesthesia, administration of thiopentone and tracheal intubation

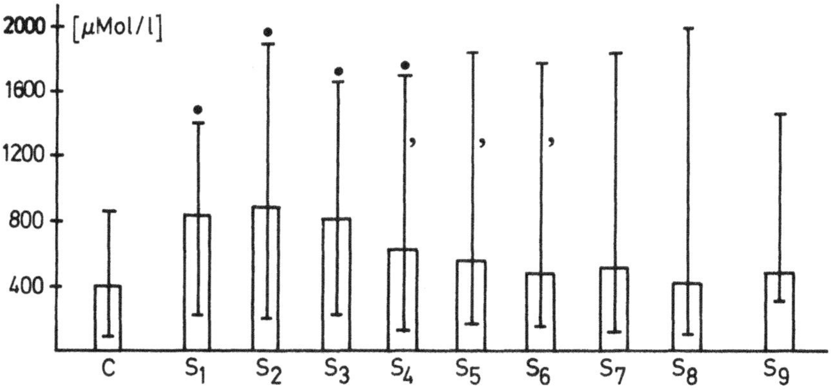

Fig. 1. Median, maximum and minimum of the plasma concentration of free fatty acids throughout the perioperative period (see text). ●, significant increase in comparison with c, ▼, significant decrease in comparison with s_2

[1] appear to be highly stressful situations. Enflurane/N_2O/O_2 anaesthesia provides sufficient stress protection – as indicated by FFApl – for minor soft-tissue surgery [4]. Thorough analysis of our results revealed that different free fatty acids responded differently. The maximum increase ranged from 120% (stearic acid) to 300% (oleic acid). Thus oleic acid appears to be the most sensitive stress indicator among the free fatty acids tested here.

We conclude that there is a need for adequate preoperative stress reduction, even for minor soft-tissue surgery, but that this was not achieved with the drugs tested here. Perhaps, in analogy to balanced anaesthesia, what we need is a more balanced premedication.

References

1. Cummings MF, Russell WJ, Frewin DB (1983) Effects of pancuronium and alcuronium on the changes in arterial pressure and plasma catecholamine concentration during tracheal intubation. Br J Anaesth 55: 619
2. Gerhardt KO, Gehrke CW (1977) Rapid microdetermination of fatty acids in biological materials by gasliquid chromatography. J Chromatogr 143: 335
3. MacGee J, Allen KG (1974) Preparation of methyl esters from the saponifiable fatty acids in small biological specimens for gasliquid chromatographic analysis. J Chromatogr 100: 35
4. Oyama T, Matsuki A, Kudo M (1972) Effects of enflurane (ethrane) anaesthesia and surgery on carbohydrate and fat metabolism in man. Anaesthesia 27: 179
5. Tolksdorf W, Andrianopolos I, Schmollinger U, Ewen TH, Berlin J (1982) Zum präoperativen psychischen Befinden und Verhalten streßrelevanter Parameter bei chirurgischen Patienten unter klinischen Bedingungen. Anästh Intensivther Notfallmed 17: 21

Präoperative orthograde Darmspülung vor kolorektalen Resektionen: ein Risiko für Kreislauf und Wasserhaushalt

B. Husemann, R. Schück

Einleitung

Die Desinfektion der Haut vor operativen Eingriffen ist ein seit langem anerkanntes Prinzip. Das äußere Integument setzt sich im Magen-Darm-Trakt fort. Auch diese „innere Oberfläche" ist - wie die Haut - stark verschmutzt. Wir finden Nahrungsreste, Stuhl und Bakterien. Auch dieses „innere Operationsgebiet" bedarf daher vor chirurgischen Maßnahmen in identischer Weise wie die Haut der mechanischen Säuberung.

Diese Erkenntnis ist nicht neu. Auch in der Vergangenheit wurde durch Ernährung mit flüssiger Kost und durch rektale Klysmen eine Reinigung vorgenommen. Aber erst die orthograde Darmlavage hat den entscheidenden Durchbruch erbracht. Die wichtigsten Vorteile sind die mögliche enterale Ernährung bis 18 h vor dem operativen Eingriff, die sichere Reinigung des Kolons und als Folge eine niedrige Rate postoperativer septischer Komplikationen [1, 2, 4].

Problemstellung

Die übliche orthograde Darmlavage mit Elektrolytlösungen führt zur Wasserresorption mit Gewichtszunahme und Ödem der Darmwand. Der Volumenzuwachs kann - v. a. bei herzinsuffizienten Patienten - zur kardialen und pulmonalen Belastung führen.

Aus diesem Grund haben wir in einer prospektiven randomisierten klinischen Studie geprüft, ob der Zusatz hochmolekularen Dextrans diese negativen Nebenwirkungen kompensieren kann (Tabelle 1, 2).

Der Magen-Darm-Trakt stellt eine sezernierende und resorbierende Oberfläche dar. Die Zusammensetzung der Spüllösung muß diesen Gegebenheiten Rechnung tragen (Tabelle 2). Vor allem sind zu vermeiden:

- Flüssigkeitsresorption,
- Verschiebung der Elektrolytkonzentration in den einzelnen Darmabschnitten,
- Änderung des pH-Wertes,
- Stimulierung der exokrinen Drüsen.

Alle diese Forderungen lassen sich gleichzeitig nicht realisieren. Die Zusammensetzung der Spüllösung für die orthograde Darmlavage muß daher einen praktikablen Mittelweg gehen. Hierbei ist unseres Erachtens nach der Abschnitt des Gastrointestinaltraktes zu berücksichtigen, der die längste Kontaktzeit und die aktivsten Umsatzvorgänge hat. Man wird sich daher vor allem am Milieu des Dünndarms orientieren (Tabelle 3).

Tabelle 1. Randomisierung der Versuchsgruppen

Gruppe	Technik der Lavage	Lösung	n
I a	Orthograde Lavage mit Magensonde	Elektrolytlösung (12 l)	10
I b	Orthograde Lavage mit Magensonde	Elektrolyte und Dextran (12 l)	10
II a	Trinklavage	Saline Lösung (4 l)	11
II b	Trinklavage	Saline Lösung und Dextran (4 l)	11

Tabelle 2. Zusammensetzung der Trinklavage und der orthograden Lavage über Sonde

	Trinklavage		Lavage über Sonde	
Ionen [mmol/l]	I a	I b	II a	II b
Na	147	145	141	145
K	4,0	4,5	10,0	4,5
Cl	155	110	121	110
HCO_3	-	-	30	-
Ca	2,25	1,25	-	1,25
Mg	-	1,0	-	1,0
Azetat	-	30	-	30
Malat	-	7	-	7
Dextran (g/l)	-	50,0	-	50,0
pH	6,45	6,6	7,8	6,5
Osmolarität	288	282	277	284

Tabelle 3. Elektrolytkonzentrationen und pH-Wert in den einzelnen Abschnitten des Magens und des Dünndarms

Untersuchte Stelle	Elektrolyte (mmol/l)			Sekretion	pH
	Na	K	Cl	ml/24 h	
Magen	60	9	90	2000	1,0-3,5
Pankreas	140	5	75	1200	8,0-8,3
Galle	145	5	100	700	7,8
Jejunum	105	5	100	3000	7,8-8,0
Ileum	115	5	105		
Coecum	80	20	50	60	7,5-8,0

Technik der orthograden Darmlavage

Grundprinzip ist die Reinigung des Darmlumens durch forcierte orale (Trinklavage) oder intragastrale Flüssigkeitszufuhr.

Bei der Trinklavage sollte der Patient innerhalb von 2 h 4 l Spüllösung trinken. Entleert er noch stuhlverschmutzte Flüssigkeit per anum, so muß die Menge erhöht werden. Bei intragastraler bzw. intraduodenaler Spülung wird über einen vorher plazierten Magenschlauch der Gastrointestinaltrakt so lange gespült, bis die aus dem Rektum austretende Flüssigkeit nicht mehr verschmutzt ist. Im allgemeinen sind bis zu 12 l erforderlich. Während dieser „Prozedur" sitzt der Patient auf dem Nachtstuhl.

Nach Abschluß der Spülung darf der Patient noch Tee trinken, jedoch keine feste Nahrung mehr zu sich nehmen. Die kolorektale Resektion bzw. abdominoperineale Rektumexstirpation erfolgt 12-18 h nach Beendigung der Spülung.

Tabelle 4. Serumnatriumwerte (mmol/l) bei einzelnen Untersuchungsgruppen vor bzw. nach der Spülung

Gruppe	n	Vor	Nach Spülung			
			0	3	6	18 h
Ia	10	141	142	140	141	141
Ib	10	136	143	141	140	140
IIa	11	140	142	141	140	141
IIb	11	142	145	145	144	143

Tabelle 5. Serumkaliumspiegel (mmol/l)

Gruppe	n	Vor	Nach Spülung			
			0	3	6	18 h
Ia	10	4,3	4,9	5,1	5,2	4,7
Ib	10	4,0	4,0	4,3	4,2	4,2
IIa	11	4,3	4,3	4,2	4,2	4,3
IIb	11	4,3	4,1	4,2	4,3	4,4

Tabelle 6. Gesamteiweiß (g/dl) in den verschiedenen Versuchsgruppen (Änderung n.s.)

Gruppe	n	Vor	Nach Spülung				Maximale Änderung
			0	3	6	18 h	
Ia	10	6,6	6,3	6,2	5,5	6,1	-1,2
Ib	10	6,7	6,5	6,2	6,1	6,4	-0,6
IIa	11	6,5	6,4	6,0	5,8	6,2	-0,7
IIb	11	6,8	6,4	6,5	6,3	6,8	-0,5

Ergebnisse

Die herkömmlichen Spüllösungen führen zu keiner signifikanten Änderung der Serumelektrolyte im Beobachtungszeitraum bis zu 18 h nach Beendigung der Spülung (Tabelle 4, 5). Auch die Serumeiweißwerte bleiben im Normbereich (Tabelle 6).

Wichtigstes Problem der Lavage mit reinen Elektrolytlösungen ist die Zunahme des zirkulierenden Blutvolumens durch Wasserresorption, erkennbar am Absinken des Hämoglobinwerts und der Zunahme des Gewichts (Tabelle 7, 8, 9). Im Einzelfall kann die Gewichtszunahme bis zu 5 kg betragen. Da es sich überwiegend um freies Wasser handelt, das den intravasalen Raum füllt, ist die Kreislaufbelastung evident, selbst wenn die Änderung für das Gesamtkörpergewicht nicht so relevant scheint (Tabelle 9). Bei Zusatz von nichtresobierbarem Dextran zur Spüllösung kommt es im Gegensatz hierzu nur zu einer minimalen Änderung des zirkulieren-

Tabelle 7. Hämoglobinwert (g/dl) im Serum vor und nach der Spülung

Gruppe	n	Vor	Nach Spülung				Maximale Änderung
			0	3	6	18 h	
Ia	10	13,5	13,6	12,6	12,7	13,0	-0,9
Ib	10	14,4	13,6	13,4	13,5	13,9	-1,0
IIa	11	12,9	12,7	12,0	11,8	12,7	-1,1
IIb	11	12,7	12,3	12,3	11,9	17,6	-0,8

Tabelle 8. Absolutes Körgergewicht (kg) bei den verschiedenen Versuchsgruppen

Gruppe	n	Vor Spülung	Nach Spülung	3	6	18 h
Ia	10	71,2	73,0	73,8	72,5	71,6
Ib	10	73,4	74,9	74,6	74,3	73,7
IIa	11	72,9	74,2	74,3	73,4	73,1
IIb	11	71,8	72,9	72,6	72,0	72,0

Tabelle 9. Relative Änderung des Körpergewichts (kg). Da die Gewichtszunahme nahezu ausschließlich das intravasale Volumen betrifft, ist sie für den Patienten kreislaufwirksam

Gruppe	n	Zeitpunkt nach der Spülung			
		0	3	6	18 h
Ia	10	1,8	2,6	1,3	0,4
Ib	10	1,5	1,2	0,9	0,3
IIa	11	1,3	1,4	0,5	0,2
IIb	11	1,1	0,8	0,2	0,2

den Blutvolumens. Die Gewichtszunahme während der Spülung von 1,5–2 kg resultiert aus der im Darmlumen befindlichen Flüssigkeit. Für die Beurteilung ist daher das Gewicht 3 h nach Abschluß der Spülung relevant (Tabelle 8, 9) [3].

Die orthograde Trinklavage ist für den Patienten weniger belastend, wird als angenehmer empfunden und bevorzugt, und sollte daher der Lavage über eine gastrale oder duodenale Sonde vorgezogen werden. Auch ist die Gefahr einer zu schnellen Flüssigkeitszufuhr, evtl. unkontrollierbar durch Pflegepersonal, nahezu ausgeschlossen [5].

Konsequenzen

Die orthograde Darmspülung ist aus folgenden Gründen ein effektives Verfahren zur präoperativen Dickdarmvorbereitung:
- Sie dauert nur 3–4 h und vermindert daher die präoperative Wartezeit.
- Sie ist besser verträglich als die konventionellen retrograden Methoden (Klysmen und Einläufe).
- Sie ist ungefährlich, wenn gewisse Kontraindikationen (Stenose) beachtet werden.
- Sie führt zu einer hervorragenden mechanischen Reinigung des Darmlumens.
- Der Zusatz von Antibiotika zu den Spüllösungen ist nicht Voraussetzung, aber grundsätzlich möglich.

Die wichtigsten Indikationen sind:
- Kolon- und Rektumchirurgie,
- Koloskopie,
- Doppelkontrastuntersuchung in der Radiologie.

Bei Beachtung der Kontraindikationen sind kaum Komplikationen zu erwarten. Bei Patienten mit Herz- oder Niereninsuffizienz bzw. Leberzirrhose sollte die orthograde Lavage nur bei ganz besonderen Vorsichtsmaßnahmen eingesetzt werden, stenosierende Prozesse und Ileus sind eine Kontraindikation.

Literatur

1. Bigard MA, Gaucher P, Lassalle C (1979) Fatal colonic explosion during colonoscopic polypectomy. Gastroenterology 77: 1307–1310
2. Hollender LF, Calderoli H, Schoenahl C, Pethgem R van, Meyer C (1978) Die orthograde Darmspülung in der praeoperativen Dickdarmvorbereitung. Aktuel Chir 13: 43–52
3. Schega HW (1954) Die Ödembildung in den Wandungen des Magen-Darmkanals nach intravenösen Infusionen. Brun' Beitr Chir 188: 109–126
4. Skucas H, Cutcliff W, Fischer HW (1976) Whole-gut irrigation as a means of cleaning the colon. Radiology 121: 303–305
5. Stock W, Eckert T, Schaal KP (1980) Klinische Erfahrungen mit der orthograden Darmspülung in der Dickdarmchirurgie. Med Welt 31: 446–450

Trendelenburg-Lagerung – ein kalkulierbares Risiko bei grenzwertiger Hypertonie

G. Mitterschiffthaler, A. Theiner, G. Haim, J. Koller, H. Schröcksnadel, L. C. Fuith

Einleitung

Die manifeste und behandelte Hypertonie ist besonders durch die Sekundärkrankheiten klar definiert. Patienten mit grenzwertiger Hypertonie (BD_d-90 mm Hg) stellen ein erhebliches Risiko dar, da mit exzessiven Blutdruckänderungen bei Positionswechsel (Trendelenburg-Lagerung und Lithotomielage) gerechnet werden kann. Diese Patienten haben selten Zweiterkrankungen und sind damit durch irgendein Punkteschema zum präoperativen Risiko nur schwer [2], wenn überhaupt faßbar [1]. Aufgabe der Studie ist es, die Blutdruckschwankungen zu erfassen, um mit den erhaltenen Daten auf eine genauere Abklärung der Hypertonie präoperativ hinzuweisen.

Patientengut und Methode

Wir untersuchten 12 Patientinnen mit grenzwertiger Hypertonie (Gruppe I), die keine Antihypertensiva erhielten, 12 gesunde Patientinnen mit Normotonie (Gruppe II) und 12 hypotone Patientinnen (Gruppe III), die keine Sympathomimetika einnahmen. Sie wurden einer vaginalen Hysterektomie in Steinschnittlage unterzogen. In bestimmten operativen Phasen wurde diese Lagerung durch zusätzliches Kippen des Operationstisches um 15° verstärkt (Trendelenburg-Lagerung). Die Anästhesie wurde mit Thiopental (4 mg/kg KG) eingeleitet. Zur Intubationserleichterung und Relaxierung wurde Alcuronium 0,3 mg/kg KG gegeben. Die Patientinnen wurden kontrolliert beatmet ($N_2:O_2=3:1$). Ergänzt wurde die Anästhesie mit Piritramid (0,3 mg/kg KG) und 0,5 Vol.-% Isoflurane. Mittels Dinamap (Fa. Critikon) wurde der Mitteldruck, die Herzfrequenz und der zentralvenöse Druck zu 5 Zeitpunkten gemessen und aufgezeichnet: 1) Flachlagerung, 2) Steinschnittlage, 3) Trendelenburg-Lage, 4) Steinschnittlage, 5) Flachlagerung. Die auftretende Hypertonie bei Gruppe I wurde mit 20 mg Nifedipine sublingual behandelt (Abb. 1).

Ergebnisse

Die Ausgangslage der Patientengruppen ist gering verschieden; die hypertensiven und hypotensiven Patientinnen sind etwas älter, die hypertensiven Patientinnen auch gering übergewichtiger.

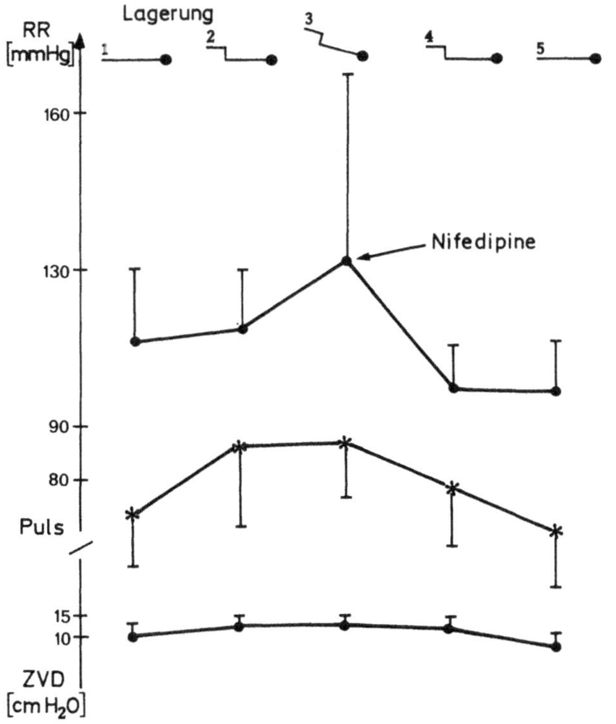

Abb. 1. Blutdruck, Puls und zentralvenöser Druck bei grenzwertiger Hypertonie in Abhängigkeit von der Körperlagerung *(1-5)*; Einfluß der Behandlung mit Nifedepine *(Pfeil)*

Die präoperativen Blutdruckwerte - bei der EKG-Abnahme gemessen - unterschieden sich deutlich (Tabelle 1).

Bei der Trendelenburg-Lagerung (10°-15°) kommt es bei grenzwertig hypertensiven Patienten zu einem Anstieg des mittleren Blutdrucks. Bereits von der Flachlagerung in die Lithotomieposition steigt der MAP um 5%, dann um weitere 15% in der endgültigen Lage. Bei normotomen Patientinnen kommt es dagegen zu einem höheren Anstieg in der 1. Phase des Manövers (12% Anstieg) aber zu keiner weiteren Steigerung während der Trendelenburg-Lagerung.

Hypotensive Patientinnen fallen sogar leicht mit dem Blutdruck (1,3%) und erreichen dann wieder ihren Ausgangsdruck. Die lagebedingte Hypertonie der Gruppe I wird mit 20 mg Nifedipine sublingual behandelt. Nach 3-5 Min kommt es bei Lagebeibehaltung zu signifikantem Blutdruckabfall auf 96 mm Hg, was 34% entspricht, wobei die Ausgangslage knapp unterschritten wird. Weitere Lageänderungen verändern den Blutdruck nicht mehr.

Die Blutdruckänderung bei Normotonen ist anfangs nicht so stark ausgeprägt (Anstieg um 12%), bleibt dann gleich hoch, und fällt nach Flachlagerung knapp unter die Ausgangslage. Dieser Abfall beträgt 15%.

Die Herzfrequenzsteigerung ist in den Gruppen I und II statistisch unbedeutend verschieden. Dagegen kommt es bei hypotonen Patientinnen zu einer statistisch signifikanten Frequenzzunahme; beim 1. Manöver um 22% und dann um

Tabelle 1. Allgemeine Daten der Patientengruppen (Medianwert und Rang)

	Gruppe I	Gruppe II	Gruppe III
Alter (Jahre)	53 (32 - 64)	46 (31 - 71)	57 (35 -71)
BMI („body mass index“)	34 (29 - 45)	32 (28 - 39)	31 (27 -37)
Risikopunkte	3 (1 - 8)	3 (0 - 6)	1 (0 - 2)
MAP (mm Hg]	105 (90 -130)	85 (65 -110)	77 (73 -90)
Puls/min	74 (64 - 82)	78 (66 - 96)	67 (58 -96)
Hb [g/dl]	14,1 (12,6- 16,6)	13,3 (12,1- 15)	13,9 (12,2-15)
Htk [Vol-%]	43 (38 - 48)	42 (36 - 45)	41 (36 -45)

Tabelle 2. Medianwerte von MAP, Herzfrequenz *(HF)* und zentralvenösem Druck *(ZVD)*

	MAP [mm Hg]	HF [Schläge/min]	ZVD [cm H_2O]
Gruppe I: Grenzwertige Hypertonie			
1)	103 (85-107)	74 (62-102)	10 (7-12)
2)	108 (96-134)	86 (74-114)	12 (8-13)
3)	129 (111-166)[a]	89 (76-118)	12 (8-13)
4)	96 (84-105)[b]	78 (72- 88)	10 (8-11)
5)	96 (86-109)	70 (66-110)	9 (7-10)
Gruppe II: Normotonie			
1)	92 (82-111)	78 (61- 89)	9 (7-11)
2)	104 (90-118)	82 (76- 94)	10 (8-11)
3)	104 (88-122)	83 (77-112)	10 (8-11)
4)	90 (81-110)	81 (69-114)	10 (8-11)
5)	96 (80-119)	79 (64-109)	10 (6-11)
Gruppe III: Hypotonie			
1)	77 (70- 81)	67 (56- 72)	8 (6- 9)
2)	76 (73- 79)	83 (78- 89)	8 (6- 9)
3)	77 (72- 84)	104 (92-144)[a]	7 (6- 9)
4)	87 (82- 92)	92 (88-121)[b]	7 (6- 9)
5)	90 (87- 95)	90 (82-116)	7 (6- 9)

[a] Signifikanter Unterschied gegenüber Ausgangswert.
[b] Signifikanter Unterschied gegenüber vorherigem Wert.

weitere 20%. Im weiteren Verlauf sinkt die Pulskurve, kehrt aber nicht mehr zur Ausgangslage zurück.

Der zentralvenöse Druck verändert sich geringfügig. Bei hypertonen und normotonen Patientinnen steigt er leicht an, bei hypotonen Patientinnen fällt er genauso gering (Tabelle 2).

Diskussion

Bei normotensiven Patienten fand Sibbald [3] einen Anstieg des preload, cardiac output bei gleichbleibendem MAP und sinkendem peripheren Widerstand, wenn die Patienten 15°-20° gekippt wurden. Bei unseren Patientinnen kam ein gleicher Mechanismus zu tragen, nur ist bei grenzwertig hypertonen Patienten das periphere Gefäßsystem nicht stark kapazitiv belastbar. Diese Patienten weisen erhöhte Herzfrequenz, vermehrtes Schlagvolumen und im geringen Maße eine periphere Widerstandserhöhung auf. Daraus resultiert eine Vermehrung des zentralen Blutvolumens (ZVD-Erhöhung). Die Ausgangslage ist leicht hyperkinetisch [4]. Die Lithotomielagerung bringt eine zusätzliche zentrale Volumenbelastung mit sich, so daß es bei der Trendelenburg-Lagerung zu einer plötzlichen Erhöhung der linksventrikulären Herzarbeit kommt. Durch Vasodilatation mit Nifedipine kann die Nachlast gesenkt werden (MAP-Abfall knapp unter die Ausgangslage). Normotone Patienten reagieren auf die Lageveränderung weniger, da der Kompensationsvorgang voll einsetzen kann. Bei der Rücklagerung fällt auch der Blutdruck in entsprechend geringem Ausmaß ab. Hypotone Patienten weisen eine fast gegenläufige Tendenz auf, da die Senkung des peripheren Widerstandes kapazitiv das Blutvolumen aufnimmt und das Herzzeitvolumen mit Frequenzerhöhung gleichgehalten wird. Auf diese plötzlichen hämodynamischen Veränderungen nach Lageveränderung ist besonders zu achten.

Diese Methode der hämodynamischen Belastbarkeit eines Patienten mittels Autotransfusion kann bedeutenden diagnostischen Wert haben, will man die Hämodynamik nicht invasiv prüfen.

Zusammenfassung

Eine grenzwertige Hypertonie ist schwer in Punkteskalen faßbar, stellt aber doch ein erhebliches Risiko dar, weil die Trendelenburg-Lagerung zu gefährlicher Hypertonie führen kann. Der präoperativen Abklärung der Hypertonie soll daher größere Aufmerksamkeit geschenkt werden.

Literatur

1. Goldman L, Derba RN, Caldera L et al. (1977) Multifactorial index of cardiac risk in noncardiac surgical procedures. N Engl J Med 297: 845
2. Lutz H, Osswald PM, Bender HJ (1982) Risiken der Anaesthesie. Anaesthesist 31: 1
3. Sibbald WJ (1979) The Trendelenburg position: Hemodynamic effects in hypotensive and normotensive patients. Crit Care Med 7/5: 218
4. Smith JJ, Kampine JP (1984) Pathophysiology: Hypertension and circulatory shock. In: Circulatory physiology - the essentials, 2nd edn. Williams & Wilkins, Baltimore London, p 295

Möglichkeiten zur Erkennung und Vermeidung von Diskonnektionen

U. v. Hintzenstern

Unter einer Diskonnektion wird die teilweise oder vollständige Trennung 2er von Hand zusammensteckbarer Teile im Beatmungssystem verstanden. Ihr Anteil an den Narkosezwischenfällen liegt etwa zwischen 5 und 10% [1].

Die verschiedenen Möglichkeiten des nichtinvasiven Monitorings lassen sich im Hinblick auf ihre Eignung, eine Diskonnektion zu erkennen, wie folgt differenzieren: Inspektion und Auskultation sowie die Messung der Herzfrequenz und des Blutdrucks bilden sicher das unverzichtbare Basismonitoring jeder Narkose. Sie garantieren jedoch keine kontinuierliche Überwachung bzw. reagieren unspezifisch und verzögert. Die Messung der O_2-Konzentration im Inspirationsteil erlaubt keine Kontrolle des gesamten Beatmungssystems. Das gleiche gilt für die Bestimmung der Atemfrequenz. Transkutan gemessene O_2- und CO_2-Partialdrücke gestatten wegen ihrer relativ langsamen Reaktion kein unverzügliches Bemerken einer Diskonnektion. Dagegen ist die Ansprechzeit der Pulsoxymetrie auf akut hypoxische Situationen wesentlich kürzer. Die kontinuierliche Messung des Atemminutenvolumens läßt nur im halboffenen System Diskonnektionen rasch erkennen. Will man teilweise oder vollständige Diskonnektionen durch Bestimmung des Beatmungsdrucks umgehend erfassen, so muß der Alarmgrenzwert immer dicht unter dem aktuellen Spitzendruck eingestellt sein. Mit der Kapnographie lassen sich akute Störungen der Beatmung, wie z. B. Diskonnektionen relativ gut und schnell bemerken. Die rechtzeitige Alarmierung hängt, wie bei allen anderen Alarmsystemen, von der technischen Ausgestaltung der Alarmgebung bzw. einer sinnvollen Einstellung der Alarmgrenzen ab.

Eine einfache und absolut sichere Lösung des Diskonnektionsproblems scheint durch Monitoring nicht möglich. Sinnvoller ist eine zuverlässige Verhinderung der Diskonnektion. Unter diesem Gesichtspunkt sind verschiedene Systeme, insbesondere Y-Stücke, entwickelt worden.

Literatur

1. Cooper JB, Couvillon LA (1983) Accidental breathing system disconnections. Little, Cambridge

Pulsoxymetrische Überwachung in der Kinderanästhesie

H. W. Striebel, F. J. Kretz

Fragestellung

Säuglinge und Kleinkinder haben wegen der im Vergleich zur alveolären Ventilation geringen funktionellen Residualkapazität eine noch geringere O_2-Reserve als Erwachsene. Die Überwachung einer ausreichenden Oxygenierung war bei diesen Patienten intraoperativ nur klinisch und punktuell durch Blutgasanalysen möglich. Die Pulsoxymetrie ist ein neues, nichtinvasives und einfach zu handhabendes Verfahren, um kontinuierlich die O_2-Sättigung des Hämoglobins zu bestimmen. Mit einem Ohr- oder Fingersensor wird bei 2 unterschiedlichen Wellenlängen (im roten und infraroten Bereich) die Lichtabsorption des durchstrahlten Gewebes gemessen. Die Pulsoxymetrie wurde im Erwachsenenalter bereits auf Zuverlässigkeit überprüft [1, 2].

Ob sie auch in der Kinderanästhesie eine wertvolle Bereicherung der anästhesiologischen Überwachung darstellt, wird in der folgenden Arbeit untersucht.

Material und Methodik

Bei 20 Kindern im Alter von 5 Tagen–13 Jahren, bei denen eine elektive Operation in Intubationsnarkose durchgeführt wurde, erfolgte die Registrierung der O_2-Sättigung mit Hilfe des Biox-III-Oxymeters (Fa. Ohmeda Bioximetrix Technology, Boulder, Co. 80301) pulsoxymetrisch am Ohrläppchen. Parallel dazu wurde nach Hyperämisierung aus der Fingerbeere arterialisiertes Kapillarblut, sowie aus der A. radialis eine arterielle Blutgasanalyse abgenommen und die kapilläre und arterielle Sättigung oxymetrisch bestimmt. Die Analysen dieser Blutproben erfolgten über ein Oxymeter (CO-Oxymeter 282, Fa. Instrumentation Laboratory).

Die gleichzeitig am Biox-III-Oxymeter über eine plethysmographische Methode abgeleitete Herzfrequenz wurde mit der am EKG-Monitor registrierten Herzfrequenz korreliert.

Diskussion

Von den insgesamt 20 Kindern konnten nur 10 Kinder im Alter von 3–13 Jahren ($8{,}7 \pm 3{,}36$ Jahre) ausgewertet werden. Bei ihnen korrelierte die am Pulsoxymeter registrierte Herzfrequenz ausgezeichnet mit der über das EKG abgeleiteten Herzfrequenz ($r = 0{,}994$). Auch stimmten die pulsoxymetrisch registrierten Werte

Tabelle 1. Ergebnisse (*BGA*: Blutgasanalyse, *COHb* Kohlenmonoxidhämoglobin, *SD* Standardabweichung, *r* Korrelationskoeffizient)

Sättigung [%] Biox-III--Oxymeter	Arterielle BGA	Kapilläre BGA	Herzfrequenz/min		% COHb arterielle BGA
			Biox-III--Oxymeter	EKG	
97	96,6	98,7	108	108	0,7
96	94,3	95,4	148	146	0,4
99	95,5	94,3	107	107	0,7
99	95,6	97,2	140	141	1,3
99	96,4	95,9	112	110	0,8
97	96,3	96,9	106	107	0,9
	95,2	96,4		109	0,4
94	95,9	95,5	135	139	1,4
97	99,3	93,4	135	134	0,4
99	97,2	96,6	103	103	0,4
Gesamt 780	962,7	980	1074	1204	7,4
Mittelwert 97,5	96,3	96	119,3	120,4	0,74
SD ± 1,85	± 1,35	± 1,49	± 16,9	± 17,2	± 0,37
r			0,994		

der O_2-Sättigung sehr gut mit den arteriell und capillär bestimmten Sättigungswerten überein. Bei den anderen 10 Kindern (2 Neugeborene, 6 Säuglinge und 2 Kleinkinder) war der Sensor für die kleinen Ohrläppchen zu groß. In diesen Fällen wurde eine unrealistisch niedrige O_2-Sättigung registriert. Hinweisend auf diese Fehlmessung war auch die am Pulsoxymeter aufgezeigte Herzfrequenz, die im Vergleich zu der über das EKG abgeleiteten Herzfrequenz ebenfalls viel zu niedrig registriert wurde. Diese Patienten wurden bei der Auswertung der Ergebnisse nicht berücksichtigt.

Die mit dem Biox-III-Oxymeter registrierte O_2-Sättigung war bei korrekter Ableitung sehr zuverlässig. Für eine korrekte Ableitung spricht die exakte Registrierung der Herzfrequenz. Bei Neugeborenen und Säuglingen versagte jedoch die Methode, da der Sensor für diese Kinder zu groß war.

Literatur

1. Altemeyer KH, Mayer J, Berg-Seiter S, Fösel T (1986) Die Pulsoxymetrie als kontinuierliches, nicht-invasives Überwachungsverfahren. Anaesthesist 35: 43-45
2. Spiss CK, Mauritz W, Zadrobilek E, Draxler V (1985) Nicht-invasive Pulsoxymetrie zur Bestimmung der Sauerstoffsättigung bei Intensivpatienten. Anaesthesist 34: 405-408

Benötigen Kleinkinder immer eine Prämedikation?

M. Czorny-Rütten, W. Büttner, L. Breitkopf, W. Finke

Einleitung

Die Notwendigkeit, Kleinkinder zu prämedizieren, wird allgemein anerkannt. Zufriedenstellende Prämedikationsergebnisse sind in 65-94% der Fälle zu erwarten [5]. Sie sind unabhängig vom Applikationsweg und den verwendeten Medikamenten. Sie schließen aber 2 Unsicherheiten ein: der Grad der präoperativen Ängstlichkeit bleibt ebenso unberücksichtigt wie der Einfluß der Umgebungsfaktoren auf das Prämedikationsergebnis. Es ist daher zu fragen, welche Kleinkinder vor Operationen besonders ängstlich sind und in jedem Falle einer präoperativen Anxiolyse bedürfen.

Material und Methode

Prospektiv wurden 64 Kleinkinder im Alter zwischen 24 und 60 Monaten vor Gabe der Prämedikation und vor Narkoseeinleitung beobachtet und ihr Verhalten anhand von folgenden 5 Verhaltenskriterien mittels Ratingskalen beurteilt: Atemfrequenz, Gesichtsfarbe, Emotion, Zittern und gezielte Abwehr gegen die Beatmungsmaske. Als Einschlußkriterien galten: deutschsprachige Mutter, fehlende neurologische Erkrankung, Schmerzfreiheit bei der Aufnahme und elektive Operationsindikation. Zur Prämedikation erhielten sie Midazolam 0,5 mg/kg KG rektal, Ketamin 2,0 mg/kg KG und Atropin 0,012 mg/kg KG als Mischspritze i.m. Während der laufenden Operation wurde die Ängstlichkeit der Mütter erfaßt. Hierzu füllten die Mütter Fragebögen mit insgesamt 122 Fragen aus, die in Anlehnung an die von Groeger u. Große-Aldenhövel erstellte Angst-Reiz-Liste (ARL) konzipiert waren [7]. Die ARL umfaßte Fragen nach Sozialangst, Reiseangst, Angst vor Krankheit und Tod, Sexualangst und Aggressionsangst jeweils unter Bezug auf die eigene Person oder das betroffene Kind. Die Ergebnisse wurden mittels Korrelations-, Regressions- und multifaktorieller Varianzanalyse gesichert.

Ergebnisse

Von den untersuchten Kindern waren 20 voroperiert, 44 nicht. Es bestanden keine signifikanten Unterschiede zwischen beiden Gruppen bezüglich Alter, Gewicht, Operationsindikation und Zeitabstand zwischen Prämedikation und Narkoseeinleitung.

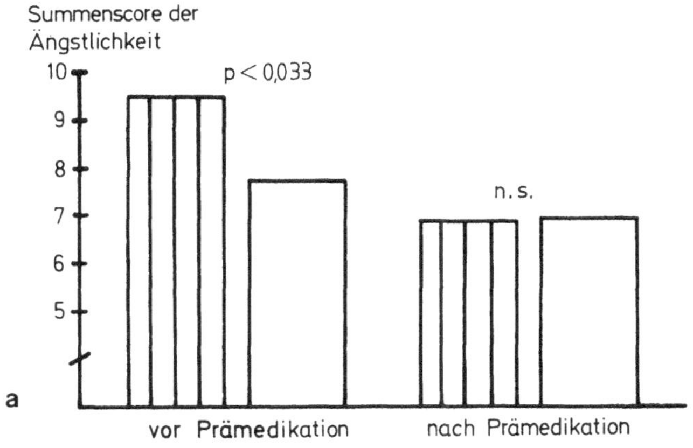

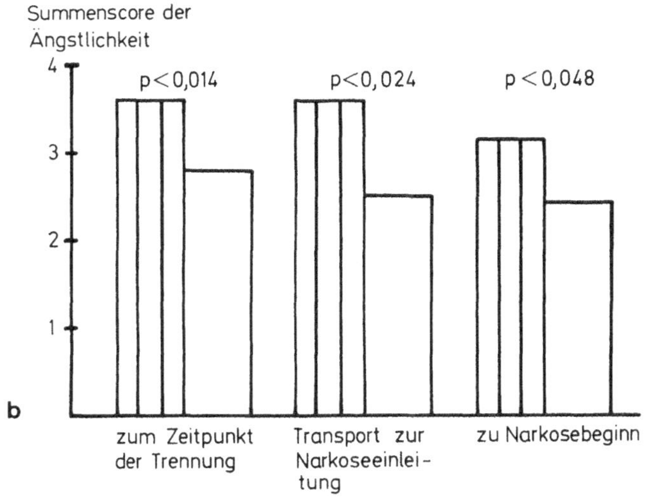

Abb. 1. **a** Skalierung der Ängstlichkeit vor und nach Prämedikation: Mittelwerte der Summenscores bei voroperierten *(schraffierte Säule)* und nicht voroperierten Kindern, **b** Beurteilung der vermuteten Ängstlichkeit der Kinder durch ihre Mütter, wenn ihre Kinder jünger *(schraffierte Säule)* oder älter als 36 Monate sind

Voroperierte Kinder waren vor Gabe der Prämedikation signifikant ängstlicher als Kinder ohne Voroperation ($p < 0.033$). Die Prämedikation senkte in beiden Gruppen die Ängstlichkeit auf das gleiche Niveau. Die Mütter schätzten die Ängste der Kinder zum Trennungszeitpunkt, beim Transport zum Operationssaal und bei Narkosebeginn signifikant höher ein, wenn die Kinder jünger als 36 Monate waren ($p < 0.05$). Diese mütterliche Einschätzung deckte sich nicht mit den Ergebnissen der objektiven Beobachtung. Die Mütter waren vor einer Operation ihrer Kinder ängstlicher als vor einer Operation der eigenen Person ($p < 0,001$). Auch hier äußerten die Mütter der jüngeren Kinder größere Ängste als die der älteren ($p < 0,03$). Voroperierte Mütter waren weniger ängstlich als Mütter ohne eigene Operationserfahrung ($p < 0,04$). Die geäußerten Ängste der Mütter waren unabhängig davon, ob die Kinder früher bereits einmal operiert worden waren. Die

Ängste der Mütter korrelieren signifikant mit der Wachheit des Kindes nach der Gabe der Prämedikation vor der Narkoseeinleitung mit dem Korrelationsfaktor 0,40 und der Signifikanz $p < 0{,}02$.

Diskussion

Das Zusammentreffen von jüngeren Kindern und operationsunerfahrenen Müttern führt zu einer erhöhten Ängstlichkeit der Mütter, die sich auf das Kind überträgt [3, 4]. Diese Kinder übernehmen das Verhalten ihrer Mütter in neuen Situationen als Indikator für ihr eigenes Verhalten. Will man die möglichen Angstübertragungen ausschließen, bieten sich 2 Vorgehensweisen an: 1) eine Trennung von Mutter und Kind, 2) eine gezielte Prämedikation der besonders ängstlichen Mütter. Für die Bewertung der beiden Alternativen liegen bisher keine kontrollierbaren Ergebnisse vor. Die Bindungstheorie von Bowlby zur ungestörten Sozialentwicklung von Kleinkindern hält es zur Vermeidung von Trennungsängsten für kontraindiziert, Mutter und Kind im Kleinkindalter voneinander zu trennen [1, 2]. So scheint eher die 2. Möglichkeit die Methode zu sein, kindliche Ängste zu reduzieren, auch wenn das Wegschicken der Mutter für den Routinebetrieb im Krankenhaus als der einfachere Weg erscheint. Es ist alarmierend, daß Kleinkinder mit Voroperationen größere Ängste haben. Offenbar verursachen die Umstände des Krankenhausaufenthalts und die postoperativen Schmerzen wesentlichere Eindrücke auf die Kinder, als eine fein abgestimmte Prämedikation überdecken kann.

Da bislang keine Erfahrungen über die Mitprämedikation der Mütter vorliegen, bietet sich folgendes Vorgehen an: Kinder mit Voroperationen und jüngere Kinder unerfahrener Mütter sollten aus dem allgemeinen Krankengut selektioniert werden. Diese Kinder sollten eine Prämedikation erhalten, die stark anxiolytisch und amnestisch wirkt. Ihr Wirkungseintritt sollte rasch erfolgen. Hierzu bietet sich u.a. die Kombination Midazolam rektal und Ketamin/Atropin i.m. an. Mit ihr kann man in 94% der Fälle innerhalb von 20 min mit einem guten Prämedikationsergebnis rechnen [6].

Literatur

1. Bowlby J (1973) Mütterliche Zuwendung und geistige Gesundheit. Kindler, München
2. Bowlby J (1976) Trennung - Psychische Schäden als Folge der Trennung von Mutter und Kind. Kindler, München
3. Breitkopf L, Büttner W (1986) Die Effekte früherer Operationen auf Narkose- und Operationsängste bei Kleinkindern. Anaesthesist 35: 30-35
4. Büttner W, Breitkopf L (1984) Welche Beziehungen gibt es zwischen den Ängsten von Müttern und dem Angstverhalten von Kleinkindern vor der Prämedikation. Deutscher Anästhesie-Kongreß 1984, Wiesbaden 26.-30.9. 1984
5. Büttner W, Breitkopf L, Czorny-Rütten M (1986) Which infants really need premedication. Annual Meeting of the Association of Pediatric Anaesthesia, Great Britain and Ireland, Sheffield 21.-22.3. 1986
6. Czorny-Rütten M, Büttner W, Finke W (1986) Rektale Gabe von Midazolam als Adjuvans zur Prämedikation von Kleinkindern. Anaesthesist 35: 197-202
7. Groeger W, Große-Aldenhövel H (1976) Die Angst-Reiz-Liste, erste empirische Ergebnisse zu einem verhaltenstherapeutisch konzipierten Fragebogen. Mitt Dtsch Ges Verhaltensther 8: 392-407

Vorbereitung von Kindern zu Anästhesie und Operation (Videoband)

G. B. Kraus, H. P. Kaiser

Kinder, die zu geplanten Operationen ins Krankenhaus eingewiesen werden, reagieren auf die für sie unbekannte Umgebung oft mit ausgeprägten Angstgefühlen. Diese können den Aufenthalt im Krankenhaus komplizieren und bis zu Persönlichkeitsveränderungen des Kindes nach der Entlassung führen. Je mehr Information ein Kind über das erhält, was mit ihm im Krankenhaus geschieht, desto eher ist es in der Lage, mit den besonderen Situationen im Krankenhaus fertig zu werden.

Mit dem Videoband „Niko muß ins Krankenhaus" sollen Kindern und ihren Eltern bereits in der präklinischen Phase die verschiedenen Stationen eines normalen Aufenthalts in unserem Krankenhaus gezeigt werden. So durchläuft ein 6jähriger Junge Klinikaufnahme, Kinderstation, Labor und Röntgenuntersuchung, Prämedikationsvisite, Operationsvorbereitungsraum, Aufwachstation und Entlassung.

Im Rahmen eines präklinischen Stationsbesuches ist ein Informationsfilm im weitverbreiteten Video-VHS-System neben anderem Aufklärungsmaterial (Bilderbücher und Malbücher) besonders geeignet, die Angst vor dem Unbekannten zu reduzieren und damit den kleinen Patienten den Krankenhausaufenthalt zu erleichtern.

Sachverzeichnis

GPSR Compliance

The European Union's (EU) General Product Safety Regulation (GPSR) is a set of rules that requires consumer products to be safe and our obligations to ensure this.

If you have any concerns about our products, you can contact us on ProductSafety@springernature.com

In case Publisher is established outside the EU, the EU authorized representative is:

Springer Nature Customer Service Center GmbH
Europaplatz 3
69115 Heidelberg, Germany

Batch number: 10723355

Printed by Printforce, the Netherlands